TUBERKULOSE-JAHRBUCH 1960

DEUTSCHES ZENTRALKOMITEE
ZUR BEKÄMPFUNG DER TUBERKULOSE

TUBERKULOSE-JAHRBUCH
1960

HERAUSGEGEBEN VON

DR. FRITZ KREUSER

OBERMEDIZINALRAT I. R.
GENERALSEKRETÄR DES DEUTSCHEN ZENTRALKOMITEE
ZUR BEKÄMPFUNG DER TUBERKULOSE

MIT 79 ABBILDUNGEN

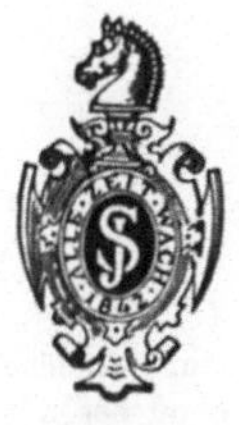

SPRINGER-VERLAG
BERLIN · GÖTTINGEN · HEIDELBERG
1962

ISBN-13: 978-3-642-94857-2 e-ISBN-13: 978-3-642-94856-5
DOI: 10.1007/978-3-642-94856-5

Softcover reprint of the hardcover 1st edition 1962
Library of Congress Catalog Card Number 53-28421

Offsetdruckerei Julius Beltz, Weinheim a. d. B.

Vorwort

Im Jahre 1958 ist an gleicher Stelle geschrieben worden, daß das Deutsche Zentralkomitee bestrebt sei, sich mehr und mehr zu einer Institution zur *Bekämpfung* und *Verhütung* der Tuberkulose zu entwickeln. Die Berichte – insbesondere der Arbeitsausschüsse – in den seither herausgegebenen Jahrbüchern zeigen, wie weit dieses Bestreben erfüllt werden konnte; einmal durch die hervorragende Mitwirkung und Zusammenarbeit von rund 200 in der Problematik der Tuberkulose besonders erfahrenen Ärzten und zum anderen durch weitschauende Maßnahmen der Gesundheitsgesetzgebung und durch Bereitschaft der Kostenträger zu einem zeitgemäßen Anforderungen entsprechenden Ausbau der Fürsorgeeinrichtungen wie der klinischen Behandlungsstätten.

Eine solche Entwicklung entspricht dem Sinn und der Aufgabe des Zentralkomitee's, das in rechter Auslegung seines Namens alle Maßnahmen anregend wie ausgleichend „zentral" zu erfassen sucht, die der Verhütung wie der Bekämpfung der Tuberkulose als Volkskrankheit dienen. Dieser Kreis umschließt die medizinische Forschung wie die ärztliche Tätigkeit; er umfaßt aber weit darüber hinaus nicht nur aus Tradition, sondern aus einem immer gültigen Prinzip alle gesundheitspolitisch orientierten öffentlichen und privaten Institutionen, vor allem die in ihnen verantwortlichen Tätigen – die „Vorsteher der Gesellschaft" –, wie sie schon J.P. FRANK ausgangs des 18. Jahrhunderts im Vorwort zu seinem klassischen Werk „System an der vollständigen medizinischen Polizei" anredete.

Diese Männer und Frauen nicht nur mehr als bisher für die Bekämpfung und Verhütung der Tuberkulose zu interessieren, sondern sie auch als Leser- und Kritiker- dieses Jahrbuches zu wissen, ist das besondere Anliegen nicht nur des Präsidiums, sondern wäre auch die schönste Anerkennung für die unermüdliche Arbeit des Generalsekretärs, der Arbeitsausschüsse und der Mitarbeiter in der Geschäftsstelle, denen auch an dieser Stelle unser Dank ausgesprochen sei.

Berlin, Dezember 1961 Professor Dr. E. SCHRÖDER

Inhaltsverzeichnis

Berichtigung Tuberkulose-Jahrbuch 1959

Seite 44, Tab. 4: Bayern statt Bremen
(z. Schluß zwischen Baden-Württemberg und West-Berlin)

Seite 175, 3. Abschnitt, 1. Zeile: Wallgren statt Wallgreen

Einleitung

Durch die mit dem Jahre 1960 erfolgte Umstellung des Geschäftsjahres auf das Kalenderjahr ist für das Deutsche Zentralkomitee zur Bekämpfung der Tuberkulose eine für die Zahlennachweise nicht unbedeutende Vereinheitlichung eingetreten. Alle Zahlenangaben werden im Bereich der Tuberkulosestatistik künftig auf das Kalenderjahr ausgerichtet sein.

Das Jahrbuch selbst stellt in erster Linie ein *Nachschlagewerk* dar, das anhand seiner Zahlen über die epidemiologischen Vorgänge bei der Tuberkulose unterrichten will. Wer diese nicht kennen oder wenigstens mithelfen will, sie zu erforschen, dem fehlen die Voraussetzungen für eine exakte Bekämpfung der Krankheit. Mit Rücksicht auf die unterschiedlichen Verhältnisse in den einzelnen Bundesländern in bezug auf die Führung des Gesundheitswesens, vor allem auch der häufig in eigener Regie geführten Statistiken der großen Städte gegenüber den mehr ländlichen Bezirken bestehen im Bundesgebiet und in den einzelnen Ländern noch uneinheitliche Verhältnisse, die man bei der nach einheitlichem Schema erfolgten Zahlenerfassung berücksichtigen muß. Es ist daher kaum angängig, ohne genaue Kenntnisse die Verhältnisse eines Landes auf die eines anderen zu übertragen. Eine Ausnahme machen z. B. von vornherein die Stadtstaaten, von denen Bremen wiederum bevölkerungsmäßig kaum mit Berlin und Hamburg verglichen werden kann, geschweige denn mit den anderen Bundesländern mit ihrer städtisch – ländlichen Bevölkerungsmischung. Auch in den einzelnen Ländern liegen die örtlichen Bedingungen so unterschiedlich, daß man die übermittelten Zahlen nur dann vergleichen darf, wenn man die Arbeitsmethoden der Stellen kennt, die das rohe Zahlenmaterial gewinnen. Daher kommt es, daß, wie in dem vorliegenden Band gezeigt wird, von einer *Sicherheit* der Zahlen noch nicht einmal hinsichtlich der *Sterbefälle* geredet werden darf, sondern daß auch den Angaben darüber nur eine *Wahrscheinlichkeit* zugesprochen werden kann, während in der gesamten *Morbiditätsstatistik* mit Rücksicht auf die nie auszuschaltende individuelle Anschauung der einzelnen Ärzte, die das Urmaterial liefern, überhaupt nur von *Möglichkeiten* gesprochen werden darf. Wenn das Zentralkomitee es dennoch wagt, Jahr für Jahr die Zahlenergebnisse der Statistischen Landesämter und der Gesundheitsämter der Öffentlichkeit zu übergeben, so geschieht das deshalb, um einen Überblick zu wahren, in dem sich vielleicht Jahr für Jahr dieselben Irrtümer wiederholen können, der aber doch dazu führt, die auf dem Gebiete der Tuberkulosebekämpfung tätigen Kräfte dahin zu erziehen, daß sie sich bei der Aufzeichnung ihrer Befunde möglichst an die vom Zentralkomitee laufend ergänzten Richtlinien halten. In diesem Sinne werden die gegebenen Zahlen – auch wenn sie objektiv nicht immer der Beurteilung standhalten – ein wertvolles Mittel zum weiteren Ausbau einer sachgemäßen Krankheitsbekämpfung sein mit dem Ziele, die Tuberkulose so unter Kontrolle zu bekommen, daß sie kein Volksseuchenproblem mehr darstellt.

Die dazu zur Verfügung stehenden Mittel sind in *erster* Linie die *Tuberkulosefürsorge,* deren Qualität und Arbeitsmethodik weitgehend und einheitlich gesetzlich geregelt ist. Die *Früherkennung* der Erkrankungen und ihre laufende *Überwachung* während des chronischen Verlaufes ist wie vor Jahrzehnten ein Hauptziel der Bekämpfungsarbeit. In mancher Hinsicht möchte man auf diesem Gebiet noch eine Intensivierung der bisherigen Tätigkeit wünschen, vor allem da die technischen Mittel heute zur Verfügung stehen, so daß es mitunter nur an dem erforderlichen Interesse fehlt, um die bestehenden Lücken zu schließen. An *zweiter* Stelle steht die Hauptaufgabe der *ordnungsmäßigen Behandlung* der festgestellten tuberkulösen Erkrankungen. In dem vorliegenden Bande wird nachgewiesen, welch ungeheure Opfer die Volkswirtschaft auf diesem Gebiete heute noch bringen muß, wo doch die eigentlichen Schrecken der Tuberkuloseseuche schon erheblich abgenommen haben. Daß dieser Erfolg in erster Linie zäher Forschungs- und ärztlicher Behandlungsarbeit zu danken ist, wird zu leicht vergessen. Es steht aber fest, daß viele früher der Krankheit bis zum oft raschen Ende ausgelieferte Kranke heute wiederhergestellt werden können. Damit entsteht die *dritte* große Aufgabe, die der *Wiedereingliederung* in Arbeit und soziale Umgebung krank gewesener und ganz oder teilweise wiederhergestellter Personen beiderlei Geschlechts und fast jeden Lebensalters. Auch an diesem Problem wird allerseits eifrig gearbeitet: Schon in den Krankenanstalten wird damit begonnen, die Kranken wieder mit dem Gedanken einer regelmäßigen Beschäftigung vertraut zu machen. Die Abstufung der Belastung des Einzelnen hat nach genauen ärztlichen Vorschlägen zu erfolgen. Über die Arbeiten auf diesem Gebiet sollen die künftigen Jahrbücher zunehmend berichten, um das Gesamtbild der Erfassung und Versorgung der Tuberkulosekranken im Bundesgebiet abzurunden. Als *vierten* Punkt kann man die *Vorbeugung* hinzunehmen, für die einerseits die *Aufklärung* der Bevölkerung, beginnend mit einem sachgemäßen, nicht zu sehr sich in biologische Einzelheiten verlierenden Unterricht in den Schulen anfängt und endend mit einer Unterweisung der Kranken über ihr Verhalten in den Heilstätten. Im Vordergrund steht die Schulung der Lehrkräfte aller Schularten und die Mitarbeit aller Ärzte, auch der in der Praxis stehenden, die den Kranken außerhalb der stationären Behandlung zu beraten haben. Ferner steht uns nach vielfacher Erprobung die vorbeugende *Schutzimpfung* mit dem *Calmetteschen* Impfstoff zur Verfügung, die innerhalb der deutschen Bevölkerung wenigstens bei den Kindern Tuberkulosekranker und beim Berufseintritt tuberkulinnegativer Jugendlicher zur Anwendung kommen sollte.

Hinsichtlich des *Mitarbeiterkreises* besteht mitunter der Eindruck, daß unter den geschichtlich gewordenen Verhältnissen die drei im Vordergrund stehenden Gruppen der beteiligten Ärzte, die *Fürsorgeärzte*, die *Heilstättenärzte* und die *freipraktizierenden Fachärzte* für Lungenkrankheiten nicht immer den Kontakt haben, der wünschenswert wäre. Zum Teil erklärt sich das daraus, daß die staatlich gelenkte Organisation der Tuberkulosebekämpfung zeitlich *vor* der Niederlassung zahlreicher Lungenfachärzte gelegen ist, und daß sich die richtige Arbeitsteilung erst wieder einspielen muß: Für den Fürsorgearzt gilt als erstes Prinzip, daß er an der Behandlung der Kranken unbeteiligt ist, daß er aber andererseits die Aufgabe hat, die Interessen der Kranken gegenüber allen Behörden, sei es in der Frage der wirtschaftlichen Betreuung, sei es in der Wohnungs- oder Arbeitsfürsorge zu vertreten, er ist in diesem Sinne *Sozialmediziner* mit den Vorkenntnissen und Leistungen eines Lungenfacharztes. Diese Umschreibung seines Aufgabengebietes würde ihm — das entsprechende persönliche Verhältnis vorausgesetzt — jederzeit die Zusammenarbeit mit dem niedergelassenen Facharzt ermöglichen, der mit etwa derselben Vorbildung in die Praxis tritt. Daß sich dabei die früher den Fürsorgestellen übertragene diagnostische und differentialdiagnostische Leistung immer mehr in die freie Praxis verlagern wird, ist unter den in der Bundesrepublik gegebenen ärztlichen Verhältnissen durchaus verständlich. Wenn sich die behördlich gelenkte Tuberkulosebekämpfung aber auf die Zusammenarbeit mit den freipraktizierenden Ärzten stützen will, dann ist sie auf ein reibungsloses Funktionieren des *Meldesystems* angewiesen, sei es, daß die Kranken selbst vom behandelnden Arzt, von einem bakteriologischen Laboratorium oder von den Krankenanstalten, in die sie zur stationären Behandlung eingeliefert worden sind, so lückenlos gemeldet werden, daß die Fürsorgestelle ihrer Aufgabe der Ermittlung der Krankheitsherkunft durch Umgebungsuntersuchungen nachgehen kann, soweit deren Vornahme nicht auch schon vom behandelnden Arzt der Fürsorgestelle mitgeteilt wird. Die Entwicklung der ärztlichen Betreuung der Tuberkulosekranken erfordert viel gegenseitiges Verständnis, das aber im Interesse der Sache erstrebt werden muß.

Bei den *sonstigen Arbeitskräften* auf dem Gebiete der Tuberkulosefürsorge besteht mancherorts der Eindruck, daß am falschen Platze gespart wird, bzw., daß die erforderlichen Kräfte nicht zur Verfügung stehen; allgemein gesehen muß man von einer Überbeanspruchung unserer *Fürsorgerinnen* sprechen, die sich seit Jahrzehnten in mühsamer Kleinarbeit für die Bekämpfung der Tuberkulose einsetzen. Ähnlich liegt es bei den *Schreibkräften* der Gesundheitsämter, die durch die im Interesse der Kranken laufend verbesserte Gesetzgebung immer wieder mit neuen Arbeiten belastet werden.

Dem Zentralkomitee liegt daran, über die Arbeiten um die Erhebungen des Tuberkulosegeschehens und die Leistungen auf dem Gebiete der Bekämpfung hinaus lebendige Fühlung mit der wissenschaftlichen *Forschung* und mit der *Exekutive*, als der vor allem kostentragenden Instanz, zu halten. Diesen Bemühungen liegen auch Bestrebungen um eine Änderung der bisherigen Satzung zugrunde, die im Herbst 1960 angeregt worden ist. Es soll dahin gestrebt werden, daß die an der Tuberkulosebekämpfung auf dem Gebiete der Forschung und der Wirtschaft interessierten Kreise noch näher mit dem Präsidium des Zentralkomitees in Verbindung treten als das bisher der Fall war. Dabei sollen Aufgaben, die auf rein ärztlich-wissenschaftlichem Sektor anfallen, wie bisher, der Deutschen Tuberkulose-Gesellschaft vorbehalten bleiben.

Das Zentralkomitee wird auch in Zukunft die Hauptleistung seiner Geschäftsstelle in die Tätigkeit seiner *Arbeitsausschüsse* verlegen, deren Mitglieder sorgfältig aus den verschiedenen Ärztegremien, die an der Tuberkulosebekämpfung beteiligt sind, ausgewählt werden.

In dem Bewußtsein, daß das aufgezeichnete Programm große Aufgaben stellt, bittet das Zentralkomitee alle mit ihm in derselben Zielsetzung vereinigten Kräfte wie bisher am gemeinsamen Werke mitzuarbeiten.

Mit dem Abschluß des Jahres 1960 ist es eine angenehme Pflicht, den Mitarbeitern der Dienststelle den herzlichsten Dank auszusprechen. Der statistische Teil des Jahrbuches wurde wie bisher von Herrn Dr.-Ing. A. KEUTZER bearbeitet, für den Gesamtinhalt ist der Generalsekretär verantwortlich.

I. Überblick über das Geschäftsjahr vom 1.4.–31.12.1960

Geschäftsbericht des Deutschen Zentralkomitees zur Bekämpfung der Tuberkulose

Das Geschäftsjahr des DZK umfaßte bisher gemäß Satzung die Zeit vom 1. April eines Jahres bis zum 31. März des folgendes Jahres.

Ab 1961 entspricht das Geschäftsjahr – entsprechend der Umstellung bei Bund, Ländern und Gemeinden – dem Kalenderjahr. Der folgende Bericht beschränkt sich deshalb auf die Zeit vom 1. 4. bis 31. 12. 1960.

An einer Sitzung der Internationalen Union im Mai in Paris haben außer dem Präsidenten und dem Generalsekretär die Herren KALKOFF und RIPPLINGER teilgenommen. Gleichzeitig fand eine Sitzung der Commission de l'Epidemiologie statt, an der Herr KEUTZER teilnahm.

Das Ergebnis der vom Deutschen Zentralkomitee veranstalteten Erhebungen über die Röntgenreihenuntersuchungen in den Ländern Baden-Württemberg, Niedersachsen und Saarland soll nach Abschluß der Bearbeitung als Abschnitt in das in Vorbereitung befindliche Tuberkulose-Jahrbuch 1960 übernommen werden.

Der Film über Röntgenreihenuntersuchungen „Das muß sein" ist im Berichtsjahr häufig angefordert und seitens der Tuberkulose-Fürsorgestellen vor interessiertem Publikum vorgeführt worden. Es ist zu erwarten, daß das Verständnis für die Röntgenreihenuntersuchungen auch durch diese Filmvorführungen in der Öffentlichkeit gefördert und die Gegenpropaganda gehemmt werden kann.

Der Generalsekretär hat an einer Veranstaltung der Hessischen Tuberkulosevereinigung mit einer Ausstellung in der Paulskirche in Frankfurt/Main teilgenommen; ferner an der Tagung der Südwestdeutschen Tuberkulose-Gesellschaft in Bad Dürkheim, die als Verhandlungsgegenstand vor allem die Skelett-Tuberkulose und Fragen der Alters-Tuberkulose hatte.

Vom 17.-22. Oktober fand die Deutsche Tuberkulose-Tagung in Freiburg statt, die einen eindrucksvollen Einblick in die Differentialdiagnostik der Lungen-Erkrankungen gestattete. Gleichzeitig fanden Sitzungen des Präsidiums und des Präsidialbeirats statt. Die Mitgliederversammlung ist mit Rücksicht auf den Wechsel in der Führung der Geschäfte des Deutschen Zentralkomitees auf März 1961 verschoben worden.

Im Dezember nahm der Generalsekretär an einem Symposion über Tuberkulose und Allergie in dem Tuberkulose-Forschungsinstitut in Borstel teil.

Am 10. Januar 1961 hat der Generalsekretär an der Einweihung der sehr schönen und zweckmäßig gestalteten Heilstätte „Schwarzwaldsanatorium" der Bundesbahnversicherungsanstalt in Schömberg teilgenommen.

Der Franz-Redeker-Preis konnte für 1960 nicht verteilt werden, da die eingereichten Arbeiten den geltenden Bestimmungen nicht voll genügt haben.

In der Berichtszeit haben folgende Arbeitsausschüsse getagt:

1. „Arbeitsausschuß für Tuberkulosefürsorge" (22. April 1960):
In dem ausführlichen Referat von Herrn SPAHN vom Bundesinnenministerium wurden die für die Praxis wichtigen Bestimmungen des Tuberkulosehilfegesetzes eingehend erörtert (vgl. Öff. Ges. dienst 21 (1959/60) 249 und 250). Besonders begrüßt wurde, daß Herr SPAHN sich bereit erklärt hat, Berichte über Schwierigkeiten bei der Anwendung des Gesetzes, die in der Praxis auftauchen, selbst zu prüfen und Ratschläge zu erteilen, wie eine Abstellung erfolgen kann.

2. „Arbeitsausschuß für Milch und Tiertuberkulose" (6. Mai 1960):
In diesem Ausschuß wurde Herr MEYN, München, zum neuen Vorsitzenden gewählt, der auch das Hauptreferat über die Tuberkulin-Reaktion beim Rind und ihre Spezifität gehalten hat. Er betonte die Bedeutung der Verdünnung der anzuwendenden Tuberkuline, um unspezifische Reaktionen auszuschalten. Durch das Ablesen unspezifischer Reaktionen sind Täuschungen und damit ein erheblicher wirtschaftlicher Schaden möglich.

3. „Unterausschuß für Genitaltuberkulose der Frau" (19. September 1960):
Herr KLEINSCHMIDT referierte eingehend über die konnatale Tuberkulose, deren Bedeutung zahlenmäßig allerdings nicht sehr hoch ist (Mitteilung von Herrn JENTGENS, Köln). Es wurde aber empfohlen, bei Frauen, bei denen vor der Schwangerschaft einmal eine Genitaltuberkulose festgestellt wurde, in den letzten Monaten der Schwangerschaft für die Dauer von mindestens 4 Monaten eine tuberkulostatische Prophylaxe durchzuführen.

Über die Bedeutung der örtlichen Behandlung tuberkulöser Entzündungen wurde nach Einführung des INH in die Behandlung keine einheitliche Auffassung vertreten. Nur ein Teil der Anwesenden hat sich für die lokale Behandlung eingesetzt. Über Rezidive bei Adnextuberkulosen berichtete Herr KASTERT, der die Auffassung vertritt, daß regelrecht behandelte klinisch symptomfreie Fälle keiner Heilstättenkur mehr bedürfen, sondern ambulant behandelt werden können. Auch dieser Standpunkt blieb nicht unbestritten (KIRCHHOFF). Die weitere Durchführung der Menstrualblutuntersuchungen wurde nach Ausführungen von Herrn KRÖGER als gezielte Diagnostik empfohlen: Bei Frauen mit gynäkologischen Beschwerden nach durchgemachter Tuberkulose, bei Frauen mit primärer Sterilität, vor allem nach Pleuritis, bei Virgines mit Adnexprozessen, bei Frauen mit ungeklärten Adnexprozessen und anhaltenden Blutungen. Die Untersuchung soll wenigstens dreimal mit anschließendem Kultur- und Tierversuch durchgeführt werden. Etwaige tuberkulostatische Behandlung muß vor der Probeentnahme kurzfristig unterbrochen werden.

4. „Unterausschuß für Laboratoriumsmethoden" (2. Dezember 1960):
Es wurde von dem Leiter, Herrn FREERKSEN, Borstel, sowie Frau MEISSNER und Herrn BÖNICKE eingehend über die Differenzierung der verschiedenen Stämme säurefester Bakterien und deren Bedeutung in pathogenetischer Beziehung berichtet. Innerhalb des Bundesgebietes sind bisher höchstens vereinzelte Erkrankungsfälle bekanntgeworden, bei denen sogenannte atypische Mykobakterien eine ätiologische Rolle gespielt hätten.

5. Eine Kommission des „Arbeitsausschusses für Statistik" (5. Dezember 1960) hat sich in Berlin noch einmal mit der endgültigen Fassung des Tuberkulose-Bogens für den Jahresgesundheitsbericht der Gesundheitsämter befaßt.

II. Berichte der Arbeitsausschüsse

Vom „Arbeitsausschuß für Tuberkulosefürsorge" (Vors.: Reg.-Med.-Rat Dr. BREU), der auf eine 10jährige sehr rege Tätigkeit zurückblicken kann, wurde eine große Reihe von epidemiologischen, diagnostischen, arbeitsmethodischen, sozial- und seuchenhygienischen wie auch statistischen Gesichtspunkten, die sich aus den Erfahrungen und Erkenntnissen bei der Tuberkulosebekämpfung im In- und Ausland ergaben, erörtert. Dabei war es das Ziel der verschiedenen Sitzungen des Fürsorgeausschusses, Empfehlungen und Richtlinien auszuarbeiten, die geeignet erschienen, bei allen Tuberkulosefürsorgestellen leistungsfähige Einrichtungen und zweckmäßige Arbeitsmethoden für eine erfolgreiche soziale Tuberkulosebekämpfung zu schaffen.

Da die *Tuberkulosesterblichkeitszahlen* allein keinen Gradmesser mehr für die Beurteilung der Tuberkulose-Epidemiologie abgeben, sind wir auf eine möglichst zuverlässige *Morbiditäts-Statistik* angewiesen. Leider läßt diese oft ein erhebliches Divergieren in den Verhältniszahlen in den einzelnen Krankheitsgruppen erkennen. Um zu einer einigermaßen vergleichbaren Morbiditäts-Statistik zu kommen, müssen folgende Voraussetzungen erfüllt sein:

a) Bestmögliche Erfassung der Tuberkulosen insgesamt,
b) richtige Erkennung der Art der Tuberkulose im Einzelfall,
c) richtige technisch-statistische Verarbeitung.

Eine möglichst sorgfältige klinisch-röntgenologisch-bakteriologische Untersuchung bei der Erfassung und Überwachung der Tuberkulosefälle muß Vorbedingung sein. Da bei einer anfänglich offenen kavernösen Lungentbk. nach tuberkulostatischer Behandlung in einer Anzahl von Fällen eine meist kleinere, zartwandige Aufhellung resultiert, die aber nur auf Schichtaufnahmen eindeutig als solche zu erkennen ist, haben Schichtaufnahmen an Bedeutung gewonnen. Nach fürsorgerischen Erfahrungen, insbesondere auf Grund der Verfolgung des Schicksals einer größeren Anzahl von Patienten mit anfänglich offener kavernöser Lungentbk., wird über kurz oder lang die Ausscheidung von Tuberkulosebakterien im Auswurf und in der Mehrzahl auch eine Vergrößerung der Restaufhellungen festgestellt. Eine exakte kurzfristige Kontrolle dieser Fälle ist daher unentbehrlich.

Vorbedingung für eine richtige Beurteilung des Einzelfalles ist zum einen die ausreichende technisch-diagnostische Ausstattung, zum anderen die Leitung der Tuberkulosefürsorgestelle durch einen auf dem Gebiet der Tuberkulosebekämpfung sowohl klinisch als auch sozial-hygienisch erfahrenen Arzt.

Auf die Einhaltung der „Neufassung der Erläuterungen zur Führung der Tuberkulose-Statistik bei den Gesundheitsämtern" wird hingewiesen.

Die beste Antwort auf die Frage nach der Entwicklung der *Durchseuchung* gibt der vergleichbare *Tuberkulin-Index.*

Die *Altersgliederung* des (uns bekannten) Bestandes an aktiver Tuberkulose im Bundesgebiet nach dem Stand vom 30. Juni 1958 ergab nach KEUTZER, daß 44,7% (!)

der Männer und 29,8% der Frauen mit einer ansteckungsfähigen Lungentuberkulose über 50 Jahre alt waren. Mit Rücksicht darauf hat der Arbeitsausschuß auf seiner Sitzung vom 6.12.1958 Leitsätze betr. Probleme der Tuberkulose in den höheren Altersstufen (Tbk.Jb. 1958, S. 12) aufgestellt.

Das Ausfindigmachen und die Abriegelung der Infektionsquellen steht nach wie vor im Mittelpunkt der fürsorgerischen Aufgaben:

a) Eine bestmögliche Erfassung aller Lungentuberkulosen, sowohl der ansteckenden als auch der noch geschlossenen Formen, über einen gewissen Zeitraum kann *nur durch die Röntgenreihenuntersuchung* (RRU) der gesamten Bevölkerung erreicht werden. Aufgrund der Erfahrungen kann ein hoher Prozentsatz der Alterstuberkulosen nur durch die RRU erfaßt werden. Ohne eine RRU der Gesamt-Bevölkerung kann es nur zu einer Teilerfassung der Tuberkulose kommen, auch wenn die Tuberkulosefürsorge in Zusammenarbeit mit der gesamten Ärzteschaft noch so gut arbeitet. Die Beobachtungen sprechen einwandfrei dafür, daß die Prognose bei denjenigen Tuberkulösen, die aufgrund von Beschwerden einen Arzt aufsuchen, in der Regel schlechter ist gegenüber denjenigen Tuberkulösen, die durch eine RRU ermittelt wurden. Eine Pflicht-RRU kann der Bevölkerung zugemutet werden; fast alle dabei erfaßten Erkrankten sind letzten Endes dankbar, wenn ihre Tuberkulose rechtzeitig erkannt und damit rechtzeitig der Behandlung zugeführt werden konnte. Die gesunde Bevölkerung aber kann andererseits mit Recht Schutz vor Infektion durch unbekannte Bazillenstreuer für sich beanspruchen. Durch den 3. Durchgang einer RRU im Kreise Ludwigsburg, der vor einigen Monaten abgeschlossen werden konnte, mußte noch bei 53 Kranken insgesamt = 32 Fällen auf je 100000 Schirmbilduntersuchte eine bisher unbekannte ansteckende Lungentbk. festgestellt werden.

b) Der Früherfassung der Tuberkuloseerkrankung muß die *Frühbehandlung* folgen.

c) Auch bei Kranken mit *chronisch ansteckender Lungentuberkulose* ist durch Einleitung einer geeigneten Behandlung noch jedem Kranken eine Heilungs- bzw. Besserungschance gegeben. In diesen Fällen müssen wir sorgfältig prüfen, ob nicht aus seuchenhygienischen Gründen eine *stationäre Absonderung* der Kranken bzw. eine anderweitige Unterbringung der Kinder und Jugendlichen (evtl. nur eine vorübergehende, bis eine BCG-Allergie erreicht ist) in Frage kommt. Die stationäre Absonderung der Chroniker muß allerdings mit einer guten ärztlichen, pflegerischen und menschlichen Betreuung verbunden sein.

d) Für die *zwangsweise Absonderung* unbelehrbarer Ansteckendtuberkulöser ist das Bundesgesetz über das gerichtliche Verfahren bei Freiheitsentziehungen vom 29. Juni 1956 zu begrüßen. Die Schaffung ausreichender Unterbringungsmöglichkeiten bleibt dringendes Bedürfnis. Nach § 37 Abs. 2 des mit dem 1. 1. 62 in Kraft tretenden Bundesseuchengesetzes ist zwangsweise Unterbringung unbelehrbarer Ansteckendtuberkulöser in einem abgeschlossenen Krankenhaus oder einem abgeschlossenen Teil eines Krankenhauses vorgesehen. Die Räume und Einrichtungen zur Absonderung sind nach Abs. 3 nötigenfalls von den *Ländern* zu schaffen und zu unterhalten.

e) Der Mensch bildet in nicht seltenen Fällen eine Wiederansteckungsquelle für sanierte Rinderbestände, wie besonders TRAUTWEIN aufgrund sorgfältiger Beobachtungen feststellen konnte. Die Zusammenarbeit zwischen den Gesundheitsämtern und den Veterinärdienststellen ist daher nach wie vor dringlich.

f) Die „*Mitwirkung bei der Wohnungsbeschaffung*" ist nach § 4 Abs. 2 Ziff. 3 des Gesetzes über die Tuberkulosenhilfe Kann-Leistung der Fürsorgeträger, nach § 56 Abs. 1 des Bundessozialhilfegesetzes ist diese unter den Soll-Leistungen der Tuberkulosehilfe aufgeführt. Nach § 56 Abs. 2 können Beihilfen oder Darlehen zur Verbesserung der Wohnverhältnisse gewährt werden.

g) Den Tuberkulosefürsorgestellen müssen *Beratung* und *Belehrung* der Tuberkulösen und ihrer Angehörigen am Herzen liegen (s. § 61 Ziff. 3 der Dritten Durchführungsverordnung vom 30. 3. 1935 und jetzt auch § 29 Abs. 1 THG bzw. § 64 Abs. I des Bundessozialhilfegesetzes).

Auf Grund seiner systematischen Auswertung aller Akten mit einer IIa-Tuberkulose im Bereich der Tuberkulosefürsorgestelle Stuttgart erhob NEUMANN auf dem Freiburger Symposion die Mindestforderung, jeden IIa-Fall 10 Jahre lang zu überwachen. Es empfiehlt sich, die Kontrolluntersuchungen bei einem größeren Teil dieser IIa-Fälle mit Hilfe des *Schirmbildes im Mittelformat* durchzuführen. Die Ausstattung der Gesundheitsämter mit Schirmbildapparaturen im Mittelformat wird mit Inkrafttreten des Bundesseuchengesetzes ab 1. Januar 1962 ganz akut. Nach § 47 des Gesetzes ist die periodische Untersuchung der Lehrer, Kindergärtnerinnen und des übrigen einschlägigen Personenkreises nunmehr im ganzen Bundesgebiet jährlich einmal vorgeschrieben. Die notwendige *Rö.-Aufnahme* ist eine Forderung, die sowohl aus ärztlich-klinischen und rationellen Gründen als auch aus Gründen des Strahlenschutzes nur begrüßt werden kann.

Bei dem zunehmenden Ansteigen der Zahl der durch die Heilbehandlung wesentlich gebesserten Tuberkulösen fällt seit Jahren der *nachgehenden Fürsorge* eine wesentliche Rolle zu; dabei hat sich im notwendigen Umfange der Tuberkulosefürsorgearzt *aktiv* einzuschalten, d. h. über die routinemäßigen Kontrolluntersuchungen hinaus in die Arbeits-, Berufs- und Wohnungsfürsorge.

Über das am 1. 1. 62 in Kraft tretende *Bundesseuchengesetz* (BGbl. 1, S. 1012) soll, soweit es die Tuberkulose betrifft, auf der nächsten Sitzung des Arbeitsausschusses für Tuberkulosefürsorge gesprochen werden.

Die *Alkoholiker* unter den tuberkulösen Patienten bereiten zunehmende Sorge. Nach den aufschlußreichen Erhebungen von MERKEL spielt der Alkoholismus eine wachsende Rolle für die Entwicklung der Tuberkulose, insbesondere bei den Männern und hier wiederum überwiegend in den höheren Altersstufen.

Die *moderne Chemotherapie* wirft nicht nur für den Kliniker, sondern auch für den Tuberkulosefürsorgearzt und Sozialhygieniker überhaupt eine Anzahl von wissenschaftlichen Fragen auf, die für die Bearbeitung heranstehen. Solche Fragen für die *Forschung* sind u. a.

1. Aufstellung von neueren großen Erfolgsstatistiken von behandelten Tuberkulösen, insbesondere Offentuberkulösen, nicht nur hinsichtlich Heilstättenergebnissen, sondern auch der Spätergebnisse und Rückfälle. Vor Jahren wurde bei der Auswertung einer größeren Anzahl von Offentuberkulösen, die mit Erfolg aus Krankenanstalten entlassen werden konnten, eine Rückfallsquote von 30 % bei 5jähriger Beobachtungszeit errechnet (zu einem ähnlichen Ergebnis war HOPPE gekommen).

2. Bedeutung der Frage des Grades der Infektiosität von Kranken mit INH-resistenten Tuberkulosebakterienstämmen aufgrund von sorgfältigen fürsorgerischen Beobachtungen.

3. Wielange sollten Personen, die eine selbständig aufgetretene Pleuritis exsudativa durchgemacht haben, von der Tuberkulosefürsorge überwacht werden?

4. Die Frage der Infektiosität extrapulmonaler Tuberkulosen aufgrund exakter fürsorgerischer Beobachtungen.

Abschließend soll im Rahmen der Fürsorgearbeit nicht übersehen werden, daß die Diagnose „Tuberkulose" einen schweren Schicksalsschlag für den Patienten und seine ganze Lebensgemeinschaft bedeutet und daß bei der Ergreifung der notwendigen Maßnahmen immer versucht werden sollte, die Psyche des Kranken und seiner Angehörigen zu berücksichtigen. Dies erfordert ein Vertrauensverhältnis zwischen dem Kranken und seinen Angehörigen auf der einen Seite und dem Tuberkulosefürsorgearzt einschl. der gesamten Tuberkulosefürsorgestelle andererseits.

Der „Arbeitsausschuß für stationäre Behandlung" (Vorsitzender: Chefarzt Dr. LORBACHER, Essen-Heidhausen) hat allgemeine Empfehlungen zur heutigen Kollapsbehandlung der Lungentuberkulose ausgearbeitet (vergleiche Anhang). Ferner hat der Ausschuß zu der Frage der Superinfektion für das Personal und unter den Patienten in den Heilanstalten Stellung genommen. Diese Verhandlungen führten zu keinem Ergebnis, das für die in der Praxis stehenden Ärzte als Richtlinie dienen könnte. Beide Fragestellungen wurden nach den Vorträgen der Hauptreferenten zur 1. Frage (UNHOLTZ, Berlin, BRÜGGER, Wangen, HAUSSER, Löwenstein, HOPPE, Düsseldorf) und zur 2. Frage (JENSEN, Bremen, BASSERMANN, Donaustauf, BREHMER, Berlin) eingehend erörtert, wobei vor allen Dingen die Frage der gegenseitigen Ansteckung aktiver Tuberkulosen eine lebhafte Diskussion auslöste. Die Entschließung zur 1. Frage wurde von einer Unterkommission, die aus den Herren HEIN, Tönsheide, HOPPE, Düsseldorf, SCHMIDT, Engelskirchen und UNHOLTZ, Berlin gebildet wurde, bearbeitet, die zur 2. Frage von Herrn JENSEN, Bremen. Als weiteres Problem, mit dem sich der Ausschuß befassen will, steht die Behandlung der Tuberkulose mit Cortison auf dem Programm.

Außerdem soll die Frage der Beurlaubung von Patienten aus den Lungenheilstätten, auch anläßlich von Feiertagen, vor allem zur Weihnachtszeit, eingehend behandelt werden. Diese Frage hängt eng zusammen mit dem Problem der *Disziplin in den Heilstätten*, die bedauerlicherweise vor allem in den Männerheilstätten im ganzen Bundesgebiet in den letzten Jahren Not gelitten hat.

Dem „Arbeitsausschuß für stationäre Behandlung" sollen künftig auch die Arbeiten des bisherigen *„Arbeitsausschusses für Studenten-Tuberkulose"* übergeben werden, die sich in erster Linie mit der stationären Versorgung und der Rehabilitation der Studierenden zu befassen haben.

Der „Arbeitsausschuß für Chemotherapie" (Vorsitzender: Prof. Dr. LYDTIN, München) hat festgestellt, daß sich an dem Inhalt der letzten Verlautbarung vom September 1958, die sich mit der Einschätzung der tuberkulostatitischen Mittel und den für die Behandlung sich ergebenden Empfehlungen befaßt, nichts geändert hat. An der Spitze aller Tuberkulostatika steht das INH, dessen Wirksamkeit bisher noch von keinem der neueren Tuberkulostatika auch nur annähernd erreicht wird. Anläßlich des Colloquiums Nr. 27 auf dem 6. Internationalen Kongreß des „American College of Chest Physicians" vom 28. August bis 1. September 1960 in Wien wurde der

Grundsatz herausgestellt, daß nur solche Substanzen als wirklicher Fortschritt zu betrachten sind, die dem Isoniacid an Aktivität und Verträglichkeit etwa entsprechen und außerdem einen anderen Wirkungsmechanismus besitzen, daß aber bisher solche Substanzen nicht vorliegen. So kann man es zwar nicht als vordringlich bezeichnen, aber es ist doch noch zu klären, daß man in Deutschland über den praktischen Wert des Cycloserins mit seinen so verschieden eingeschätzten Nebenwirkungen und des Alpha-Äthyl-Thioisonikotinamid (Präparat 1314), das jetzt in Deutschland unter dem Namen Iridocin zur Verfügung steht, ein Urteil gewinnt. Es scheint allgemein zu gelten, daß der Wert eines Mittels, über das die Meinungen erfahrener Ärzte nach längerer Zeit weit auseinandergehen, nicht besonders hoch anzuschlagen ist. Bezüglich der überragenden Wirkung des INH besteht im Gegensatz hierzu volle Einigkeit. Vielleicht wird auch einmal darüber Einigkeit herrschen, daß das INH nach im Laboratorium festgestellter Resistenz doch noch wirksam sein kann. Während die Anwendung der übrigen Tuberkulostatika bei Auftreten von Resistenz zwecklos erscheint, wird die Anwendung von INH in einer Stellungnahme des amerikanischen Therapiekomitees (The American Review of Respiratory Diseases, Band 82, Nr. 5, S. 751), auch nach Auftreten von Resistenz zur weiteren Anwendung empfohlen.

Vordringlich ist ferner eine Auseinandersetzung mit den Nebenwirkungen der tuberkulostatischen Mittel, über die man in der allgemeinen Praxis nicht genügend unterrichtet ist. Besonders interessiert die Frage, inwieweit auch bei INH-Anwendung mit Leberschäden zu rechnen ist. Einen ermutigenden Auftakt hierzu stellen die Serumfermentuntersuchungen im Verlauf der Tuberkulinbehandlung dar, über die aus der Universitätstuberkuloseklinik Jena auf dem Kongreß für Innere Medizin in Wiesbaden berichtet wurde (G. FELSCH, Dr. JORKE, E. TANNER und H. GRIEPENTROG).

Den „Arbeitsausschuß für Kindertuberkulose" (Vorsitzender: Prof. Dr. OPITZ, Heidelberg) hat seit einer ersten Besprechung im Jahre 1955 die Prophylaxe mit INH immer wieder beschäftigt. Zunächst wurde diese bei der Primärtuberkulose von Kindern während der ersten 3 Lebensjahre als Vorbeugung einer Generalisierung empfohlen; das Indikationsgebiet wurde aber auf nicht nur infizierte, sondern auch tuberkulinnegative Kinder zur Verhütung des Angehens einer Infektion ausgedehnt: Es wurde der ursprünglichen Generalisierungsprophylaxe, die gleichzeitig eine Therapie der Primärtuberkulose darstellt, eine Ansteckungsprophylaxe gegenübergestellt. Diese an sich recht eindeutigen Bezeichnungen haben sich indessen nicht durchgesetzt, man hat vielmehr der Nomenklatur die beabsichtigte therapeutische Wirkung zugrunde gelegt. DEBRE gebraucht die Ausdrücke Chemoprophylaxe bei INH-Anwendung bei Primärtuberkulosen und Chemoprävention bei den Fällen, bei denen man eine Infektion verhüten möchte. SPIESS bedient sich der Bezeichnung der Chemoprophylaxe zur Infektionsverhütung und präventive Chemotherapie zur Behandlung. Die beiden Autoren gebrauchen also das Wort Chemoprophylaxe für zwei verschiedene Indikationen. Der Arbeitsausschuß hat sich mit dieser Nomenklatur ebenso auseinanderzusetzen, wie mit der Frage, ob die seit 1957/58 erlassenen Empfehlungen für die INH-Anwendung bei Kindern ergänzungsbedürftig sind. Vor allem ist eine erneute Stellungnahme zu der Frage der Infektions-Prophylaxe aufgrund der bisherigen Erfahrungen mit Kindern und der Ergebnisse zahlreicher in den letzten Jahren durchgeführter Tierversuche erforderlich.

Ferner muß das Problem der Infektion der Kinder mit therapieresistenten Bakterien, vor allem der INH-Resistenz, weiterverfolgt werden. Frau MEISSNER hat 1953-

1957 nur mit 2,4% primärer Sensibilitätsminderung gegen INH bei Kindern und Jugendlichen gerechnet, die Zahlen bewegen sich jetzt um 3%. Unter Hinzunahme von Resistenzen gegen Streptomycin und PAS bzw. von Doppelresistenzen kommt man immerhin auf 6% primärresistenter Stämme bei der Primärtuberkulose von Kindern und Jugendlichen. Ähnliche Zahlen werden aus Amerika, aus Norwegen sogar 8,5%, angegeben. Diese durch resistente Bakterien hervorgerufenen Tuberkulosen sind zwar der medikamentösen Therapie zugänglich, aber mit der Einschränkung, daß die schweren Formen und die Erkrankung Jugendlicher schlechter ansprechen (MEISSNER). Im Hinblick auf die in zunehmendem Maße erfolgende ambulante Behandlung offentuberkulöser Erwachsener, die als Streuer therapieresistenter Bakterien infrage kommen, wird der Arbeitsausschuß auch diesem Problem seine Aufmerksamkeit schenken müssen.

Im Rahmen des „Arbeitsausschusses für extrapulmonale Tuberkulose" (Vorsitzender: Chefarzt Dr. J. KASTERT, Bad Dürkheim) waren die Mitglieder des Ausschusses für Skelett-Tuberkulose gebeten worden, sich an der Durchführung des ersten Hauptthemas „Aktuelle Probleme der Skelett-Tuberkulose" im Rahmen des Kongresses der Wissenschaftlichen Gesellschaft Südwestdeutscher Tuberkuloseärzte vom 26. bis 28. Mai 1960 in Bad Dürkheim (Leitung: Dr. KASTERT) zu beteiligen. Von pathologisch-anatomischer Seite (RANDERATH †) wurde unterstrichen, daß in der Mehrzahl der Verlaufsformen der Skelett-Tuberkulose verkäsende Formen vorliegen, welche zwangsläufig zu chronischem Krankheitsverlauf und verzögerter Vernarbung führen. Während dieses langwierigen, komplizierten Geschehens kommt es meist zu ausgedehnten Knochengewebsdestruktionen mit konsekutiver, oft erheblicher Zerstörung der Statik bzw. Funktion der befallenen Skelettanteile. – Der tuberkulöse Skelettherd unterscheidet sich vom Lungenprozeß dadurch, daß eine Ausscheidung der Tuberkelbazillen auf natürlichem Wege (Bronchien) nicht möglich ist (FREERKSEN). Das Mykobakterium tuberculosis im tuberkulösen Käse verharrt in einem gewissen Ruhestand und ist deshalb auch mittels der wirksamsten Tuberkulostatika kaum zu schädigen. Durch die hohe Konzentration der postoperativ, lokal in den Herd eingebrachten Tuberkulostatika ist dagegen die Möglichkeit gegeben, auch resistente Keime zu beeinflussen. Es wurde daher übereinstimmend die operative Herdausräumung befürwortet. – In den folgenden ausführlichen klinischen Referaten (H. MAY, SCHWABE) wurde die Schwierigkeit der Frühdiagnose betont. Auch die Tomographie läßt häufig im Stich. Einige Sicherheit gewährt lediglich die Probeexzision. Der Häufigkeitsgipfel der Skelett-Tuberkulosen hat sich vom Wachstumsalter (50%) in das fortgeschrittene mittlere Lebensalter verschoben (BRÜGGER). Auch hinsichtlich der Lokalisation ist eine Umstellung zu verzeichnen (Spina ventosa, Spondylitis). Die Heilerfolge haben sich gebessert und die multiplen Lokalisationen abgenommen, hinsichtlich der Genese haben sich keine Änderungen gezeigt. – Neben einem Bericht über die Ergebnisse der medikamentösen Therapie (COLOMBANI) mit Heilungsquoten von 55 bis 60%, nahmen Mitteilungen über die operative Therapie (V. SCHOSSERER, LERCH, KASTERT, W. BRUNNER, BEBEYRE, DELCHEF, FELLÄNDER, HÖPFNER, H. MOSER, W. REINHARD, W. SCHULZE, WEHRHEIM, WILKINSON, BLASCHKE, SCHEPEL), den breitesten Raum ein. Beachtenswert waren Ausführungen über operatives Vorgehen im Frühstadium und Herabsetzung der tuberkulostatischen Operationsvorbereitung auf 8 bis 14 Tage (DEBEYRE, FELLÄNDER, KASTERT). Die Empfehlung der postoperativen Herdinstillation, vor allem bei ausgedehnten Fällen, das Herausstellen des Behandlungszieles mit weitgehender funktioneller Wiederherstellung, die Betonung des wesentlichen Unterschiedes hinsichtlich der Herdvernarbung bei bloßer medikamentöser und bei operativer Herdsanierung, letzteres gilt insbesondere für die Spondylitis tuberculosa (KASTERT), Spezialberichte über plastische Eingriffe bei Gelenktuberkulose (HORVAT), Synovektomie im Frühstadium bei Coxitis tuberculosa (WILKINSON), Behandlung der Spondylitis tuberculosa im Bereich der Halswirbelsäule und die totale Spondylektomie (H. MOSER) rundeten die vielseitige Problemstellung ab.

Hinsichtlich der Genitaltuberkulose der Frau wurde am 19.9.1960 festgestellt, daß eine isolierte statistische Erfassung der Fälle mit Genitaltuberkulose der Frau den Gesundheitsämtern nicht zuzumuten wäre. Sie erfolgt, wie bisher, unter der Rubrik „Extrapulmonale Tuberkulosen" bzw. „Urogenitaltuberkulose". Die Erfassung dieser Erkrankungsformen ist allgemein dadurch erschwert, daß von Seiten der Gynäkologen die Meldepflicht nicht in der Weise gehandhabt wird, wie sie für andere Tuberkuloseformen zur Selbstverständlichkeit geworden ist (KIRCHHOFF[1]). — Die 1957 vom Ausschuß empfohlene Einrichtung von entsprechenden Fachabteilungen konnte bisher nicht verwirklicht werden. Bemühungen, in Heilstätten für extrapulmonale Tuberkulosen derartige Abteilungen zu erstellen und eine Zusammenarbeit mit Fachgynäkologen zu gewährleisten, werden fortgesetzt. — Die Infektion bei connataler Tuberkulose erfolgt intrauterin oder unter der Geburt. Teils haematogen, teils durch Aspiration tuberkelbakterienhaltigen Fruchtwassers entstehen überwiegend pulmonale Primärinfekte, weniger häufig auch primäre Ingestionstuberkulosen oder ein Leberprimärkomplex. Voraussetzung zur intrauterinen Übertragung können schwere Erkrankungen der Mutter, und eine Endometritis tuberculosa sein. Diese pathogenetischen Erkenntnisse führen zu folgenden Empfehlungen: Eigene und Familien-Anamnese sind bei jeder Schwangeren hinsichtlich tuberkulöser Erkrankungen sorgfältig zu erheben. Im positiven Falle, insbesondere bei Genitaltuberkulose, ist eine Chemo-Prophylaxe von mindestens vier Monaten durchzuführen. — Der Ausschuß empfiehlt, in indizierten Fällen eine Lokalbehandlung anzustreben, ohne aber das Verfahren zu verallgemeinern. — Bei Rezidiven nach medikamentös behandelter Adnextuberkulose ergaben diagnostische Eingriffe nur in etwa einem Drittel dieser Fälle eine nachweisbare Tuberkulose (KASTERT). Die Chronizität bzw. Rezidivneigung bei spezifischen Salpingitiden ist durch die in den meisten Fällen gleichzeitig zur Entwicklung kommende Ektosalpingitis hervorgerufen (KIRCHHOFF). Deshalb ist zur Vermeidung einer Rezidivierung eine längere stationäre Behandlung erforderlich. In chronischen, rezidivierenden bzw. therapieresistenten Fällen erscheint selektiv operatives Vorgehen angezeigt. — Die Zunahme der Tubargraviditäten nach medikamentös behandelter Adnextuberkulose ist auf Defektheilungen zurückzuführen (KLEES und LANGER). Tubaraborte bleiben trotz Tubenruptur in vielen Fällen abgekapselt und werden dann als Rezidive der Adnextuberkulose angesehen (KASTERT). Die Auswertung von Menstrualblutuntersuchungen bei 716 Patienten (KRÖGER in Zusammenarbeit mit KRÄUBIG), waren gemeinsam mit einer ausführlichen Diskussion (SCHWALM, KIRCHHOFF, GRIESBACH) Anlaß zur Erstellung einer Verlautbarung

[1]) Anmerkung der Geschäftsführung: Die Befürworter einer allzu straff gehandhabten Anzeigepflicht, die ja gesetzlich vorgeschrieben ist, übersehen die Gefahr der Störung des Arzt-Patientenverhältnisses, vgl. Tbk.-Jahrbuch 1952/53, S. 42.

über die Bedeutung der Menstrualblutuntersuchung für die Erkennung der weiblichen Genitaltuberkulose (vgl. Anhang). Diese enthält Vorschläge zu den in Frage kommenden Erkrankungen, Anzahl und Art der Untersuchung, erforderliche Unterbrechung der Chemotherapie und Einsendung des Untersuchungsmaterials.

Der Vorsitzende des „Unterausschusses für Augentuberkulose", Dr. CREMER, Tuttlingen, berichtet, daß die Problematik der aetiologischen Sicherung eines Augenleidens als Tuberkulose durchweg Intensivierung neuer Wege fordert.

Im In- und Ausland ergab die Zielsetzung, die Pathogenese der Uveitis zu klären, positive Ergebnisse:

1. Bei akuter Miliartuberkulose gilt eine verdächtige Augenkrankheit als tuberkulös. Über 70 % herdförmiger Chorioretinitis sind tuberkulös gesichert.
2. Bei Meningitis tuberculosa ist das Auge mit etwa 40 % beteiligt.
3. Bei Organtuberkulose im 3. Stadium sind die Augen nur zu 1 % miterkrankt.

Bei akuter Lungentuberkulose zeigen sich in der Peripherie des Augenhintergrundes einzeln oder gruppenweise Herde z.T. mit frischen Blutungen. Seit 1958 wird bei tuberkulöser Erkrankung überhaupt mehr Aufmerksamkeit der Untersuchung der Augen zugewendet, wobei einwandfrei „abortive Metastasen" gefunden wurden. Ungeklärt bleiben Herde tuberkulöser Natur nach Rezidiven aus der Frühperiode tuberkulöser Infektion oder als Neubildung während des Tertiärstadiums.

Bei Primärinfekt älterer Kinder und jüngerer Erwachsener bleibt „flüchtige Iritis serosa oder herdförmige Chorioiditis" ohne subjektive Wahrnehmung infolge Mangels einer systematischen Augenuntersuchung unbemerkt.

Zur dringend gebotenen Früherfassung von Augentuberkulose sind Spaltlampenuntersuchungen lückenlos laufend notwendig. Prüfung des zentralen Sehvermögens genügt nicht.

Da eine Uveitis tuberculosa die Stelle feinsten Sehens oft frei läßt, wird sie subjektiv und objektiv übersehen, sie stellt daher einen Locus minoris resistentiae und damit eine Anfälligkeit für Rezidive dar. Beim Übergang zum Sekundärstadium findet sich Entwicklung von Knötchen und Verkäsung als charakteristische, haematogene Ausbreitung. Auch Konglomerat-Tuberkel der Uvea und tuberkulöse Panophthalmie wurden beobachtet. Im Tertiärstadium der Organtuberkulose sind aktive tuberkulöse Augenherde selten.

Es finden sich höchstens abortive Metastasen im Zusammenhang mit den dann herrschenden Immunitätsverhältnissen.

Die „atypische" oder „larvierte Augentuberkulose" im mittleren Lebensalter ist im Gegensatz zum Allgemeinbefund oft schwer. Durch sorgfältige Bearbeitung der Anamnese, aller klinischen Anzeichen, bis ins Einzelne gehende Erhebung der Allgemeinbefunde, serologische Untersuchung von Blut und Kammerwasser und Ausscheidung aller Grenzfälle ist die Diagnose möglich.

Auf allen Gebieten der Tuberkulosebekämpfung würden wir es sicher wesentlich rascher und weiter bringen, wenn das Ergebnis durchgeführter Untersuchungen als „Begleitausweis" dem Kranken mitgegeben würde, damit in der Folge durch bisherige Befunde die Orientierung über das ganze Krankheitsgeschehen erleichtert wird mit viel Zeit- und Geldersparnissen. Lückenlose Schau über bisheriges Geschehen würde rascher zur gesetzten Zieltherapie führen.

Der „Arbeitsausschuß für Röntgenschirmbilduntersuchungen und für Röntgentechnik" (Vorsitzender: oö. Prof. (emer.) Dr. H. LOSSEN, Mainz) stand in lebhaftem

Gedankenaustausch mit der Geschäftsstelle des Deutschen Zentralkomitees zur Bekämpfung der Tuberkulose: „In der Berichtszeit (1.4.1960 – 31.12.1960) hat der Arbeitsausschuß *keine Sitzung* abgehalten. Dennoch erlahmte seine Tätigkeit nicht. Die praktische Arbeit der verschiedenen RRU-Stellen, über die im Jahrbuch 1959 (Seite 176 ff) dankenswerter Weise, z. T. hinsichtlich der zahlenmäßigen Ergebnisse kritisch berichtet wurde – nicht ohne die Verhältnisse im Ausland (Seite 181 ff) zu berücksichtigen – wurde in der Bundesrepublik (Seite 177 ff) fortgesetzt. Wegweisend ist die Feststellung, daß die RRU im gegenwärtigen Zeitpunkt in der Bundesrepublik immer noch die *wichtigste vorbeugende Maßnahme darstellen.* Ausgedehnt auf die *gesamte über 14 Jahre alte Bevölkerung* und mindestens in *2-jähriger Wiederholung* läßt sie allein in absehbarer Zeit eine epidemiologische Änderung der Tuberkulosesituation erhoffen. Unabhängig davon kann die Forderung, bestimmte Altersklassen und Berufsgruppen mit der RRU *gezielt* möglichst lückenlos laufend häufiger zu kontrollieren, aufrecht erhalten bleiben.

Der Plan, einen *IV. Internationalen Schirmbildkongreß* in der Bundesrepublik durchzuführen. befindet sich im Stadium der Erörterung.

Die erwähnten *verwaltungsrechtlichen Auseinandersetzungen* vor den rechtssprechenden Instanzen (Jahrbuch 1959, Seite 29) fanden noch keinen Abschluß.

Solange gesundheitliche Maßnahmen auf behördliche Anordnung durchgeführt werden sollen, wird es Gegner aus Grundsatz geben. Eine geordnete Gesellschaft bedarf jedoch gewisser allgemein gültiger staatlicher Bestimmungen vor allem deshalb, weil der Einzelne nicht immer die Notwendigkeit und Tragweite solcher Maßnahmen sachlich verstehen kann. Die Argumente gegen gesetzliche Steuerung der RRU erscheinen nicht immer glücklich.

Was eine mögliche somatische, aber auch genetische Gefährdung durch ionisierende Strahlen anbetrifft, so haben Wissenschaftler und Berufspolitiker einmütig festgestellt, daß korrekt indizierte und ebenso sorgfältig durchgeführte radiologische Maßnahmen mit genetischen Strahlenschäden nicht rechnen. Müßte man aber mit ihnen rechnen, dann gilt es in der Heilkunde immer noch abzuwägen, was von zwei Übeln das Kleinere ist: Die nicht festgestellte offene Lungentuberkulose mit ihrer unabweislichen Gefährdung Dritter oder vielleicht eine radiogene Tumorentstehung oder vorzeitiges Altern usw., Schicksale, die uns häufig genug auch ohne Strahlenbelastung begegnen.

Auch sollte man endlich aufhören, die Zahl der Toten und Verletzten in Hiroshima und Nagasaki zu erwähnen, ohne zuvor analysiert zu haben, wie hoch der Hundertsatz unbestreitbarer Strahlenwirkungen ist und was anderen Ursachen zugeordnet werden muß (O. MESSERSCHMIDT, R. W. KAPLAN u.a.). Wer Zahlen *wertend* verwendet, sollte auch um ihre Relationen wissen.

Im übrigen berechtigen die Ergebnisse von noch so zahlreichen *Tierexperimenten* nicht ohne weiteres zu Analogieschlüssen auf die Verhältnisse beim Menschen. Es kann durch sie sehr wohl an *Gefahrenmöglichkeiten* erinnert werden, doch würde unsere ärztliche Hilfe ernstlich eingeschränkt, sollten sie *Stopzeichen* sein. Je mehr die Radiobiologie sich bemüht, den Einzelheiten nachzugehen, umsomehr bemerken wir die Unzulänglichkeiten unseres derzeitigen Wissens. Das Schrifttum hat recht verschiedene Antworten auf entscheidende Fragen gegeben, und selbst ein und dieselbe Stelle sieht sich gelegentlich gezwungen, nach einiger Zeit Gesagtes zu revidieren. Die in der Strahlenschutzgesetzgebung wiederholt paragraphierte ausdrückliche Auflage, den

„Stand von Wissenschaft und Technik" zu berücksichtigen, kennzeichnet treffend die augenblickliche *Begrenzung unseres Wissens und Vermögens* in der Radiologie.

Mannigfachen Schädigungen aus der Umwelt ist jedes Lebewesen ständig ausgesetzt. Ob die Annahme eines bestimmten Agens, auf das ein Zustand kausal zurückgeführt wird, immer zutrifft, läßt sich vielfach nicht mit absoluter Sicherheit entscheiden. Daher bescheidet sich der erkennende Richter im Rechtszug schon mit einer mehr oder weniger großen Wahrscheinlichkeit des ursächlichen Zusammenhangs oder der Höhe der Erwerbsbeschränkungen usw., die ihm der Gutachter dartut, ehe er das Urteil fällt mit seinen oft recht weittragenden Folgen.

Die *Rechtssprechung* hat dem Willen des Gesetzgebers zu entsprechen und im Zweifelsfall Klarheit zu schaffen. Darf sie aber so weit gehen, Rechte des Einzelnen sicher zu stellen, wenn dabei Rechte anderer in Gefahr kommen können? Leicht kann dieser Fall eintreten, wenn es gilt, Quellen ansteckender Krankheiten aufzufinden und zu verstopfen. *Man will beim Auftreten einer Epidemie die Pflicht, Reihenuntersuchungen aller durchzuführen, anerkennen, verweigert aber die Berechtigung in der Prophylaxe.*

Es ist doch nur ein Manko der Krankenversicherung, wenn sie nicht wie Unfall und Rentenversicherung die *vorbeugende Gesundheitspflege* dem Krankheitsfall gleichsetzt. Die Maxime Vorbeugen sei besser als Heilen entsprang doch nicht erst den Überlegungen der Jetztzeit.

Ohne in ein schwebendes Verfahren eingreifen zu wollen, müssen kritische Ausführungen des Wiener Radiologen G. E. MAYER zu Sachverständigengutachten eines Nichtarztes über RRU hervorgehoben werden (Radiologica Austriaca 11 (1961): 177).

Schließlich darf kein Arzt und Sozialhygieniker in allzu engherziger Rücksichtnahme auf *finanzielle* Beschränkung der Mittel für die öffentliche Gesundheitspflege alles stillschweigend hinnehmen. Kein Stratege wird sich widerspruchslos Abstriche von Haushaltsmitteln gefallen lassen, wenn in aller Welt bewährte Verteidigungsmaßnahmen ausreichend und rechtzeitig zu treffen sind. Liegen die Dinge bei der Tuberkulosebekämpfung vielleicht anders?

Was im Besonderen die RRU und die Röntgentechnik angeht, so verlangen sinnvoller Ausbau mit Fortschritten der Technik und nicht zuletzt der gesetzliche Strahlenschutz für alle (Atomgesetz) hierfür künftig sogar *höhere finanzielle Aufwendungen* als bisher. Wer nicht imstande ist, sie zu leisten, muß seine radiologische Einrichtung stillegen."

Im „Arbeitsausschuß für Milch und Tiertuberkulose" (Vors.: Prof. Dr. MEYN, München) wurden zunächst die erheblichen Erfolge der Tuberkulose-Tilgung in den Rinderbeständen der Bundesrepublik hervorgehoben. Die tuberkulosefreien Bestände liegen zur Zeit bei 95%. Der Erfolg war nur möglich, weil im Rinder-Einheitstuberkulin ein diagnostisches Präparat von hoher Leistungsfähigkeit zur Verfügung gestanden hat. Die Beobachtung hat aber gelehrt, daß Rinder auf die Tuberkulinprobe positiv oder zweifelhaft reagieren, ohne tuberkulös infiziert zu sein. Das Auftreten derartiger unspezifischer Tuberkulinreaktionen stellt in allen Ländern mit systematischer Bekämpfung der Rindertuberkulose ein ernstes wissenschaftliches und wirtschaftliches Problem dar. Die Frage, ob positive Tuberkulinreaktionen immer auf Infektionen mit Tuberkulosebakterien zurückzuführen sind oder nicht, ist zugleich auch die Frage nach der Spezifität der Tuberkulinreaktion schlechthin.

Von einer spezifischen Reaktion spricht Professor MEYN dann, wenn dieser Reaktion eine Infektion mit Rindertuberkelbakterien zugrunde liegt. Sind solche Reaktionen auf Infektionen mit Geflügeltuberkulosebakterien oder andere Mycobakterienarten zu beziehen, dann spricht man von „parallergischen" Reaktionen. Ihr Zustandekommen wird damit erklärt, daß alle Arten der Gattung Mycobakterien, gleichgültig ob pathogene oder apathogene, gemeinsame Antigenanteile besitzen, die zu gleichsinnigen, wenn auch unterschiedlich starken Sensibilisierungen führen können. Außerdem gibt es noch unspezifische Tuberkulinreaktionen, sogenannte „pseudoallergische" Reaktionen, die mit Mycobakterien überhaupt nichts zu tun haben. Es scheinen dabei pyogene Infektionen, Parasitenbefall und hormonelle Einflüsse im Spiele zu sein. Diese in ihrer Bedeutung für das Zustandekommen unspezifischer Tuberkulinreaktionen fragwürdigen Faktoren bewirken aber kein echtes allergisches Geschehen.

Zur Unterscheidung, ob es sich um eine spezifische oder unspezifische Tuberkulose handelt, stehen 3 Untersuchungsverfahren zur Verfügung:

1. Die Wiederholung der Tuberkulinprobe,
2. der Simultantest mit Rinder- und Geflügeltuberkulin,
3. die Wiederholung der Tuberkulinprobe mit verdünntem Tuberkulin..

Da viele pseudoallergische und manche parallergische Reaktionen nur vorübergehend auftreten, ist es bei Wiederholung der Tuberkulinprobe nach 6 - 8 Wochen mitunter möglich, die Frage abzuklären. Die Simultanprobe mit Rinder- und Geflügeltuberkulin ist brauchbar, da bei Sensibilisierungen mit Geflügel- oder Paratuberkelbakterien das Geflügeltuberkulin stärkere Hautreaktionen aufweist als das Rindertuberkulin. Eine gewisse Unsicherheit liegt in dem Umstand, daß das aviäre Tuberkulin noch nicht standardisiert ist. Wenn verdünntes Rindertuberkulin verwendet wird, treten viele unspezifische Reaktionen überhaupt nicht auf. Im Gegensatz zu der amtlich vorgeschriebenen intrakutanen Tuberkulinprobe mit 5 000 TE erzielt man bei tuberkulösen Rindern regelmäßig schon mit 150 bis 350 TE positive Reaktionen. Die Spezifität der Tuberkulinprobe kann durch die Verwendung verdünnter Tuberkuline erheblich gesteigert werden. Schließlich hat die praktische Erfahrung gelehrt, daß bei der Erkennung unspezifischer Tuberkulinreaktionen die Subjektivität des Untersuchers bisher durch keine noch so objektive Meßmethode zu ersetzen ist. 1960 wurden bei rund 1,2 % der in anerkannt tuberkulosefreien Rinderbeständen vorhandenen Tiere solche Reaktionen festgestellt. Die Hauptrolle spielte dabei die Infektion mit Geflügeltuberkulosebakterien (27 298 Tiere). Bei 2 107 Tieren wurde die unspezifische Tuberkulinempfindlichkeit auf Infektionen mit Menschen-Tuberkulosebakterien zurückgeführt.

Im „Arbeitsausschuß für BCG-Schutzimpfung" wurde als wichtigstes Ereignis im Geschäftsjahr 1960 vom Vorsitzenden, Prof. Dr. Dr. h.c. KLEINSCHMIDT, ein Vortrag von Prof. Arvid WALLGREN, Stockholm, anläßlich der Tagung der Nordwestdeutschen Gesellschaft für Kinderheilkunde am 22.5.1960 in Braunschweig verzeichnet (Leitung: Dr. DANNENBAUM, vergl. Dtsch.Med.Wschr. 86, 105, 1961). Die Frage, ob man tuberkulosegefährdete tuberkulinnegative Kinder und Erwachsene impfen soll oder nicht, beantwortete er wie die meisten Ärzte mit einem unbedingten „Ja". Wenn aber, wie in Schweden oder Dänemark die Frequenz der Tuberkulosedurchseuchung bei den Schulanfängern auf wenige Prozent abgesunken ist, ist der Zeitpunkt gekommen, die bis dahin durchgeführte Massenimpfung zu beschränken oder gar abzubauen. Die hohen Durchseuchungszahlen in Deutschland (KLEINSCHMIDT : 12% bei den Schulanfängern, 44% bei den Schulabgängern), müssen nach WALLGREN Anlaß sein, eine allgemeine Impfung der Neugeborenen durchzuführen (Mschr. Kinderheilk. 109, 28, 1961). Der oft hervorgehobene Nachteil, daß die künstliche Tuberkulinempfindlichkeit nach BCG die Erfassung von Tuberkulosekranken erschwert, wurde zum großen Teil als Schreibtischprodukt bezeichnet, besonders von Ärzten, die keine praktische Erfahrung mit der Diagnose der Primärtuberkulose bei BCG-Geimpften haben. Als beste Nachuntersuchung von Geimpften im Vergleich zu Ungeimpften erwähnte er die des Britischen Medizinischen Forschungsrates, durch die eine Reduktion der Tuberkulosemorbidität um nicht weniger als 83% festgestellt wurde. Auch die postprimäre Lungentuberkulose tritt bei geimpften Personen weniger häufig auf. Die sehr seltenen hämatogenen BCG-Streuungskrankheiten wurden von WALLGREN besprochen und auf abnorme Resistenzlosigkeit gegen BCG-Bazillen bezogen, ähnlich wie eine solche gegen virulente Tuberkelbakterien von DETMOLD, JOPPICH und SINAPIUS beschrieben worden ist (Dtsch. Med. Wschr. 85, 104, 1960). Das Risiko dieser außergewöhnlich seltenen Krankheiten kann außer Betracht gelassen werden, wenn es sich um exponierte Personen und bedrohte Menschengruppen handelt, ebenso wie in stark tuberkulosedurchseuchten Ländern. Wenn sich bei erneuter Tuberkulinprüfung im 10.—11. Lebensjahr negative Reaktion zeigt, ist auch in Schweden noch die allgemeine BCG-Impfung indiziert. In der Diskussion wurde die gezielte Impfung von BORNHARDT (Braunschweig) als unzureichend bezeichnet, weil in 50% der Erkrankungsfälle an Tuberkulose die Infektionsquelle nicht aufgefunden werden konnte. Im übrigen wurde darauf hingewiesen, daß in Braunschweig bei geimpften Kindern ebensowenig wie bei den nachuntersuchten Kindern in England eine tuberkulöse Meningitis vorgekommen ist.

Wenngleich der *Durchimpfungsgrad* bei uns im Vergleich zu Mitteldeutschland nach wie vor unzureichend ist, so hat die Zahl der Impfungen im Berichtsjahr noch zugenommen. Es wurden 1960 in Nordrhein-Westfalen 85 140, d.h. 30,7% der Lebendgeborenen in 292 Neugeborenen-Stationen und 44 200 ältere Kinder geimpft. Dringlich ist, daß die Zahl der BCG-Impfungen auch in Süddeutschland vermehrt wird. Bisher kommen nur aus Karlsruhe günstige Meldungen (Chefarzt Dr. COURTIN).

HEESEN hat erneut bestätigt, daß, wenn es *trotz* erfolgreicher, d.h. von positiver Tuberkulinreaktion gefolgter *Schutzimpfung* zu einer *Tuberkuloseerkrankung* kommt, diese absolut gutartig ist und in der Regel günstiger verläuft als bei Nichtgeimpften. Seitdem in Rheinland-Pfalz geimpft wird, ist bei 157 von mehr als 150 000 Geimpften eine Erkrankung an einer Organtuberkulose angenommen worden. Von 97 zur stationären Behandlung eingewiesenen zeigte sich nur bei 78 eine echte Neuerkrankung an Tuberkulose (Med. Mschr. 1960, 559). Eine ebenfalls große Zahl von Fehlbeurteilungen mit nur 95 Erkrankungen bei 203 Einweisungen wurde in der Kinderheilstätte Aprath gesehen. Eine Meningitis tuberculosa wurde in Maria-Grünwald (Kr. Wittlich) unter diesen Fällen nicht beobachtet. Dagegen wurden dort im gleichen Zeitraum 85 nicht BCG-geimpfte Kinder wegen tuberkulöser Meningitis behandelt. In Braunschweig, wo bekanntlich sehr viel geimpft wird, gab es 1955—60 41 stationär behandelte Kinder mit Miliartuberkulose und tuberkulöser Meningitis in den Kinderkliniken. Keines dieser Kinder war geimpft.

Die Bevölkerung wird bezüglich der Tuberkulose immer wieder alarmiert durch das Auftreten gehäufter Erkrankungen in Kindergärten und Schulen. 1960 gab es Tuberkuloseepidemien in Bonn und Hannover, wobei das eine Mal ein Kandidat der Pädagogischen Hochschule, das andere Mal ein Mitschüler die Infektionsquelle darstellte. Es kam sogar zu einer Anfrage im Bundesparlament. Man hat sich aber nur für die Expositionsprophylaxe interessiert, die selbst bei guter Organisation immer wieder Versager ergibt. Über die vorbeugende BCG-Schutzimpfung wurde nicht gesprochen, obwohl diese sich in solchen Fällen ausgezeichnet bewährt hat (EVERS, Tbk.-Arzt, 1285, 1958).

Für die nächste Zeit sind neue Erhebungen über den Tuberkulinkataster in verschiedenen Landesteilen, über den Einfluß der natürlichen Durchseuchung auf den Effekt der BCG-Impfung, Erfahrungen mit der oralen Impfung, die Handhabung der Impfung in Entbindungsabteilungen für tuberkulöse Frauen sowie die Verwendung des BCG-Testes vorgesehen.

Der Vorsitzende des „Arbeitsausschusses für Arbeitsfürsorge und Rehabilitation" (Min. Rat a. D. Dr. PAETZOLD) berichtete in einer Sitzung des Arbeitsausschusses für Tuberkulose-Fürsorge (Reg. Med. Rat Dr. BREU) am 22.4.1960 über den Stand der Neufassung der „Richtlinien für die Beschäftigung von Tuberkulösen an geeigneten Arbeitsplätzen." Es wurden dabei Meinungsverschiedenheiten über die *Wahrung der Schweigepflicht* bei der Arbeitsvermittlung Tuberkulöser ausgeräumt.

Im weiteren Verlauf des Berichtsjahres mußte eine Reihe von Bedenken und Einsprüchen, die Ausschußmitglieder, aber auch Vertragspartner des Richtlinienabkommens vorbrachten, in schriftlichen und mündlichen Verhandlungen behoben werden. Die Ergebnisse wurden bei der Neufassung der „Richtlinien" berücksichtigt, die vom Präsidium des Deutschen Zentralkomitees genehmigt wurde, und seither von zahlreichen in der Praxis der Arbeitsfürsorge und Rehabilitation tätigen Stellen angefordert worden ist.

Die im Jahresbericht 1959 behandelte Frage der beruflichen Ausbildung weiblicher Tuberkulosekranker zu medizinisch-technischen Assistentinnen wurde von Prof. Dr. FREERKSEN, Borstel, in seinem Institut praktisch erprobt. Nach seinen Erfahrungen hielten die an der Rehabilitationsmaßnahme Teilnehmenden die Ausbildungsbelastung im allgemeinen erfolgreich durch. Damit wurden die in Mitteldeutschland erzielten günstigen Ergebnisse in gewissem Sinne bestätigt. Für weibliche Tuberkulöse mit den erforderlichen körperlichen und geistigen Voraussetzungen ergibt sich damit eine weitere Möglichkeit, in einem ausgesprochenen Mangelberuf wieder unterzukommen. Zugleich gelingt es vielleicht, den Fehlbestand an medizinisch-technischen Assistentinnen, zumindest in Tuberkuloseheilanstalten, etwas zu verringern.

Für den Arbeitsausschuß sind als vordringliche künftige Aufgaben zu erwähnen:

1. Die Neufassung der „Richtlinien" ist entsprechend den bei den Verhandlungen gegebenen Zusagen der Partner des Abkommens möglichst bald in einschlägigen Fachorganen im Wortlaut zu veröffentlichen und außerdem zweckmäßig zu erläutern.

2. Die im Arbeitsausschuß beschlossene Aufstellung eines eigenen Rehabilitationsmerkblattes für den Tuberkulösen selbst, mit der bereits ein Unterausschuß beauftragt wurde, ist beschleunigt durchzuführen.

Der Vorsitzende des „Arbeitsausschusses für Desinfektion bei Tuberkulose" Professor Dr. HEICKEN, Berlin, berichtet, daß sich der Ausschuß neben der laufenden Beratung der Krankenanstalten in Desinfektionsfragen mit den Problemen der Methodik zur Wertbestimmung von Desinfektionsmitteln für die Zimmerdesinfektion bei Tuberkulose und der Desinfektion von Woll- und Trikot-Steppdecken befaßt hat.

Zum ersten Thema wurden die von Prof. Dr. med. B. SCHMIDT, Berlin, mit Unterstützung des DZK's durchgeführten experimentellen Untersuchungen, die bereits in den Jahresberichten von 1957 und 1958 erwähnt wurden, fortgesetzt. Seinerzeit wurden 29 Desinfektionsmittel auf ihren praktischen Desinfektionswert nach der von HAILER und HEICKEN angegebenen Methode sowie nach drei verschiedenen Modifikationen geprüft, wobei versucht wurde, die Prüfungsverfahren den in der Desinfektionspraxis vorliegenden Verhältnissen möglichst weitgehend anzupassen. Hierbei hatte sich ergeben, daß Handelspräparate auf phenolischer Basis zumeist versagen. Ein befriedigender Desinfektionserfolg konnte lediglich mit Formaldehyd, Chloramin und Kresolseife sowie mit auf diesen Wirkstoffgrundlagen hergestellten Handelspräparaten erzielt werden.

Die Senatsverwaltung für Gesundheitswesen des Landes Berlin hat sich entschlossen, Präparate zur Flächendesinfektion bei Tuberkulose auch dann in ihre Desinfektionsmittelliste aufzunehmen, wenn zur Prüfung nach der Hailer-Heicken'schen Methode ein 16 Std. bei Zimmertemperatur an horizontal gelagertem geglättetem Sperrholz, versiegeltem Holz oder Linoleum angetrocknetes tuberkulöses Sputum zur Prüfung verwendet und nach längstens 6 Stunden mittels Tierversuchen eine Abtötung der Tbk.-Bakterien nachgewiesen wurde.

Diese Modifikation sollte den in der Praxis auftretenden Bedingungen eher entsprechen. Zugleich wurde angenommen, es handele sich auch um eine gewisse Erleichterung der Prüfungsbestimmungen, insbesondere bei Verwendung von Linoleum als Keimträger. Es zeigte sich jedoch, daß sich auch bei Verwendung von geglättetem Sperrholz oder versiegeltem Holz und Verimpfen des Abschabsels nur die Präparate als genügend wirksam erwiesen, die auch nach der Originalmethode (Verwendung von rohem Sperrholz) Hailer-Heicken wie nach den drei vorher erwähnten Modifikationen als brauchbar erkannt worden waren. Reibt man aber die geglätteten Sperrholz- oder versiegelten Holz-Keimträger nur mit *Läppchen* ab und verimpft diese anschließend, wie es von manchen Untersuchern im Interesse des Schutzes des Laboratoriumspersonals vor einer Tbk.-Infektion durchgeführt wurde, so erzielt man auch mit manchen Phenol-Präparaten, die nach der Abschabemethode unbrauchbar sind, einen negativen Tierversuch. Von der Senatsverwaltung für Gesundheitswesen des Landes Berlin wird diese Methode jedoch nicht anerkannt.

Eine größere Versuchsreihe mit 35 Präparaten und Linoleum als Keimträger (Abschabemethode) steht vor dem Abschluß. Ein Vergleich der Ergebnisse der nach verschiedenen Methoden zu verschiedenen Zeiten durchgeführten Versuchsreihen bereitet große Schwierigkeiten, da es praktisch nicht mehr möglich ist, Sputum unbehandelter tuberkulöser Patienten in ausreichender Menge zu bekommen und daher die Befürchtung besteht, daß – auch bei einwandfrei positiven Kontrollversuchen – das zur Durchführung der verschiedenen Versuchsreihen benutzte tuberkulöse Sputum uneinheitlich ist.

Der ökonomischen Desinfektion und Reinigung von Woll- und Trikot-Steppdecken stellen sich in Krankenanstalten erhebliche Schwierigkeiten entgegen. Unter der

Dampfeinwirkung verfilzen die Decken und verlieren ihre für die Wärmehaltung notwendige lockere Struktur. Auch in ästhetischer Hinsicht befriedigt die Dampfbehandlung der Wolldecken nicht, weil der anhaftende Schmutz auf den Fasern fixiert wurde, so daß er sich durch nachträgliches Waschen kaum noch entfernen ließ. Die Erwartung, daß das Problem der materialschonenden Reinigung und Desinfektion von Wolldecken auf der Basis von Naßwaschverfahren mit sauer eingestellten Waschflotten gelöst werden könne, erfüllte sich nicht. Auch in betriebstechnischer Hinsicht befriedigte die Naßwäsche nicht, da die gewaschenen Wolldecken nur schwer zu trocknen sind. Den schleuderfeuchten Decken haftet noch bis zu 50 % des Trockengewichtes Wasser an. Das Heißlufttrocknen im Tumbler erwies sich als nicht anwendbar, da die feuchten Decken unter diesen Trockenbedingungen einliefen und verfilzten.

Nach den vorliegenden Veröffentlichungen sollen der desinfizierenden Chemischreinigung die erwähnten Mängel nicht anhaften. Der Vorzug der desinfizierenden Chemischreinigung soll darin bestehen, daß sie schnell und materialschonend arbeitet, zuverlässig desinfiziert und ein trockenes Desinfektionsgut liefert. Für die desinfizierende Trockenreinigung von Woll- und Trikot-Steppdecken stehen z. Zt. das von OSTERTAG entwickelte „LBS-Verfahren" und das von HESS erarbeitete „Estex-Verfahren" zur Verfügung. Das „Estex-Verfahren" wendet Formaldehyd als desinfizierend wirkenden Stoff an, das in einer Menge von 0,05 bis 0,1 % dem Waschbad (Perchloräthylen) zugesetzt wird. Voraussetzung für die Desinfektionswirkung, Materialschonung und den Reinigungseffekt ist, daß bei der Durchführung des Verfahrens bestimmte Lösungsmittelfeuchten eingehalten werden. Das „Estex-Verfahren" wurde von REPLOH und OTTE sowohl im Laboratoriumsversuch als auch unter praktischen Verhältnissen in einem Reinigungsautomaten erprobt. Nach dem vorliegenden Gutachten gelang es mit dem „Estex-Verfahren", Wolldecken, die mit tuberkulösem Sputum infiziert worden waren, zuverlässig und schonend zu desinfizieren.

Im Hinblick auf die hygienische Bedeutung, die der Wolldeckendesinfektion in Lungenheilstätten zukommt, ist beabsichtigt, die Verfahren zur desinfizierenden Trockenreinigung in die Desinfektionsanweisung bei Tuberkulose aufzunehmen.

Im „Arbeitsausschuß Tuberkulose im Rahmen der Unfallversicherung" (Vorsitzender: Min.-Rat Dr. LEDERER, München) steht als besprechungsbedürftiges Problem die Beurteilung tuberkulöser Sehnenscheidenentzündung der Metzger an. W. BROSIGU und H. GÖPEL (Monatsschrift Unfallheilkunde 62, Seite 376, 1959) haben statistische Unterlagen vorgelegt, aus denen hervorgeht, daß die vielfach vertretene Ansicht, daß Metzger durch tuberkulöse Sehnenscheidenentzündungen nicht besonders gefährdet sind, revisionsbedürftig ist. Wegen der grundlegenden Bedeutung dieser Frage halten die Autoren mit Recht eine genaue Aufschlüsselung aller in der Bundesrepublik vorkommenden Fälle für erforderlich.

Neuerdings wurde eine entschädigungspflichtige Berufskrankheit bei der M. Boeck-Erkrankung einer Krankenschwester mit 16 Monaten Dienstzeit auf einer Tbk.-Station anerkannt (L. WERNER, Tbk.-Arzt 1959, Seite 780).

Nach wie vor interessiert die Frage der Tuberkulose-Gefährdung in den einschlägigen wichtigeren beruflichen Tätigkeiten, wie insbesondere die Frage einer über das „verkehrsübliche" Maß hinausgehenden Tbk.-Gefährdung von Personen und Tätigkeiten, welche bisher nicht zum versicherten Personenkreis der Ziffer 39 der Liste der geltenden 5. Berufskrankheiten-Verordnung gehören.

Einen instruktiven Einblick in die Verhältnisse der Tuberkulose als Berufskrankheit der Angestellten im Gesundheitswesen vermittelt ein Aufsatz von K. REJSCK, Prag (J. Hyg. 1957, I, 33). Demnach stammen von 140 zu Entschädigungszwecken begutachteten Tuberkuloseerkrankungen über die Hälfte (58%) aus Lungenheilstätten; davon waren 40% im 1. Jahr, 30% innerhalb der nächsten 3 Jahre erkrankt. Ein Drittel waren 20 - 25jährige Krankenschwestern, 33% 26 - 30jährige Ärzte. In einer Gesamtstatistik von über 7000 Angestellten in Tbk.-Instituten der CSR wurden in 15,2% Tbk. festgestellt; in Sanatorien lag der Prozentsatz bei 16,5%, in Tbk.-Stationen der Krankenhäuser bei 18,8%.

Das Landessozialgericht Niedersachsen hat am 10.11.1959 (in BREITHAUPT 1960, S. 499) entschieden, daß für die Tätigkeit eines Registrators in einer Tbk.-Fürsorgestelle, der die meist tbk.-kranken Besucher zu empfangen und den Sachbearbeitern zuzuleiten hatte, eine erhebliche Ansteckungsgefahr zugestanden wurde.

Vom Bibliothekspersonal wurde schon manchmal die Frage aufgeworfen, ob etwa durch lungenkranke Leser eine Infektionsgefährdung bedingt werden könne. Hierzu stellt W. PATTEN (Tbk.-Arzt 1960, S. 368) fest, daß weder bakteriologisch noch tierexperimentell sich ein Anhalt dafür ergeben habe, daß Bücher so mit Tb.-Bakterien behaftet sind, daß bei Meerschweinchen tb. Veränderungen hervorgerufen werden konnten. Gleichwohl sollten sich Offentuberkulöse keine Bücher von öffentlichen Bibliotheken entleihen.

Bei der versicherungsmedizinischen Begutachtung der Tbk. als Berufskrankheit ist selbstverständlich die erste zu stellende Frage, ob es sich überhaupt um eine Tuberkulose handelt; eine Veröffentlichung von A. G. LEWIS und Mitarb. (Amerik. Rev. Resp. Dis. 1959, S. 188) scheint beachtlich, wonach bei über 100 Pat., die als Tuberkulöse behandelt worden waren, tatsächlich eine Pseudotuberkulose, d.h. eine durch atypische Mykobakterien verursachte Erkrankung vorgelegen haben soll. In der nach wie vor bedeutsamen Frage einer *unfall*mäßig entstandenen Lungentuberkulose (Infektion als Unfalltatbestand) findet sich leider im Gegensatz zur schon umfänglichen Rechtssprechung über die Entschädigung einer Lungentuberkulose als Berufskrankheit und über die posttraumatische Lungentuberkulose nahezu keine Judikatur, obwohl immer wieder berufliche Tbk.-Infektionen außerhalb des in der Liste der Anlage zur 5. Berufskrankheiten-VO. angeführten Personenkreises zur Beurteilung wegen Anerkennung einer Entschädigung im Sinne eines Arbeitsunfalles stehen. [1]) Es liegt lediglich eine Rechtsentscheidung des Sozialgerichts Dortmund vom 5.11.1956 – Az 20 Unf. 42/54 vor, wonach bei einer Schreibkraft die Lungentuberkulose als Folge eines entschädigungspflichtigen Arbeitsunfalls anerkannt wurde. Eine höchstrichterliche Rechtssprechung scheint nicht erfolgt zu sein. Als häufiges Gegenargument findet sich sowohl in medizinischer Betrachtung als auch in verwaltungsgerichtlichen Entscheidungen über Lungen-Tbk. als Dienstunfall, daß sich zumindest niemals ein bestimmter Ansteckungstag feststellen lasse. Es wird auch eingewendet, daß die Infektionskrankheiten nicht in den Versicherungsschutz als Berufskrankheit hätten hineingenommen werden müssen, wenn sie bereits als Arbeitsunfall versicherungs-

---

[1]) Die Rechtssprechung hat zwar bei Erkältungskrankheiten oder akuten Vergiftungen, kaum aber bei einer Lungentuberkulose die Frage des Unfalls geprüft.

rechtlich geschützt wären. Was den ersteren Einwand betrifft, so hat sich die Rechtssprechung die Auffassung zu eigen gemacht, daß es „unerheblich" sei, in welchem Zeitpunkt die Gesundheitsschädigung eintrete. Die Anerkennung des Unfallcharakters einer Ansteckung mit Lungen-Tbk. wird nach allem nur von der Frage abhängig sein, ob die innerhalb einer Arbeitsschicht eingedrungenen Tuberkuloseerreger im *Einzelfalle* die Tuberkulose verursacht haben.

Es ist zu empfehlen, beim DZK ein Archiv anzulegen, in dem alle im Rechtszuge entgültig entschiedenen Entschädigungsfälle von Tuberkulose mit allen medizinischen und juristischen Einzelheiten gesammelt werden. — Für die Begutachtung der vom Tier auf den Menschen übertragenen Tuberkulose ist die Herausgabe eines Merkblattes in Aussicht genommen.

Der Vorsitzende des „Arbeitsausschusses für Ausbildung, Fortbildung und Aufklärung", Herr Prof. Dr. SCHRETZENMAYR, Augsburg, führt aus, daß die Durchführung einer geschlossenen Tuberkulose-Fortbildungstagung für die praktischen Ärzte nicht möglich ist, da auf der einen Seite die Zeit bei Fortbildungstagungen zur Information über neue diagnostische und therapeutische Gebiete außerhalb des Tuberkulosegebietes an sich sehr stark in Anspruch genommen ist, andererseits aber die Tuberkulose beim praktischen Arzt nicht mehr die große Rolle spielt, die ihr früher zukam. Aus diesem Grunde wird versucht, zwischen den Vorträgen über Gebiete der inneren Medizin auch solche über die Tuberkulose einzuschalten, speziell über Probleme der Tuberkulose, die für den praktischen Arzt von speziellem Interesse und für die Bekämpfung der Tuberkulose besonders wichtig sind.

Es ist vorgesehen, daß auch künftig im engen Kontakt mit dem Deutschen Zentralkomitee und seinen wissenschaftlichen Ausschüssen die Fortbildung der praktischen Ärzte im Tuberkulosefach gepflegt wird, und daß ganz besonders die Fortschritte auf diesem Gebiet in Diagnose und Therapie in Form von Einzelvorträgen in die großen Fortbildungsveranstaltungen eingestreut werden. Was die Fortbildung der Tuberkulosefachärzte und der beamteten Ärzte betrifft, so liegt diese in den Händen der entsprechenden Fachvereinigungen und wird dort von sachkundiger Hand geführt. Der deutsche Senat für ärztliche Fortbildung hat es sich zur Aufgabe gemacht, nur dort Anregungen für eine Verstärkung oder Förderung der ärztlichen Fortbildung zu geben, wo offenbar zu wenig Fortbildungsmöglichkeiten vorliegen oder wo ein bestimmtes Teilgebiet zu wenig berücksichtigt wird. Diese letztere Tatsache dürfte, bei aller Anerkennung der Bemühungen, die von vielen Seiten auf diesem Gebiet aufgebracht werden, für die Fortbildung der praktischen Ärzte auf dem Gebiet der Tuberkulosebekämpfung zutreffen. Es hat sich in der Praxis eingebürgert, daß der praktische Arzt seine Tuberkulosepatienten dem Facharzt für Lungenkrankheiten überweist und von diesem auch für den Fall, daß der praktische Arzt die Weiterbehandlung durchführt, die genauen therapeutischen Vorschläge übernimmt. Es hat sicherlich den großen Vorteil, daß der Patient den neuesten Ergebnissen der Forschung entsprechend behandelt wird. Es hat aber auch den Nachteil, daß der praktische Arzt sich immer weniger mit den Problemen der Tuberkulose, insbesondere auch mit der Früherkennung und Frühbehandlung befaßt. Aus diesem Grunde wird eine weitere Verstärkung der Fortbildung des praktischen Arztes auf diesem Gebiet für notwendig gehalten, damit seine Aufmerksamkeit für die ersten Symptome einer entstehenden Tuberkulose nicht zum Erlahmen kommt, sondern daß er weiterhin, wie bisher, Frühfälle erfaßt und der spezifischen Diagnostik zuführt.

In einer gemeinsamen Sitzung der Tuberkulosereferenten der Länder und der Mitglieder des „Arbeitsausschusses für Tuberkulose-Statistik" (Vorsitzender: Wiss. Oberrat Dr. MIKAT, Köln) am 5. 2. 1960 wurde – bis auf den Abschnitt Diagnoseübergänge (Blittersdorf'sches Schema) – das Grundprogramm des Jahresberichtes für Tuberkulose festgelegt. Dabei wurde darauf hingewiesen, daß der Tuberkulose-Jahresbericht ein bundeseinheitlich koordiniertes Länderprogramm mit Minimalforderungen ist und einen Teil des von den leitenden Medizinalbeamten der Länder aufgestellten Jahresgesundheitsberichtes darstellt. Die Formblätter des Tuberkulosejahresberichtes können von den Ländern unter Berücksichtigung der dort vorhandenen Melde- und Arbeitsrichtlinien festgelegt werden. Es bleibt den Ländern freigestellt, über das Minimalprogramm hinausgehende Fragen zu stellen und die Angaben für den bundeseinheitlich koordinierten Tuberkulosejahresbericht den Monats-, Vierteljahres- bzw. Jahresberichten ihres eigenen Landes zu entnehmen.

Ein Unterausschuß erarbeitete eine Anweisung für die Gesundheitsämter zur Erfassung der Diagnoseübergänge. Künftig sollen auch die Richtlinien für die Aufstellung der Tuberkuloseberichte erneuert werden. Um die vielfältigen Aufgaben der Tuberkulosebekämpfung erfüllen zu können, sollte der Schwerpunkt der Ausschußarbeiten in den nächsten Jahren in engstem Kontakt mit anderen Ausschüssen auf *Sondererhebungen* (evtl. Stichproben) gelegt werden. Die Kombination von Ergebnissen der Tuberkulosejahresberichte mit solchen von Sondererhebungen wäre geeignet, vorhandene Lücken über die Epidemiologie der Tuberkulose zu schließen und damit sowohl für die Allgemeinheit als für den Einzelmenschen die Gefahr einer Erkrankung an Tuberkulose noch weiter einzudämmen.

III. Stand der Tuberkulose-Bekämpfung im Bundesgebiet, in West-Berlin und in Mitteldeutschland

A. Epidemiologie der Tuberkulose

1. Bevölkerungsverhältnisse

Die Bevölkerung der Bundesrepublik Deutschland belief sich Mitte 1959 nach Tab. 1 auf 52 778 300 Personen.

Tabelle 1. *Durchschnittliche Wohnbevölkerung nach Altersgruppen und Geschlecht im Bundesgebiet, einschließlich Saarland (ohne Berlin) im Jahre 1959* (nach Angaben des Statistischen Bundesamtes in Wiesbaden)

Altersgruppen von ... bis unter ... Jahren	Insgesamt[1])	Männer	Frauen	Anteil der Männer an der Gesamtbevölkerung
Lebendgeborene	930,9	480,0	451,0	51,6
0 – 1	882,4	453,8	428,7	51,4
1 – 5	3 256,2	1 671,3	1 585,0	51,3
5 – 10	3 808,6	1 952,1	1 856,6	51,2
10 – 15	3 343,2	1 706,4	1 636,8	51,0
15 – 20	4 236,5	2 160,4	2 076,1	51,0
20 – 25	4 394,4	2 237,5	2 156,9	50,9
25 – 30	3 512,0	1 783,3	1 728,6	50,8
30 – 35	3 642,8	1 733,4	1 909,4	47,6
35 – 40	3 652,2	1 542,0	2 110,2	42,2
40 – 45	2 501,9	1 059,6	1 442,3	42,3
45 – 50	3 847,7	1 670,8	2 176,9	43,4
50 – 55	3 884,3	1 765,2	2 119,1	45,4
55 – 60	3 522,1	1 641,0	1 881,1	46,6
60 – 65	2 783,9	1 182,0	1 601,9	42,7
65 – 70	2 127,6	862,0	1 265,7	40,5
70 – 75	1 601,2	661,9	939,3	41,2
75 – 80	1 039,1	438,3	600,9	42,3
80 – 85	543,9	231,8	311,9	42,7
85 – 90	165,0	69,1	95,8	41,8
90 und mehr	33,4	12,3	21,1	36,9
Insgesamt	52 778,3	24 834,3	27 944,0	47,1

[1]) Abweichungen in der Summe durch Runden der Zahlen.

Davon waren 24,834 Mill. Männer und 27,944 Mill. Frauen. Nach „Wirtschaft und Statistik" (*4*, 1961) ist die Bevölkerung bis zum 31. 12. 1960 ohne Berlin auf 53,8 Mill. Einwohner angewachsen. Von 1959 – 1960 entspricht das einer Steigerung um 707 000 Personen. Dies ist im Zeitraum von 1950 bis 1960 neben einer Zunahme von 1956 auf 1957 die größte Bevölkerungszunahme der laufenden Dekade. An ihr ist der Geburtenüberschuß mit 340 000, der Zuwanderungsüberschuß mit 364 000 Personen beteiligt.

An der Gesamtzahl von 53 000 000 Einwohnern, die das Bundesgebiet Ende 1959 aufwies, sind die Kinder unter 6 Jahren mit 9,4 %, die Kinder von 6 bis unter 15 Jahren mit 12,1 %, die Personen im erwerbsfähigen Alter von 15 – unter 65 Jahren mit 68,0 % und Personen von 65 u. mehr Jahren mit 1o,5 % beteiligt. Gegenüber dem Jahr 1910 ist bei den Kindern unter 6 Jahren ein Rückgang des Anteils um 5,1 % erfolgt. Bei den 6-15jährigen ist der Abfall des Anteils noch größer und beläuft sich auf 7,6 %. Im Jahre 1910 belief sich der Anteil der älteren Leute oberhalb 65 Jahren auf 5 % der Gesamtbevölkerung; er ist inzwischen auf 10,5 % angestiegen. Die absolute Zunahme beläuft sich seit 1950 auf rund 250 000 Männer und 800 000 Frauen. Mit der weiteren Abnahme der Sterblichkeit von Personen der mittleren und jüngeren Altersklassen dürfte der Anteil der älteren Personen langsam weiter ansteigen. Da sich die Tuberkulose im Laufe der letzten Jahre immer mehr zu einer Krankheit der mittleren und höheren Lebensalter entwickelt hat, spielt diese Änderung der Bevölkerungsstruktur in der Epidemiologie der Tuberkulose eine nicht zu unterschätzende Rolle.

Zusammenfassung

(Bevölkerungsverhältnisse)

Im Jahre 1959 belief sich die Bevölkerung der Bundesrepublik auf rund 52,8 Mill. Personen. Bis Ende 1960 war sie auf 53,8 Mill. angestiegen, darunter befanden sich 25,4 Mill. Männer und 28,4 Mill. Frauen. Der Anteil der über 65 Jahre alten Personen beträgt zur Zeit 10,5 % ; er steigt langsam weiter an. Da die höheren Lebensalter seit einigen Jahren in stärkerem Maße von der Tuberkulose betroffen werden, kommt dieser Entwicklung eine besondere Bedeutung zu.

Summary: Age distribution within the population

In 1959, the population of the German Federal Republic amounted to approximately 52.8 millions. Up to the end of 1960, the population had increased to 53.8 millions, 25.4 millions of whom were men, and 28.4 millions were women. At present, the proportion of persons above the age of 65 years is 10.5 %, and the percentage is gradually rising. This course of development is particularly important in view of the fact that, since a number of years, it is the higher age groups that are affected to a greater extent by tuberculosis.

Résumé: Situation de la population

En 1959 la population de la République Fédérale comptait 52,8 millions d'habitants. Jusqu'à fin 1960 ce chiffre s'est accru à 53,8 millions, dont 25,4 millions d'hommes et 28,4 millions de femmes.

Le pourcentage des personnes agées de plus de 65 ans est en ce moment de 10.5 %, il continue à augmenter lentement.

Puisque les personnes agées sont atteintes de tuberculose, depuis quelques années dans une plus forte mesure cette évolution présente une importance particulière.

Resumen: Relaciones de la población

En el año 1959 la población de la República Federal Alemana ascendió a alrededor de 52,8 millones de personas. Hasta finales de 1960 habia ascendido a 53,8 millones; entre ellos se encontraban 25,4 millones de hombres y 28,4 millones de mujeres. La proporción de personas mayores de 65 años asciende actualmente al 10,5 % y va aumentando lentamente. Como desde hace algunos años las personas de edad elevada son afectadas en mayor proporción por la tuberculosis, este desarrollo adquiere un especial significado.

2. Morbidität

a) Allgemeines über die Anzeige- bzw. Meldepflicht der Krankheitsfälle von Tuberkulose und die Gliederung der Morbiditäts-Statistik

Ein Vergleich der Sterblichkeit an Tuberkulose in den Ländern der Erde führt zu dem Ergebnis, daß diese in den hochindustrialisierten Ländern die niedrigsten, in den sogenannten unterentwickelten Ländern die höchsten Werte aufweist. Diese Feststellung kann zu dem Schluß führen, daß technischer Fortschritt und damit verbundener wirtschaftlicher und sozialer Aufstieg die eigentlichen Ursachen des Rückganges der Tuberkulose sind. Sofern man in diese Entwicklung die Verbesserung der Erhaltung und Wiederherstellung der Gesundheit dienender Maßnahmen in ihrer Gesamtheit einbezieht, besteht diese Auffassung zu Recht. Daß eine Einschränkung gemacht werden muß, geht daraus hervor, daß während der ersten Jahrzehnte der im vergangenen Jahrhundert einsetzenden stürmischen technischen Entwicklung die Tuberkulose gerade unter den in der Industrie Beschäftigten besonders hohe Opfer gefordert hat. Staatliche Maßnahmen auf gesundheitspolitischem Gebiet können zu entscheidenden Ergebnissen führen, wenn die wirtschaftliche Lage des Staates entsprechende Aufwendungen für das Gesundheitswesen gestattet. Daraus kann aber gefolgert werden, daß auch für die unterentwickelten Länder ohne den Umweg über einen industriellen und wirtschaftlichen Aufstieg als der Hauptquelle größerer Einnahmen die Möglichkeit erfolgreicher Maßnahmen gegen die Tuberkulose besteht, wenn entsprechende Geldmittel zur Verfügung stehen und die hygienischen Maßnahmen verstanden und durchgeführt werden. Für die entwicklungsfähigen Länder ist zur Zeit eine hohe Geburtenzahl und eine relativ hohe allgemeine Sterblichkeit symptomatisch. Sie weisen damit eine grundsätzlich andere Bevölkerungsstruktur auf als die hochentwickelten Länder. Es liegt die Vermutung nahe, daß nicht allein Wohlstand sowie wirtschaftlicher und sozialer Fortschritt unmittelbare Ursachen der Entwicklung auf gesundheitspolitischem Gebiet während der letzten Jahrzehnte sind, sondern daß in vielen asiatischen, afrikanischen und mittel- bzw. südamerikanischen Ländern der Kinderreichtum und eine mehr oder minder ausgeprägte fatalistische Einstellung gegenüber dem Tode tatkräftige Gegenmaßnahmen verhindern. Bei den Völkern würde eine Generationen überspringende Entwicklung zur Industrialisierung und zum Wohlstand keine sprunghafte Verbesserung der Tuberkulosesituation zur Folge haben, weil die Vorstellungen von der Schicksalsbedingtheit von Krankheit und Tod und eine damit parallellaufende Apathie diesem Geschehen gegenüber nicht von heute auf morgen ausgeräumt werden können. Die Möglichkeiten der Therapie werden nur da zum Erfolg führen, wo man zielstrebigen Gebrauch davon macht. Darüber hinaus ist die Erfassung der Tuberkulosekranken der Ausgangspunkt aller Maßnahmen, die dem eigentlichen Ziel, dem der Ausrottung der Tuberkulose, dienen. Solange man die Entdeckung der Tuberkulosekranken dem Zufall überläßt, verläuft die Entwicklung nach eigenen Gesetzen; von einem Kampf gegen die Tuberkulose kann dann keine Rede sein, denn dieser setzt da ein, wo es um die Verhinderung und Einengung der Möglichkeiten weiterer Erkrankungen geht, nicht aber am Kranken- oder Sterbebett der spät oder zu spät Entdeckten. Dies gilt allerdings nicht nur für die unterentwickelten Länder, sondern auch für die hochentwickelten Völker mit vorbildlichem Gesundheitswesen. Die Tatsache, daß in diesen nach den bekanntwerdenden Zahlen die Tuberkulose nur noch von untergeordneter Bedeutung zu sein scheint, ist kein Beweis dafür, daß sie in

Kürze auch ausgerottet sein wird. Nachlässigkeit und Gleichgültigkeit können sich leicht verhängnisvoll auswirken. Die Erfolge der modernen Behandlung, besonders der Chemotherapie, geben kein Recht dazu, in den Abwehrmaßnahmen nachzulassen.

In der überwiegenden Mehrzahl der Länder besteht keine Meldepflicht der Tuberkulösen. Wenn die Kranken – evtl. aufgrund von Symptomen in dann vielfach schon fortgeschrittenem Stadium – entdeckt werden, so wird ihre Behandlung meist zu spät erfolgen. Der Zweck der *Melde- bzw. Anzeigepflicht* der an Tuberkulose erkrankten Personen ist in erster Linie der, eine konsequente Umgebungsuntersuchung zu ermöglichen und außerdem durch die Registrierung der Tuberkulösen einen Überblick zu gewinnen über Art und Umfang der Verbreitung der Krankheit. Nur dann, wenn ausreichende Erfahrungen über die Grenzen des Geschehens vorhanden sind, können die erforderlichen Gegenmaßnahmen erfolgversprechend eingesetzt werden. Nachdem der Rückgang der Tuberkulose-Morbidität und -Mortalität und die Möglichkeiten der modernen Therapie im allgemeinen und der ambulanten Chemotherapie im besonderen einem zunächst übertriebenen Optimismus Raum gegeben haben, ist kaum anzunehmen, daß künftig in jenen Ländern eine irgendwie geartete Erfassung und Registrierung der Tuberkulosekranken vorgenommen wird, die bisher auf die damit gegebene Kontrolle der Entwicklung verzichtet haben.

In Deutschland sind die Sterbefälle an Tuberkulose und die Erkrankungsfälle an offener Tuberkulose seit dem Jahre 1937 meldepflichtig.

Eine allgemeine Meldepflicht für Erkrankungen an aktiver Tuberkulose und Verdacht auf solche Erkrankungen besteht seit dem Jahre 1948.

In den deutschen Tuberkulose-Fürsorgestellen werden der *Bestand* an Personen mit Tuberkulose, die *Neuzugänge* und die *Übergangsfälle* (transitive Fälle) registriert. Im Bestand sind alle die Kranken mit aktiver Tuberkulose erfaßt, welche den Tuberkulose-Fürsorgestellen bekannt sind. Der Bestand setzt sich zusammen aus den am Jahresende vorhandenen Personen mit aktiver Tuberkulose. Er vermehrt sich während des Jahres um die Neuzugänge und die Übergangsfälle aus den Gruppen der Überwachungsfälle; er vermindert sich um die an Tuberkulose Verstorbenen, die Verzogenen, die in die Gruppe der Überwachungsfälle übergeführten Personen, die aus der Fürsorge Entlassenen und um die aus der Beobachtung Entwichenen. Solange die Erfassung der Tuberkulosekranken nicht ermöglicht, durch geeignete Methoden *alle* Tuberkulosekranken zu ermitteln, stellen Bestand und Neuzugänge unterste Werte dar. Die tatsächliche Situation kann nur anhand von Stichproben, z.B. durch systematische Röntgenreihenuntersuchungen, geschätzt werden.

Bei den Neuzugängen handelt es sich nicht um Neuerkrankungen bzw. Ersterkrankungen an Tuberkulose, sondern um die Summe der erstmalig an Tuberkulose Erkrankten, der Wiedererkrankten und der Zugänge aus anderen Berichtskreisen bzw. Bundesländern.

Unter erstmalig Erkrankten werden alle jene Personen verstanden, bei welchen *erstmalig* eine Tuberkuloseerkrankung festgestellt worden ist. Unter Wiedererkrankten werden Personen verstanden, welche zu einem früheren Zeitpunkt an einer aktiven Tuberkulose gelitten haben und seit dem Ausscheiden aus der Tuberkulose-Fürsorge wieder an Tuberkulose erkrankt sind. Die Zugänge aus anderen Berichtskreisen umfassen die Personen, die in anderen Fürsorgestellen bereits als Tuberkulöse gemeldet waren und nach Wohnungswechsel bei einer anderen Tuberkulose-Fürsorgestelle als Neuzugänge in Erscheinung treten. Über den Umfang der einzelnen aufgeführten Gruppen liegen aus den Ländern der Bundesrepublik nur vereinzelt Angaben vor.

Auf diese wird im Zusammenhang mit der Behandlung der Neuzugänge näher eingegangen werden.

Die in den einzelnen Gruppen im Laufe eines Jahres eintretenden Verbesserungen und Verschlechterungen führen zu zahlenmäßigen Änderungen in den Diagnosegruppen. Bei diesen Fällen handelt es sich um die sogenannten Übergangsfälle (transitive Fälle), welche in den Fürsorgestellen registriert, aber in der offiziellen Bundesstatistik nicht behandelt werden. Da diesen Fällen jedoch für die Beurteilung der Dynamik des Tuberkulose-Geschehens eine besondere Bedeutung zukommt, sollte ihnen auch eine sorgfältigere Bewertung zuteil werden. Zu diesem Zweck ist es erforderlich, daß nicht nur ein Teil der Fürsorgestellen über diese Vorgänge Bericht erstattet, sondern daß die zur Verfügung stehenden Unterlagen sämtliche in Frage stehenden Fälle umfassen.

In einigen Ländern der Bundesrepublik wird seit 1948 eine Alters- und Geschlechtsgliederung des Bestandes an Personen mit aktiver Tuberkulose vorgenommen. Seit 1957 führen sämtliche Länder diese Einteilung durch. Diese Maßnahme ist insofern von besonderer Bedeutung, als eine ungegliederte Statistik in ihrer Anonymität keine Details vermittelt. Dies ist aber der Ausgangspunkt für alle Maßnahmen zur Bekämpfung der Tuberkulose. Aus diesem Grunde ist es unerläßlich, über die Alters- und Geschlechtsverteilung der Tuberkulosekranken unterrichtet zu sein. Dies gilt auch unter der Voraussetzung, daß die Statistik des Bestandes nur einen untersten Wert wiedergibt.

Das DZK hat sich seit Jahren darum bemüht, auch eine gleichartige Gliederung der *Neuzugänge* zu erhalten. Leider blieb diesen Bestrebungen bisher ein voller Erfolg versagt, da einige Länder im wesentlichen aus personellen Gründen glauben, auf die Durchführung einer Altersgliederung der Neuzugänge verzichten zu müssen. Unter diesen Umständen ist es zur Zeit nicht möglich, zu einer alters- und geschlechtsgegliederten Statistik der Neuzugänge für die Bundesrepublik zu kommen. Ferner ist zuzugeben, daß einer deutschen Morbiditäts-Statistik solange nur ein bedingter Aussagewert zukommt, als unter den Neuzugängen die erstmalig Erkrankten, die Wiedererkrankten und die Zuzüge zusammengefaßt werden, während es von besonderem Interesse ist, diese Gruppen in einer Einzelgliederung zu kennen. Man weiß bis heute nicht, in welchem Umfange die jüngeren, mittleren und älteren Leute an der Gesamtzahl der Ersterkrankungen beteiligt sind; wenn auch die Vermutung nahe liegt, daß Ersterkrankungen besonders die jüngeren Altersklassen betreffen, so steht der Beweis für diese Vermutung noch aus. Dasselbe gilt für die Wiedererkrankten, welche sich möglicherweise in starkem Maße aus Angehörigen der mittleren und höheren Altersklassen zusammensetzen.

Um einen Überblik über die wahrscheinliche Alters- und Geschlechtsverteilung der Neuzugänge in der Bundesrepublik zu erhalten, sind die detaillierten Angaben der Länder Schleswig-Holstein, Hamburg, Niedersachsen, Bremen, Nordrhein-Westfalen und Saarland zusammengefaßt worden, mithin für rund 27,5 Mill. Personen. Da diese Zahl über 50% der Bundesrepublik umfaßt, können diese Angaben den wahrscheinlichen Verhältnissen hinsichtlich der Neuzugänge in der ganzen Bundesrepublik gleichgesetzt werden. In der Bundesrepublik ist jährlich mit mindestens 150 000 Übergangsfällen innerhalb der verschiedenen Diagnosegruppen zu rechnen. Es wäre nicht nur aus statistischen Gründen wichtig, über diese Fälle im einzelnen unterrichtet zu sein, sondern für die Bewertung der Entwicklung der Tuberkulose von besonderem Interesse, zu wissen, in welchem Maße jüngere oder ältere Leute von den Verschlechterungen und Verbesserungen betroffen werden, oder aber ob diese alle Altersklassen gleichmäßig umfassen. Da aus Personalmangel den Fürsorgestellen eine Alters- und Geschlechtsgliederung der Übergangsfälle zur Zeit nicht möglich ist, wird man sich darauf beschränken müssen, die sich dabei ausprägende Entwicklung anhand von Stichprobenuntersuchungen zu überprüfen.

b) Bestand

In Tabelle 2 ist der Bestand der an aktiver Tuberkulose Erkrankten in der Bundesrepublik und den Bundesländern am 31. 12. 1960 wiedergegeben.

Tabelle 2. *Bestand der an aktiver Tuberkulose Erkrankten am 31.12.1960 vorläufiges Ergebnis*
(Nach Angaben des Statistischen Bundesamtes, Wbn.)

Länder	Tuberkulose der Atmungsorgane					Tuberkulose anderer Organe	Tuberkulose aller Formen insgesamt
	ansteckend (offen)			nichtansteckend (aktiv geschlossen)	insgesamt		
	mit Bakteriennachweis	ohne Bakteriennachweis	insgesamt				
Grundzahlen							
Schleswig-Holstein	2852	1245	4097	10995	15092	2022	17114
Hamburg	3663	1400	5063	14596	19659	2164	21823
Niedersachsen	8711	1350	10061	21021	31082	5674	36756
Bremen	985	250	1235	4205	5440	910	6350
Nordrhein-Westfalen	21884	4464	26348	58911	85259	17052	102311
Hessen	5085	769	5854	11662	17516	3917	21433
Rheinland-Pfalz	4444	1928	6372	12902	19274	3880	23154
Baden-Württemberg	8932	1375	10307	22835	33142	6016	39158
Bayern	13016	2361	15377	27270	42647	5042	47689
Saarland	1340	637	1977	2988	4965	826	5791
Bundesgebiet ohne Berlin	70912	15779	86691	187385	274076	47503	321579
Berlin (West)	7118	524	7642	20792	28434	1970	30404
Bundesgebiet einschl. Berlin (West)	78030	16303	94333	208177	302510	49473	351983
Verhältniszahlen auf 100000 Einwohner							
Schleswig-Holstein	123,5	53,9	177,4	476,1	653,5	87,6	741,1
Hamburg	199,4	76,2	275,6	794,6	1070,2	117,8	1188,0
Niedersachsen	132,5	20,5	153,0	319,7	472,7	86,3	558,9
Bremen	140,2	35,2	175,4	597,0	772,4	129,2	901,6
Nordrhein-Westfalen	138,0	28,2	166,2	371,6	537,8	107,6	645,4
Hessen	106,3	16,1	122,4	243,8	366,2	81,9	448,1
Rheinland-Pfalz	130,3	56,5	186,8	378,2	565,0	113,7	678,8
Baden-Württemberg	115,6	17,8	133,4	295,5	428,9	77,9	506,8
Bayern	137,1	24,9	161,9	287,2	449,2	53,1	502,3
Saarland	126,4	60,1	186,4	281,8	468,2	77,9	546,1
Bundesgebiet ohne Berlin	133,4	29,7	163,1	348,6	511,7	88,4	600,1
Berlin (West)	323,2	23,8	347,0	944,1	1291,2	89,5	1380,6
Bundesgebiet einschl. Berlin (West)	141,0	29,6	170,6	372,0	542,6	88,4	631,0

Es handelte sich um insgesamt 321579 Personen = 600,1 auf 100000 Einwohner, die an einer aktiven Tuberkulose aller Formen erkrankt und in den Tuberkulose-

Fürsorgestellen registriert waren. Darunter befanden sich 86 691 Personen mit offener und 187 385 mit geschlossener *Lungentuberkulose.* Auf die *extrapulmonale Tuberkulose* entfallen 47 503 Personen. Gegenüber dem Vorjahr ist eine Verminderung des Gesamtbestandes um rund 26 000 Tuberkulosefälle = 7,5 % eingetreten. Davon entfallen auf die ansteckungsfähige Lungentuberkulose 7 500 = 8 %, auf die geschlossene Lungentuberkulose 16 000 Personen = 8,6 % und auf die extrapulmonale Tuberkulose etwa 3 000 = 6,0 %. 163,1 Männer und Frauen von je 100 000 leiden an einer ansteckungsfähigen Tuberkulose, mehr als die doppelte Anzahl, nämlich 348,6 auf 100 000 an einer geschlossenen, nicht ansteckenden aber aktiven Lungentuberkulose. 88,4 von 100 000 Personen sind an Tuberkulose anderer Organe erkrankt. In Berlin-West verzeichnet die Statistik 30 404 Erkrankungen an aktiver Tuberkulose = 1 380,6 auf 100 000 Einwohner. Hier war der Rückgang gegenüber dem Vorjahr (31 626) geringer als in den Bundesländern. Die Abnahme beim Bestand an Offentuberkulösen in Berlin ist dagegen größer als im Bundesgebiet, sie beträgt 12,3 %, während bei den Personen mit geschlossener und extrapulmonaler Tuberkulose nur eine sehr geringfügige Abnahme eingetreten ist. Berlin weist schon deswegen andere Verhältnisse auf als die Bundesländer, weil die andersgeartete Bevölkerungszusammensetzung mit einem höheren Prozentsatz an alten und einem geringeren Prozentsatz an jungen Leuten zur Auswirkung kommt.

In den einzelnen Bundesländern bestehen nach wie vor beim Bestand erhebliche Abweichungen; das Maximum weist Hamburg mit 1 188,0 Erkrankungen an Tuberkulose aller Formen auf 100 000 Einwohner auf, das Minimum entfällt auf Hessen mit 488,1 auf 100 000 Einwohner. Höhere Werte als der Mittelwert der Bundesrepublik sind in Schleswig-Holstein mit 741,1, in Rheinland-Pfalz mit 678,8 und in Nordrhein-Westfalen mit 645,4 festgestellt. Die übrigen Länder liegen z. T. beträchtlich unter dem Mittelwert. Diese Verhältnisse gelten für den Bestand an Tuberkulose aller Formen. Beim Bestand an ansteckungsfähiger Tuberkulose (Ia+Ib) entfällt wiederum das Maximum auf Hamburg. Die Länder Rheinland-Pfalz, Saarland, Schleswig-Holstein, Bremen und Nordrhein-Westfalen weisen höhere Werte auf als die Bundesrepublik. Besonders auffällig sind die Unterschiede des Bestandes an Personen mit geschlossener aktiver Lungentuberkulose. Während bei den ansteckungsfähigen Tuberkulosen das Maximum von Hamburg um 125 % etwa höher ist als das Minimum in Hessen, weist Hamburg einen fast 240 % höheren Bestand an Personen mit geschlossener Tuberkulose auf als Hessen. Auf diese Unterschiede muß hingewiesen werden, weil sie aller Wahrscheinlichkeit nach den tatsächlichen Verhältnissen kaum entsprechen können. Auch wenn anzunehmen ist, daß Hessen zu niedrige Werte für den Bestand an dieser Erkrankungsform registriert, so dürfte der Bestand in Hamburg voraussichtlich zu hoch liegen.

Bei den *extrapulmonalen Tuberkulosen* sind geringere Unterschiede festzustellen. Im Gegensatz zu den Verhältnissen bei der Lungentuberkulose ergibt sich in Hessen ein Bestand, der nur wenig unter dem Bundesmittel liegt. Hier entfällt das Minimum mit 53,1 auf 100 000 Einwohner auf Bayern. Das Maximum weist nicht mehr Hamburg, sondern Bremen mit 129,2 auf 100 000 Einwohner auf. Die prozentuale Differenz der Extremwerte beläuft sich auf rund 145 %. Die Richtigkeit auch dieser Extremwerte muß bezweifelt werden. Es ist wahrscheinlich, daß in Bayern ein beträchtlicher Teil der Personen mit extrapulmonaler Tuberkulose nicht erfaßt worden ist.

Im Bundesgebiet hat der Bestand an Tuberkulosekranken von 1959 auf 1960 von 655,9 auf 600,1 für 100000 Einwohner abgenommen = 55,8 auf 100000 (8,4%); in den einzelnen Bundesländern ergeben sich größere Unterschiede. Während in Schleswig-Holstein der Bestand an Ia – Id-Fällen um 115,5 auf 100000 (=13,4%) abgenommen hat, beträgt die Verringerung im Saarland nur 26,7 auf 100000 (= 4,7%).

α) Ansteckungsfähige Lungentuberkulosen (Ia+Ib)

In Tabelle 2 ist der Bestand in den Bundesländern für das Jahr 1960 wiedergegeben. Für dieses Jahr liegen jedoch noch nicht die alters- und geschlechtsgegliederten Unterlagen vor, so daß wir uns – wie in früheren Jahren – darauf beschränken müssen, die Verhältnisse im Jahre 1959 zu besprechen.

1959 wies der Bestand 94245 Personen mit ansteckungsfähiger Lungentuberkulose (Ia + Ib) auf, und zwar 75629 mit Bakteriennachweis und 18622 ohne Bakteriennachweis. Der Anteil der Ib-Fälle an der Gesamtzahl beläuft sich auf annähernd 20%; er liegt immer noch wesentlich über den von SCHRÖDER geforderten 10%.

Die Alters- und Geschlechtsgliederung des Bestandes an Personen mit ansteckungsfähiger Lungentuberkulose (Ia + Ib) im Jahre 1959 im Bundesgebiet ist aus Abb. 1 zu ersehen.

Bis zur Altersklasse von 10 Jahren spielt die ansteckungsfähige Tuberkulose praktisch keine Rolle. Am 31. 12. 59 waren 242 Knaben und 189 Mädchen von 0 bis 10 Jahren mit einer solchen Tuberkulose im Bestand registriert und damit weniger als 10 unter 100000 Kindern.

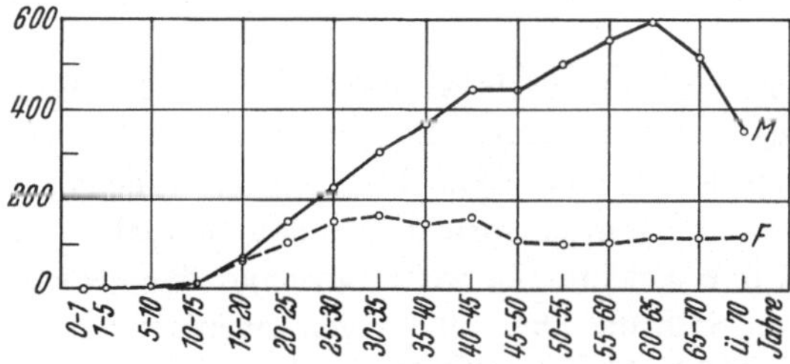

Abb. 1. Bestand an ansteckungsfähiger Lungentuberkulose (Ia + Ib) der Männer und Frauen im Jahre 1959 im Bundesgebiet auf je 100000.

Überwiegend dürfte es sich dabei um Kinder aus der Umgebung von Offentuberkulösen handeln.

In der Altersklasse der 10-15jährigen weist der Bestand 211 Knaben und 260 Mädchen mit ansteckungsfähiger Lungentuberkulose auf = 12,5 auf 100000 Knaben bzw. 15,8 auf 100000 Mädchen. Auch diese Zahlen sind noch relativ niedrig, zeigen aber doch eine bereits wesentlich stärkere Gefährdung dieser Kinder als der im jüngeren Alter. Daß die Pubertät diese Entwicklung begünstigt, geht aus der Tatsache hervor, daß die Mädchen mehr betroffen sind als die Knaben, die unter dieser Entwicklung weniger zu leiden haben.

Bis zum Alter von 15 – 20 Jahren erfolgt ein weiterer – für beide Geschlechter gleichartiger – Anstieg. In diesem Alter sind bereits 1454 junge Männer (=69,3 auf 100000) und 1339 junge Mädchen (=66,4 auf 100000) an ansteckungsfähiger Lungentuberkulose erkrankt. Neben der Pubertät machen sich in dieser Morbiditätssteigerung sicherlich die Strapazen bemerkbar, die für diese jungen Menschen der Übergang von der Schule zum Berufsleben mit sich bringt. Da die die Schule verlassenden Mädchen im allgemeinen ein Unterkommen in leichteren, die Knaben dagegen vielfach in landwirtschaftlichen oder industriellen Berufen finden und die Mädchen eine erhöhte Morbidität aufzuweisen haben, dürfte auch in dieser Altersklasse der Pubertät die größere Bedeutung hinsichtlich der Steigerung der Tuberkulosemorbidität zuzuschreiben sein.

Vom 20. Lebensjahr an steigt die Erkrankungshäufigkeit der Männer stetig an und erreicht im Alter von etwa 60—65 Jahren — nach der Darstellung — ihren Höchstwert. In dieser Altersklasse weist der Bestand rund 600 Männer unter 100 000 mit einer ansteckungsfähigen Lungentuberkulose auf = 0,6 %. Der anschließende relativ steile Abfall entspricht wohl kaum den wirklichen Verhältnissen, sondern zeigt auf, daß der Erfassung in diesem Alter Grenzen gesetzt sind, zumal auf Tuberkulose hindeutende Symptome der älteren Leute von ernster genommenen oder zu nehmenden Krankheitserscheinungen überlagert werden. Ab 20 Jahre treten in der Erkrankungshäufigkeit der Geschlechter insofern Unterschiede auf, als bei den Frauen nur noch bis etwa 30—35 Jahre eine geringe Zunahme erfolgt, die in diesem Alter mit etwa 155 Erkrankungen auf 100 000 Frauen einen Höchstwert erreicht.

Nach Abbildung 1 bestehen Unterschiede in der Erkrankungshäufigkeit der Geschlechter vom 20. Lebensjahr an. Diese vergrößern sich mit steigendem Alter und erreichen nach der Darstellung Maximalwerte um das 60. Lebensjahr. In der Gruppe der 60—65jährigen ist die Morbiditätsquote der Männer z. Zt. annähernd 6 mal so hoch wie die der Frauen. Wenn bis zur höchsten Altersklasse eine Verringerung der Differenz auf das Dreifache erfolgt, so können dafür biologische Gründe kaum verantwortlich gemacht werden, sondern es muß angenommen werden, daß die Situation ausschließlich durch die unzureichende Erfassung verursacht wird. Nimmt man an, daß der Kurvenverlauf bis zum 65. Lebensjahr der Männer *ungefähr* den wirklichen Verhältnissen entspricht und daß oberhalb 65 Jahre kein Abfall erfolgt, sondern die Kurve gleichmäßig weiter ansteigt, dann würden die 65—70jährigen einen Bestand von 650, die über 70jährigen einen solchen von etwa 700 Offentuberkulösen auf je 100 000 Männer aufzuweisen haben. Der Bestand vergrößerte sich dadurch in der Altersgruppe 65—70 Jahre um rund 1 200, in der der über 70jährigen um etwa 5 000. Nach Schätzungen, die sich anhand der Ergebnisse der Röntgenreihenuntersuchen ergeben, dürften in der Bundesrepublik z. Zt. ständig etwa 20 — 25 000 Offentuberkulöse unbekannt sein, darunter ca. 15 — 18 000 Männer. Danach ist die Vermutung durchaus berechtigt, daß oberhalb 70 Jahre kaum die Hälfte der ansteckungsfähigen Tuberkulösen bekannt ist. Umgebungsuntersuchungen und sonstige Maßnahmen müßten mehr als bisher darauf abgestellt werden, diese Gruppe der unbekannten älteren Offentuberkulösen zu eliminieren.

Bis zum 45. Lebensjahr etwa hält sich dieser Wert annähernd konstant, dann erfolgt ein leichtes Absinken in der Altersklasse von 45—50 Jahre bis auf etwa 100 auf 100 000 Frauen und damit zu einem Wert, den auch die höchsten Altersstufen der Frauen noch aufzuweisen haben. Bei diesen tritt also — im Gegensatz zu den Verhältnissen bei den Männern — in höherem Alter keine Abnahme der Erkrankungshäufigkeit auf. Da zweifellos auch ein gewisser Teil der Erkrankungen der älteren Frauen nicht bekannt ist, muß angenommen werden, daß in Wirklichkeit der eigentliche Gipfel der Tuberkulosemorbidität der Frauen nicht auf die 30 — 35jährigen, sondern auf die Altersklassen von über 70 Jahren entfällt.

In Abbildung 2 ist der Bestand an Männern mit ansteckungsfähiger Lungentuberkulose in Nordrhein-Westfalen, als dem größten, und im Saarland, als dem kleinsten Bundesland (außer dem Stadtstaat Bremen) dargestellt. Die Angaben werden verglichen mit Bayern als einem Land mit obligatorischen Röntgenreihenuntersuchungen.

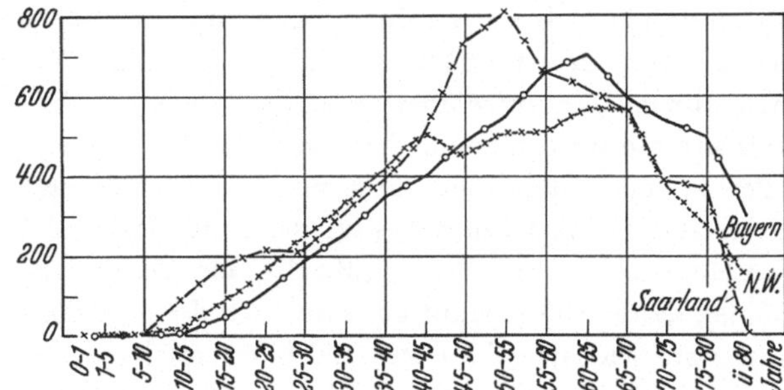

Abb. 2. Bestand an ansteckungsfähiger Lungentuberkulose (Ia + Ib) der Männer im Jahre 1959 in Nordrhein-Westfalen, Bayern und Saarland auf je 100 000 Männer.

Es findet sich im Saarland in der Altersgruppe oberhalb von 10-25 Jahren ein Bestand, der bedeutend höher ist als in Bayern und Nordrhein-Westfalen. Im Bereich zwischen 25 und 45 Jahren verlaufen die Kurven annähernd gleich, dann steigt der Bestand im Saarland weiter an bis zum Maximum im Alter von 50 – 55 Jahren. In Bayern wird der Höchstwert in der Altersklasse der 60 – 65jährigen, in Nordrhein-Westfalen zwischen 60 und 70 Jahren erreicht. In den Altersklassen oberhalb 60 Jahren weist Bayern mehr Personen mit ansteckungsfähigen Tuberkulosen auf als Nordrhein-Westfalen und das Saarland. Die Ursache dieser Unterschiede ist in den obligatorischen Röntgenreihenuntersuchungen in Bayern zu suchen. Für die Diskrepanz bezüglich des Maximums, das in den 3 Ländern auf 3 verschiedene Altersklassen fällt, könnten ebenfalls die RRU verantwortlich sein, die in Nordrhein-Westfalen und im Saarland nur auf freiwilliger Basis durchgeführt werden und dadurch die Offentuberkulösen besonders der höheren Lebensalter ungenügend erfassen. Das Absinken der Kurven nach dem Maximum ist eine Funktion der Erfassung, d. h. es wird voraussichtlich flacher, wenn nicht sogar ansteigen, sofern es möglich wäre, sämtliche Personen etwa oberhalb von 50 Jahren durch RRU systematisch auf Lungentuberkulose zu untersuchen.

Abbildung 3 veranschaulicht die Verhältnisse in Hamburg mit den höchsten und in Hessen mit den niedrigsten Morbiditätsangaben.

Zum Vergleich sind die Werte im Bundesgebiet dargestellt. Während im Bundesgebiet – d.h. also im Mittel aller Länder – in den Altersklassen unterhalb 15 J. von einem Bestand an Offentuberkulösen kaum die Rede sein kann, berichtet Hamburg über eine relativ hohe Zahl an offentuberkulösen Kindern. Oberhalb 15 J. nehmen die Unterschiede stetig zu bis zur Altersgruppe 60 – 65 Jahre. In

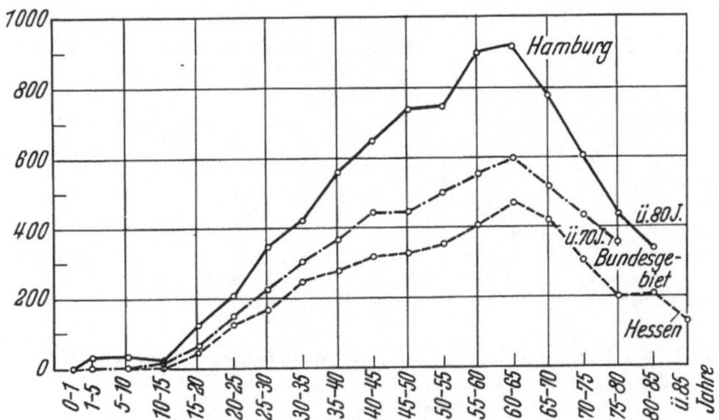

Abb. 3. Bestand an ansteckungsfähiger Lungentuberkulose (Ia + Ib) der Männer in Hamburg, Hessen und im Bundesgebiet im Jahre 1959 auf je 100 000 Männer.

dieser finden sich in Hamburg rund doppelt soviel offentuberkulöse Männer wie in Hessen und um etwa 50% mehr als im Mittel des Bundesgebietes. Die Kurven stimmen nur im Charakter überein und scheinen im übrigen auf völlig verschiedenartige Verhältnisse hinzudeuten. Selbstverständlich gelten für die Großstadt Hamburg mit einerseits besonders guten Erfassungsmöglichkeiten und andererseits großer Wohndichte andere Verhältnisse als für das Land Hessen. Wenn jedoch die offene Tuberkulose eine solche Verbreitung aufweist, wie dies nach der Darstellung in Hamburg der Fall ist, dann müßte damit gerechnet werden, daß die an Hamburg angrenzenden Gebiete von Schleswig-Holstein und Niedersachsen, welche einen nicht unwesentlichen Teil der in Hamburg Berufstätigen stellen, infolge der dortigen besonders hohen Infektionsgefährdung eine gegenüber entfernteren Gebieten höhere Morbidität aufweisen. Dies scheint jedoch nicht der Fall zu sein. Daß in Hessen günstigere Verhältnisse herrschen als in der Großstadt Hamburg, ist einleuchtend, nicht jedoch, daß diese sich so wesentlich von jenen im übrigen Bundesgebiet unterscheiden, wie es nach Abb. 3 der Fall zu sein scheint. Diese Unterschiede müssen wohl überwiegend unzureichender Erfassung zugeschrieben werden.

Abbildung 4 zeigt die Entwicklung des Bestandes an Männern mit ansteckungsfähiger Lungentuberkulose von 1958 bis 1959.

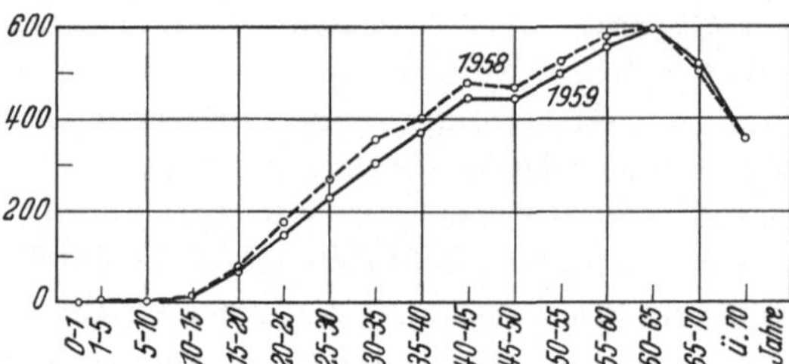

Abb. 4. Bestand an ansteckungsfähiger Lungentuberkulose (Ia + Ib) der Männer in den Jahren 1958 und 1959 im Bundesgebiet auf je 100000 Männer.

Bis zum 60. Lebensjahr ist danach eine geringfügige Abnahme erfolgt.

Nach Abbildung 5 hat der Bestand an ansteckungsfähigen Lungentuberkulosen (Ia + Ib) der Männer in Nordrhein-Westfalen zwischen 1953 und 1959 in den Altersgruppen zwischen 15 und 60 J. einen erheblichen Rückgang erfahren, der sich in erster Linie bei den 25 - 40jährigen bemerkbar macht.

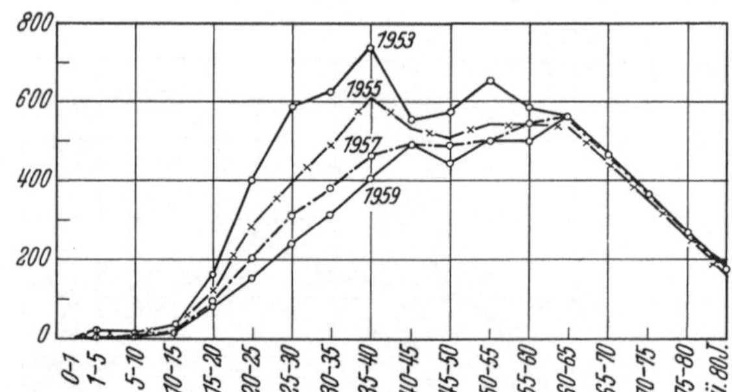

Abb. 5. Bestand an ansteckungsfähiger Lungentuberkulose (Ia+ Ib) der Männer in den Jahren 1953, 1955, 1957 und 1959 in Nordrhein-Westfalen auf je 100000 Männer.

Das stärkste Ausmaß dieser Entwicklung fällt auf den Zeitraum von 1953 - 1955. Von da an ist der Abfall etwa gleichartig verlaufen. Nach der Darstellung ist im Bereich der über 60 Jahre alten Männer von 1953—1959 praktisch keine Änderung erfolgt. Der Bestand hat sich in diesem Altersbereich während der 6 Jahre konstant gehalten. Von 1953 bis 1959 hat der Bestand an Männern mit ansteckungsfähiger Lungentuberkulose in Nordrhein-Westfalen von 26719 auf 20134 abgenommen = 24,7%. In dieser Zeit hat sich der Bestand bei den 0 - 20jährigen um 51,5 %, der der 20 - 50jährigen um 39,5 % verringert, während er bei den über 50 Jahre alten Männern von rd. 8 800 auf 9 460 und damit um 7,5 % angestiegen ist. Nach der Darstellung ist die Annahme berechtigt, daß die weitere Entwicklung in den nächsten Jahren die jüngeren Personen bevorzugen wird, während der Bestand in den Altersgruppen oberhalb von etwa 50 Jahren zunächst keine wesentliche Änderung erfahren dürfte.

β) Aktive nichtansteckende Lungentuberkulose (Ic)

Im Jahre 1959 wies der Bestand an Personen mit nichtansteckender Lungentuberkulose 203 302 Männer und Frauen auf. Darunter befanden sich 117 784 Männer = 471,6 auf 100 000 und 85 518 Frauen = 304,6 auf 100 000. Der Bestand an Ic-Fällen der Männer liegt somit um etwa 37 % höher als der der Frauen. Die Altersgliederung des Bestandes an Ic-Fällen im Bundesgebiet am 31.12.1959 ist aus Abbildung 6 zu ersehen.

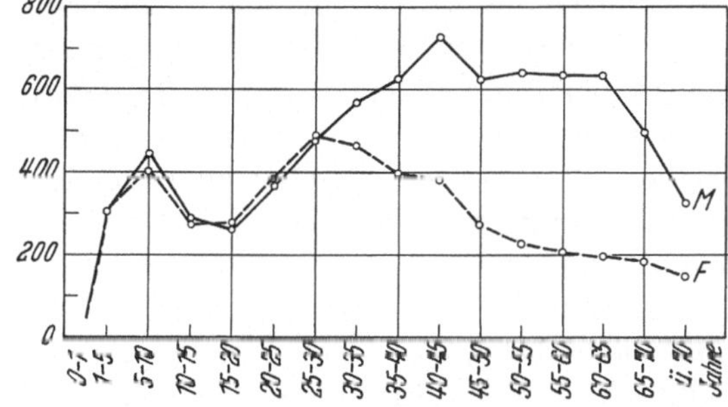

Abb. 6. Bestand an aktiver nichtansteckender Lungentuberkulose (Ic) der Männer und Frauen im Jahre 1959 im Bundesgebiet auf je 100 000 Männer bzw. Frauen.

Danach weisen die 0 — 1 jährigen Kinder den geringsten Wert auf. Von einem Jahr an steigt der Bestand, und zwar für Knaben und Mädchen gleichmäßig zunächst bis zum 5. Jahr steil an und erreicht bei den 5 — 10jährigen ein erstes Maximum. Wenn diese Zahlen der tatsächlichen Situation entsprächen, wären annähernd 0,5 % aller 5—10jährigen Kinder an einer aktiven geschlossenen Tuberkulose erkrankt. Aller Voraussicht nach jedoch beruhen diese hohen Angaben weniger auf tatsächlichen Erkrankungen als vielmehr auf Ergebnissen von Tuberkulinprüfungen, allenfalls röntgenologisch festgestellten Hilusveränderungen. Es ist bereits früher (Jahrbuch 1959) darauf hingewiesen worden, daß weder in Mitteldeutschland noch im Ausland, wo Bestandsstatistiken erstellt werden, eine derartig hohe Morbidität der 1—10jährigen Kinder bekannt ist, und es muß nach wie vor die Auffassung vertreten werden, daß es sich bei den Angaben in der Bundesrepublik Deutschland mancherorts um eine Überbewertung gewisser Befunde handelt.

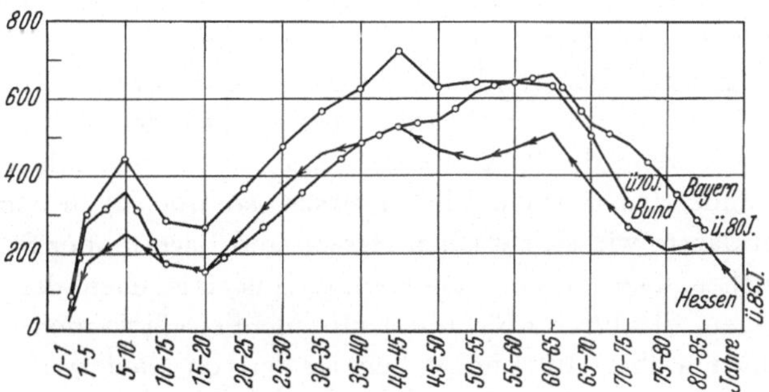

Abb. 7. Bestand an aktiver nichtansteckender Lungentuberkulose (Ic) der Männer im Jahre 1959 im Bundesgebiet, in Hessen und in Bayern auf je 100 000 Männer.

Vom 10. Lebensjahr an sinkt der Bestand an Ic-Fällen für Knaben und Mädchen bis zum 15. Jahr steil und vom 15.—20. Jahr allmählich ab. Ab 20. Jahr nimmt der Bestand bei beiden Geschlechtern gleichmäßig bis zum 30. Jahr zu und zeigt bei den Mädchen und Frauen, bei denen mit dem 25.—30. Lebensjahr der Höchstpunkt erreicht ist, etwas höhere Werte als bei den Männern. Bei den Männern steigt der Bestand stetig an bis zur Altersklasse der 40—65jährigen. Oberhalb 65 Jahre tritt eine rasche Verringerung des Bestandes ein. Die Altersklasse zwischen 55 und 65 Jahre weist die größten Unterschiede in den Morbiditätsverhältnissen zwischen Männern und Frauen auf. In dieser Klasse sind etwa 80—90 von 100000 Männern mehr an einer geschlossenen Tuberkulose erkrankt als Frauen, in der Altersklasse der über 70jährigen reduziert sich der Unterschied auf 35 je 100000. Es zeigen sich ähnliche Verhältnisse wie bei dem Bestand an ansteckungsfähigen Lungentuberkulosen, nur ist der Unterschied der Morbiditätszahlen bedeutend kleiner. Die Tatsache, daß die Frauen bis zum 30. Jahr praktisch in demselben Ausmaß an einer geschlossenen Lungentuberkulose erkranken wie die Männer, oberhalb von 30 Jahren jedoch wesentlich günstigere Verhältnisse aufweisen als jene, ist noch nicht befriedigend geklärt. Es muß vermutet werden, daß sich die stärkere berufliche Belastung der Männer und voraussichtlich auch die häufigere Möglichkeit einer Infektion mit Tuberkulose-Bakterien auswirkt. Während die Beurteilung der ansteckungsfähigen Lungentuberkulosen durch bakteriologischen und röntgengenologischen Nachweis praktisch objektiv vorgenommen werden kann, sind für die Bewertung der geschlossenen Lungentuberkulosen in hohem Maße *subjektive Eindrücke* entscheidend. Dies dürfte auch weit eher die Ursache der Verschiedenartigkeiten sein, die der Bestand in den einzelnen Ländern der Bundesrepublik aufzuweisen hat als etwa epidemiologische Unterschiede. In den Abbildungen 7 und 8 ist die Gliederung des Bestandes an Ic-Fällen der Männer im Bundesgebiet und einigen Bundesländern dargestellt, und es zeigt sich, daß lediglich der Gesamt-Kurvenverlauf in allen Ländern charakteristisch ist, daß jedoch zwischen den einzelnen Ländern erhebliche Abweichungen bestehen. Auch wenn die RRU und ihre Ergebnisse hinsichtlich der Größenordnung des Bestandes ins Gewicht fallen müssen, so sind allein damit keineswegs Differenzen zu erklären, wie sie zwischen Hessen und Bayern oder Saarland und Niedersachsen bestehen. Dies ist unter anderem daraus zu ersehen, daß das Saarland bei den 1—5jährigen, die durch RRU überhaupt nicht erfaßt werden, einen Bestand aufzuweisen hat, der um über 100% höher liegt als der von Niedersachsen.

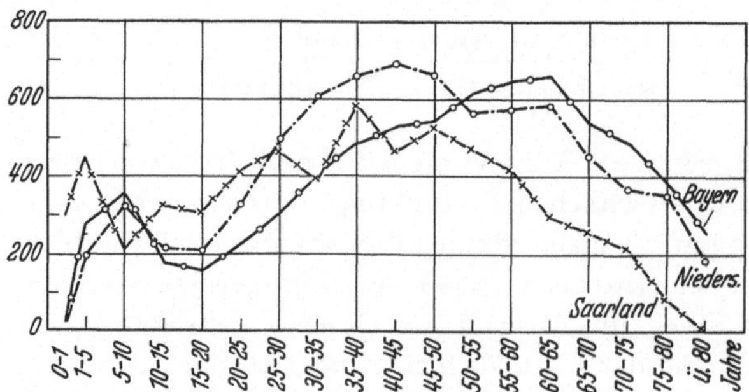

Abb. 8. Bestand an aktiver nichtansteckender Lungentuberkulose (Ic) der Männer im Jahre 1959 in Niedersachsen, Bayern und im Saarland auf je 100000 Männer.

Nach Abb. 9 ergeben sich bezüglich des Bestandes an Ic-Fällen in Hamburg und Berlin ähnliche Verhältnisse, die jedoch in der Größenordnung stark von denen der anderen Länder abweichen. In Hamburg wären danach rund 1,4% aller 5—10jährigen an einer aktiven geschlossenen Lungentuberkulose erkrankt.

Diese Angaben bedürfen der Überprüfung, zumal es sich in Berlin bei sonst fast gleicher Situation um nur knapp 0,6% Erkrankter handelt. In den Altersklassen zwischen 30 und 60 Jahren sind in beiden Stadtstaaten über 1,5% der männlichen Bevölkerung mit einer geschlossenen Lungentuberkulose erfaßt, während sich deren Zahl oberhalb 60 Jahre rapid verringert. Eine umfassende RRU besonders der älteren Leute dürfte zweifellos wesentlich andere Ergebnisse zeitigen.

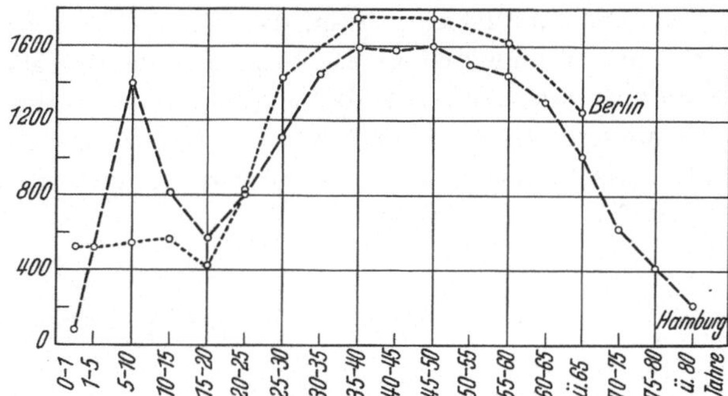

Abb. 9. Bestand an aktiver nichtansteckender Lungentuberkulose (Ic) der Männer im Jahre 1959 in Hamburg und Berlin auf je 100000 Männer.

Über die Entwicklung des Bestandes an Ic-Fällen von 1955 bis 1959 informiert Abb. 10.

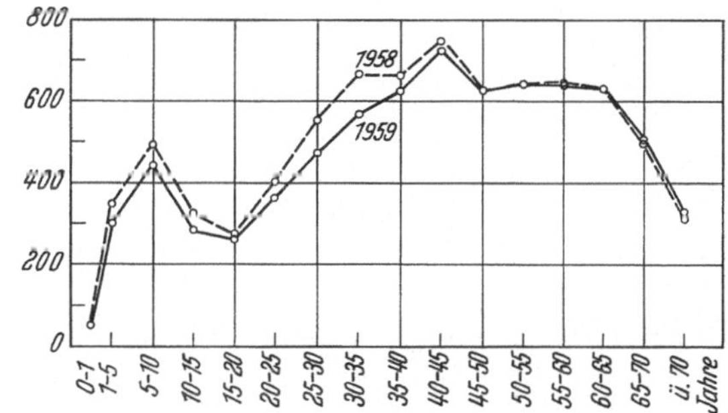

Abb. 10. Bestand an aktiver nichtansteckender Lungentuberkulose (Ic) der Männer in den Jahren 1958 und 1959 im Bundesgebiet auf je 100000 Männer.

Der Rückgang des Bestandes beschränkt sich vorwiegend auf die 20—40-jährigen und ist nur gering. Für die Frauen gelten dieselben Verhältnisse. Die Änderung des Bestandes von 1955 bis 1959 in Bayern ist aus Abb. 11 zu ersehen.

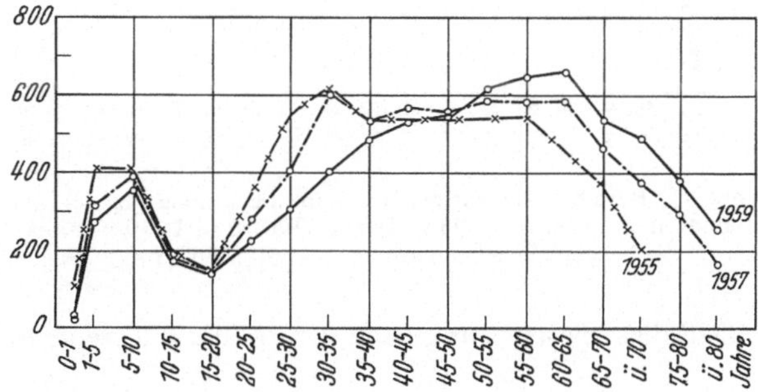

Abb. 11. Bestand an aktiver nichtansteckender Lungentuberkulose (Ic) der Männer in den Jahren 1955, 1957 und 1959 in Bayern auf je 100000 Männer

In den Altersklassen von 0—10 Jahren ist ein geringer Rückgang eingetreten, während zwischen 10 und 20 Jahren kaum Änderungen erfolgt sind. Zwischen 20 und 40 J. macht sich ein stärkerer Abfall bemerkbar, der bei den 25–35jährigen rund 250 auf 100000 beträgt. Oberhalb 50 J. hat der Bestand an Ic-Fällen stetig zugenommen, eine Folge der seit 1954 durchgeführten RRU. Eine ähnliche Entwicklung würden auch Länder aufweisen, in welchen RRU auf freiwilliger Basis durchgeführt werden, wenn dort obligatorische RRU eingeführt würden.

Die Annahme ist berechtigt, daß die in Abb. 11 zum Ausdruck kommende Tendenz in der Entwicklung des Bestandes der Ic-Fälle in der nächsten Zukunft keine Änderung erfahren wird, daß also ein weiterer Abbau des Bestandes an Ic-Fällen in den jüngeren und mittleren Altersklassen zu erwarten ist, während in den höheren Altersklassen vorerst mit nennenswerten Änderungen nicht gerechnet werden kann.

γ) Aktive Lungentuberkulose (Ia-Ic)

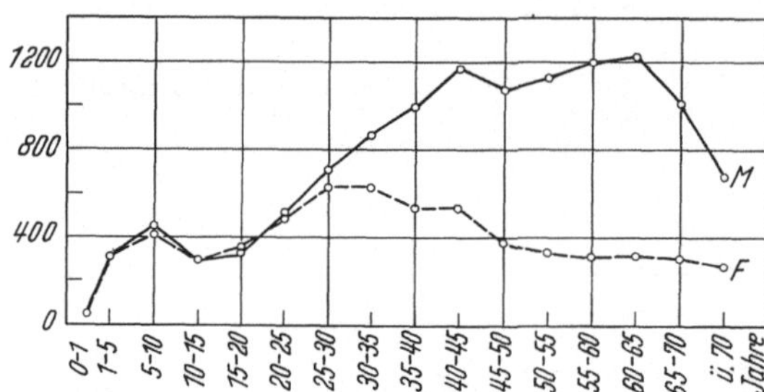

Abb. 12. Bestand an aktiver Lungentuberkulose (Ia-Ic) der Männer und Frauen im Jahre 1959 im Bundesgebiet auf je 100000.

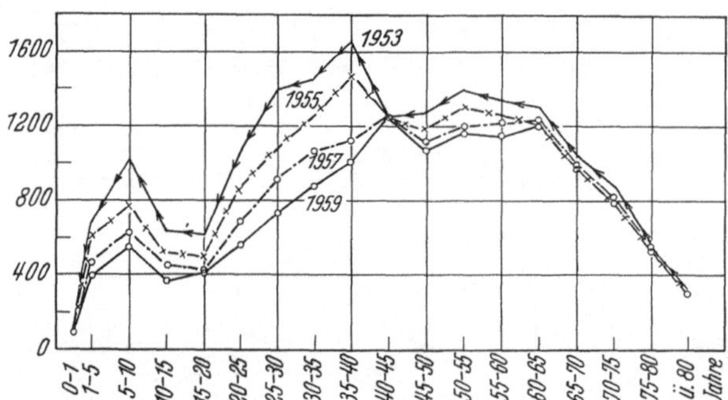

Abb. 13. Bestand an aktiver Lungentuberkulose (Ia-Ic) der Männer in den Jahren 1953, 1955, 1957 und 1959 in Nordrhein-Westfalen auf je 100000 Männer.

Nach Abb. 12 liegt der Schwerpunkt der Erkrankungen an aktiver Lungentuberkulose bei den über 40jährigen Männern, die zu über 1 % eine derartige Erkrankung aufzuweisen haben. Bei den Frauen wird zwischen 20 und 50 J. eine Morbiditätsziffer von wenig über 0,5 % erreicht.

In Nordrhein-Westfalen hat der Bestand an Ia-Ic-Fällen seit 1953 nach Abb. 13 bei den 5-10jährigen und zwischen 20 und 40 J. die stärkste Änderung erfahren.

Die Änderung des Bestandes in den sonstigen Altersgruppen ist gering. Auch hier zeigt sich die stetige Verringerung des Bestandes an Tuberkulösen der jüngeren und mittleren Altersklassen. Daß diese Feststellung auch für Frauen gilt, zeigt Abb. 14.

δ) Extrapulmonale Tuberkulose (Id)

Am 31. 12. 1959 waren in der Bundesrepublik Deutschland 22708 Männer (=90,9 auf 100000) und 27625 Frauen (=98,4 auf 100000) mit einer extrapulmonalen Tuberkulose registriert. Bei diesen Tuberkuloseformen ergibt sich im Gegensatz zur Lungentuberkulose eine höhere Morbidität der Frauen. Ihre Altersverteilung ist aus Abb. 15 zu ersehen.

Der Bestand an Personen mit extrapulmonaler Tuberkulose weist wie bei der Lungentuberkulose die niedrigsten Werte für die Altersklassen der 0 — 1jährigen auf, dann nimmt der Bestand für Knaben und Mädchen gleichmäßig zu bis zum 15. Lebensjahr. Von hier ab ergeben sich für beide Geschlechter verschiedene Morbiditätsverhältnisse. Die Erkrankungshäufigkeit der Männer nimmt bis zum 20. Lebensjahr ab, steigt von da an stetig und steil an und erreicht den Höchstwert in der Altersgruppe von 40 — 45 J. Oberhalb 45 J. nimmt der Bestand stark ab. Für die über 70jährigen sind lediglich 60 Erkrankungen an extrapulmonaler Tuberkulose auf je 100000 registriert. Wahrscheinlich kommen aber auch hier ähnlich wie bei der Lungentuberkulose Erkrankungsfälle besonders in den höheren Lebensaltern nicht zur Anzeige. Bei den Frauen setzt sich oberhalb von 10 Jahren die Morbiditätskurve ansteigend bis zum 25. — 30. Lebensjahr fort. In dem Bereich zwischen 10 und 35 J. ergeben sich dadurch höhere Erkrankungsziffern für das weibliche Geschlecht, welche sich besonders stark bei der Altersgruppe der 25 — 30jährigen bemerkbar machen, sie belaufen sich in diesem Alter auf etwa 50 Erkrankungsfälle auf 100000 mehr als bei den Männern. Das Maximum, das der Bestand an extrapulmonalen Erkrankungen der Frauen dieser Altersgruppe aufweist, liegt in derselben Altersstufe wie bei der Lungentuberkulose. Der ins Auge fallende Unterschied besteht darin, daß sich der Höchstwert bei der Lungentuberkulose auf die Altersgruppen zwischen 40 und 65 J. erstreckt, während er sich bei der extrapulmonalen Tuberkulose auf die Gruppe der 35 — 40jährigen konzentriert. Von etwa 45 J. an zeigen Männer und Frauen annähernd gleiche Erkrankungshäufigkeit an extrapulmonaler Tuberkulose im Gegensatz zu den Verhältnissen bei der Lungentuberkulose. Die Unterschiede, welche die Geschlechter bezüglich der Morbidität an pulmonaler und an extrapulmonaler Tuberkulose aufweisen, bedürfen der Klärung. Es zeigt

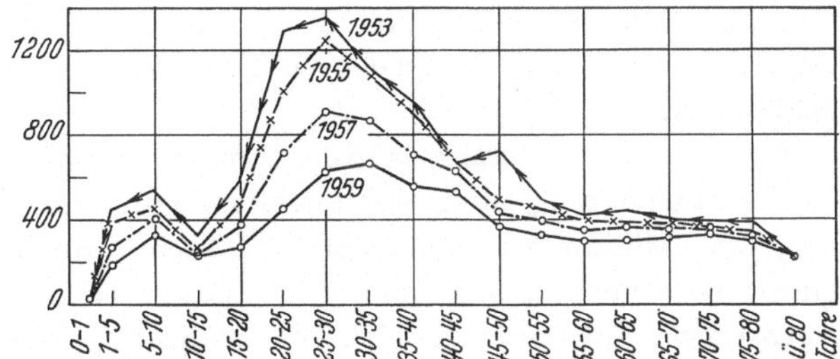

Abb. 14. Bestand an aktiver Lungentuberkulose (Ia - Ic) der Frauen in den Jahren 1953, 1955, 1957 und 1959 in Niedersachsen auf je 100000 Frauen.

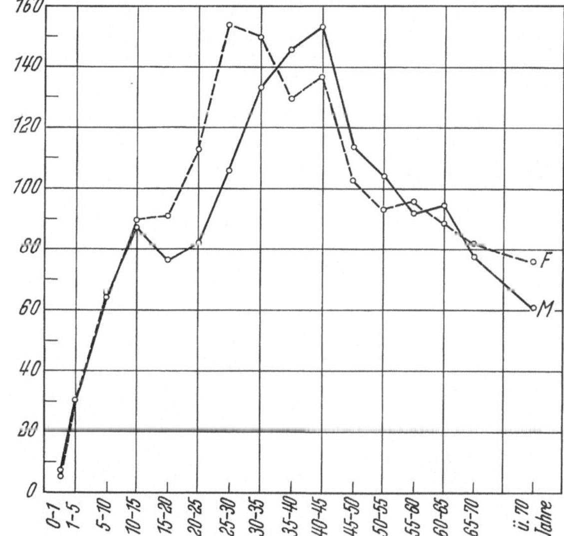

Abb. 15. Bestand an extrapulmonaler Tuberkulose (Id) der Männer und Frauen im Jahre 1959 im Bundesgebiet auf je 100000.

sich, daß trotz der gründlichen Erforschung der Tuberkulose hinsichtlich ihrer Ursachen und Wirkung statistisch Tatsachen nachgewiesen werden, deren Gründe ungeklärt sind.

Eine Statistik des Bestandes in der Bundesrepublik liegt erst seit einigen Jahren vor, so daß es nicht möglich ist, die Entwicklung innerhalb des Bundesgebietes für einen längeren Zeitraum zu übersehen. Da jedoch Nordrhein-Westfalen mit rund 16 Mill. Einwohnern Verhältnisse aufweist, die im großen und ganzen jenen im Bundesgebiet entsprechen, dürfte die Entwicklung in diesem Lande der im Bundesgebiet ähnlich verlaufen.

Die Entwicklung des Bestandes an Id-Fällen der Männer im Lande Nordrhein-Westfalen ist in Abb. 16 dargestellt.

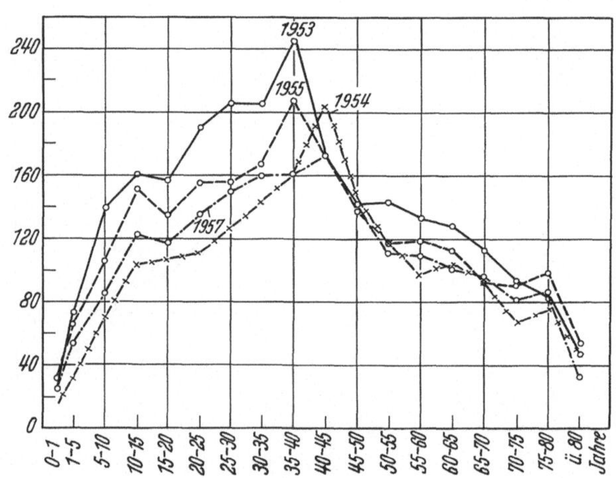

Abb. 16. Bestand an extrapulmonaler Tuberkulose (Id) der Männer in den Jahren 1953, 1955, 1957 und 1959 in Nordrhein-Westfalen auf je 100000 Männer.

Ähnlich der Situation beim Bestand an Personen mit aktiver Lungentuberkulose hat sich der Bestand an extrapulmonaler Tuberkulose in besonderem Umfang in den Altersgruppen zwischen 5 und 40 J. verringert. Nach der Darstellung ist der Rückgang in den zweijährigen Zeitabschnitten ungefähr gleich. Oberhalb 50 J. ist von 1953–1955 noch ein stärkerer, von 1955–1959 ein nur recht geringfügiger Abfall eingetreten. Auch beim Bestand an Personen mit extrapulmonaler Tuberkulose scheint sich nach Abb. 16 der Schwerpunkt allmählich nach den höheren Altersklassen hin zu verschieben.

Über den Anteil der verschiedenen Tuberkuloseformen an der Gesamtzahl des Bestandes an Id-Fällen unterrichtet Tab. 3

Tabelle 3. *Prozentualer Anteil der verschiedenen Erkrankungsformen an der Gesamtzahl des Bestandes an extrapulmonalen Tuberkulosen der Männer und Frauen in Nordrhein-Westfalen in den Jahren 1953 und 1959*

	Knochen u. Gelenk-Tbk.	Peripher. Lymphknoten	Haut	Meningitis	Sonstige	gesamt
1953	32,8	23,0	16,2	2,2	25,8	100
1959	27,8	19,3	13,9	2,9	36,1	100

Nach Tab. 3 waren im Jahre 1953 die Tuberkulosen der Knochen und Gelenke mit 32,8% am Bestand Id beteiligt. Innerhalb von 6 Jahren hat sich ihr Anteil auf 27,8% reduziert. Eine ähnliche Entwicklung hat der Bestand an Tuberkulosen der Drüsen erfahren, dessen Anteil von 23,0 auf 19,3% zurückgegangen ist. Die Tuberkulose der Haut war im Jahre 1953 mit 16,2% beteiligt, ihr Anteil im Jahre 1959 beläuft sich auf 13,9%. Auch hier ist ein kleiner Rückgang eingetreten. Die tuberkulöse Meningitis stellte im Jahre 1953 2,2% des Bestandes an Id-Fällen; diese Erkrankungsform hat ihren Anteil bis zum Jahre 1959 auf 2,9% erhöht. Neben dieser geringfügigen Änderung ist eine wesentliche Zunahme bei den Tuberkulosen der sonstigen Organe (Urogenitaltuberkulose, Tbk. der Nebennieren, der Augen usw.) erfolgt, und zwar von 25,8% auf 36,1%. Im Jahre 1953 liegen noch keine gesonderten Bundesstatistiken der Urogenitaltuberkulose vor. Aus sonstigen Unterlagen läßt sich jedoch ersehen, daß die Zunahme in dieser Gruppe fast ausschließlich zu Lasten der Urogenitaltuberkulose geht. Die Ursache dieser Entwicklung ist voraussichtlich der Tatsache zuzuschreiben, daß der Urogenitaltuberkulose und ihrer Erfassung heute größere Aufmerksamkeit gewidmet wird als vor einigen Jahren, so daß es sich weniger um eine epidemiologisch bedeutsame Entwicklung handelt. Ende 1959 waren in den Fürsorgestellen des Bundesgebietes 50331 Personen mit extrapulmonaler Tuberkulose registriert. Diese verteilen sich nach Tuberkuloseform und Geschlecht in den Altersgruppen 0–15 Jahre und über 15 J. gemäß Tab. 4.

Lediglich bei den Tuberkulosen der Knochen zeigt sich ein leichtes Überwiegen der Erkrankungen der Männer. Dagegen weisen die über 15 J. alten Frauen bei der Tuberkulose der Drüsen und der der Haut fast die doppelte absolute Zahl an Krankheitsfällen auf wie die Männer. Auch bei den sonstigen Tuberkuloseformen ist ein höherer Anteil des weiblichen Geschlechts festzustellen. Leider liegen keine Unterlagen vor über die Verteilung der Erkrankungsfälle in Stadt und Land, vielleicht könnte man mit deren Hilfe eine Erklärung für die Diskrepanz finden.

Bei den 0–15jährigen finden sich praktisch keine Unterschiede in der Geschlechtsverteilung der Erkrankungen an extrapulmonaler Tuberkulose; dasselbe ist auch bei der Lungentuberkulose der Fall. Die Masse der tuberkulösen Erkrankungen der 0 – 15jährigen entfällt auf die Drüsentuberkulose und die Tuberkulose der Knochen. Insgesamt waren am 31.12.59 42599 Kinder unter 15 Jahren mit aktiver Tuberkulose registriert, davon entfallen 6466 = 15,2% auf die extrapulmonalen Formen.

Tabelle 4. *Gliederung des Bestandes an extrapulmonalen Tuberkulosen im Bundesgebiet am 31.12.1959 nach Tuberkuloseform und Geschlecht in den Altersgruppen 0 – 15 Jahre und über 15 Jahre*

	Knochen u. Gelenk-Tbk.		Peripher. Lymphknoten		Haut		Meningitis		Urogenital u. sonstige Tbk.		Id gesamt	
	M	F	M	F	M	F	M	F	M	F	M	F
0 – 15 Jahre	1055	941	1222	1218	119	132	462	417	438	462	3296	3170
über 15 Jahre	6179	5806	2370	4595	2237	4195	308	339	8217	9509	19411	24454
Gesamt	7234	6747	3592	5813	2356	4327	770	756	8655	9971	22707	27624
0 – 15 Jahre in%	14,6	14,0	34,1	20,9	5,1	3,0	59,9	55,1	5,1	4,6	14,5	11,5

Über die Alters- und Geschlechtsverteilung der verschiedenen Erkrankungsformen wird nachfolgend berichtet.

Nach Abb. 17a weist der Bestand an Tuberkulosen der *Knochen und Gelenke* ein Minimum in der Altersgruppe der 0—5jährigen auf, dann steigt die Erkrankungsziffer für beide Geschlechter rasch an, um von 15 J. an etwa bis zur höchsten Altersgruppe fast auf derselben Höhe zu bleiben.

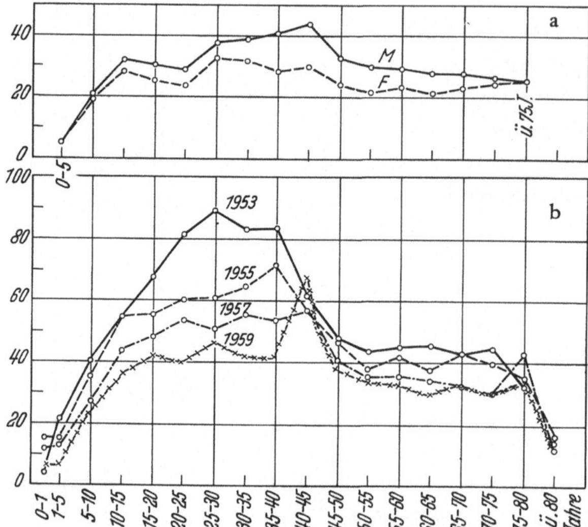

Abb. 17 a u. b. a) Bestand an Tuberkulose der Knochen und Gelenke der Männer und Frauen im Jahre 1959 im Bundesgebiet auf je 100000 Männer bzw. Frauen. b) Bestand an Tuberkulose der Knochen und Gelenke der Männer in den Jahren 1953, 1955, 1957 und 1959 in Nordrhein-Westfalen auf je 100000 M.

Bei den Männern ist eine geringfügig höhere Morbidität festzustellen als bei den Frauen, die sich jedoch in den niedrigsten und in der höchsten Altersgruppe nicht mehr bemerkbar macht.

Abb. 17b zeigt die Altersgliederung des Bestandes an Tuberkulose der Knochen und Gelenke der Männer in den Jahren 1953—1959 in Nordrhein-Westfalen. Der in der Darstellung zutage tretende bemerkenswerte Rückgang der Erkrankungsfälle ist bei den Altersklassen zwischen 20 und 40 J. am stärksten. Der Bestand hat sich für diese Altersgruppe in dem betrachteten Zeitraum von 6 J. vor allem zwischen 1953 und 1955 auf ungefähr die Hälfte verringert. Die Entwicklung von 1955 bis 1957 und von 1957 bis 1959 ist für diese Altersgruppen nahezu gleichartig verlaufen. Auch in den höheren Altersklassen bis etwa zum 80. Lebensjahr ist diesselbe Entwicklung, wenn auch nicht in dem Verhältnis wie bei den jüngeren Personen nachweisbar. Oberhalb 75 J. ist keine wesentliche Änderung eingetreten. Es zeigen sich hier ähnliche Verhältnisse, wie sie auch von der Lungentuberkulose her bekannt sind.

Die Tuberkulose der *peripheren Lymphknoten* ist neben der Hauttuberkulose eine der wenigen Tuberkuloseformen, die eine höhere Morbidität der Frauen als der Männer aufweist. Nach Abb. 18 ist die Morbidität in den Altersgruppen bis 15 J. bei Knaben und Mädchen gleich, dann divergieren die Kurven, die bei den jungen Männern von 15—20 J., bei den Frauen zwischen 15 und 35 J. Höchstwerte aufweisen. In den Altersgruppen 25—35 J. ist die Erkrankungshäufigkeit der Frauen ungefähr doppelt so hoch wie die der Männer. Dasselbe gilt für die Altersklassen von oberhalb 60 J.

Nach Abb. 18b) hat sich der Bestand an Tuberkulosen der *peripheren Lymphknoten* seit 1953 in ähnlicher Weise entwickelt wie bei den übrigen Tuberkuloseformen. Die Abnahme macht sich besonders bei den Altersgruppen von 10 bis etwa 30 J. bemerkbar, am stärksten zwischen 10 und 20 J. Mit fortschreitendem Alter verringert sich das Ausmaß der Abnahme.

Im Gegensatz zu den Tuberkulosen der Knochen und Gelenke und der peripheren Lymphknoten zeigt der Bestand an *Tuberkulosen der Haut* ein Ansteigen von der Jugend an vom niedrigsten Wert bis zu Höchstwerten im höchsten Lebensalter. Auch bei dieser Tuberkuloseform ergibt sich ein Überwiegen der Erkrankungsfälle der Frauen (siehe Abb. 19).

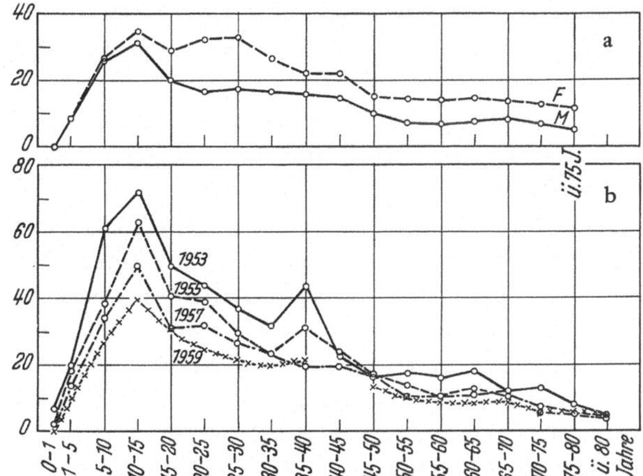

Abb. 18 a u. b. a) Bestand an Tuberkulose der peripheren Lymphknoten der Männer und Frauen im Jahre 1959 in Nordrhein-Westfalen auf je 100 000 Männer bzw. Frauen. b) Bestand an Tuberkulose der peripheren Lymphknoten der Männer in den Jahren 1953, 1955, 1957 und 1959 in Nordrhein-Westfalen auf je 100 000 M.

Daß die Verhältnisse bei der *Hauttuberkulose* hinsichtlich des Maximums nicht immer so lagen, geht aus Abb. 19 b hervor, die im Jahre 1953 für die Männer 2 Maxima, eines zwischen 35 und 40 J., ein zweites zwischen 50 und 60 J. aufweist. Aber auch bei dieser Tuberkuloseform hat die Entwicklung im Laufe der letzten Jahre dazu geführt, daß die Erkrankungshäufigkeit besonders der jüngeren Leute in stärkerem Maße abgenommen hat, so daß allmählich das in der Zeichnung zum Ausdruck kommende Maximum in das höhere Lebensalter verlegt wird. Welche Gründe zu der höheren Morbidität der Frauen an Tuberkulose der Haut Anlaß geben, bedarf noch der Klärung. – Abb. 20 veranschaulicht die Alters- und Geschlechtsgliederung des Bestandes an *tuberkulöser Meningitis*.

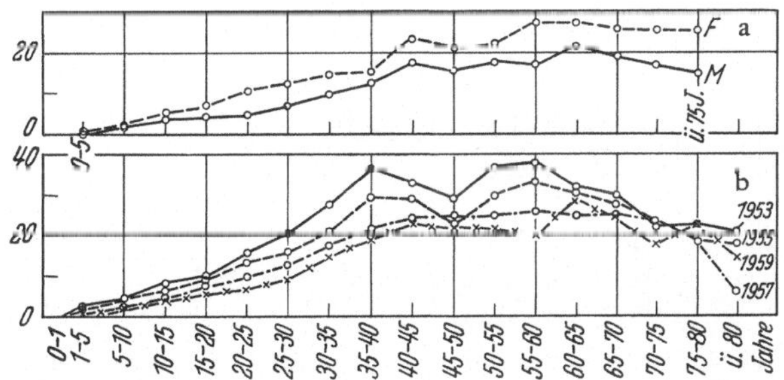

Abb. 19 a u. b. a) Bestand an Hauttuberkulose der Männer und Frauen im Jahre 1959 im Bundesgebiet auf je 100 000. b) Bestand an Hauttuberkulose der Männer in den Jahren 1953, 1955, 1957 und 1959 in Nordrhein-Westfalen auf je 100 000 M.

Geschlechtsunterschiede treten bei dieser Tuberkuloseform nicht in Erscheinung. Leider weisen die jüngeren Lebensalter auch heute noch das Maximum an dieser Tuberkuloseform auf, die für die mittleren und höheren Lebensalter praktisch bedeutungslos ist. Die Tatsache, daß die tuberkulöse Meningitis überhaupt einen Bestand

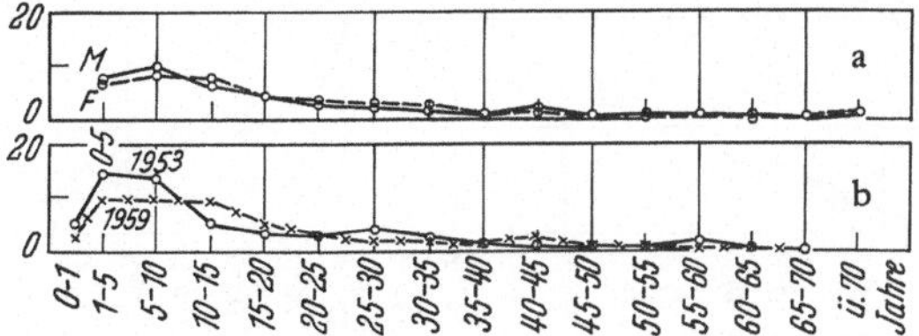

Abb. 20 a u. b. a) Bestand an Meningitis der Männer und Frauen im Jahre 1959 im Bundesgebiet auf je 100 000 M. bzw Fr. b) Bestand an Meningitis der Männer in den Jahren 1953 und 1959 in Nordrhein-Westfalen auf je 100 000 M.

aufzuweisen hat, ist ausschließlich dem Umstand zuzuschreiben, daß die früher fast 100 %ige Letalität durch die moderne Chemotherapie entscheidend reduziert worden ist.

Der Rückgang des Bestandes an tuberkulöser Meningitis seit 1953 hält sich nach Abb. 20 b) in bescheidenen Grenzen und betrifft ausschließlich die Altersgruppen unter 10 J.

Nach Abb. 21 a) ist die *Urogenitaltuberkulose* überwiegend in den Altersgruppen zwischen 20 und etwa 60 J. nachweisbar, während sie unterhalb von 20 und oberhalb von 60 J. nur selten beobachtet wird. Sie erreicht bei den Männern von etwa 35 – 45 J. ein Maximum, während die Frauen zwischen 25 und 35 J. Höchstwerte aufzuweisen haben. Inwieweit der Abfall von etwa 45 J. den Tatsachen entspricht oder einer mangelnden Erfassung zuzuschreiben ist, läßt sich vorläufig nicht feststellen. Sollten die tatsächlichen Verhältnisse jedoch ungefähr der Altersverteilung entsprechen, dann ergibt sich die Frage, welche Ursachen zu der erhöhten Morbidität der Männer um 40 – 45 und der Frauen zwischen 25 und 35 J. Anlaß geben.

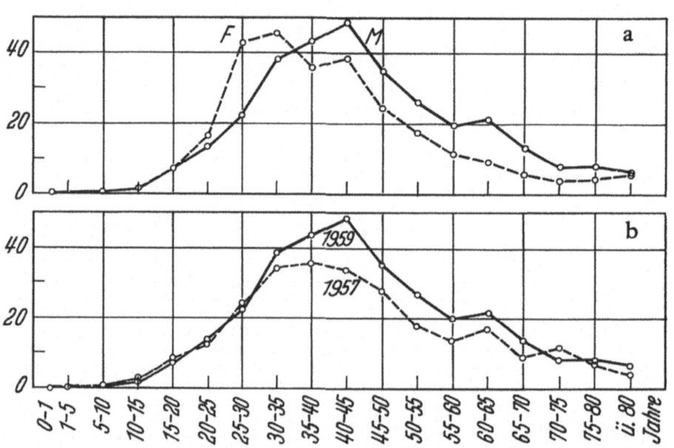

Abb. 21 a u. b. a) Bestand an Urogenitaltuberkulose der Männer und Frauen im Jahre 1959 in Nordrhein-Westfalen auf je 100 000 Männer bzw. Frauen. b) Bestand an Urogenitaltuberkulose der Männer in den Jahren 1957 und 1959 in Nordrhein-Westfalen auf je 100 000 M.

Der Anstieg des Bestandes an Urogenitaltuberkulosen in der Zeit von 1957-1959, wie er in Abb. 21 b zum Ausdruck kommt, ist damit zu erklären, daß in den letzten Jahren der Auffindung der Urogenitaltuberkulose größere Aufmerksamkeit gewidmet wird.

Da es sich bei dieser Tuberkuloseform häufig um eine ansteckungsfähige Tuberkulose handelt, ist ihr besondere Beachtung zu schenken.

Die Tuberkulosen der Nebennieren, der Augen usw. sind unter dem Begriff der Tuberkulose sonstiger Organe zusammengefaßt. Ihre Alters- und Geschlechtsverteilung ist aus Abb. 22 a zu ersehen.

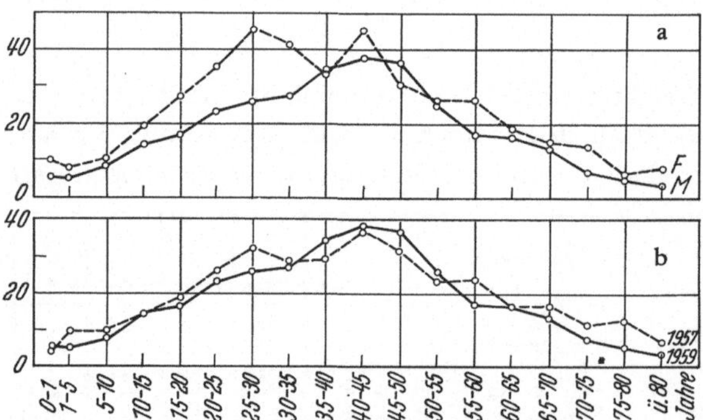

Abb. 22 a u. b. a) Bestand an Tuberkulose sonstiger Organe der Männer und Frauen im Jahre 1959 in Nordrhein-Westfalen auf je 100 000 Männer bzw. Frauen. b) Bestand an Tuberkulose sonstiger Organe der Männer in den Jahren 1957 und 1959 in Nordrhein-Westfalen auf je 100 000 M.

Die Kurven zeigen eine weitgehende Ähnlichkeit mit der Alters- und Geschlechtsgliederung des Bestandes an Urogenitaltuberkulose. Auch hier entfällt das Maximum bei den Männern auf die mittleren, bei den Frauen auf die jüngeren Altersklassen, während die Jugendlichen und älteren Personen nur in sehr geringem Umfange von Tuberkulose dieser Form betroffen worden sind. Die Darstellung läßt ein leichtes Überwiegen des weiblichen Geschlechts erkennen.

Nach Abb. 22 b) ist in den Jahren 1957—1959 in den jüngeren und höheren Altersklassen eine geringfügige Abnahme eingetreten, während zwischen 30 und 55 J. der Bestand eine leichte Zunahme aufzuweisen hat.

Zusammenfassung

(Bestand der an aktiver Tuberkulose Erkrankten)

Am 31.12. 1960 belief sich der Bestand an Personen mit aktiver Tuberkulose auf 321 579 Personen = 600 auf 100 000 E. Darunter befanden sich 86 691 Personen = 163 auf 100 000 mit offener und 187 385 mit geschlossener Lungentuberkulose = 349 auf 100 000. Auf die extrapulmonale Tuberkulose entfallen 47 503 Personen = 88 auf 100 000. Gegenüber 1959 hat sich der Bestand um 26 000 Fälle verringert = 7,5%. In West-Berlin waren 30 404 Tuberkulöse registriert = 1 381 auf 100 000 E., darunter 7 642 Offentuberkulöse, 20 792 geschlossene Tuberkulosen und 1970 extrapulmonale Tuberkulosen. Die Abnahme des Bestandes, die im Laufe der letzten Jahre festzustellen ist, betrifft in erster Linie die Altersgruppen unterhalb von 50 Jahren, und zwar in besonderem Maße die der 25—40jährigen. Oberhalb von 65 Jahren ist der Bestand im wesentlichen unverändert geblieben. Mit dieser Entwicklung ist ein Abbau des 1953 noch vorhandenen Gipfels im jugendlichen bzw. jüngeren Erwachsenenalter verbunden, so daß sich der Bestand an Tuberkulösen mehr und mehr auf die höheren Altersgruppen verlagert, eine Erscheinung, die parallel läuft mit den Verhältnissen bei der Tuberkulose-Mortalität. Der Rückgang betrifft sämtliche Tuberkuloseformen.

Summary: Number of cases of active tuberculosis

On 31.12.1960 the number of persons with active tuberculosis was 321 579 = 600 per 100 000 inhabitants. Of these there were 86 691 cases of open tuberculosis = 163 per 100 000 and 187 385 of closed pulmonary tuberculosis = 349 per 100 000. 47 503 cases were extra-pulmonary tuberculosis = 88 per 100 000. The total number, as compared with 1959, had decreased by 26 000 cases = 7.5%. In West Berlin, 30 404 cases of tuberculosis were registered = 1 381 per 100 000, of which 7 642 were open, 20 792 closed, and 1 970 extra-pulmonary. The decrease in numbers during recent years has particularly affected the age-groups under 50 years, especially the group from 25 to 40 years. Above the age of 65, the number is virtually unchanged. This development shows a reduction of the peak among juveniles and young adults which was still noticeable in 1953, so that there has been a progressive shift to the higher age-groups: a phenomenon parallel to the course of tuberculosis mortality. The decrease affects all forms of tuberculosis.

Résumé: Effectif des sujets présentant une tuberculose active

Au 31/12/1960 le nombre des malades avec une tuberculose active était de 321 579 = 600 pour 100 000 habitants. Parmi eux se trouvaient 86 691 personnes = 163 pour 100 000 h. présentant une tuberculose ouverte, et 187 385 avec une tuberculose fermée = 349 pour 100 000 h. Pour 47 503 sujets il s'agissait d'une tuberculose extra-pulmonaire (88 pour 100 000 h.) Par rapport à 1959 il y a une diminution de 26 000 cas = 7,5%. A Berlin-Ouest on a enregistré 30 404 cas de tuberculose = 1 381 pour 100 000 h., dont 7 642 ouvertes, 20 792 fermées, et 1 970 extra-pulmonaires. La diminution de la morbidité que l'on a constatée ces dernières années concerne en premier lieu les classes au-dessous de 50 ans, et en particulier les sujets entre 25 et 40 ans. Au-dessus de 65 ans l'effectif est resté inchangé en général. Cette évolution s'explique par la chute du pic de morbidité qui en 1953 encore existait chez les adolescents et les adultes jeunes. De sorte que la tuberculose se déplace de plus vers les sujets âgés, fait qui va de pair avec la mortalité par cette maladie. La régression concerne toutes les formes de tuberculose.

Resumen: Proporción de enfermos con tuberculosis activa

El 31–XII–1960 el número de personas con tuberculosis activa ascendió a 321 579 personas = 600 por 100 000 habitantes. Entre ellas se encontraron 86 691 personas = 163 por 100 000 habitantes on tuberculosis pulmonar abierta y 187 385 = 349 por 100 000 habitantes con formas cerradas. Con tuberculosis extrapulmonar se encontraron 47 503 personas = 88 por 100 000 habitantes. Frente a 1959 la cantidad se ha reducido en 26 000 casos = 7,5%. En el Berlín occidental había 30 404 tuberculosis registradas = 1 381 por 100 000 habitantes, entre ellas 7 642 tuberculosis pulmonares abiertas, 20 792 tuberculosis cerradas y 1 970 tuberculosis extrapulmonares. La disminución de la cantidad, que se ha registrado en el curso del año último, afecta en primer lugar a las edades por debajo de los 50 años y en especial a las edades entre 25 y 40 años. Por encima de los 65 años el número de enfermos ha permanecido esencialmente invariable. Con esta evolución va ligado un desplazamiento de la edad con un máximo de enfermos tuberculosos, que en 1953 se encontraba todavía en la edad juvenil y en los adultos jóvenes. De este modo la proporción de tuberculosos se desplaza cada vez más a las edades avanzadas, manifestación que descurre paralelamente con la mortalidad tuberculosa. El retroceso afecta a todas las formas de tuberculosis.

ε) Inaktive Lungentuberkulose (IIa)

Über den Bestand an Personen mit inaktiver Lungentuberkulose am 31. 12. 1959 liegen nur folgende Angaben vor:

Niedersachsen	79405 = 121,2 auf 100000 E.
Baden-Württemberg	118489 = 156,7 auf 100000 E.
Bayern	142598 = 152,6 auf 100000 E.

In diesen 3 Ländern mit rund 23,5 Mill. Einwohnern wurden demnach 340492 Personen mit inaktiver Lungentuberkulose von den Fürsorgestellen überwacht. Auf die Bundesrepublik bezogen ergäben sich damit ca. 770000 bekannte IIa-Fälle = 145 auf 100000 E. Diese Zahl ist insofern irreführend, als sie nur den Personenkreis umfaßt, bei welchem die Ärzte der Fürsorgestellen eine weitere Überwachung für erforderlich halten, ohne Berücksichtigung der aus der Überwachung ausgeschiedenen oder sich ihr entziehenden Personen.

Nach den Angaben von Niedersachsen (Die Tuberkulose in Niedersachsen 1959) gliedert sich der Bestand an IIa-Fällen in 15068 Kinder unter 15 J. (=1050 auf 100000 Kinder), 35208 Männer über 15 J. (=1510 auf 100000 M.) und 29129 Frauen über 15 J. (=1058 auf 100000 F.). Der Bestand an 0–15jährigen mit aktiver Lungentuberkulose belief sich am 31. 12. 1959 auf 3387 Fälle; damit ist die Zahl der in Überwachung stehenden Kinder mit inaktiver Lungentuberkulose fast 4,5 mal größer als die an aktiven Tuberkulosen. Dagegen entfallen auf einen Mann mit aktiver Lungentuberkulose 1,85, auf eine Frau 2,6 mit inaktiver Lungentuberkulose. Danach hat man in den Fürsorgestellen der Möglichkeit der Verschlechterung einer ruhenden Tuberkulose bei Kindern besondere Aufmerksamkeit gewidmet, obwohl diese Tendenz bei den unter 15jährigen geringer ist als bei den Erwachsenen. Der Unterschied zwischen Männern und Frauen dürfte in der geringeren Überwachungsfreudigkeit der Männer zu suchen sein. Im Jahre 1953 war in Niedersachsen die Zahl der wegen inaktiver Tuberkulose überwachten Kinder 3,9 mal, die der Männer 1,2 mal, die der Frauen 1,5 mal größer als der jeweilige Bestand an Ia-Ic-Fällen. Anteilmäßig gliederte sich der Bestand an IIa-Fällen in 27,5 % Kinder, 38,8 % Männer und 33,7 % Frauen. Im Jahre 1959 ergibt sich mit 19,0 % Kindern, 44,4 % Männern und 36,6 % Frauen eine Verringerung des Bestandes an Kindern und eine Erhöhung bei den Männern. Dies hängt damit zusammen, daß in diesem Zeitraum der Bestand an aktiven Tuberkulosen der Kinder um 47,1 %, der der Männer um 28,4 % und der der Frauen um 42,8 % abgenommen hat. In derselben Zeit hat der Bestand an IIa-Fällen einen Rückgang um nur 4,3 % erfahren, der ausschließlich auf die Kinder entfällt, bei den IIa-Fällen der Männer und Frauen ist sogar eine Zunahme festzustellen. Die von den verschiedenen Regierungs- bzw. Verwaltungsbezirken Niedersachsens vorliegenden Angaben weichen zahlenmäßig teilweise beträchtlich von einander ab, so daß hier kein klares Bild zu gewinnen ist. In Bayern ist von 1953 – 1959 im Gegensatz zu Niedersachsen eine Steigerung von 116 260 auf 142 598 IIa-Fälle erfolgt = 22,4 % und in Baden-Württemberg eine Zunahme von rund 100 000 auf 118 500 (= 18,5 %). Von Bayern und Baden-Württemberg liegen keine Angaben über die Gliederung der IIa-Fälle vor, so daß nicht zu übersehen ist, in welchem Ausmaß die Kinder bzw. Männer und Frauen an der Entwicklung der letzten Jahre beteiligt sind. Inwieweit die RRU in Baden-Württemberg und Bayern zu der Steigerung des Bestandes an IIa-Fällen beigetragen haben, ist nicht genau zu übersehen, jedoch muß angenommen werden, daß sich diese hierbei besonders bemerkbar machen, während die nur geringe Änderung in Niedersachsen vielleicht darauf zurückzuführen ist, daß zahlreiche unbekannte inaktive Tuberkulosen bereits zu Beginn der 1950 einsetzenden RRU ermittelt und inzwischen wieder aus der Fürsorge ausgeschieden sind.

Nach Tab. 7 sind im Jahre 1959 aus der Diagnosegruppe IIa 4 820 Personen an einer ansteckungsfähigen, 9 880 an einer geschlossenen Lungentuberkulose infolge einer Verschlechterung ihres bisherigen Befundes erkrankt. Bezogen auf den Bestand von 770 000 Personen mit inaktiver Lungentuberkulose in der Bundesrepublik hat diese Verschlechterung je 1,9 von 100 000 betroffen. 0,6 auf 100 000 der ehemaligen IIa-Fälle sind im Jahre 1959 an einer ansteckungsfähigen Lungentuberkulose erkrankt. Gegenüber früheren Jahren scheint sich die Situation insofern verbessert zu haben, als bis zum Jahre 1958 der Prozentsatz an Verschlechterungen 2,5 betrug, von welchen 40 % = 1,0 auf 100 000 offen wurden. Es ist jedoch kaum anzunehmen, daß epidemiologische Vorgänge für diese Entwicklung verantwortlich sind, sondern es ist zu vermuten, daß die vorliegenden Angaben die wirkliche Zahl der Übergänge aus IIa in die Gruppen Ia-Ic nur z. T. wiedergeben. Nach den Angaben in Niedersachsen beläuft sich die Zahl der nach Ia + Ib übergeführten ehemaligen IIa-Fälle auf 630 = 0,8 auf 100 000, die der Übergänge nach Ic auf 1 171 = 1,5 auf 100 000. Damit ergeben sich für Niedersachsen 2,3 % Verschlechterungen aus der Gruppe der IIa-Fälle. Von Baden-Württemberg werden 886 neue ansteckungsfähige Lungentuberkulosen gemeldet, die vorher unter IIa geführt waren = 0,8 auf 100 000, während auf die nach Ic übergeführten Fälle 1,7 % des Bestandes an Personen mit inaktiver Lungentuberkulose entfallen. Auch in Bayern erreicht die Verschlechterungsquote der IIa-Fälle mit 2,4 % annähernd dieselbe Höhe wie in Niedersachsen und Baden-Württemberg. Der Anteil der offengewordenen Personen mit vorher inaktiver Lungentuberkulose beträgt ebenfalls 0,8%. Die Ergebnisse aus diesen 3 Ländern werden als genauer angesehen als die Gesamtzahlen für das Bundesgebiet.

Im Jahre 1950 betrug die Wahrscheinlichkeit der Erkrankung an einer Lungentuberkulose für das Gebiet der Bundesrepublik 0,23%. Das Risiko der Verschlechterung einer inaktiven Lungentuberkulose lag 1950 bei etwa 2,5%, so daß sich danach für den Personenkreis der inaktiven Tuberkulösen eine über 10 mal so hohe Wahrscheinlichkeit der Verschlechterung ergab als für die übrige Bevölkerung. Im Jahre 1959 erkrankten 117,9 Personen auf je 100000 in der Bundesrepublik an einer aktiven Lungentuberkulose = 0,118%. Unter der Voraussetzung, daß die Verschlechterungsquote wie oben besprochen im Jahre 1959 wie im letzten Jahrzehnt unverändert 2,5% beträgt, ergibt sich 1959 für die Personen mit inaktiver Lungentuberkulose eine 21 mal größere Wahrscheinlichkeit der Entwicklung einer aktiven Lungentuberkulose als für die gesamte Bevölkerung. Während die Zahl der Neuzugänge, welche Ersterkrankungen, Wiedererkrankungen und Zuzüge umfaßt, im Laufe von 10 Jahren einen sehr beträchtlichen Rückgang aufzuweisen hat, der das Risiko der Erkrankungen an Lungentuberkulose um mehr als 50% für den Einzelnen herabsetzt, bleibt die Gefahr der Verschlechterung für den Personenkreis der inaktiven Tuberkulösen unverändert. Leider gestattet der Mangel an differenzierten Statistiken nicht, diese Frage hinsichtlich der Auswirkung dieser Entwicklung für die beiden Geschlechter und die verschiedenen Altersklassen zu untersuchen. Es ist auch nicht möglich, die Frage zu klären, ob die Entwicklung für die beiden Gruppen divergiert, zumal die Entstehung neuer Lungentuberkulosen in der Gesamtbevölkerung unbeachtet und damit zunächst unbeeinflußt vor sich geht, während die IIa-Gruppe von den Tuberkulose-Fürsorgestellen als laufend betreut und kontrolliert gelten kann.

Zusammenfassung

[Bestand an Fällen inaktiver Lungentuberkulose (II a)]

In der Bundesrepublik sind etwa 770000 Personen mit inaktiver Lungentuberkulose in den Fürsorgestellen registriert = 145 auf 100000 E. Die Zahl der in der Bevölkerung vorhandenen inaktiven Lungentuberkulosen ist nicht bekannt, dürfte jedoch recht beträchtlich sein. Aus der Gruppe der inaktiven Lungentuberkulosen sind im Jahre 1959 annähernd 5000 Personen an einer ansteckenden und rund 10000 an einer geschlossenen Lungentuberkulose infolge Verschlechterung erkrankt. Nachdem diese Bevölkerungsgruppe eine Verschlechterungstendenz von mindestens 2% aufweist, kommt ihrer Betreuung eine besondere Bedeutung zu. Auch die Erfassung der noch nicht bekannten Personen mit inaktiven Lungentuberkulosen ist epidemiologisch von großem Interesse, da zweifellos ein recht beträchtlicher Teil der bekanntwerdenden Neuerkrankungen aus dieser Personengruppe stammt.

Summary: Number of cases of inactive pulmonary tuberculosis (IIa)

In the German Federal Republic, approximately 770000 persons are registered as suffering from inactive pulmonary tuberculosis by the Welfare Offices, i.e. 145 per 100000 inhabitants. The incidence of inactive tuberculosis is not recognized, in all probability, however, the actual number is very considerable. In 1959, within the group suffering from inactive pulmonary tuberculosis, approximately 5000 persons fall ill with contageous pulmonary tuberculosis, and in about further 10000 cases there was a deterioration in the already existing closed pulmonary tuberculosis. In view of the fact that at least 2% of this group of population will show deterioration, special attention should be given to the care of these patients. Likewise, the registration of hitherto unrecognized cases of inactive pulmonary tuberculosis is of great importance from the epidemiological point of view, for a considerable number of newly registered cases will doubtlessly originate from this group of persons.

Résumé: Nombre des cas de tuberculose pulmonaire non-active (IIa)

Dans la République Fédérale 770 000 personnes atteintes de tuberculose pulmonaire inactive sont enrégistrés dans les Centres des soins, soit 145 personnes par 100 000 habitants.

Le nombre des tuberculeux atteints de tuberculose pulmonaire inactive existant réellement dans la population n'est pas connu, mais il doit être très considérable.

Dans le groupe de tuberculeux pulmonaires „non-actifs'' env. 5 000 personnes ont été atteintes en 1959 de tuberculose pulmonaire infectieuse et env. 10 000 de tuberculose pulmonaire „fermée'' – par suite d'une détérioration de leur état.

Puisque ce groupe de la population comporte une tendence à la détérioration d'au moins 2%, les soins à lui donner méritent une attention particulière.

De même l'enrégistrement des cas encore inconnus de tuberculose pulmonaire inactive présente un grand intérèt au point de vue épidémiologique puisqu'une proportion très considérable des affections nouvellement déclarées a certainement son origine dans ce groupe de personnes.

Resumen: Proporción de casos de tuberculosis pulmonar inactiva (IIa)

En la República Federal Alemana existen aproximadamente 770 000 personas con tuberculosis pulmonar inactiva registradas en los dispensarios médicos (145 por 100 000 habitantes). El número de tuberculosis pulmonares inactivas existentes en la población no es conocido, pero es probablemente bastante considerable. Dentro del grupo de las tuberculosis pulmonares inactivas en el año 1959 alrededor de 5 000 personas han enfermado de una tuberculosis pulmonar contagiosa y unas 10 000 de formas cerradas debido a empeoramiento. Como este grupo de la población muestra una tendencia al empeoramiento de por lo menos el 2%, hay que conceder una especial importancia a su cuidado. La detección de las personas con tuberculosis pulmonares inactivas no conocidas es también de un gran interés epidemiológico, ya que sin duda alguna un considerable número de nuevos casos de enfermedad que son conocidos proceden de este grupo de personas.

5) Inaktive Tuberkulose anderer Organe (IIb)

Über die Zahl der von den Tuberkulosefürsorgestellen des Bundesgebietes betreuten Personen mit inaktiver Tuberkulose anderer Organe liegen nur Angaben der Länder Niedersachsen, Baden-Württemberg und Bayern vor. Danach belief sich der Bestand am 31. 12. 1959 in Niedersachsen auf 5 444 (=95 auf 100 000 E.), in Baden-Württemberg auf 6 249 (=89 auf 100 000 E.) und in Bayern auf 6 053 (=65 auf 100 000 E.). Für Niedersachsen und Baden-Württemberg ergibt sich eine gute Übereinstimmung, dagegen weist Bayern einen erheblich niedrigeren Bestand auf. Dies hängt damit zusammen, daß offenbar in Bayern ein kleinerer Teil der extrapulmonalen Tuberkulosen bekannt ist als in den anderen Ländern (Bestand Id: Niedersachsen:

90,9, Baden-Württember: 81,2, Bayern: 57,4 auf 100 000 E.) Legt man die Angaben dieser 3 Länder den Verhältnissen im Bundesgebiet zugrunde, so ergibt sich ein Bestand von etwa 43 000 IIb-Fällen = 80 auf 100 000 E. Nach Tab. 7 sind davon 55 (=118 auf 100 000) an einer ansteckungsfähigen Lungentuberkulose, 115 (=268 auf 100 000) an einer geschlossenen aber aktiven Lungentuberkulose, 1 025 (=2 390 auf 100 000) an extrapulmonaler Tuberkulose wiedererkrankt. In 1 195 Fällen von 43000 ist eine Verschlechterung eingetreten, welche somit 2 780 Personen von 100 000 betroffen hat = 2,8 %. Soweit man aus diesen Unterlagen Folgerungen ziehen kann, bedeutet dies, daß die Wahrscheinlichkeit der Verschlechterung für Personen mit inaktiver Tuberkulose anderer Organe mindestens genau so groß ist wie für die mit inaktiver Lungentuberkulose; es besteht lediglich der Unterschied, daß diese Wahrscheinlichkeit nicht immer die Tuberkuloseform (Lungentuberkulose — Tuberkulose anderer Organe) betrifft, die der früheren aktiven Erkrankung zu Grunde lag. Wenn Personen mit inaktiver Tuberkulose anderer Organe im Jahre 1959 in 0,39 % der Fälle an einer Lungentuberkulose erkrankt sind, dann hatten sie hierfür eine etwa 3,5 mal so hohe Wahrscheinlichkeit aufzuweisen wie die Gesamtbevölkerung; bezüglich der Entwicklung einer aktiven extrapulmonalen Tuberkulose beträgt das Risiko dieser Personengruppe das 120fache des Risikos der übrigen Bevölkerung. Der Grund für dieses unterschiedliche Verhalten der Personen mit inaktiver Lungentuberkulose und inaktiver Tuberkulose anderer Organe in dem Verhältnis Wahrscheinlichkeit der Verschlechterung zu Wahrscheinlichkeit der Erkrankung überhaupt ist in der Tatsache zu sehen, daß verhältnismäßig wenig Menschen an einer extrapulmonalen Tuberkulose erkranken und diese Wahrscheinlichkeit nur ein Viertel derjenigen ausmacht, daß eine aktive Lungentuberkulose auftritt.

Der Bestand an Personen mit aktiver Tuberkulose anderer Organe belief sich am 31. 12. 1959 auf 50 345 Personen, der an inaktiven Fällen auf ca. 43 000. Auch in dieser Hinsicht besteht eine Diskrepanz, nachdem der Bestand an IIa-Fällen mindestens 2,5 mal so hoch ist wie der an Ia-Ic-Fällen. Auch wenn ein tuberkulöser Prozeß in anderen Organen im allgemeinen langwieriger verläuft als der in der Lunge und damit wohl die Verweildauer in der Gruppe Id größer ist als in Ia-Ic, tritt doch nach Inaktivierung eine Überführung nach IIb ein. Nachdem dieser Personenkreis aber eine relativ hohe Verschlechterungstendenz aufzuweisen hat, sollte die Dauer der Überwachungszeit in der Gruppe IIb nicht zu kurz bemessen sein.

Die aus IIb nach Id gelangten Verschlechterungen stellen mit 1 025 Fällen knapp 2 % des Bestandes an Id-Fällen dar, während es sich bei den aus IIa nach Ia-Ic übergeführten Fällen um rund 1,9 % handelt. Die Gruppe Ia-Ic weist im Jahre 1959 62 236 Neuzugänge auf. Einschließlich der Zugänge (Verschlechterungen) aus den Gruppen Id-III (19 600) ergeben sich insgesamt rund 82 000 Zugänge. Daran sind die aus IIa stammenden mit 17,9 % beteiligt. Bei den Id-Fällen sind 10 580 Neuzugänge und 1 955 Verschlechterungen = rund 12 600 Zugänge erfolgt. Davon entfallen 1 025 = 8,1 % auf die Gruppe IIb, obwohl die Wahrscheinlichkeit der Verschlechterung für den Personenkreis der IIa- und der IIb-Fälle annähernd gleich hoch ist. Auch dies spricht für die Notwendigkeit einer längeren Verweildauer der im Bestand an IIb-Fällen registrierten Personen.

An den 5 435 IIb-Fällen in Niedersachsen sind die Frauen mit 46,0 %, die Männer mit 36,0 % und die Kinder mit 18,0 % beteiligt. Beim Bestand an Id-Fällen entfallen 48,5 % auf die Frauen, 40,0 % auf die Männer und 11,5 % auf die Kinder. Deren im

Verhältnis zum Bestand höherer Anteil an den IIb-Fällen deutet darauf hin, daß man darum bemüht ist, die Kinder möglichst lange zu überwachen.

Eine Gliederung der Übergangsfälle aus IIb nach Ia-Id nach Alter und Geschlecht würde erkennen lassen, ob diese Vorsichtsmaßnahme berechtigt ist oder — was wahrscheinlicher ist — nicht, da die Männer und Frauen besonders der höheren Altersstufen eine viel größere Verschlechterungstendenz aufzuweisen haben als die Kinder.

Zusammenfassung

[Bestand an inaktiven Tuberkulosen anderer Organe (II b)]

Bei den Fürsorgestellen stehen ca. 43 000 Fälle von inaktiver Tuberkulose anderer Organe in Überwachung = 80 auf 100 000 E. Von diesen sind im Jahre 1959 55 an einer ansteckungsfähigen (= 118 auf 100 000 IIb-Fälle), 115 an einer geschlossenen Lungentuberkulose (= 268 auf 100 000 IIb-Fälle) und 1 025 (= 2 390 auf 100 000) an aktiver extrapulmonaler Tuberkulose erkrankt. Diese Personengruppe wies damit eine Verschlechterungstendenz von 2,8% auf. Die Wahrscheinlichkeit einer Verschlechterung für die Personen mit inaktiver extrapulmonaler Tuberkulose ist damit ebenso groß wie für die mit inaktiver Lungentuberkulose.

Summary: Number of cases with inactive tuberculosis of other organs (II b)

Approximately 43 000 cases of inactive tuberculosis of other organs are supervised by the Welfare Offices, i.e. 80 per 100 000 inhabitants. Among these, in 1959, 55 cases developed contageous pulmonary tuberculosis (i.e. 118 per 100 000 cases of the IIb-group), 115 developed pulmonary tuberculosis (i.e. 268 per 100 000 cases of the IIb-group), and 1 025 (i. e. 2 390 per 100 000) developed active forms of extrapulmonary tuberculosis. Consequently, there was a deterioration rate of 2,8% in this group of patients. These figures demonstrate that the probability of deterioration is just as high in persons with inactive extrapulmonary tuberculosis as in those with inactive pulmonary tuberculosis.

Résumé: Nombre des tuberculoses non-actives connues ayant atteint d'autres organes (IIb)

Dans les dispensaires env. 43 000 cas de tuberculose inactive d'autres organes sont fichés, — et sous surveillance — soit 80 cas par 100 000 habitants.

Parmi eux 55 personnes ont été atteintes en 1959 de tuberculose infectieuse (soit 118 par 100 000 cas de IIb), 115 autres de tuberculose pulmonaire fermée (= 268 sur 100 000 cas de IIb) et 1 025 (= 2 390 sur 100 000 cas de IIb) de tuberculose extra-pulmonaire active.

Ce groupe de personnes présente par conséquent une tendence à la détérioration de 2,8%.

La probabilité de l'aggravation est par conséquent aussi grande pour les personnes atteintes de tuberculose extra-pulmonaire inactive que pour celles atteintes de tuberculose pulmonaire inactive.

Resumen: Proporción de tuberculosis inactivas de otros órganos (II b)

En los dispensarios médicos existen en vigilancia 43 000 casos de tuberculosis inactivas de otros órganos (= 80 por 100 000 habitantes). De estos en el año 1959 55 contrajeron una tuberculosis pulmonar contagiosa (= 118 por 100 000 casos II b) 115 formas cerradas (= 268 por 100 000 casos II b) y 1 025 (= 2 390 por 100 000) una tuberculosis extrapulmonar activa. Con ello este grupo de personas mostró una tendencia al empeoramiento del 2,8%. La probabilidad de empeoramiento para personas con tuberculosis extrapulmonar inactiva es por lo tanto tan grande como para personas con tuberculosis pulmonar inactiva.

c) Bestätigte Neuzugänge an aktiver Tuberkulose

Im Jahre 1959 verzeichneten die Fürsorgestellen in der Bundesrepublik 72806 Neuzugänge an Tuberkulose aller Formen = 138,0 auf 100000 E. Davon entfielen 15380 (=29,1 auf 100000 E.) auf die ansteckende Lungentuberkulose mit Bakteriennachweis, 4095 (=7,8 auf 100000 E.) auf die ansteckende Lungentuberkulose ohne Bakteriennachweis, 42761 (81,0 auf 100000 E.) auf die nichtansteckende Lungentuberkulose und 10580 (=20,0 auf 100000 E.) auf die Tuberkulose anderer Organe. Nach den vorläufigen Ergebnissen sind im Jahre 1960 65579 Neuzugänge (s. Tab. 5) zu verzeichnen = 122,5 auf 100000 E.

Tabelle 5. *Neuzugänge*[1] *der an aktiver Tuberkulose Erkrankten im Jahre 1960*
(nach Angaben des Statistischen Bundesamtes in Wiesbaden)

Land	Tuberkulose der Atmungsorgane					Tuberkulose anderer Organe	Tuberkulose aller Formen insgesamt
	ansteckend (offen)			nicht ansteckend (aktiv geschl.)	insgesamt		
	mit Bakteriennachweis	ohne Bakteriennachweis	insgesamt				
Grundzahlen							
Schleswig-Holstein	687	302	989	2289	3278	516	3794
Hamburg	623	275	898	2410	3308	389	3697
Niedersachsen	1579	442	2021	4776	6793	1174	7967
Bremen	119	40	159	394	553	143	696
Nordrhein-Westfalen	4830	816	5646	10254	15900	2504	18404
Hessen	1054	257	1311	2454	3765	972	4737
Rheinland-Pfalz	877	261	1138	2060	3198	800	3998
Baden-Württemberg	1646	357	2003	6009	8012	1715	9727
Bayern	2341	717	3058	6844	9902	1354	11256
Saarland	320	76	396	737	1133	169	1302
Bundesgebiet ohne Berlin (West)	14076	3543	17619	38223	55842	9736	65578
Berlin (West)	993	367	1360	2942	4302	387	4689
Bundesgebiet einschl. Berlin (West)	15069	3910	18979	41165	60144	10123	70267
Verhältniszahlen auf 100000 der Bevölkerung							
Schleswig-Holstein	29,8	13,1	42,9	99,3	142,2	22,3	164,5
Hamburg	34,1	15,1	49,2	131,8	181,0	21,3	202,3
Niedersachsen	24,1	6,7	30,8	72,9	103,7	17,9	121,6
Bremen	17,1	5,7	22,8	56,5	79,3	20,5	99,8
Nordrhein-Westfalen	30,7	5,2	35,9	65,1	101,0	15,9	116,9
Hessen	22,3	5,4	27,7	51,8	79,5	20,5	100,0
Rheinland-Pfalz	25,8	7,7	33,5	60,7	94,2	23,6	117,8
Baden-Württemberg	21,5	4,7	26,2	78,6	104,8	22,4	127,2
Bayern	24,8	7,6	32,4	72,5	104,9	14,3	119,2
Saarland	30,5	7,2	37,7	70,1	107,9	16,1	124,0
Bundesgebiet ohne Berlin (West)	26,3	6,7	33,0	71,3	104,3	18,2	122,5
Berlin (West)	46,2	17,0	63,2	136,6	199,8	17,9	217,7
Bundesgebiet einschl. Berlin (West)	27,1	7,1	34,2	74,0	108,2	18,2	126,4

[1] vorläufige Zahlen

Diese haben sich danach in einem Jahr um rund 7200 = 10% verringert. An ansteckungsfähigen Lungentuberkulosen wurden 17619 (=33,0 auf 100000 E.) festgestellt, mithin um rund 1 800 weniger als im Vorjahr. Davon waren 14 076 (=26,3 auf 100 000 E.) mit Bakteriennachweis. Deren Abnahme beläuft sich auf rund 1 300. An geschlossenen Lungentuberkulosen wurden 38 223 (=71,3 auf 100 000) festgestellt, mithin um etwa 4 500 weniger als im Jahre 1959. Die Neuzugänge an Tuberkulosen anderer Organe haben um 850 abgenommen und liegen damit erstmalig unter 10 000.

In West-Berlin wurden im Jahre 1959 5 110 Neuzugänge an Tuberkulose aller Formen festgestellt = 230,8 auf 100 000 E. Der Rückgang um rund 400 Neuzugänge (8,2 %) ist etwas niedriger als in den übrigen Bundesländern.

Auch im Jahre 1960 ergeben sich hinsichtlich des Umfanges der Neuzugänge größere Differenzen zwischen den Angaben der einzelnen Länder. Während im Mittel 26,3 neue Ia-Fälle auf 100 000 E. festgestellt worden sind, weisen Hamburg 34,1, Nordrhein-Westfalen 30,7, das Saarland 30,5 und Schleswig-Holstein 29,8 solcher Fälle auf 100 000 E. auf. Bedeutend niedriger als dem Mittelwert entspricht sind die Neuzugänge an Ia-Fällen in Bremen mit 17,1, in Baden-Württemberg mit 21,5 und in Hessen mit 22,3 auf 100 000 E. Zwischen den Extremwerten (Bremen und Hamburg) ergibt sich ein Unterschied von 100 %. West-Berlin weist im Jahre 1960 das Maximum an Neuzugängen auf, das um ein Drittel höher ist als in Hamburg. Da für die Beurteilung eines Neuzuganges an ansteckender Lungentuberkulose mit dem Nachweis von Tuberkulosebakterien ein eindeutiges Kriterium gegeben ist, müßten die Unterschiede, welche die einzelnen Länder aufzuweisen haben, epidemiologische Ursachen haben. Daß diese jedoch in einem solch eng begrenzten Raum, wie ihn die Bundesrepublik Deutschland darstellt, zu Verhältnissen führen, wie sie in den Angaben etwa von Baden-Württemberg und Schleswig-Holstein — beide Länder mit obligatorischen RRU — zum Ausdruck kommen, läßt diese Möglichkeit unwirklich erscheinen. Es sind keine Gründe — weder wirtschaftlicher, sozialer noch klimatischer Natur — vorhanden, die eine um rund 40 % höhere Morbidität in Schleswig-Holstein gegenüber Baden-Württemberg wahrscheinlich machen. Eine Überprüfung dieser Lage ist daher notwendig.

Anders verhält es sich bei den Ib-Fällen, für welche in erster Linie der röntgenologische Befund maßgebend ist, während bakteriologische Untersuchungsmethoden noch nicht in vollem Umfange zur Anwendung kamen oder sich auf mikroskopische Sputum-Untersuchung beschränken. Dies gilt in erster Linie für Berlin, Hamburg und Schleswig-Holstein.

Auch bei den Neuzugängen an geschlossenen Lungentuberkulosen treten große Differenzen auf; die Extreme entfallen auf Hessen (51,8) und Hamburg (131,8) bzw. Schleswig-Holstein (99,3 auf 100 000 E.). Während in Schleswig-Holstein die Neuzugänge an Ic-Fällen gegenüber 1959 leicht angestiegen und in Hessen kaum zurückgegangen sind, beläuft sich die Abnahme in Hamburg auf 44,1 auf 100 000 E. = 25 %. Im Mittel des Bundesgebietes ist dagegen eine Abnahme von nur rund 12 % festzustellen.

Die relativ großen Unterschiede, die bei den Neuzugängen an Lungentuberkulose in Erscheinung treten, sind bei den Tuberkulosen anderer Organe nicht nachweisbar. Bayern weist mit 14,3 auf 100 000 E. das Minimum, Rheinland-Pfalz mit 23,6 auf 100 000 das Maximum an Neuzugängen auf. Im Gegensatz zu den Neuzugängen an Lungentuberkulose zeigen die an Tuberkulose anderer Organe praktisch in allen Bundesländern ähnliche Verhältnisse.

Gliederung der Neuzugänge an Tuberkulose nach Alter und Geschlecht

Da in den Ländern Hessen, Rheinland-Pfalz, Baden-Württemberg und Bayern eine Alters- und Geschlechtsgliederung der Neuzugänge nicht vorgenommen wird, besteht leider keine Möglichkeit, diese Fälle für das gesamte Bundesgebiet vorzulegen. Um jedoch einen ungefähren Überblick über die Verhältnisse im Bundesgebiet zu erhalten, wurden die Neuzugänge der übrigen Länder, welche alters- und geschlechtsgegliedert vorliegen, zusammengefaßt.

Diese Darstellung kann, auch wenn sie sich auf 27,5 Mill. Einwohner bezieht, nur mit Einschränkung als repräsentativ für die Bundesrepublik betrachtet werden. Da Nordrhein-Westfalen mit über 50% an der Einwohnerzahl der zusammengefaßten 6 Länder beteiligt ist, entsprechen die Angaben weitgehend den Verhältnissen in diesem Land. Dies dürfte jedoch auch für die Statistik des gesamten Bundesgebietes gelten, da Nordrhein-Westfalen mit rund 16 Mill. Einwohnern ungefähr 30% der Bevölkerung der Bundesrepublik stellt.

α) Ansteckungsfähige Lungentuberkulose (Ia+Ib)

In Abb. 23 ist die Altersgliederung der Neuzugänge an ansteckungsfähiger Lungentuberkulose der Männer in Nordrhein-Westfalen und in den 6 Ländern wiedergegeben.

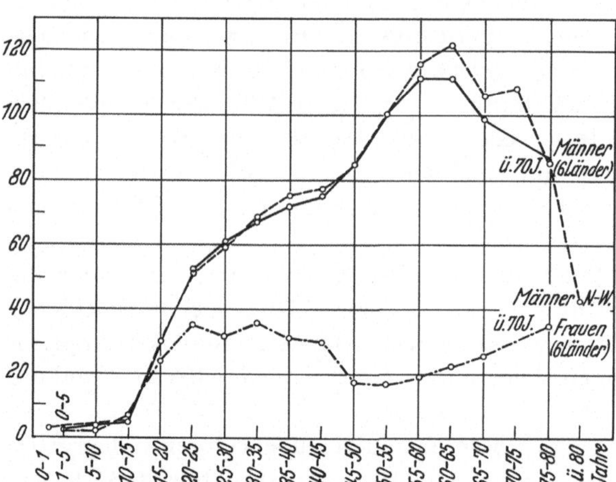

Abb. 23. Neuzugänge an ansteckungsfähiger Lungentuberkulose (Ia + Ib) der Männer und Frauen im Jahre 1959 in 6 Ländern des Bundesgebietes und der Männer in Nordrhein-Westfalen auf je 100000.

Die Angaben in den 6 Ländern und in Nordrhein-Westfalen stimmen weitgehend überein, Unterschiede treten oberhalb 55 J. auf. Der Verlauf der Kurve ist ähnlich der des Bestandes. Unterhalb 15 J. macht sich die ansteckungsfähige Lungentuberkulose nur wenig bemerkbar, sie beginnt erst mit dem Eintritt in das Berufsleben eine Rolle zu spielen. Bei den Männern nimmt die Erkrankungshäufigkeit ab 15 Jahre ständig zu und erreicht zwischen 55 und 65 Jahren Höchstwerte. In dieser Altersgruppe beläuft sich die Zahl der Neuzugänge der Männer im Mittel der 6 Länder auf 111 Fälle für 100000 Männer. Auf je 1000 Männer zwischen 55 und 65 J. kam danach i.J. 1959 ein Neuzugang an ansteckungsfähiger Lungentuberkulose. Oberhalb 65 J. scheint ein leichter Rückgang der Erkrankungshäufigkeit einzutreten; nach Abb. 23 entfallen bei den über 70 J. alten Männern noch 97 Neuzugänge auf 100000 Männer dieser Altersklasse. Daß dieser Abfall infolge unzureichender Erfassung vorgetäuscht sein dürfte, wurde bereits bei der Besprechung des

Bestandes an Ia + Ib-Fällen erwähnt; wahrscheinlicher ist ein weiterer Anstieg ab 55 - 60 J., der zu einem Maximum in den höchsten Altersklassen von über 70 Jahren und dort zu einem Wert von ungefähr 150 bis 160 Neuzugängen auf 100 000 führen dürfte. In dieser Altersgruppe, die nach mehrjährigen Ergebnissen von RRU eine besonders hohe Zahl an bisher unbekannten Erkrankungen an Tuberkulose aufweist, werden mit den derzeitigen Erfassungsmethoden nur etwa 50 - 60 % der tatsächlich vorhandenen Fälle jährlich erfaßt.

Nach Abb. 23 ergibt sich für die 10 - 15 jährigen Mädchen eine etwas größere Erkrankungshäufigkeit als für die Knaben, oberhalb dieser Altersstufe setzt die Diskrepanz in der Tuberkulosemorbidität beider Geschlechter ein; im Alter von 50 – 60 Jahre erkranken die Männer fünfmal so häufig wie die Frauen, die zwischen 20 und 35 Jahren und oberhalb 70 J. das Maximum an Erkrankungsfällen aufweisen, wobei das erste Maximum mit der Gestationsperiode, das zweite mit dem Nachlassen der Widerstandskraft nicht nur zufällig zusammenfallen dürfte, da der zunächst eintretende Abfall der Kurve oberhalb 45 J. vor dem Wiederanstieg nach dem 55. Jahr zu offensichtlich ist. Im Alter von über 70 Jahren liegen die Neuzugänge der Männer nur noch 2 1/2 mal so hoch wie die der Frauen, die voraussichtlich – bei völliger Erfassung der Erkrankten – in diesen Altersgruppen die größte Erkrankungshäufigkeit aufzuweisen haben.

Auch bei den Neuzugängen ergeben sich zum Teil beträchtliche Unterschiede in den Angaben der einzelnen Länder, auf welche in diesem Zusammenhang aber nicht weiter eingegangen werden soll, da sie zweifellos nicht epidemiologischer Natur sind. Genauere Angaben darüber sind den im Anhang abgedruckten Tabellen zu entnehmen.

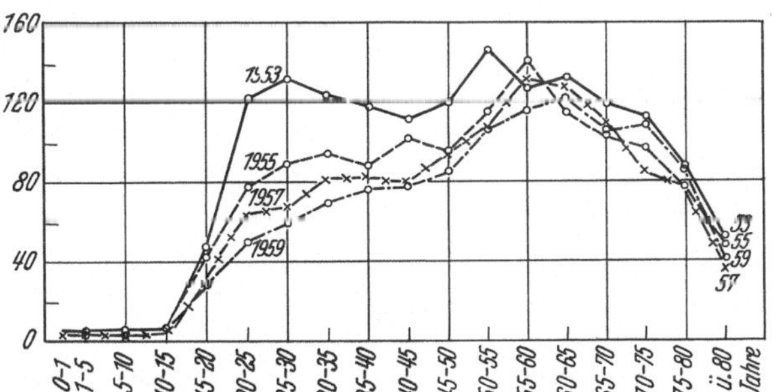

Abb. 24. Neuzugänge an ansteckungsfähiger Lungentuberkulose (Ia + Ib) der Männer in Nordrhein-Westfalen in den Jahren 1953, 1955, 1957 und 1959 auf je 100 000 M.

Nach Abb. 24 hat die Abnahme der Neuzugänge an ansteckungsfähiger Lungentuberkulose in den Jahren 1953 - 1955 ihr stärkstes Ausmaß erreicht.

Von 1955 - 1959 ist sie langsamer verlaufen. Besonders hat die Entwicklung die Altersklassen zwischen 20 und 35 J. betroffen, während unterhalb von 15 J. und oberhalb von etwa 60 J. keine ins Gewicht fallenden Änderungen eingetreten sind. In Abb. 25 ist die Entwicklung der Neuzugänge an Ia + Ib-Fällen für Männer und Frauen in 6 Ländern des

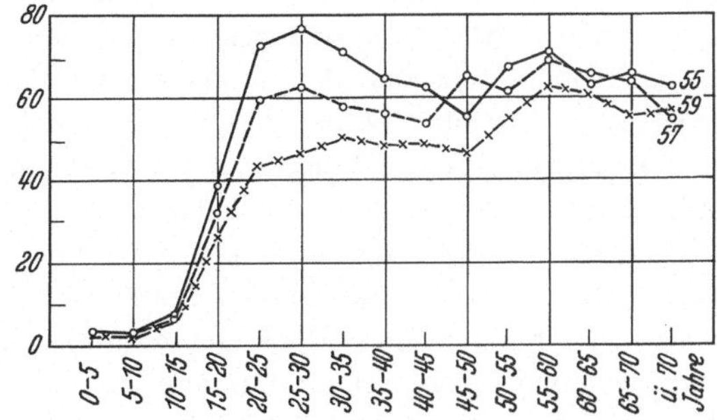

Abb. 25. Neuzugänge an ansteckungsfähiger Lungentuberkulose der Männer und Frauen (Ia + Ib) in 6 Bundesländern in den Jahren 1955, 1957 und 1959 auf je 100 000.

Bundesgebietes dargestellt. Es zeigen sich dieselben Verhältnisse wie sie für die Männer in Nordrhein-Westfalen in Abb. 24 besprochen worden sind.

β) Aktive nichtansteckende Lungentuberkulose (Ic)

Während für die Bewertung der ansteckungsfähigen Lungentuberkulosen der bakteriologische und der röntgenologische Befund objektive Kriterien darstellen, unterliegt die Einstufung der geschlossenen Tuberkulosen weitgehend subjektiver Beurteilung. Dieser Tatsache muß bei einer Analyse der Verhältnisse Rechnung getragen werden.

In Abb. 26 sind die Neuzugänge an geschlossener Lungentuberkulose in 6 Bundesländern i.J. 1959 nach Alter und Geschlecht dargestellt.

Danach weist die Altersgruppe der 5 - 10jährigen Kinder die größte Häufigkeit an Neuzugängen an geschlossener Lungentuberkulose auf, eine Situation, die in keinem anderen Land der Welt festzustellen ist, welches alters- und geschlechtsgegliederte Morbiditätsstatistiken der Tuberkulose erstellt.

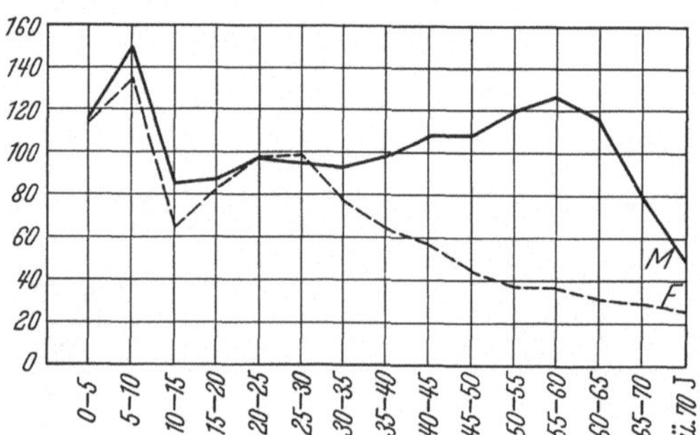

Abb. 26. Neuzugänge an aktiver nichtansteckender Lungentuberkulose (Ic) der Männer und Frauen im Jahre 1959 in 6 Bundesländern auf je 100000.

Auf diese Verhältnisse ist mehrfach hingewiesen worden. Inwieweit die Angaben der wirklichen Situation entsprechen, bedarf einer Klarstellung. Sieht man von der Erkrankungshäufigkeit in den Altersgruppen von 10 J. an ab, so ergibt sich ein allmählicher Anstieg bei den Männern bis zum 55.- 60. Lebensjahr mit anschließendem Abfall. Bei den Frauen werden die Höchstwerte zwischen 20 und 30 Jahren erreicht. Oberhalb 30 Jahre nimmt die Zahl der Neuzugänge stetig ab.

Bei den Männern tritt zwischen 10 und 60 J. ein Anstieg von 85 bis auf 126 auf 100000 E. auf. Die Zunahme beträgt also fast 50 %. Diese Änderung der Morbidität der einzelnen Altersgruppen steht in schroffem Gegensatz zu der, die bei den Ia-Fällen (s. Abb. 25) festzustellen ist und bei welchem eine Steigerung von 5 bei den 10 - 15jährigen, bis auf 111 bei den 55 - 65jährigen erfolgt. Setzt man voraus, daß sich eine ansteckungsfähige Lungentuberkulose aus einer bisher geschlossenen Lungentuberkulose entwickelt, so bedeutet dies, daß für die jüngeren Altersgruppen die Wahrscheinlichkeit der Verschlechterung einer zunächst geschlossenen Lungentuberkulose viel geringer ist als bei den älteren Personen.

Man wird bei den über 50jährigen damit rechnen müssen, daß jährlich mindestens 50 % der noch geschlossenen Lungentuberkulosen ansteckungsfähig werden, solange diese den Fürsorgestellen nicht bekannt sind, denn anders ist die Tatsache kaum zu erklären, daß in diesem Altersbereich etwa 50 % der bekanntwerdenden Lungentuberkulosen bereits ansteckungsfähig sind. In welchem Ausmaß eine Verschlechterung der geschlossenen Lungentuberkulosen in den einzelnen Altersklassen bei den den Fürsorgestellen bekannten Kranken erfolgt, entzieht sich der Kenntnis, da hierüber Material nicht zur Verfügung steht.

Über die Altersgliederung der Ic-Fälle der Männer in einigen Bundesländern informiert Abb. 27, welche wiederum Höchstwerte für das Saarland aufzuweisen hat.

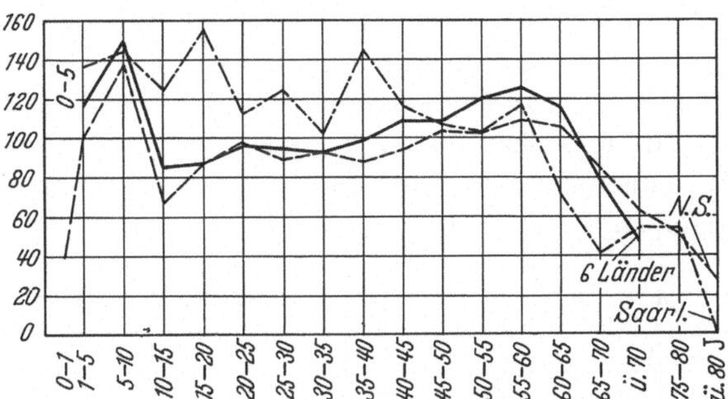

Abb. 27. Neuzugänge an aktiver nichtansteckender Lungentuberkulose (Ic) der Männer im Jahre 1959 in 6 Bundesländern, in Niedersachsen und im Saarland auf je 100 000 M.

Besonders stark weichen die Angaben der Stadtstaaten von den übrigen Ländern ab, wie Abb. 28 zeigt.

Danach sind in Hamburg von 100 000 1 – 5jährigen 400, in Berlin 450 von 100 000 5 – 10-jährigen an geschlossener Lungentuberkulose neu erkrankt und damit annähernd 100 % mehr als in den anderen Altersgruppen oder etwa 3mal so viel wie in Nordrhein-Westfalen.

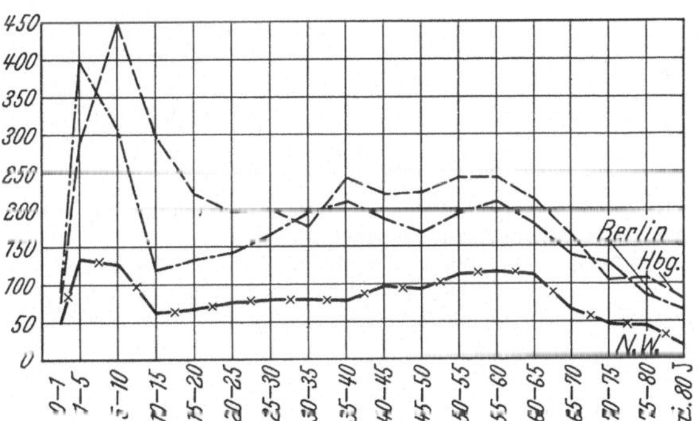

Abb. 28. Neuzugänge an aktiver nichtansteckender Lungentuberkulose (Ic) der Männer im Jahre 1959 in Nordrhein-Westfalen, Hamburg und Berlin auf je 100 000 M.

Während sich bei den Neuzugängen an ansteckungsfähiger Lungentuberkulose der Rückgang von 1953 – 1959 in besonderem Maße bei den 25 - 40jährigen ausgewirkt hat, ist dies nach Abb. 29 bei den Ic-Fällen in den Altersklassen der 1 – 5- und 5 – 10jährigen der Fall.

Darüber hinaus macht sich eine Abnahme der Neuzugänge noch in den Altersklassen bis etwa 50 J. in einem gewissen Umfange bemerkbar. Oberhalb von 50 J. tritt dagegen nur eine sehr langsame Abnahme der Neuzugänge ein. Im Jahre 1953 waren die Neuzugänge der 1–10jährigen Kinder in Nordrhein-Westfalen an Ic-Fällen mit 19% an der Gesamtzahl beteiligt, im Jahre 1959 beläuft sich ihr Anteil noch auf 15%. Wie Abb. 29 zeigt, ist das Maximum, das im Jahre 1953 bei den Neuzugängen an Ic-Fällen auf die Altersgruppe der 1 – 10jährigen entfiel, fast gänzlich abgebaut worden, es hat den Anschein, daß auch bei den Ic-Fällen die höchste Erkrankungshäufigkeit im Laufe der Zeit auf die höheren Altersgruppen entfallen wird.

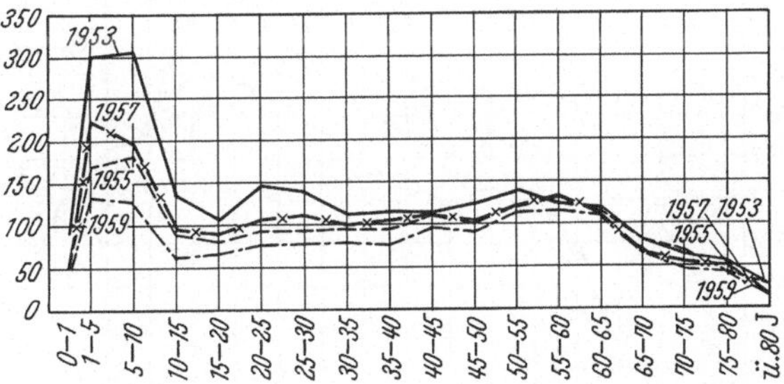

Abb. 29. Neuzugänge an aktiver nichtansteckender Lungentuberkulose (Ic) der Männer in Nordrhein-Westfalen in den Jahren 1953, 1955, 1957 und 1959 auf je 100 000 M.

Abb. 30 veranschaulicht die Entwicklung der Neuzugänge an geschlossener Lungentuberkulose in 6 Bundesländern.

Es zeigt sich ein besonders starker Abfall der Morbiditätsziffern der 0—5-, der 5—10- und der 20—25jährigen. Die Abnahme der Neuzugänge verlangsamt sich mit zunehmendem Alter und erreicht die niedrigsten Werte in den höchsten Altersgruppen.

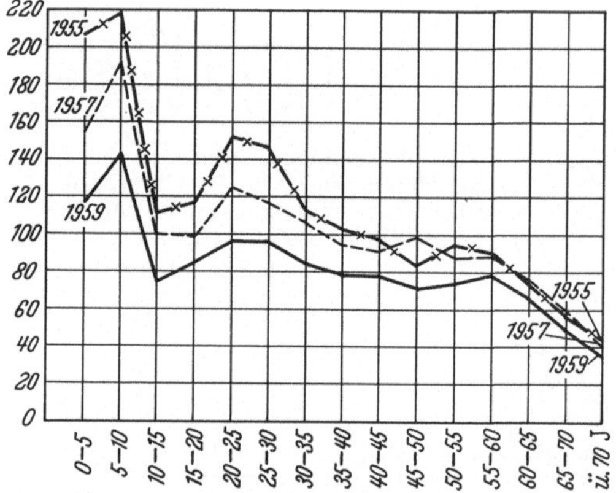

Abb. 30. Neuzugänge an aktiver nichtansteckender Lungentuberkulose (Ic) der Männer und Frauen in 6 Bundesländern in den Jahren 1955, 1957 und 1959 auf je 100000 E.

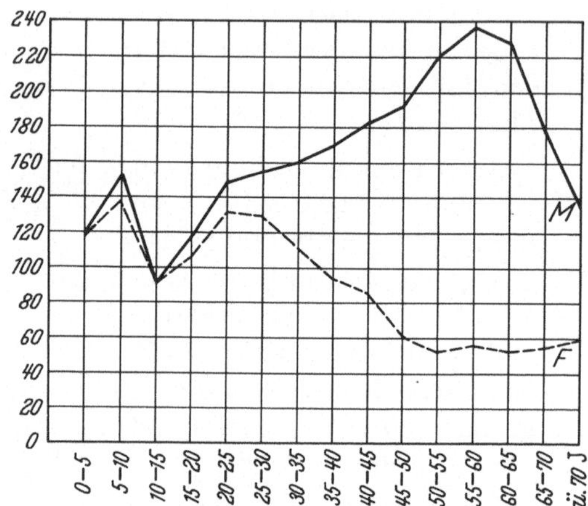

Abb. 31. Neuzugänge an aktiver Lungentuberkulose (Ia - Ic) der Männer und Frauen im Jahre 1959 in 6 Bundesländern auf je 100000.

γ) Aktive Lungentuberkulose (Ia - Ic)

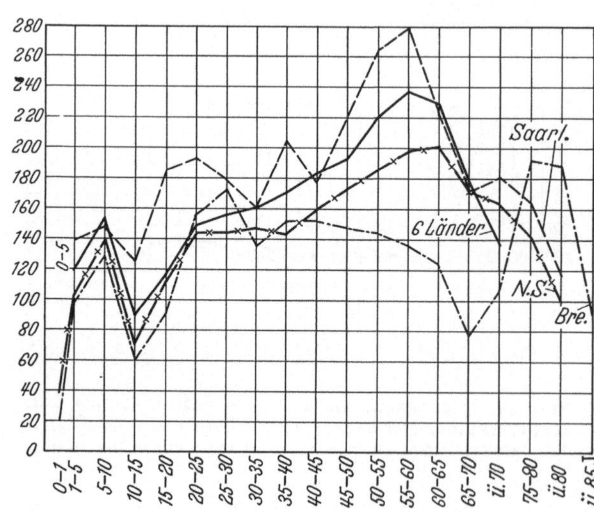

Abb. 32. Neuzugänge an aktiver Lungentuberkulose (Ia - Ic) der Männer und Frauen im Jahre 1959 in 6 Bundesländern, in Bremen, Niedersachsen und im Saarland auf je 100000 E.

Die Alters- und Geschlechtsgliederung der Neuzugänge an aktiver Lungentuberkulose im Jahre 1959 in 6 Bundesländern wird in Abb. 31 wiedergegeben.

Vom 10.—15. J. an steigt die Zahl der Neuzugänge bei den Männern bis zum 55.—60. J. an. In dieser Altersgruppe sind 240 Neuzugänge unter 100000 Männern festzustellen. Bei den Frauen wird der Höchstwert zwischen 20 und 30 J. erreicht; während bei den Männern oberhalb 60 J. die Zahl der Neuzugänge rasch abfällt, hält sich diese bei den Frauen bis zur höchsten Altersgruppe praktisch konstant. Im Alter von 55 – 60 J. weisen die Männer eine viermal so hohe Zahl an Neuzugängen auf wie die Frauen, in der höchsten Altersgruppe ist der Unterschied auf etwa das zweifache zurückgegangen, sofern diese Werte als tatsächlich zu betrachten sind.

Inwieweit die Angaben über die Neuzugänge in verschiedenen Bundesländern differieren, ist aus Abb. 32 zu ersehen.

In Abb. 33 sind die Neuzugänge an Tuberkulose der Atmungsorgane (Ia – Ic) der Männer in Nordrhein-Westfalen in den Jahren 1953, 1955, 1957 und 1959 dargestellt.

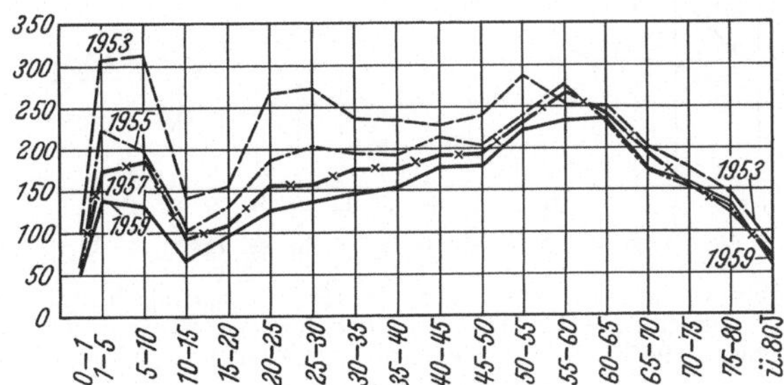

Abb. 33. Entwicklung der Neuzugänge an aktiver Lungentuberkulose (Ia – Ic) der Männer in Nordrhein-Westfalen in den Jahren 1953, 1955, 1957 und 1959 auf je 100000 M

Aus der Abbildung ist zu ersehen, daß der Rückgang der Neuzugänge sich in den Altersgruppen 1 – 5, 5 – 10 und von 20 – 30 J. besonders stark, in den übrigen Altersgruppen bis 65 J. geringfügiger bemerkbar macht. Oberhalb von 65 J. ist in diesen 6 Jahren keine wesentliche Änderung erfolgt. Es zeigt sich, daß die im Jahre 1953 noch vorhandene maximale Erkrankungshäufigkeit der Kinder verschwunden ist, und daß im Jahre 1959 die Altersklassen zwischen 50 und 60 J. die höchste Morbidität an Lungentuberkulose aufzuweisen haben.

δ) Extrapulmonale Tuberkulose (Id)

Die Alters- und Geschlechtsgliederung der Neuzugänge an Tuberkulosen anderer Organe ist aus Abb. 34 zu entnehmen.

Abgesehen von der Altersgruppe 15 – 40 J., in welcher eine höhere Morbidität der Frauen festzustellen ist, weisen beide Geschlechter eine annähernd gleich hohe Morbidität an extrapulmonaler Tuberkulose auf. Bei den Männern entfällt das Maximum auf die 30 - 40jährigen, bei den Frauen auf die 25 - 30jährigen.

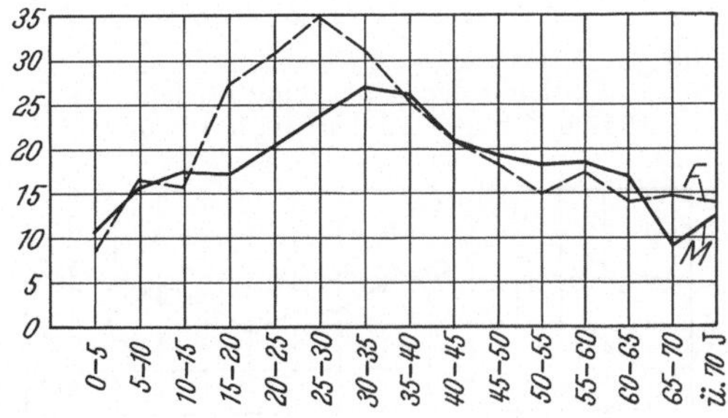

Abb. 34. Neuzugänge an extrapulmonaler Tuberkulose (Id) der Männer und Frauen im Jahre 1959 in 6 Bundesländern auf je 100000.

Nach Abb. 35 ist innerhalb des Zeitraumes von 1953-1959 ein fast gleichmäßiger Rückgang der Neuzugänge an extrapulmonaler Tuberkulose der Männer in den Altersklassen unterhalb von 30 J. erfolgt.

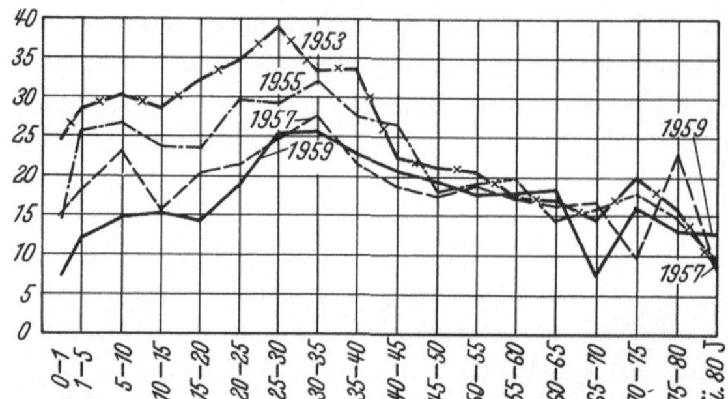

Abb. 35. Entwicklung der Neuzugänge an extrapulmonaler Tuberkulose der Mäner in Nordrhein-Westfalen in den Jahren 1953, 1955, 1957 und 1959 auf je 100000 M.

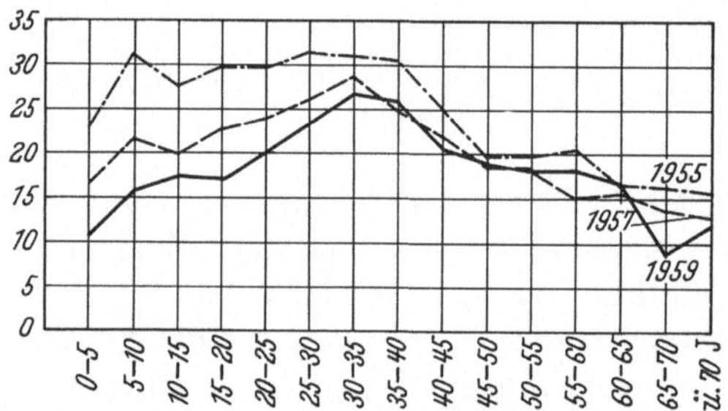

Abb. 36. Entwicklung der Neuzugänge der Männer an extrapulmonaler Tuberkulose in 6 Bundesländern in den Jahren 1955, 1957 und 1959 auf je 100000 M.

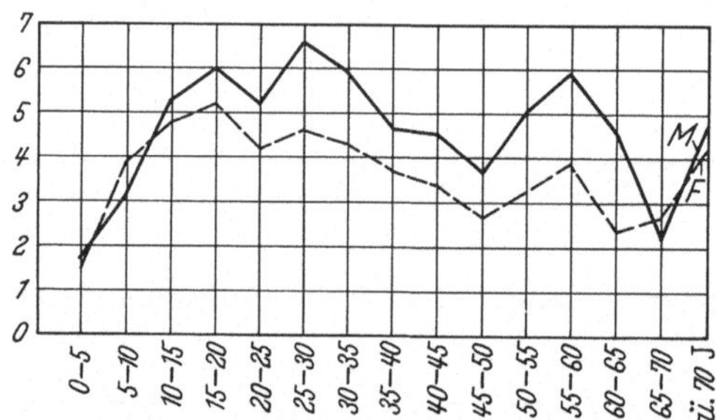

Abb. 37. Neuzugänge an Tuberkulose der Knochen und Gelenke der Männer und Frauen im Jahre 1959 in 6 Bundesländern auf je 100000.

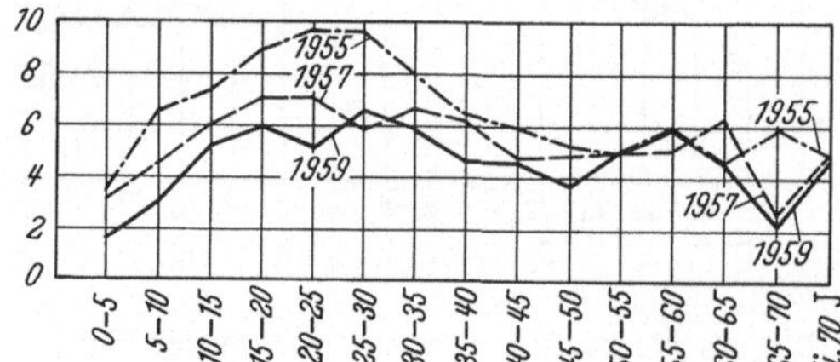

Abb. 38. Entwicklung der Neuzugänge an Tuberkulose der Knochen und Gelenke der Männer in 6 Bundesländern in den Jahren 1955, 1957 und 1959 auf je 100000 M.

Von 30 Jahren an verringert sich die Abnahme, um oberhalb von etwa 60 J. praktisch gänzlich zu verschwinden.

Nach Abb. 36 weisen i.J. 1955 die Altersgruppen zwischen 5 und 40 J. der Männer in 6 Bundesländern annähernd gleich hohe Ziffern für die Neuzugänge an extrapulmonaler Tuberkulose auf.

Bis zum Jahre 1959 hat sich die Zahl der Neuzugänge, besonders der 0–30jährigen verringert. Damit bildet sich ein Maximum heraus, das auf die Altersgruppen zwischen 30 und 40 J. entfällt. Die Entwicklung oberhalb von 50 J. ist nicht genau zu übersehen, da in diesen Altersgruppen relativ wenig Neuzugänge an extrapulmonaler Tuberkulose erfolgen.

Über die Neuzugänge an Tuberkulose der *Knochen und Gelenke* im Jahre 1959 und ihre Gliederung nach Alter und Geschlecht in 6 Bundesländern unterrichtet Abb. 37.

Es zeigt sich, daß von dieser Tuberkuloseform die Männer stärker befallen sind als die Frauen.

Aus Abb. 38 ist zu ersehen, daß die Neuzugänge an Tuberkulose der Knochen und Gelenke von 1955–1959 vorwiegend in den Altersgruppen bis etwa 40 J. eine nicht unbeträchtliche Abnahme erfahren haben.

Das noch 1955 zwischen 20 und 30 J. zu erkennende Maximum ist nahezu abgebaut, so daß im Jahre 1959 in den Altersgruppen zwischen 15 und etwa 60 J. keine ins Gewicht fallende Morbiditätsunterschiede mehr zu erkennen sind. Oberhalb 60 J. sind die Angaben unsicher, so daß über die Entwicklung in diesem Bereich keine Aussagen mehr gemacht werden können.

In Abb. 39 ist die Alters- und Geschlechtsgliederung der Neuzugänge an Tuberkulose der *peripheren Lymphknoten* in 6 Ländern des Bundesgebietes dargestellt.

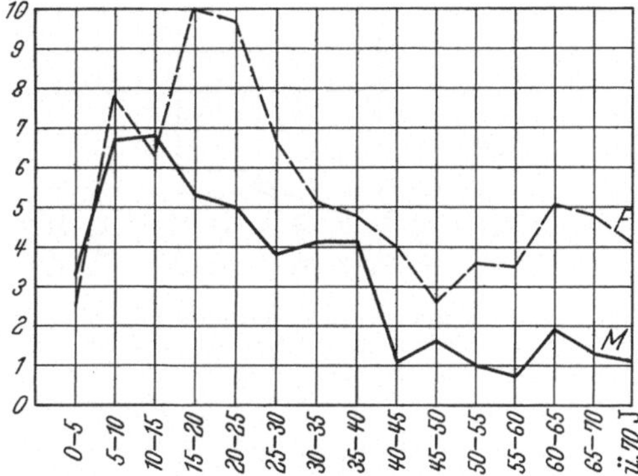

Abb. 39. Neuzugänge an Tuberkulose der peripheren Lymphknoten der Männer und Frauen in 6 Bundesländern auf je 100 000.

Es ist festzustellen, daß es sich bei dieser Tuberkuloseform um eine Krankheit handelt, die in erster Linie Kinder und Jugendliche bevorzugt. Beim männlichen Geschlecht entfällt der Höchstwert auf die Altersgruppe der 5 – 15jährigen, beim weiblichen auf die 15 – 20jährigen.

Wie Abb.40 zeigt, haben besonders die Altersgruppen der 5 – 15jährigen in den Jahren von 1955 – 1959 einen stärkeren Rückgang der Neuzugänge an Tuberkulose der Drüsen erfahren, jedoch bleibt nach wie vor der Höchstwert in diesen Altersgruppen erhalten. Wenn die Entwicklung in der Form weiterverläuft, wie sie in der Abb. 40 zum Ausdruck kommt, so ist auch hier in einigen Jahren eine Verschiebung des Höchstwertes in höhere Altersgruppen zu erwarten.

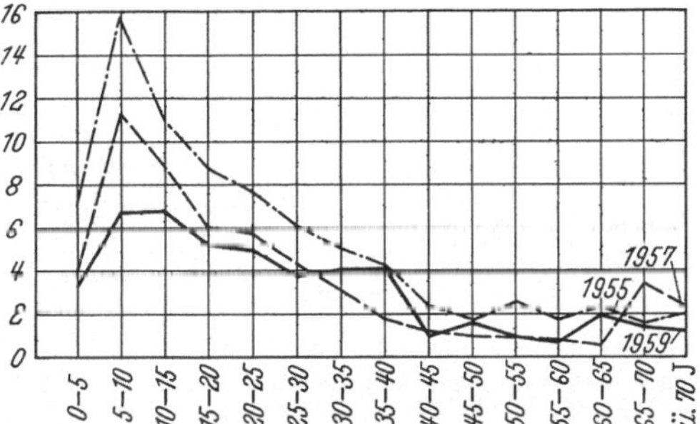

Abb. 40. Entwicklung der Neuzugänge an Tuberkulose der peripheren Lymphknoten der Männer in 6 Bundesländern in den Jahren 1955, 1957 und 1959 auf je 100 000 M.

Nach Abb. 41 sind im Jahre 1959 bis zum Alter von etwa 55 J. nur relativ wenige Menschen an einer Tuberkulose der *Haut* erkrankt, und auch oberhalb von 55 J. ist die Zahl der Neuzugänge gering. Auch diese Tuberkuloseform läßt ein Überwiegen der Morbidität des weiblichen Geschlechts erkennen mit einem kleinen Jugendlichengipfel zwischen dem 15. und 20. Lebensjahr.

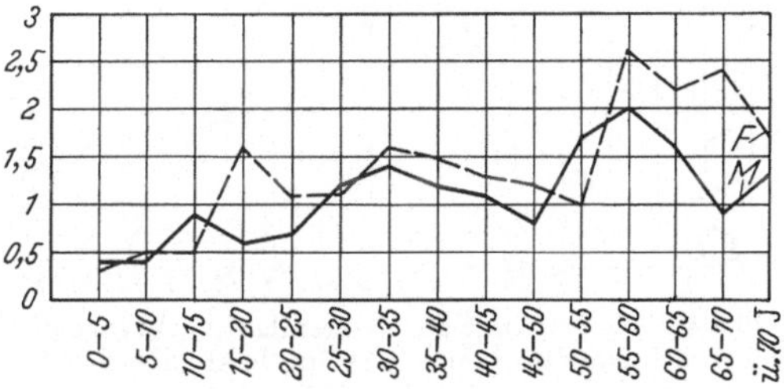

Abb. 41. Neuzugänge an Tuberkulose der Haut der Männer und Frauen im Jahre 1959 in 6 Bundesländern auf je 100 000.

Im Gegensatz zur Entwicklung der Neuzugänge an Tuberkulose der Knochen und der Drüsen weisen beim Vergleich von 1955 mit 1959 nach Abb. 42 die Neuzugänge an Hauttuberkulose eine vor allem die mittleren und höheren Altersklassen betreffende Abnahme auf.

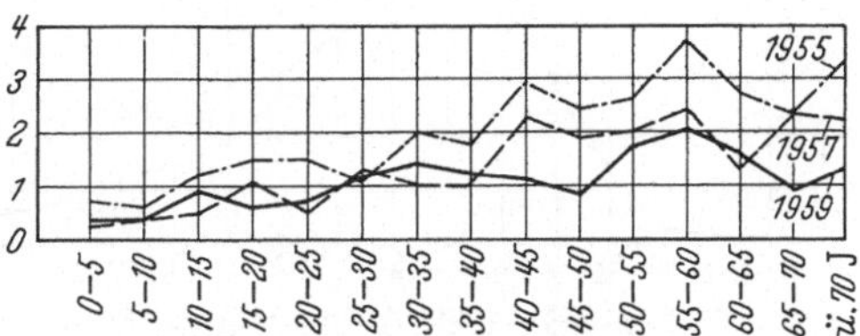

Abb. 42. Entwicklung der Neuzugänge an Tuberkulose der Haut der Männer in 6 Bundesländern in den Jahren 1955, 1957 und 1959 auf je 100 000 M.

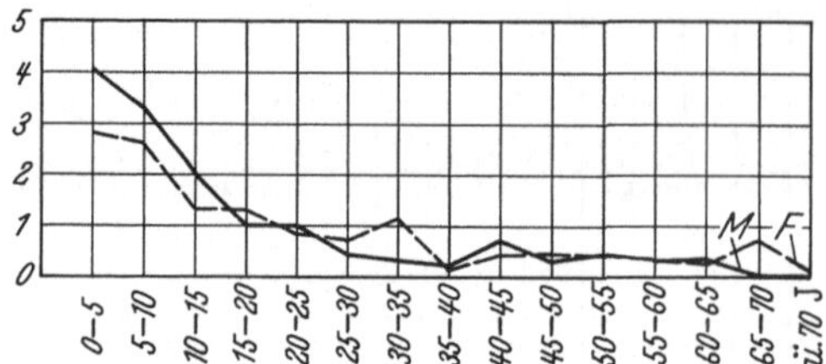

Abb. 43. Neuzugänge an tuberkulöser Meningitis der Männer und Frauen im Jahre 1959 in 6 Bundesländern auf je 100 000.

Der Rückgang der Neuzugänge beträgt in diesen Altersstufen bis zu 50 %.

Daß die tuberkulöse *Meningitis* auch heute noch bei den Kindern und Jugendlichen von einiger Bedeutung ist, geht aus Abb. 43 hervor, welche Höchstwerte in den Altersklassen von 0 - 10 J. erkennen läßt.

Oberhalb von 20 J. sind im Mittel 0,5 Personen unter 100 000 an tuberkulöser Meningitis erkrankt.

Nach Abb. 44 haben die Neuzugänge an tuberkulöser Meningitis einen entscheidenden Rückgang in den Jahren 1955 bis 1959 in der Altersgruppe von 0 – 5 J. erfahren.

Zwischen 5 und 20 J. ist ebenfalls eine nicht unbedeutende Abnahme eingetreten. Oberhalb von 20 J. spielen die Neuzugänge an tuberkulöser Meningitis nach den Verhältnissen im Jahre 1959 nur noch eine unwesentliche Rolle.

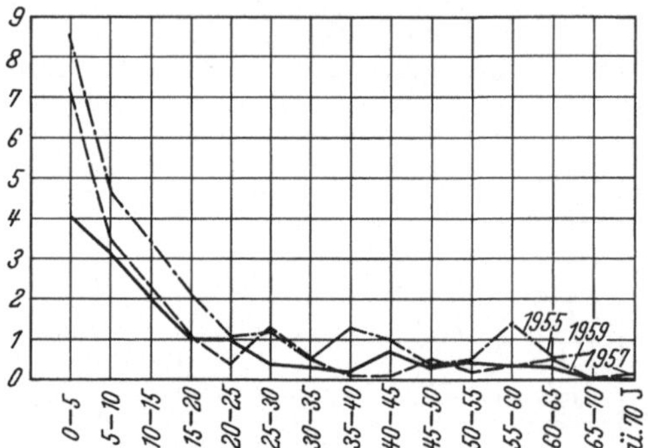

Abb. 44. Entwicklung der Neuzugänge an tuberkulöser Meningitis der Männer in 6 Bundesländern in den Jahren 1955, 1957 und 1959 auf je 100 000 M.

Abb. 45 gibt die alters- und geschlechtsgegliederten Neuzugänge an *Urogenitaltuberkulose* in Nordrhein-Westfalen wieder.

Wie beim Bestand finden sich Höchstwerte bei den Frauen zwischen 25 und 30 J. und bei den Männern etwa zwischen 30 und 50 J. Zwischen dem 15.–40. Lebensjahr ist die Morbidität der Frauen höher als die der Männer, oberhalb 40 J. sind die umgekehrten Verhältnisse festzustellen. In den Altersklassen unter 15 J. spielt die Urogenitaltuberkulose praktisch keine Rolle.

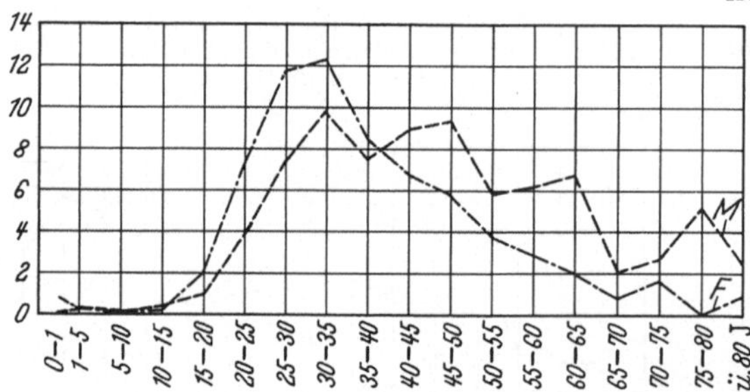

Abb. 45. Neuzugänge an Urogenitaltuberkulose der Männer und Frauen im Jahre 1959 in Nordrhein-Westfalen auf je 100 000.

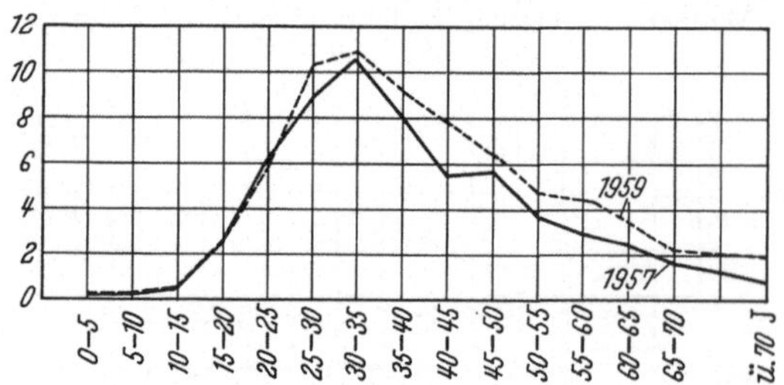

Abb. 46. Neuzugänge an Urogenitaltuberkulose der Männer und Frauen in 6 Bundesländern in den Jahren 1957 und 1959 auf je 100 000 E.

Die Urogenitaltuberkulose wird erst seit dem Jahre 1957 gesondert registriert und war bis dahin in der Rubrik der sonstigen Tuberkulosen enthalten. Ihre Entwicklung kann deshalb erst seit dem Jahre

1957 kontrolliert werden. Nach Abb. 46 ist bis zur Altersgruppe der 25jährigen keine Änderung der Neuzugänge an dieser Tuberkuloseform eingetreten.

Oberhalb von 25 J. bis zum höchsten Lebensalter ist eine Zunahme der Neuzugänge festzustellen, die aber — wie bereits erwähnt — aller Wahrscheinlichkeit nach auf die vollständigere Erfassung ohne epidemiologische Ursachen zurückzuführen ist.

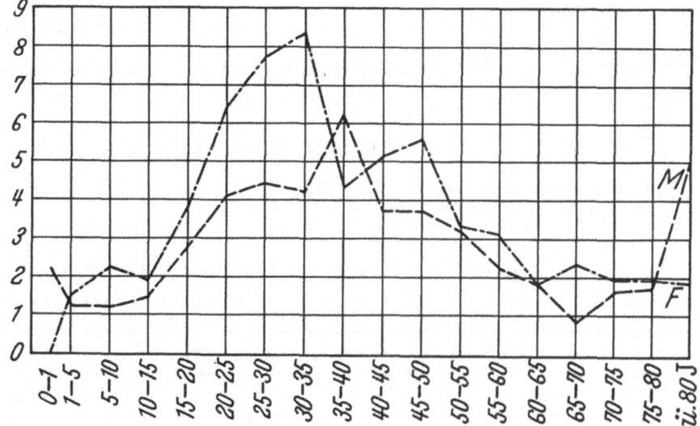

Abb. 47. Neuzugänge an sonstigen Tuberkulosen der Männer und Frauen im Jahre 1959 in Nordrhein-Westfalen auf je 100 000.

Bei den *sonstigen* Tuberkulosen (Nebennieren, Augen usw.) findet sich ein ähnlicher Verlauf der Morbiditätsverteilung wie bei den Urogenitaltuberkulosen (s. Abb. 47).

Bei diesen überwiegt die Morbidität der Frauen fast in allen Altersgruppen.

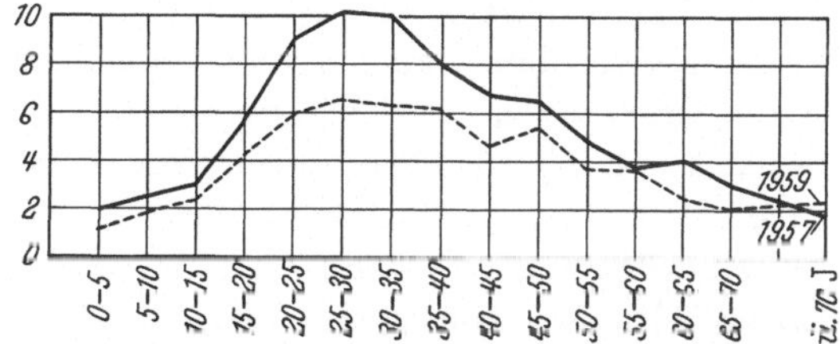

Abb. 48. Neuzugänge an Tuberkulose sonstiger Organe der Männer und Frauen in 6 Bundesländern in den Jahren 1957 und 1959 auf je 100 000 E.

Da unter den sonstigen Tuberkulosen bis zum Jahre 1956 die Urogenitaltuberkulose registriert war, können die Neuzugänge an sonstigen Tuberkulosen (Nebennieren, Augen usw.) ebenfalls erst in ihrer Entwicklung seit 1957 beurteilt werden. Nach Abb. 48 haben die Neuzugänge in allen Altersklassen abgenommen, wobei die der 20—40jährigen einen besonders starken Rückgang zu verzeichnen haben.

Über die Gliederung der Neuzugänge im Jahre 1960 nach Alter und Geschlecht liegen bisher noch keine endgültigen Unterlagen vor. Nach „Die Tuberkulose in Bayern 1960" (Stat. Landesamt, München) sind in diesem Jahr insgesamt 11 256 Neuzugänge (119 auf 100 000 E.) registriert worden gegenüber 13 354 im Jahre 1959 (= 143 auf 100 000 E.). Diese verteilen sich auf 2 341 Ia-Fälle = 25 auf 100 000 (1959 : 2 591 = 28 auf 100 000), 717 Ib-Fälle = 8 auf 100 000 (1959: 1035 = 11 auf 100 000), 6 844 Ic-Fälle = 72 auf 100 000 (1959 : 8 157 = 87 auf 100 000) und 1 354 Id-Fälle = 14 auf 100 000 (1959: 1 571 = 17 auf 100 000). Darunter befanden sich 2 183 Neuzugänge an Tuberkulose aller Formen der Kinder unter 15 J. = 106 auf 100 000 (1959: 2 805 = 142 auf 100 000). 5 594 Neuzugänge an Tuberkulosen der über 15 J. alten Männer = 168 auf 100 000 (1959 : 6 369 = 195 auf 100 000) und 3 479 Neuzugänge an Tuberkulosen der Frauen = 86 auf 100 000 (1959 : 4 180 = 105 auf 100 000). Danach ist die Zahl der Ia + Ib-Fälle der Kinder unverändert geblieben, die der Männer hat um rund 15,6 %, die der Frauen um 25 % abgenommen. Bei den Ic-Fällen der Kinder ist ein Rückgang gegenüber dem Vorjahr um rund 13 %, bei den Männern um 10 % und bei den Frauen um über 18 % eingetreten. Die Neuzugänge an extrapulmonaler Tuberkulose der Kinder haben eine Abnahme um fast 37 %, die der Männer um 12,5 % und die der Frauen um etwa 6 % erfahren. Bemerkenswert ist der fast 30% betragende Rückgang der Neuzugänge an klinisch offener Tuberkulose, der auf eine sorgfältigere Diagnostik der Neuzugänge zurückzuführen ist.

Über die Gliederung der Neuzugänge in erstmalig Erkrankte, Wiedererkrankte und Zugezogene unterrichtet Tab. 6 (nach „Die Tuberkulose in Bayern").

Tabelle 6. *Anteil der erstmalig Erkrankten, Wiedererkrankten und Zugezogenen an den Neuzugängen in Bayern im Jahre 1960* (in %)

Diagnosegruppe	erstmalig Erkrankte	Wiedererkrankte	Zugezogene
Ia	76,5	9,4	14,1
Ib	82,8	9,2	8,0
Ic	82,7	5,4	11,9
Id	82,7	9,6	7,7
Ia – Id	81,4	7,0	11,6

Nach Tab. 6 setzen sich die Neuzugänge des Jahres 1960 in Bayern zu 81,4% aus erstmalig Erkrankten, zu 7,0% aus Wiedererkrankungen und zu 11,6% aus Zugezogenen zusammen. In den Gruppen Ib, Ic und Id ist der Anteil der erstmalig Erkrankten mit 82,7% gleich hoch. Eine Ausnahme machen die Ia-Fälle; von diesen entfallen nur 76,5% auf die erstmalig Erkrankten, während 9,4% Wiedererkrankungen darstellen und 14,1% auf Zugezogene entfallen. Der Anteil der Zugezogenen an den Ia-Fällen ist relativ hoch. Sofern die Verhältnisse in Bayern Allgemeingültigkeit besitzen und im ganzen Bundesgebiet eine ähnliche Situation bestehen sollte, würde dies bedeuten, daß jährlich über 2000 Personen mit ansteckender Lungentuberkulose ihren Wohnort wechseln. Dabei handelt es sich um solche, die den Tuberkulose-Fürsorgestellen in verhältnismäßig kurzer Zeit wieder bekannt werden. Wenn die hier zutage tretende Quote jedoch auch für den Bestand Gültigkeit haben sollte, dann ergäbe sich, daß jährlich etwa 12–14000 Offentuberkulöse ihren Wohnsitz wechseln, von welchen sicherlich ein größerer Teil erst nach längerer Zeit von der für den neuen Wohnort zuständigen Tuberkulose-Fürsorgestelle erfaßt wird. Der Prozentsatz der erstmalig Erkrankten ist bedeutend höher als allgemein vermutet wurde, zumal vielfach angenommen worden ist, daß die Wiedererkrankten einen größeren Prozentsatz an der Zahl der Neuzugänge stellen. Diese belaufen sich jedoch im Mittel auf nur 7%. In dieser Beziehung herrscht weitgehend Übereinstimmung bei den Diagnosegruppen Ia, Ib und Id, von welchen zwischen 9,2 und 9,6% Wiedererkrankungen darstellen. Bei den Ic-Fällen handelt es sich allerdings um 5,4%. Über diese Situation kann ein abschließendes Urteil noch nicht abgegeben werden, da ähnliche Unterlagen von den anderen Ländern noch nicht vorliegen. Wir hoffen jedoch, daß aufgrund der neuen Tuberkulose-Statistik, in welcher diese Gliederung vorgesehen ist, genauere Erhebungen darüber angestellt werden können.

Zusammenfassung

(Bestätigte Neuzugänge an aktiver Tuberkulose)

Im Jahre 1960 wurden in der Bundesrepublik 65579 (=122,5 auf 100000 E.) Neuzugänge an aktiver Tuberkulose ermittelt und damit um rund 7000 (=10%) weniger als im Vorjahr. Unter diesen befanden sich 17619 (33,0 auf 100000 E.) Fälle von ansteckungsfähiger Lungentuberkulose. Die Offentuberkulösen haben gegenüber 1959 um 1800 Fälle abgenommen. Die Zahl der Neuzugänge an geschlossener Lungentuberkulose beläuft sich auf 38 223. Sie hat sich gegenüber dem Vorjahr um knapp 11% vermindert. Neuzugänge an extrapulmonaler Tuberkulose wurden knapp 10 000 Fälle festgestellt.

Im Laufe der letzten 6 Jahre ist eine ständige Verringerung der Erkrankungen an Tuberkulose aller Formen erfolgt, die in erster Linie die Altersklassen zwischen 0 und etwa 40 J. betrifft. Der noch vor einigen Jahren zu beobachtende Jugendgipfel ist dadurch weitgehend abgebaut worden. Die Tuberkulose entwickelt sich – wie dies von der Tuberkulose-Mortalität her bereits bekannt ist – mehr und mehr zu einer Krankheit der mittleren und höheren Altersklassen. Offene Tuberkulosen treten bei Kindern und Jugendlichen nur noch in sehr beschränktem Umfange auf. Bei der tuberkulösen Meningitis ist eine gleichartige Entwicklung vor sich gegangen, wenn auch die Erkrankungen der 0 – 10-jährigen Kinder die Höchstwerte aufweisen.

Die Neuzugänge in der Bundesrepublik setzen sich aus erstmalig Erkrankten, Wiedererkrankten und solchen Personen zusammen, die aus anderen Bezirken zugezogen sind. An der Gesamtzahl der Neuzugänge sind die erstmalig Erkrankten mit 81%, die Wiedererkrankten mit etwa 7% und die zugezogenen Personen mit 12% beteiligt.

Summary: New cases of active tuberculosis

In 1960, 65 579 new cases of active tuberculosis (i.e. 122.5 per 100 000 population) were registered in the German Federal Republic. As compared with the figures in the preceding year, the number has decreased by approximately 7 000 (i.e. 10%). Among the new cases, the number of individuals suffering from contageous pulmonary tuberculosis amounted to 17 619 (i.e. 33.0 per 100 000 population). As compared with the situation in 1959, there has been a decrease by 1 800 in the number of cases with open tuberculosis. Freshly registered cases of closed pulmonary tuberculosis number 38 223. Thus, there has been a decrease by barely 11% in comparison with the preceding year. Barely 10 000 new cases of extrapulmonary tuberculosis were registered.

In the course of the past 6 years, a steady decrease in all forms of tuberculosis has occurred. This decrease principally concerns the age groups 0 to about 40 years. Thus, the morbidity peak in young persons which, only a few years ago, was still to be observed, has largely been reduced. Tuberculosis – and this has already been demonstrated by the change in the mortality pattern – is gradually becoming a disease of the medium and higher age groups. In children and young adults, open tuberculosis has become rare. Tuberculous meningitis has shown a similar development, even if there is a maximum morbidity in children aged 0 to 10 years.

In the German Federal Republic, the number of fresh cases involves persons taken ill for the first time, taken ill recurrently, and persons who have moved from other districts. These three groups share in the total of newly registered cases as follows: subjects taken ill for the first time, 81%; subjects taken ill recurrently, 7%; immigrated subjects, 12%.

Résumé: Nouveaux cas de tuberculose active

En 1960 ont été déclarés dans la République Fédérale 65 579 (soit 122.5 par 100 000 habitants) nouveaux cas de tuberculose active, par conséquent env. 7 000 (=10%) de moins que l'année précédente.

Ce chiffre comprend 17 619 (soit 33 par 100 000 habitants) cas de tuberculose pulmonaire au stade infectieux. – Le nombre de ces cas de tuberculose ouverte a baissé – par comparaison avec l'année 1959 – de 1 800 cas.

Le total des nouvelles déclarations de tuberculose pulmonaire fermée a été de 38 223, il est en regression de guère plus de 11% comparativement à l'année précédente.

A peine 10 000 nouveaux cas de tuberculose non-pulmonaire ont été déclarés.

Au cours des dernières 6 années le nombre d'atteintes de tuberculose de toutes les formes a diminué constamment et cette regression concerne surtout les âges de 0 à env. 40 ans.

Le „clocher" des cas parmi les jeunes observé il y a encore quelques années a donc été écrêté dans une large mesure.

La morbidité par tuberculose se développe — comme on l'a déjà observé en ce qui concerne sa mortalité — de plus en plus comme une affection des ages moyen et avancé.

Les tuberculoses ouvertes ne surviennent plus chez les enfants et chez les adolescents que dans une mesure très limitée.

On voit la même évolution dans la tuberculose méningée, quoiqu'ici les enfants âgés de 0 à 10 ans continuent à fournir les contingents les plus élevés.

Les nouveaux cas de tuberculose déclarés dans la République Fédérale se repartissent en atteintes primaires, atteintes renouvelées et atteintes chez les sujets „immigrés" d'autres régions.

Le total des déclarations de nouveaux cas se repartit comme suit: atteintes primaires: 81% — atteintes réitérées env. 7% — immigrés 12%.

Resumen: Casos nuevos confirmados de tuberculosis activa

En el año 1960 en la República Federal Alemana se detectaron 65 579 (=122,5 por 100 000 habitantes) nuevos casos de tuberculosis activa, es decir, aproximadamente 7 000 (=10%) menos que el año anterior. Entre estos se encontraron 17 619 (33,0 por 100 000 habitantes) casos de tuberculosis pulmonares abiertas contagiosas. En relación con 1959 este tipo ha disminuido en 1 800 casos. El número de nuevos casos de tuberculosis pulmonar cerrada asciende a 38 223. En relación con el año anterior se ha reducido escasamente en un 11%. Se comprobaron escasamente 10 000 casos nuevos con tuberculosis extrapulmonar.

En el curso de los últimos 6 años se ha registrado una disminución constante de los casos de tuberculosis en todas sus formas, que afecta en primer lugar a las edades entre 0 y 40 años. La cúspide en la edad juvenil, observada todavía hace algunos años, ha sido con ello considerablemente descendida. La tuberculosis, como es ya conocido de las cifras de mortalidad tuberculosa, se desarrolla cada vez más como una enfermedad de las edades medias y elevadas. Las tuberculosis abiertas aparecen en niños y jóvenes de una manera ya muy limitada. La meningitis tuberculosa ha sufrido un desarrollo del mismo tipo, si bien los casos de enfermedad entre los niños de 0 a 10 años muestran los valores más elevados.

Los nuevos casos de enfermedad de la República Federal Alemana se componen de individuos enfermados por primera vez, recidivas y personas venidas de otros territorios. En el número total de nuevos casos se encuentran primeramente los enfermados por primera vez con un 81%, los casos de recidiva con el 7 y las personas venidas de otras regiones con el 12%.

d) Übergangsfälle aus anderen statistischen Gruppen (transitive Fälle)

Der Bestand an tuberkulosekranken Personen unterliegt ständigen Änderungen. Da diese — abgesehen von den Abgängen durch Tod und Entweichen — auf Verbesserungen und Verschlechterungen beruhen, ist ihre Kenntnis für die Beurteilung der Situation besonders bedeutsam. Wäre man in der Lage, diese Fluktuation in ihren Ursachen und Auswirkungen nach Alter und Geschlecht exakt zu analysieren, so erhielte man daraus zweifellos wertvolle Aufklärung und Anregungen bezüglich des Erfolges oder Mißerfolges der durchgeführten Maßnahmen. Es sei hier wiederholt auf die Probleme verwiesen, die mit den Verbesserungen und Verschlechterungen bei Personen mit zunächst geschlossener Lungentuberkulose auftauchen.

Auch wenn die starke Inanspruchnahme der Tuberkulosefürsorgestellen keine weitere Belastung mit statistischen Arbeiten zuläßt, so sollte es doch möglich sein, daß die Stellen, welche bisher die Blittersdorf-Tabelle nicht ausgefüllt haben, sich in Zukunft dieser Aufgabe unterziehen.

Tabelle 7. *Diagnoseübergänge nach dem Schema von* BLITTERSDORF *im Jahre 1959*

von / nach	Ia	Ib	Ic	Id	IIa	IIb	IIc	IId	III	Summe
Ia		2480	7270	95	3570	40	205	160	165	13985
Ib	3210		2290	25	1250	15	70	45	50	6955
Ic	17650	7280		275	9880	115	2180	900	560	38840
Id	25	10	230		655	1025	130	100	45	2220
IIa	1210	785	63150	135		70	1100	1280	600	68330
IIb	5	11	30	9360	40		20	20	10	9496
IIc	15	5	185	20	490	90		240	185	1230
IId	15	15	105	80	75	5	70		55	420
III	50	60	660	60	345	10	130	1250		2565
Summe	22180	10646	73920	10050	16305	1370	3905	3995	1670	144041

Die Angaben in Tab. 7 stellen eine auf die Bevölkerung der Bundesrepublik bezogene Extrapolation der Unterlagen für etwa 43 Mill. Einwohner dar.

Der Bestand an Offentuberkulösen (Ia) in der Bundesrepublik belief sich am 31.12.1959 auf 75629 Personen. Darunter befanden sich 15380 Neuzugänge und 13985 Verschlechterungen, insgesamt also 29365 Zugänge = 38,8% des Bestandes. Die Verschlechterungen stellen 47,7% aller Zugänge dar. In den Bundesländern ergeben sich nachstehende Verhältnisse (Tab. 8).

Tabelle 8. *Verschlechterungen bei Ia in Prozent des Bestandes und der Zugänge* (Neuzugänge und Verschlechterungen) *im Jahre 1959*

	Schlesw.-Holstein	Hamburg	Nieder-sachsen	Bremen	Nordrh.-Westfalen
Verschlechterungen bei Ia	468	758	1620	262	2900
Bestand Ia	3054	3924	9469	1125	23501
Verschlechterungen in %	15,3	19,3	17,1	23,3	12,3
Neuzugänge Ia	697	685	1787	141	5306
Zugänge gesamt	1165	1443	3407	403	8206
Verschlechterungen in %	40,3	52,5	47,5	65,1	35,3

	Hessen	Saar-land	Baden-Württ.	Bayern	Berlin
Verschlechterungen bei Ia	1179	285	2355	2763	1342
Bestand Ia	5605	1325	9361	13421	7951
Verschlechterungen in %	21,0	21,5	25,2	20,5	16,8
Neuzugänge Ia	1074	342	1778	2591	1120
Zugänge gesamt	2253	627	4133	5354	2462
Verschlechterungen in %	52,3	45,6	56,8	51,7	54,3

Während im Bundesgebiet die Verschlechterungen bei Ia mit 18,5% am Bestand und mit 47,7% an allen Zugängen beteiligt sind, differieren nach Tab. 8 die Angaben in den Bundesländern erheblich. Für Nordrhein-Westfalen wurden die in Tab. 8 wiedergegebenen Zahlen durch Extrapolation von 51 Kreisen für das ganze Land umgerechnet; wenn sich trotzdem nur ein Anteil der Verschlechterungen am Bestand von Ia-Fällen von 12,3% ergibt, dann ist entweder der Bestand zu hoch angegeben oder die Zahl der Verschlechterungen zu niedrig. Da der Bestand jedoch den mittleren Verhältnissen in der Bundesrepublik entspricht, dürfte diese Angabe kaum, die der Verschlechterungen dagegen zu bezweifeln sein. Dieser Erklärung entspricht auch der Anteil der Zugänge zu Ia an der Summe der Zugänge; hier entfallen nur 35,3% auf die Verschlechterungen, dagegen 47,7% im Mittel aller Länder. Ähnliche Verhältnisse gelten für Schleswig-Holstein mit ebenfalls niedrigem Anteil der Verschlechterungen. Eine sorgfältige Zusammenstellung der für die BLITTERSDORF-Tabelle obligatorisch zu machenden Angaben ist erforderlich, um Fehlschlüsse zu vermeiden.

Die nach Ia übergeführten Verschlechterungen stammen vorwiegend aus den Gruppen Ib, Ic und IIa. Über die Verteilung in den Bundesländern im Jahre 1959 informiert Tabelle 9.

Tabelle 9. *Prozentualer Anteil der auf die Gruppen Ib, Ic und IIa entfallenden Verschlechterungen bei Ia*

	Schl.-Holst.	Hbg.	Nied.-sachs.	Bremen	Nrh.-Westf.	Hessen	Saarland	Bad.-Württ.	Bayern	Bund	Berlin
Ib	29,7	25,7	13,3	29,4	14,0	17,6	34,5	13,1	19,0	17,7	16,5
Ic	48,9	54,8	51,0	48,0	57,0	50,5	40,3	53,6	48,5	51,7	65,6
IIa	16,5	15,3	30,2	19,5	22,6	25,2	21,4	28,5	29,6	25,4	14,8
ges.	95,1	95,8	94,5	96,9	93,6	93,3	96,2	95,2	97,1	94,8	96,9

Nach Tab. 9 stellt die Masse der Übergangsfälle zu Ia Verschlechterungen von vorher geschlossenen Lungentuberkulosen dar. Nach Tab. 7 belaufen sich diese für das Bundesgebiet auf mindestens 7270 Personen. Bezogen auf den Bestand an Ic-Fällen am Jahresende (203329) handelt es sich um 3,6%, die infolge Verschlechterung ihres bisherigen Zustandes zu Offentuberkulösen mit Bakteriennachweis geworden sind. In den Bundesländern ergeben sich in dieser Beziehung die Verhältnisse nach Tab. 10.

Tabelle 10. *Prozentsatz der zu Ia-Fällen gewordenen zunächst geschlossenen Lungentuberkulosen im Jahre 1959*

Schl.-Holst.	Hbg.	Nied.-sachs.	Bremen	Nrh.-Westf.	Hessen	Saarland	Baden-Württ.	Bayern	Bund	Berlin
1,8	2,5	3,6	2,8	2,7	4,7	3,7	5,2	4,5	3,6	4,2

Niedrige Werte in Tab. 10 sprechen entweder für einen überhöhten Bestand oder für unzureichende Erfassung der Übergangsfälle, hohe Werte für einen zu niedrigen Bestand. Da Nordrhein-Westfalen mit rund 16 Mill. Einwohnern an der Bildung des Mittelwertes entscheidenden Anteil hat, die dortigen Angaben aber wahrscheinlich zu niedrig liegen, muß angenommen werden, daß im Bundesgebiet nicht mit 3,6 sondern mit 4,0 bis 4,5% Verschlechterungen zu rechnen ist. Bezogen auf den Bestand an Ia-Fällen stellen die Übergangsfälle aus Ic im Bundesgebiet 9,6%, in Schleswig-

Holstein 7,5 % und in Baden Württemberg 13,5 % des Bestandes an Ia-Fällen. Auch hier treten wieder große Unterschiede in den angegebenen Zahlen in Erscheinung. Andererseits ergibt sich die nicht zu leugnende Tatsache, daß – solange eine Analyse der Übergangsfälle erfolgt, also seit etwa 10 Jahren – keine Veränderung in der Verschlechterungstendenz der zunächst geschlossenen Tuberkulose eingetreten ist, von welchen Jahr für Jahr trotz Beobachtung und Betreuung durch die Tuberkulosefürsorgestellen mindestens 4 % an einer bakteriologisch offenen Lungentuberkulose erkranken. Diese Lage bedarf insofern der Überprüfung, weil es sich bei Verschlechterungen in erster Linie um Personen handeln kann, welche nur unregelmäßig den Aufforderungen zur Kontrolluntersuchung Folge leisten, oder aber weil der Zeitraum zwischen den Kontrolluntersuchungen verkürzt werden muß. Auch wenn in manchen Fällen eine schicksalsmäßige Entwicklung fürsorgerische Maßnahmen illusorisch macht, so dürfte der Einsatz aller verfügbaren Möglichkeiten doch geeignet sein, eine Herabsetzung der relativ hohen Verschlechterungsquote zu erreichen. Das aber setzt voraus, daß man *über Art, Umfang und Verhaltensweise des Personenkreises ausführlich unterrichtet ist,* den diese Entwicklung betrifft. Die Gruppe der Ic-Fälle setzt sich aus Personen in den verschiedensten Entwicklungsstadien der Tuberkulose zusammen und weist Fluktuationen auf wie keine andere Diagnosegruppe. Die Schwierigkeit – wenn nicht Unmöglichkeit –, die weitere Entwicklung prognostisch zu erkennen, bedingt erhöhte Aufmerksamkeit nicht nur im Interesse der Betroffenen, sondern im Hinblick auf die latenten Infektionsmöglichkeiten gegenüber der Umwelt.

Nach Tab. 7 gelangten im Jahre 1959 6955 Übergangsfälle in die Gruppe Ib. Bei annähernd der Hälfte handelte es sich um Personen, deren röntgenologischer Befund für Ansteckungsfähigkeit sprach, obwohl Bakterien nicht nachzuweisen waren. Zu rund 61 % stammen diese aus der Gruppe der Ic-Fälle, zu 33,5 % aus der der inaktiven Tuberkulosen (IIa).

Der Bestand an ansteckungsfähigen Lungentuberkulosen (Ia + Ib) belief sich am 31.1.1959 auf 94 245 Personen. Davon waren 15 250 Übergangsfälle aus den Gruppen Ic – III = 16,2 %. An Neuzugängen dieser Tuberkuloseformen wurden im Jahre 1959 19 475 registriert. Einschließlich der Übergangsfälle sind somit 34 725 Zugänge an ansteckungsfähiger Lungentuberkulose registriert, die mit 36,8 % am gesamten Bestand beteiligt sind. Bei rund 60 000 handelt es sich danach um „alten" Bestand. (Nach den Unterlagen sind 695 neue Ia + Ib-Fälle aus den Gruppen IIc–III als Übergangsfälle registriert worden, obwohl es sich hier, da diese Personen vorher nicht an Tuberkulose erkrankt waren, um Neuzugänge handelt).

Die Beurteilung des Tuberkulosegeschehens stützt sich auf die Beobachtung der Zahlenangaben über den Bestand, die Neuzugänge und die Sterbefälle an Tuberkulose. Da die Übergangsfälle in der amtlichen Bundesstatistik nicht geführt werden, beruhen die Vorstellungen über den Ablauf der Tuberkulose-Entwicklung zum Teil auf unvollkommenen Angaben. Bei den Neuzugängen handelt es sich keineswegs um Neuerkrankungen, sondern sowohl um Erst- und Wiedererkrankungen als auch um Neuregistrierungen aufgrund von Zuzügen. Der Umfang der letzteren ist unerheblich. So sind z.B. (nach : Die Tuberkulose in Baden-Württemberg in den Jahren 1954 - 1959, Statist. Landesamt Stuttgart, 1961) in Baden-Württemberg im Jahre 1959 von einem Gesamtbestand an Ia - III-Fällen von 259 185 Personen 7521 = 2,9 % durch Wegzug ausgeschieden. Bezieht man diese Angabe nur auf die Zahl der Neuzugänge an offener Tuberkulose im Jahre 1959 im Bundesgebiet, dann handelt es sich um etwa 600 Personen, die als Offentuberkulöse bereits bekannt waren, wegen Wohnortwechsel aber neu registriert wurden. Dagegen ist nur den mit der Materie Vertrauten bekannt, daß nicht nur 19475 Neuzugänge an ansteckungsfähiger Lungentuberkulose gemeldet wurden, sondern daß darüber hinaus weitere 15 250 Personen, die bisher nicht ansteckungsfähig waren, als Verschlechterungen eine offene Tuberkulose aufzuweisen haben. Daran ändert die Tatsache nichts, daß z.B. im Jahre 1959 rund 27000 Personen mit einer vorher ansteckungsfähigen Lungentuberkulose wegen Besserung ihres Befundes aus der Gruppe Ia+Ib ausgeschieden sind, zumal diese Zahl wesentlich niedriger ist als die der Zugänge.

Über die Entwicklung des Bestandes an Ia + Ib-Fällen während des Jahres 1959 unterrichtet nachstehende Aufstellung:

Bestand (Ia+Ib) am 31.12.1958	100818	
Neuzugänge im Jahre 1959	19475	
Übergangsfälle aus Ic - III	15 250	
insgesamt	135543	
Abgänge:		
durch Tod an Tuberkulose ca.	7900	
durch Überführung nach Ic - III	27136	(s.Tab.7)
insgesamt	35036	

Damit ergibt sich ein Bestand am 31. 12. 1959 von rund 100500 Ia + Ib-Fällen. In Wirklichkeit beläuft sich dieser jedoch auf 94 245 Personen, so daß ein Defizit von etwa 6 250 Offentuberkulösen festzustellen ist, das auf die Zahl der nicht an Tuberkulose Verstorbenen und die Entwichenen zurückzuführen ist. Rechnet man für diesen Personenkreis – außer der Sterblichkeit an Tuberkulose – mit einer gegenüber der Allgemeinheit um etwa 50% erhöhten allgemeinen Mortalität von etwa 1,5%, so hätten die Offentuberkulösen eine dadurch verursachte weitere Verringerung des Bestandes um etwa 1 500 Personen aufzuweisen, so daß sich das errechnete Defizit auf ungefähr 4 750 Fälle verringert. Auch wenn man einen relativ hohen Anteil für aus der Beobachtung Entwichene ansetzt, so ergeben sich doch ca. 4 000 Ia + Ib-Fälle, um die der Bestand am 31. 12. 1959 gegenüber dem „Soll" zu niedrig liegt.

Von den erwähnten 15 250 Übergangsfällen, die Verschlechterungen aus Ic-III darstellen, entfallen 9 560 (=62,7%) auf frühere Ic-Fälle und 4 820 (=31,6%) auf Übergänge aus IIa. Bei einem Bestand von 203 329 Ic-Fällen am 31. 12. 1959 im Bundesgebiet bedeuten diese aus dieser Gruppe herrührenden Verschlechterungen, daß mindestens 4,5% der zunächst geschlossenen Tuberkulosen während des Jahres 1959 eine wesentliche Verschlechterung erfahren haben. Berücksichtigt man, daß der Bestand in einigen Ländern – hauptsächlich durch eine große Zahl von unter Ic eingereihten verdächtigen Erkrankungen der Kinder – überhöht ist, daß also der Bestand ohne die unbekannten Fälle sicherlich niedriger ist, dann steigt die Verschlechterungsquote der Personen mit aktiver geschlossener Lungentuberkulose auf schätzungsweise 5,0 bis 5,5% pro Jahr an. Für die jüngeren Personen dürfte die Wahrscheinlichkeit einer derartigen Verschlechterung gering, für die älteren dagegen ziemlich hoch sein. Leider können genauere Angaben in dieser Hinsicht nicht gemacht werden; wir müssen uns auf die Feststellung beschränken, daß die im Bestand an Ic-Fällen erfaßten Personen mit einem etwa 135 mal höheren Risiko der Erkrankung an einer ansteckenden Lungentuberkulose rechnen müssen als die Allgemeinheit, überhaupt an einer solchen Form der Tuberkulose zu erkranken. Die aus Verschlechterungen von Ic-Fällen herrührenden neuen Ia + Ib-Fälle stellen mehr als 10% des Bestandes an Offentuberkulösen und spielen somit zahlenmäßig als neue Infektionsquellen eine Rolle.

Für die einzelnen Bundesländer ergeben sich die in Tab. 11 zusammengestellten Verhältnisse hinsichtlich der Verschlechterungen der Ic-Fälle.

Tabelle 11. *Anteil der Verschlechterungen aus der Gruppe Ic, bezogen auf den Bestand* (in %) *und auf je 100 000 E. in den Bundesländern im Jahre 1959*

	Schl.-Holst.	Hbg.	Nied.-sachs.	Bremen	Nrh.-Westf.	Rheinld.-Pf.	Hessen	Saarland	Baden-Württ.	Bayern	Bund	West-Berlin
in % d. Best.	3,1	3,6	4,2	4,0	3,4	–	5,8	5,9	6,1	5,7	4,5	4,7
auf 100 000 E.	17,9	33,9	15,6	28,3	14,5	–	16,6	19,4	20,9	19,4	18,0	46,7

Der Prozentsatz der aus Ic stammenden Verschlechterungen variiert zwischen minimal 3,1 % in Schleswig-Holstein und 6,1 % in Baden-Württemberg, differiert also um rund 100 %. Bezieht man die Zahl der Verschlechterungen jedoch auf die Bevölkerung der betroffenen Länder, so ergeben sich weitaus günstigere Resultate. Abgesehen von den auf die Stadtstaaten entfallenden Höchstwerten bewegen sich die Relativzahlen der Verschlechterungen in den Grenzen von 14,5 (Nordrhein-Westfalen) und 20,9 auf 100 000 E. (Baden-Württemberg), mithin in einem viel engeren Bereich als der Bestand an Ic-Fällen. Dies muß als Zeichen einer ziemlich zuverlässigen Erfassung der Verschlechterungen gewertet werden. Nachdem aber die Neigung zu einer Verschlechterung und deren Eintritt in den verschiedenen Bundesländern praktisch unter gleicher Voraussetzung erfolgt, muß die unterschiedliche (auf den Bestand an Ic-Fällen bezogen) Verschlechterungsquote in unterschiedlichen Erfassungs- bzw. Registrierungsmethoden erblickt werden. Dabei dürfte aller Wahrscheinlichkeit nach der Bestand an Ic-Fällen etwa in Schleswig-Holstein zu hoch, die Zahl der Verschlechterungen in Nordrhein-Westfalen zu niedrig sein.

Nach Tab. 11 läßt sich in den Stadtstaaten eine – auf die Bevölkerung bezogene – bedeutend höhere Zahl an Verschlechterungen feststellen als im Mittel der übrigen Bundesländer. Im besonderen gilt dies für West-Berlin. Da es sich um den Fürsorgestellen bekannte Personen handelt und angenommen werden sollte, daß die in Stadtgebieten im allgemeinen bessere Erreichbarkeit der Fürsorgestellen sich auch günstiger auf die Möglichkeit der Durchführung der Kontrolluntersuchungen und die Beteiligung an diesen auswirkt, müssen noch andere – statistisch nicht zu erfassende – Faktoren wirksam sein.

Die Gruppe der Ic-Fälle weist nach Tab. 7 24930 Zugänge aus Ia + Ib – mithin Verbesserungen – und 13910 Zugänge aus Id-III – Verschlechterungen – auf. Unter letzteren spielen jene aus IIa (inaktive Lungentuberkulose) mit 9 880 (=71,0 %) die Hauptrolle. Da die aus IIa und IIc stammenden Verschlechterungen gesondert behandelt werden, bleibt festzustellen, daß nur ein kleiner Prozentsatz der nach Ic übergeführten Verschlechterungen aus Id bzw. IIb stammt. Bei den 900 Zugängen aus IId und den 560 aus der Gruppe III handelt es sich um irrtümlich in die Statistik der Übergangsfälle aufgenommene Fälle; diese sind, da es sich primär nicht um Tuberkulosekranke handelt, als Neuzugänge zu behandeln, wenn eine Erkrankung an Tuberkulose festgestellt werden sollte. Dies ist in den 1460 Fällen zweifellos nicht geschehen. Einschließlich der im Jahre 1959 gemeldeten 42761 Neuzugänge an nichtansteckender Lungentuberkulose ergeben sich für 1959 56671 Zugänge in Form von Verschlechterungen zu Ic, die rund 28% des Bestandes am 31. 12. 1959 darstellen, während die aus Ia + Ib herrührenden 24930 Verbesserungen mit 12,3% in Erscheinung treten. Damit entfallen auf den alten Bestand – soweit dieser mindestens zu Anfang des Jahres 1959 vorhanden war – rund 60%. Den 38840 Zugängen aus allen Gruppen stehen 73920 Abgänge in alle Diagnosegruppen gegenüber. Bei einem Gesamtbestand von rund 200000 Ic-Fällen ergibt sich aus diesen Zahlen eine beachtliche Fluktuation, über die nachstehende Aufstellung genauer informiert:

Bestand am 31. 12. 1958	212184
Zugänge aus Ia + Ib (Verbesserungen)	24930
Zugänge aus Id - III (Verschlechterungen	13910
Neuzugänge im Jahre 1959	42761
insgesamt	293785

Abgänge:	
durch Tod ca.	3000
durch Übergang in Ia - III	73920
insgesamt	76920

Aus diesen Zahlen ergibt sich ein Soll von 216865. Demgegenüber beläuft sich der Bestand am 31. 12. 59 auf 203329 Personen, so daß ein Defizit von rund 13500 Ic-Fällen festzustellen ist. Auch wenn hiervon ein Teil auf Entweichen aus der Beobachtung entfällt, so bleibt doch noch eine größere Zahl von Ic-Fällen, über deren Verbleib keine Angaben gemacht wurden. Da ein Aufhören der Fürsorgebedürftigkeit nur bei einem kleinen Teil wahrscheinlich ist, bleibt nur die Möglichkeit, daß nicht alle Abgänge erfaßt worden sind, bzw. daß ein Teil gänzlich aus der Statistik ausgeschieden wurde, nachdem sich die zunächst gestellte Diagnose als irrig erwiesen hat. Für eine solche Bereinigung der Statistik sieht die Blittersdorf-Tabelle keine Spalte vor.

Die von Ia + Ib nach Ic übergeführten 24930 Fälle entsprechen rund 25% des am Jahresanfang vorhandenen Bestandes an Ia + Ib-Fällen überhaupt. Für die einzelnen Bundesländer ergeben sich in dieser Hinsicht die in Tab. 12 dargestellten Verhältnisse.

Tabelle 12. *Prozentualer Anteil der nach Ic übergeführten Ia + Ib-Fälle am Bestand Ia + Ib am 1. 1. 1959 und am Bestand Ic am 31. 12. 1959 und auf je 100000 E.*

	Schl.-Holst.	Hamburg	Nied.-sachs.	Bremen	Nrh.-Westf.	Hessen	Rhld.-Pfalz	Saarland	Bad.-Württ.	Bayern	Bund	West-Berlin
% von Ia + Ib	21,3	21,0	24,9	39,1	22,7	32,6	–	23,3	28,0	25,8	24,9	24,4
% aus Ia + Ib	9,1	7,3	13,3	16,0	10,9	17,7	–	16,1	13,1	14,1	12,3	10,3
auf 100000 E.	50,6	66,2	46,8	107,1	44,8	48,2	–	48,6	49,3	45,7	46,8	98,9

Die von Ia + Ib nach Ic übergeführten Verbesserungen belaufen sich im Mittel der Bundesrepublik auf 46,8 auf 100 000 E. Die Angaben der Länder unterscheiden sich – mit Ausnahme von Berlin, Bremen und Hamburg – nur geringfügig von diesem Mittelwert, so daß die Angaben – im Gegensatz zu jenen des Bestandes – weitgehend als zuverlässig angesehen werden können.

Die in Spalte 2 von Tab. 12 angegebenen Werte stellen den Anteil der Übergangsfälle aus Ia+Ib nach Ic am Bestand an Ic-Fällen am Jahresende 1959 dar. Die niedrigen Werte in Hamburg und Schleswig-Holstein sprechen für einen im Verhältnis zu den anderen Ländern hohen Bestand, während der relativ hohe Anteil dieser Fälle in Hessen auf den verhältnismäßig niedrigen Bestand an Ic-Fällen zurückzuführen ist. Die große Zahl von transitiven Fällen in Bremen ergibt zwangsläufig auch einen größeren Anteil an dem dort ebenfalls relativ hohen Bestand. Die auf 100 000 E. bezogenen Angaben haben epidemiologisch keinen besonderen Aussagewert, sie dienen mehr der Kontrolle der Zuverlässigkeit der hier verwendeten Angaben.

Für die aus den Gruppen Ia und Ib nach Ic übergeführten Verbesserungen ergibt sich die Verteilung nach Tab. 13.

Die aus der Gruppe Ib herrührenden Verbesserungen sind im Mittel mit 29,3 % an der Summe dieser Übergangsfälle von Ia + Ib nach Ic beteiligt. Von diesem Mittelwert weichen beträchtlich ab die Verhältnisse in Bremen, im Saarland, in Schleswig-Holstein und in Hamburg auf der einen und in Hessen und Niedersachsen auf der anderen Seite.

Der Bestand an Personen mit *extrapulmonaler Tuberkulose* – 50 345 am 31. 12. 1959 – enthält neben 10 580 Neuzugängen 1955 als Verschlechterungen zu wertende Übergänge aus den Gruppen IIa – III. Darunter sind die aus IIb naturgemäß am stärksten vertreten = 52,4 %. Die Übergänge aus Ia + Ib stellen Einzelfälle dar. Dagegen handelt es sich bei den 230 Personen, die aus der Diagnosegruppe Ic stammen, um solche, welche neben einem pulmonalen Befund eine Erkrankung an irgendeiner Form von extrapulmonaler Tuberkulose aufzuweisen haben und deshalb nicht als Verbesserungen angesehen werden können. Damit käme bei gewissen Unterschieden in den einzelnen Ländern auf je 1 000 Personen mit geschlossener Lungentuberkulose einmal die Entwicklung einer Tuberkulose anderer Organe. Eine sorgfältige Bearbeitung der dem Blittersdorf-Schema zugrunde liegenden Fragen wird auch künftig bezüglich der Beurteilung der Dynamik des Tuberkulosegeschehens zu wertvollen Ergebnissen führen.

Tabelle 13. *Von 100 Übergängen aus Ia + Ib nach Ic entfallen . . . . . . auf solche aus Ib*

	Schles.-Holst.	Hamburg	Niedersachsen	Bremen	Nordrh.-Westfalen	Rhld.-Pfalz	Hessen	Saarland	Baden-Württ.	Bayern	Bund	West-Berlin
ges.	1 149	1 191	3 038	722	6 930	–	2 223	498	3 154	4 224	24 930	2 170
Ü. aus Ib	589	602	505	485	1 610	–	320	264	649	1 554	7 280	404
in %	51,4	50,5	16,7	78,0	23,3	–	14,5	52,9	20,6	36,8	29,3	18,6

Zusammenfassung

[Übergangsfälle aus anderen statistischen Gruppen (transitive Fälle)]

Die Verbesserungen und Verschlechterungen, die sich während eines Jahres bei den im Bestand registrierten Personen ergeben, werden durch die Übergangsfälle erfaßt, die damit die Dynamik im Tuberkulosegeschehen widerspiegeln.

Im Jahre 1959 sind aus dem Kreis der Personen mit geschlossener, extrapulmonaler und inaktiver Tuberkulose 15 250 neue ansteckungsfähige Tuberkulosen bekannt geworden, wodurch sich die Zahl der Zugänge (Neuzugänge + Übergangsfälle) auf fast 35 000 beläuft. Diese machen rund 37% des Bestandes aus. Aus dem Bestand der Offentuberkulösen sind über 27 000 Personen wegen Besserung ihres Befundes ausgeschieden. 63% der Verschlechterungen waren vorher geschlossene, 32% inaktive Lungentuberkulosen.

Neben 42 761 Neuzugängen sind 13 910 Fälle von *Verschlechterungen* als geschlossene aktive Lungentuberkulosen bekannt geworden, die überwiegend aus der Gruppe der vorher inaktiven Lungentuberkulosen stammen. Die Zahl der *Verbesserungen* beläuft sich auf 24 930.

Der Bestand an extrapulmonalen Tuberkulosen weist 10 580 Neuzugänge und 1955 Verschlechterungen auf. Bei letzteren handelt es sich vorwiegend um Personen mit zuvor inaktiver Tuberkulose anderer Organe.

Eine Alters- und Geschlechtsgliederung der Übergangsfälle ist wünschenswert.

Summary: Transition cases from other statistical groups. (Transitive cases)

Improvements and deteriorations occurring in the registered persons during one year are shown by the transition cases which thus reflect the dynamics in tuberculosis.

In 1959, 15 250 new infectious cases were reported from among the group of patients with closed, extrapulmonary and inactive tuberculosis, the number of new cases (new cases and transition cases) thus amounting to almost 35 000. This means 37% of the group. From the number of cases with open tuberculosis 27 000 persons were eliminated due to improvement of their findings. 63% of the deteriorated cases previously were closed, 32% inactive cases of pulmonary tuberculosis.

Beside 42 761 new cases 13 910 *deteriorations* into closed active pulmonary tuberculosis were found, stemming predominantly from the group of previously inactive lung tuberculosis. The number of *improvements* amounts to 24 930.

The group of patients with extrapulmonary tuberculosis presents 10 580 new cases and 1955 deteriorations. The latter are mainly patients with inactive tuberculosis of other organs.

The classification of the transition cases according to sex and age appears desirable.

Résumé: Cas de transition venant d'autres groupes de la statistique

Les cas d'amélioration ou d'aggravation survenant parmi les malades enrégistrés dans une catégorie déterminée, sont enrégistrés dans la statistique comme cas ,,de transition''. Ils reflètent le ,,devenier dynamique'' des cas de tuberculose.

En 1959, 15 250 ,,nouveaux'' cas de tuberculose à potentiel infectieux ont ainsi fait leur apparition. Ils venaient de la catégorie enrégistrée comme ,,tuberculose fermée, extrapulmonaire ou inactive''.

Ainsi le nombre des ,,entrées'' statistiquement parlant, (nouveaux cas plus cas aggravés venant d'autres groupes statistiques,) est presque de 35 000 — soit de 37% du total.

Par contre 27 000 personnes fichées auparavant comme atteintes de tuberculose ouverte, ont été éliminées de cette catégorie en raison de l'amélioration objektive de leur état. 63% des cas aggravés étaient auparavant des tuberculoses pulmonaires fermées et 32% des tuberculoses pulmonaires inactives.

Aux 42 761 cas nouvellement dépistés de tuberculose pulmonaire active fermée, 13 910 cas d'aggravation se sont ajoutés — ils provenaient surtout du groupe des tuberculoses pulmonaires ayant figuré auparavant comme inactives.

Le nombre des cas améliorés a été de 24 930.

Dans le total des tuberculoses extra-pulmonaires figurent 10 580 nouveaux cas et 1955 aggravations, ces dernières venant surtout de la catégorie des tuberculoses auparavant inactives d'autres organes.

Il serait utile de classer ces cas de transition selon l'âge et selon le sexe des personnes atteintes.

Resumen: Casos de transición

Las mejorías y los empeoramientos que se producen durante un año en los enfermos registrados, son recogidos por los llamados casos de transición, que reflejan la dinámica del proceso tuberculoso.

En el año 1959 han pasado a tuberculosis contagiosa 15 250 enfermos del grupo de tuberculosis cerrada, extrapulmonar e inactiva, con lo que el aumento de enfermos contagiosos asciende a casi 35 000 (nuevos casos y casos de transición). Estos son un 37% del registro. Por mejoría se han descontado del registro de tuberculosis abierta más de 27 000 enfermos. Un 63% de los empeoramientos eran antes enfermos con tuberculosis pulmonar cerrada, un 32% de tuberculosis pulmonar inactiva.

Al lado de 42 761 casos nuevos son 13 910 casos de empeoramientos conocidos como tuberculosis pulmonares cerradas activas, que salen sobre todo del grupo de enfermos de tuberculosis inactiva. El número de mejorías asciende a 24 930.

El registro de tuberculosis extrapulmonar demuestra 10 580 casos nuevos y 1955 de empeoramientos. En los últimos se trata en particular en enfermos con tuberculosis inactiva de otros órganos.

Sería de desear un registro de edad y sexo de los casos de transición.

e) Exponierte und exponiert gewesene Gesunde (IIc)

Die Ermittlung der Auswirkung eines neu aufgefundenen Ansteckend-Tuberkulösen verlangt die Durchführung von *Umgebungsuntersuchungen.* Diese Untersuchungen der Tuberkulose-Fürsorgestellen erstrecken sich selbstverständlich in erster Linie auf die Familienangehörigen des Erkrankten und darüber hinaus auf seinen Freundes-, Bekannten- und Kollegenkreis. Daß außerdem eine Gefährdung sonstiger Personen denkbar und wahrscheinlich ist, kann im Rahmen der Umgebungsuntersuchungen nicht berücksichtigt werden, da der möglicherweise infrage kommende Personenkreis zu groß ist (Kino, Theater, Sportplatz). Nachdem die Infektion mit Tuberkulosebakterien — wenn überhaupt — erst nach einer gewissen Zeit (Inkubations- bzw. Latenzzeit) zur Erkrankung führt, ist die Beobachtung der exponierten Personen für längere Zeit notwendig, sie werden daher von den Tuberkulose-Fürsorgestellen nach gewissen Zeitplänen überwacht. Die Zahl der Exponierten im Bundesgebiet ist nicht bekannt. Es liegen aber Angaben aus den Ländern Niedersachsen, Baden-Württemberg und Bayern vor. In Niedersachsen waren Ende 1959 78 895 Umgebungsgefährdete registriert worden = 121 auf 100 000 Einwohner, in Baden-Württemberg handelte es sich um 98 664 Personen = 140 auf 100 000 Einwohner, in Bayern wurden 105 071 IIc-Fälle von den Tuberkulose-Fürsorgestellen überwacht = 117 auf 100 000 Einwohner. In diesen 3 Ländern bestehen danach bezüglich der Exponierten annähernd gleiche Verhältnisse. Für das Bundesgebiet ist unter Zugrundelegung dieser Zahl mit etwa 640 000 exponierten Personen = 120 auf 100 000 Einwohner zu rechnen. Nach den Angaben von Niedersachsen sind die Kinder an der Gesamtzahl der IIc-Fälle mit fast 42% beteiligt. Auf die Frauen entfallen rund 34%, auf die Männer 24%. Nach Tab. 7 sind im Jahre 1959 im Bundesgebiet aus diesem Personenkreis 275 an einer ansteckungsfähigen Lungentuberkulose erkrankt = 42,9 auf 100 000 Exponierte. In 2 180 Fällen wurde im Jahre 1959 eine geschlossene Lungentuberkulose festgestellt = 341 auf 100 000 Exponierte. Insgesamt sind somit 383,9 aktive Lungentuberkulosen auf je 100 000 Exponierte ermittelt worden. Damit ergibt sich *für die Exponierten eine Wahrscheinlichkeit, an Lungentuberkulose zu erkranken, die ungefähr 3,3 mal so hoch ist wie das Risiko der Gesamtbevölkerung.* An einer Tuberkulose anderer Organe sind im Jahre 1959 130 exponierte Personen erkrankt = 20,3 auf 100 000. Es ergibt sich dabei dieselbe Situation, wie sie auch für die gesamte Bevölkerung der Bundesrepublik im Jahre 1959 maßgebend war. Nach den vorliegenden Unterlagen weist Niedersachsen eine Erkrankungshäufigkeit der Exponierten von 334 auf 100 000, Baden-Württemberg eine solche von 463 und Bayern von 513 auf 100 000 Exponierte auf. Diese Unterschiede besonders zwischen Niedersachsen auf der einen und Baden-Württemberg und Bayern auf der anderen Seite dürften in der Methodik der Durchführung der Umgebungsuntersuchungen liegen.

Zusammenfassung

[Exponierte und exponiert gewesene Gesunde (II c)]

Die Zahl der bei Untersuchungen in der Umgebung von neu ermittelten Tuberkulösen festgestellten gefährdeten Personen belief sich im Jahre 1959 auf etwa 640 000 = 120 auf 100 000 E.; davon sind über 40% Kinder unter 15 Jahren. An einer ansteckungsfähigen Lungentuberkulose erkrankten während des Jahres 275 aller von den Fürsorgestellen erfaßten Exponierten = 42,9 auf 100 000. Bei 2 180 (= 341 auf 100 000 Exponierte) wurde eine aktive geschlossene Lungentuberkulose festgestellt, insgesamt ergaben sich also rund 384 Neuerkrankungen an Lungentuberkulose unter 100 000 gefährdeten Personen. Damit wies diese Personengruppe eine 3,3mal so hohe Wahrscheinlichkeit auf, an Lungentuberkulose zu erkranken wie die übrige Bevölkerung.

Summary: Healthy persons at present exposed and previously exposed to tuberculosis (II c)

In 1959, the number of persons exposed to tuberculosis who were noted as living in community with newly registered tuberculosis amounted to about 640 000, i. e. 120 per 100 000 population. More than 40% of these persons were children below the age of 15 years. In the course of the year, 275 of the total of exposed persons registered by the Welfare Offices (i. e. 42.9 per 100 000) developed contageous pulmonary tuberculosis. In 2 180 (i. e. 341 per 100 000 exposed persons) active closed pulmonary tuberculosis was diagnosed, thus, there was a total of fresh cases of pulmonary tuberculosis amounting to 384 per 100 000 exposed persons. Therefore, the possibility of acquiring pulmonary tuberculosis is 3.3 times as high in this group of persons as in the other population.

Résumé: Sujets sains exposés ou ayant été exposés (IIc)

Le nombre des sujets exposés parce que faisant partie de l'entourage de cas de tuberculose nouvellement découverts s'éleva en 1959 à 640 000, soit 120 par 100 000 habitants, — il comprend 40 % d'enfants de moins de 15 ans.
culose nouvellement découverts s'éleva en 1959 à 640 000, soit 120 000 par 100 000 habitants.
275 des personnes fichées pour ce motif (comme exposées) furent atteintes au cours de l'année de tuberculose pulmonaire infectieuse, soit 42.9 sur 100 000.
Chez d'autres 2 180 (= 341 sur 100 000 sujets exposés) on constata une tuberculose pulmonaire active fermée, — de sorte qu'il se produisit au total 384 infections nouvelles de tuberculose pulmonaire par 100 000 personnes exposées.
Ce groupe présente par conséquent une probabilité 3.3 fois plus forte de s'infecter de tuberculose pulmonaire que le reste de la population.

Resumen: Personas sanas expuestas al contagio en el presente y en el pasado (IIc)

El número de personas expuestas al contagio en las investigaciones en los alrededores de los nuevos casos de tuberculosis descubiertos en el año 1959 ascendió a aproximadamente a 640 000 (= 120 por 100 000 habitantes); el 40% de ellos fueron niños por debajo de 15 años. Durante aquel año 275 individuos dentro de todos los expuestos registrados en los dispensarios médicos contrajeron una tuberculosis pulmonar contagiosa (=42,9 por 100 000). En 2 180 (=341 por 100 000 expuestos) se comprobó una tuberculosis activa cerrada; en conjunto se registraron 384 nuevos casos de tuberculosis pulmonar dentro de 100 000 personas en peligro de contagio. Según esto dicho grupo de personas mostró 3,3 veces la probabilidad que la población corriente presenta de enfermar de tuberculosis pulmonar.

3. Tuberkulose-Mortalität

a) Tuberkulosesterbefälle und -sterbeziffern

Die einer Krankheit als Todesursache zukommende Bedeutung richtet sich nach der Zahl der ermittelten Krankheits- und Sterbefälle. Je höher die Zahl der Opfer ist, um so intensiver müssen die Abwehrmaßnahmen sein. Im besonderen gilt dies für die Infektionskrankheiten, soweit der Erreger bekannt ist und erfolgversprechende Bekämpfungsmethoden zur Verfügung stehen, wie es bei der Tuberkulose der Fall ist. Das Wissen um die Bedeutung dieser Krankheit im Rahmen aller Krankheits- und Sterbeursachen beruhte noch vor etwa 2 Jahrzehnten fast ausschließlich auf der gemeldeten Zahl der Sterbefälle. Seither hat sich mit der Einführung der wiederholt verbesserten Meldepflicht für die Erkrankungsfälle und mit dem erheblichen Absinken der Letalität der *Schwerpunkt* bezüglich der Bewertung der Tuberkulose *auf die Morbiditätsangaben* verlagert. Die relativ geringe Zahl an Tuberkulose-Sterbefällen in der Bundesrepublik ist kaum geeignet, ein objektives Bild der wirklichen Situation zu vermitteln. Dabei muß man sich der Tatsache bewußt sein, daß die Zahl der Erkrankungen zu einem geringeren Prozentsatz bekannt wird als die der durch Tuberkulose verursachten Sterbefälle; das Vorhandensein von über 350 000 bekannten Personen mit aktiver Tuberkulose erhellt die wahre Situation besser als die Feststellung, daß i.J. 1960 ca. 8 000 Personen an Tuberkulose verstorben sind.

Exakte Zahlen über die wirklichen Verhältnisse wären nur über eine umfassende Untersuchung der gesamten Bevölkerung und die Obduktion aller Verstorbenen zu erreichen. Das ist aber unmöglich. Im Tbk.-Jahrbuch 1959 (S. 93) ist die Auffassung vertreten worden, daß die Zahl der fälschlicherweise nicht als Tuberkulose deklarierten Sterbefälle so niedrig ist, daß dadurch die bekannt werdenden Tuberkulosesterbefälle keine wesentliche Steigerung erfahren. Nachdem jedoch LARSSON und LINELL (Acta Tub. scand. Vol. XXXIX, 3, 1960) anhand von Autopsien in Malmö zu der Feststellung gelangt sind, daß die statistischen Angaben über die Tuberkulosesterblichkeit sogar in Schweden viel zu niedrig sind und etwa die Hälfte der an Tuberkulose Verstorbenen erst durch die Leichenöffnung bekannt wird, verliert diese Auffassung an Wahrscheinlichkeit. Das DZK wird sich aufgrund der schwedischen Untersuchungen bemühen, die Verhältnisse auch in der Bundesrepublik zu klären. Leider reicht das vorhandene Material bisher nicht aus, ein zuverlässiges Bild zu gewinnen. Wenn jedoch – nach einer vorläufigen Umfrage – unter rund 8 500 Obduktionsfällen 229 floride Tuberkulosen gefunden wurden, von welchen nur 114 vor dem Tode bekannt waren, so gewinnt der Verdacht an Wahrscheinlichkeit, daß die Tuberkulosesterblichkeit auch in der Bundesrepublik in Wirklichkeit höher liegt als dies nach den amtlichen Sterbeziffern anzunehmen war. Auf rund 570 000 Sterbefälle an allen Ursachen in der Bundesrepublik i.J. 1959 entfallen 8 666 auf die Tuberkulose aller Formen = 1,52 %. Diese Zahl entspricht ungefähr der der bekannten Tuberkulösen unter den 8 500 Obduktionsfällen = 1,34 %, während der Prozentsatz aller obduzierten Personen mit floriden Tuberkulosen 2,7 beträgt. Auch wenn nicht anzunehmen ist, daß sämtliche 115 unbekannten Tuberkulösen an Tuberkulose verstorben sind (die Todesursachen wurden bisher nicht erfragt), so muß nach Lage der Dinge angenommen werden, daß ein gewisser Anteil der Tuberkulose zum Opfer gefallen ist. Es ist geplant, die Untersuchungen in erweitertem Umfange fortzusetzen. Es kann schon jetzt mit einiger Sicherheit festgestellt werden, daß die tatsächliche Tuberkulosesterbeziffer nicht unwesentlich höher liegen dürfte als die amtliche Todesursachenstatistik dies ausweist. Solange allerdings durch Obduktion kaum 30 % der Verstorbenen erfasst werden, kann eine größere Zuverlässigkeit der Sterbeziffern nicht erwartet werden. Diese Verhältnisse offenbaren gleichzeitig, daß den Tuberkulosefürsorgestellen noch viele Tuberkulose-Erkrankungen nicht bekannt sind. Für alle Krankenanstalten (von welchen die erwähnten Unterlagen stammen) ergibt sich als Folgerung, daß der Möglichkeit einer Erkrankung an Tuberkulose als Haupt- oder Nebenursache bei allen eintretenden Patienten größere Beachtung geschenkt wird. Dasselbe gilt für die Diagnose der praktischen Ärzte, besonders bei älteren Patienten mit unbestimmten Symptomen.

Im Jahre 1959 sind in der Bundesrepublik Deutschland 8 666 Sterbefälle an Tuberkulose bekannt geworden = 16,4 auf 100 000 E. Gegenüber dem Vorjahr ist eine Abnahme um 244 = 0,7 auf 100 000 (=2,7 %) erfolgt. Es entfallen 7 967 auf Tuberkulose der Atmungsorgane und 699 auf die verschiedenen Formen der extrapulmonalen Tuberkulose, die danach mit 8,1 % an der Gesamtzahl beteiligt ist. Die Sterblichkeit der Männer beläuft sich auf 24,9, die der Frauen auf 8,8 auf je 100 000. Der große Unterschied in der Tuberkulosesterblichkeit der Geschlechter betrifft ausschließlich die Lungentuberkulose (M: 23,5, F: 7,6), bei der extrapulmonalen Tuberkulose finden sich annähernd identische Werte (M: 1,4, F: 1,2). Die Gründe für diese Diskrepanz der Sterbefälle an Lungentuberkulose werden vielfach in biologischen Ursachen gesehen. Dies ist insofern nicht einzusehen, als Morbidität und Mortalität der 0 – 30jährigen Männer und Frauen fast völlig übereinstimmen und erst oberhalb von 30 Jahren die Divergenz beginnt, welche im Alter von etwa 60 - 70 Jahren die größten Unterschiede aufzuweisen hat. Bis zum Alter von 30 Jahren ist aber ein großer Teil der Männer und Frauen berufstätig und damit in ähnlichem Ausmaß den physischen und psychischen Belastungen des Erwerbslebens und den – gegenüber der Tätigkeit der Hausfrau – erhöhten Infektionsmöglichkeiten ausgesetzt wie die Männer. Oberhalb 30 Jahre sinkt der Anteil der Frauen an der Zahl der Berufstätigen steil ab, und damit die Beanspruchungen.

In Tab. 14 ist die Sterblichkeit an Tuberkulose in den einzelnen Bundesländern im Jahre 1959 dargestellt, und zwar für Männer und Frauen.

Tabelle 14. *Sterblichkeit der Männer und Frauen an Tuberkulose aller Formen in den Bundesländern im Jahre 1959, absolut u. a. je 100 000*

	Schl.-Holst.		Hamburg		Nieders.		Bremen		Nordrh.-Westf.		Hessen	
	M	F	M	F	M	F	M	F	M	F	M	F
Tbk. der Atmungsorgane [1])	228	108	235	70	605	260	56	23	1 775	583	375	154
auf 100 000	21,3	8,9	28,1	7,2	19,7	7,5	17,4	6,3	24,0	7,1	17,1	6,2
Tbk. der Hirnhäute [2])	3	3	2	5	18	16	2	1	30	27	15	5
auf 100 000	0,3	0,2	0,2	0,5	0,6	0,5	0,6	0,3	0,4	0,3	0,7	0,2
Tbk. anderer Organe [3])	11	10	7	7	24	33	4	1	71	70	13	20
auf 100 000	1,0	0,8	0,8	0,7	0,8	1,0	1,2	0,3	1,0	0,9	0,6	0,8
[2]) + [3])	14	13	9	12	42	49	6	2	101	97	28	25
auf 100 000	1,3	1,1	1,1	1,2	1,4	1,4	1,9	0,6	1,4	1,2	1,3	1,0
Tbk. insgesamt	242	121	244	82	647	309	62	25	1 876	680	403	179
auf 100 000	27,6	10,0	29,1	8,4	21,1	8,9	19,3	6,9	25,4	8,3	18,4	7,2

	Rhld.-Pfalz		Saarland		Bad.-Württ.		Bayern		Bundesgebiet		W.-Berlin	
	M	F	M	F	M	F	M	F	M	F	M	F
Tbk. der Atmungsorgane [1])	417	128	153	44	726	283	1 268	476	5 838	2 129	370	143
auf 100 000	26,2	7,2	31,0	8,2	20,5	7,1	29,1	9,5	23,5	7,6	39,4	11,4
Tbk. der Hirnhäute [2])	7	13	1	2	24	16	25	25	127	113	12	8
auf 100 000	0,4	0,7	0,2	0,4	0,7	0,4	0,6	0,5	0,5	0,4	1,3	0,6
Tbk. anderer Organe [3])	18	8	2	4	41	43	37	35	228	231	9	8
auf 100 000	1,1	0,4	0,4	0,7	1,2	1,1	0,8	0,7	0,9	0,8	1,0	0,6
[2]) + [3])	25	21	3	6	65	59	62	60	355	344	21	16
auf 100 000	1,6	1,2	0,6	1,1	1,8	1,5	1,4	1,2	1,4	1,2	2,2	1,3
Tbk. insgesamt	442	149	156		791	342	1 330	536	6 193	2 473	391	159
auf 100 000	27,8	8,3	31,6	11,2	22,4	8,6	30,5	10,7	24,9	8,8	41,7	12,6

Höher als dem Bundesdurchschnitt (24,9) entspricht liegt die Sterblichkeit der Männer im Saarland (31,6), in Bayern (30,5), in Hamburg (29,1) , in Rheinland-Pfalz (27,8) und in Nordrhein-Westfalen (25,4). Die besonders hohe Sterbeziffer von West-Berlin (41,7) kann mit der der anderen Länder nicht verglichen werden, da sie zu einem wesentlichen Teil durch die andersgeartete Bevölkerungsverteilung – wenig junge, viel ältere und alte Menschen – bedingt ist. Das Minimum der Tuberkulosesterblichkeit weist Hessen mit 18,4 auf 100000 Männer auf. Die Angaben der übrigen Länder liegen unter dem Bundesdurchschnitt. Die Extreme bilden also das Saarland und Hessen, ersteres mit einer um 13,2 auf 100000 E (72,1 %) höheren Tuberkulosemortalität als das von der Tuberkulose scheinbar so verschonte Hessen.

Hinsichtlich der Sterblichkeit der Frauen an Tuberkulose bewegen sich die Angaben zwischen 11,2 im Saarland und 7,2 in Hessen. Der Bundesdurchschnitt verzeichnet 8,8 Sterbefälle auf 100000 Frauen und nur noch 7,6 auf 100000 Frauen für die Tuberkulose der Atmungsorgane.

In Tab. 15 ist die Entwicklung der Tuberkulosemortalität in der Bundesrepublik von 1951 bis 1959 dargestellt (s. a. Abb. 49).

Tabelle 15. *Sterblichkeit an Tuberkulose in der Bundesrepublik Deutschland 1950 — 1959 auf 100 000 M bzw. F.*

		1951	1952	1953	1954	1955	1956	1957	1958	1959
Tuberkulose der Atmungsorgane	M	42,9	32,1	26,8	26,0	26,0	26,4	25,3	24,0	23,5
	F	21,0	15,1	11,4	11,0	10,0	9,4	8,9	8,1	7,6
	ges.	31,3	23,1	18,6	18,0	18,0	17,4	16,6	15,5	15,1
tuberkulöse Meningitis	M	2,5	2,2	1,4	1,3	0,8	0,9	0,6	0,5	0,5
	F	2,1	2,0	1,2	0,7	0,7	0,7	0,6	0,5	0,4
	ges.	2,3	2,1	1,3	1,0	0,8	0,8	0,6	0,5	0,5
Tuberkulose sonstiger Organe	M	3,5	2,1	1,7	1,7	1,2	1,4	1,1	1,0	0,9
	F	3,6	2,3	1,7	1,3	1,3	1,3	1,0	1,0	0,8
	ges.	3,6	2,2	1,7	2,0	1,3	1,3	1,1	1,0	0,9
extrapulm. Tbk. gesamt	M	6,0	4,3	3,1	3,0	2,0	2,3	1,7	1,6	1,4
	F	5,7	4,3	2,9	3,0	2,0	1,9	1,6	1,5	1,2
	ges.	5,8	4,3	3,0	3,0	2,0	2,1	1,6	1,5	1,3
Tuberkulose gesamt	M	48,9	36,5	30,0	29,0	28,0	28,7	27,0	25,5	24,9
	F	26,7	19,4	14,2	13,0	12,0	11,3	10,5	10,0	8,8
	ges.	37,1	27,4	21,6	21,0	20,0	19,5	18,3	17,1	16,4

Von 1951 bis 1952 ist ein erheblicher Abfall eingetreten, der sich bis zum Jahre 1953 fortsetzt, dieser ist die Folge der seit Mitte 1952 erfolgenden INH-Therapie. In diesen beiden Jahren hat die Tuberkulosemortalität in der Bundesrepublik um 15,6 auf 100000 (=42,0 %) abgenommen, d.h. es ist wenigstens eine Hinausschiebung des tödlichen Ausgangs bei vielen Tuberkuloseerkrankungen erreicht worden. Von 1953 bis 1959 sind die Änderungen nur noch gering und betragen in diesem Zeitraum 4,8 auf 100000 E (= 22,3 %), pro Jahr, im Mittel also 0,8 auf 100000 E/Jahr. Wenn die Entwicklung in dieser Weise weiter abliefe, müßte in höchstens 20 Jahren ein in der Nähe von 0 liegender Wert erreicht sein. Der erst seit 1953 in Gang befindliche ziemlich gleichmäßige Ablauf könnte diese Annahme bestätigen, zumal vorerst kaum mit Medikamenten gerechnet werden kann, welche besonders das INH in seiner bakteriostatischen Wirkung wesentlich übertreffen. Da andererseits die von der Tuberkulosesterblichkeit erfaßten Personen überwiegend den mittleren und höheren Altersklassen angehören, und ihre meist chronischen Prozesse durch eine medikamentöse Therapie nur wenig beeinflußt werden können, ist zu erwarten, daß mit dem zunächst nur verlangsamten Absterben dieses Personenkreises die Tuberkulosesterbeziffer eine entsprechend verringerte Abnahme erfahren, aber keine sprunghafte Änderung aufweisen wird.

Einen ähnlichen Ablauf wie die Sterblichkeit an *Lungentuberkulose* weist nach Abb. 49 die an *extrapulmonaler Tuberkulose* auf. Auch hier zeigt sich von 1951 bis 1953 ein stärkerer, seit 1953 ein verlangsamter Rückgang. Der flachere Verlauf der ohnehin bereits 1951 relativ niedrigen Mortalität an extrapulmonaler Tuberkulose täuscht eine etwas weniger günstige Entwicklung vor. Nachdem die Sterblichkeit an pulmonaler Tuberkulose in dem überprüften Zeitraum aber um 51,7 %, die an extrapulmonaler Tuberkulose jedoch um 72,8 % gesunken ist, ihr Anteil an allen Tuberkulosesterbefällen im Jahre 1951 noch 16,6 % betrug, sich 1959 aber auf nur noch 7,9 % beläuft, hat die Entwicklung in diesen Jahren die Sterblichkeit an extrapulmonaler Tuberkulose allem Anschein nach sogar begünstigt. Wahrscheinlich macht sich dabei die tatkräftige Bekämpfung der Rindertuberkulose durch die Veterinärärzte — neben der modernen Therapie — bemerkbar.

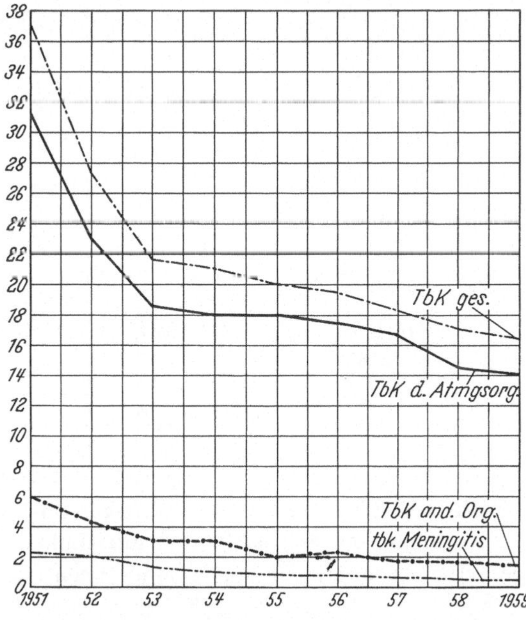

Abb. 49. Sterblichkeit an Tuberkulose in der Bundesrepublik Deutschland in den Jahren 1951 - 1959 auf 100 000 E.

Die Sterblichkeit an tuberkulöser Meningitis hat eine Abnahme von 2,3 auf 0,5 auf 100 000 E erfahren − 77,8 %. Ihr Anteil an den Sterbefällen an extrapulmonaler Tuberkulose hat sich im Verlauf der 8 Jahre nur geringfügig von 39,7 % auf 38,3 % verschoben. Während im Jahre 1951 noch 1111 Personen einer Erkrankung an tuberkulöser Meningitis erlagen, handelte es sich im Jahre 1959 nur noch um 240. Es ist aber eine Verschiebung des Schwerpunktes insofern erfolgt, als nach Tab. 16 im Jahre 1959 nur noch 38,7 % der Sterbefälle an tuberkulöser Meningitis auf die 0 - 20jährigen entfallen, während es im Jahre 1951 66,4 % waren.

Die Zahl der Sterbefälle hat in der Zeit von 1951 bis 1959 um 871 abgenommen; davon entfallen allein 640 = 73,5 % auf die unter 20jährigen, 26,5 % beträgt die Verringerung der Sterblichkeit bei den über 20jährigen. In der Altersklasse von 20 bis 50 J. starben im Jahre 1951 306 Personen an dieser Tuberkuloseform = 27,7 %. Deren Anteil ist bis zum Jahre 1959 auf 30,4 % angestiegen, wenn sich auch ihre absolute Zahl auf 73 verringert hat. Dagegen waren die über 50jährigen im Jahre 1951 mit 72 Sterbefällen und 6,5 % an der Gesamtzahl beteiligt und stellten im Jahre 1959 mit 74 Personen und 30,9 % einen recht erheblichen Anteil der an tuberkulöser Meningitis Verstorbenen.

Während die Sterbefälle der über 50jährigen an *pulmonaler Tuberkulose* von 1951 bis 1959 einen Rückgang von 8 084 auf 5 959 Verstorbene = 26,3 aufweisen, stehen die Verhältnisse bei der tuberkulösen Meningitis mit 72 Sterbefällen der über 50jährigen im Jahre 1951 und 74 im Jahre 1959 hierzu im Gegensatz. Die Unterlagen lassen nicht erkennen, welche Ursachen für die Stagnation der Sterblichkeit der über 50jährigen an tuberkulöser Meningitis verantwortlich sind, nachdem bisher jede Tuberkuloseform in jedem Alter mit wechselndem aber eindeutigen Erfolg der modernen Therapie zugänglich gewesen ist.

Tabelle 16. *Altersverteilung der Sterbefälle an tuberkulöser Meningitis in der Bundesrepublik Deutschland 1951 – 1959*

	1951	1953	1955	1957	1959
Sterbefälle an tuberkulöser Meningitis	1111	635	434	307	240
davon im Alter von 0 – 1	62	50	24	20	11
in %	5,6	7,9	5,5	6,5	4,6
1 – 5	330	171	112	63	39
in %	29,7	26,9	25,8	20,5	16,2
5 – 10	132	34	28	26	22
in %	11,9	5,4	6,5	8,5	9,2
10 – 15	75	26	17	10	9
in %	6,7	4,1	3,9	3,3	3,7
15 – 20	134	43	20	22	12
in %	12,1	6,8	4,6	7,2	5,0
0 – 20	733	324	201	141	93
in %	66,3	51,1	46,3	46,0	38,7
ü. 20 J.	378	311	233	166	147
in %	33,7	48,9	53,7	54,0	61,3
20 – 50	306				73
in %	27,7				30,4
ü. 50 J.	72				74
in %	6,5				30,9

Nach Tab. 16 stellten die 1 – 5jährigen im Jahre 1951 mit 29,7 den weitaus größten Anteil an den Sterbefällen an tuberkulöser Meningitis. Bis zum Jahre 1959 ist hier eine Abnahme auf 16,2% eingetreten. Es ist hierin ein eindeutiger Erfolg der Frühdiagnose und der chemotherapeutischen Frühbehandlung zu erblicken.

Über die Unterschiede der Sterblichkeit der Männer und der Frauen an pulmonaler und extrapulmonaler Tuberkulose in der Bundesrepublik Deutschland unterrichtet Abb. 50.

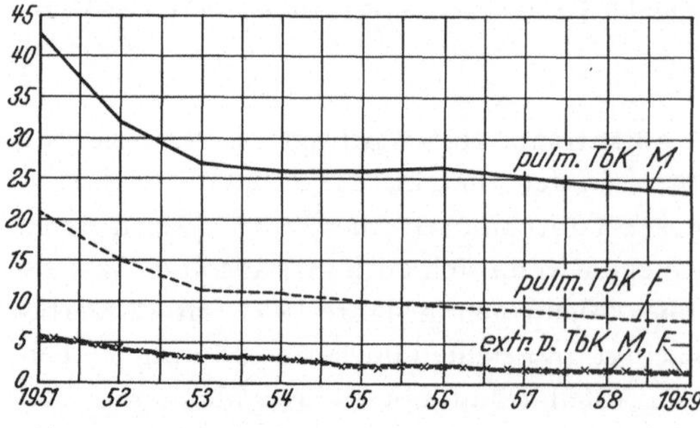

Abb. 50. Sterblichkeit der Männer und Frauen in der Bundesrepublik Deutschland an Tuberkulose 1951 - 1959 auf je 100000 M bzw. F.

Bei den extrapulmonalen Formen stimmen die Verhältnisse für beide Geschlechter völlig überein, während sich bei der Lungentuberkulose die wiederholt erwähnten großen Unterschiede ergeben. Im Jahre 1951 sind noch 22 Männer von 100000 mehr gestorben als Frauen, 1953 sinkt die Differenz auf 15,4; von da an bleibt der Sterblichkeitsunterschied in etwa derselben Größenordnung erhalten.

b) Tuberkulose-Mortalität nach Alter und Geschlecht

Die im Jahre 1959 in der Bundesrepublik registrierten 7967 Sterbefälle an *Tuberkulose der Atmungsorgane* verteilen sich nach Alter und Geschlecht entsprechend Abb. 51.

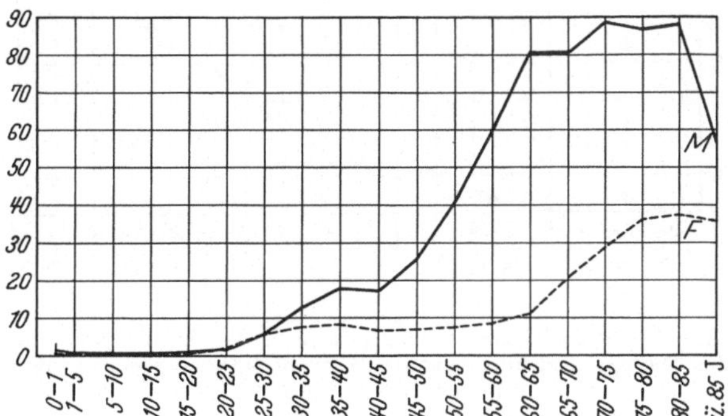

Abb. 51. Sterblichkeit an Tuberkulose der Atmungsorgane der Männer und Frauen im Jahre 1959 in der Bundesrepublik auf je 100000.

Bis etwa zum 20. Lebensjahr liegt die Sterblichkeit für beide Geschlechter bei maximal 1 auf je 100000. Mit dem Eintritt in das Erwerbsleben oberhalb 20 Jahre steigen beide Kurven zunächst allmählich an, um sich ab 30 J. zu trennen. Bei den Männern setzt sich der Anstieg der Sterblichkeit – zwischen 35 und 45 J. gleichbleibend, dann steil ansteigend bis zum 65. Jahre fort und weist von da bis zum 85. Lebensjahr, wo die Sterblichkeit rasch abfällt, nur geringfügige Schwankungen auf mit einem schwachen absoluten Maximum um 70 – 75 J. Diesem kommt jedoch deshalb keine besondere Bedeutung zu, als angenommen werden kann, daß die nicht erkannten Sterbefälle an Tuberkulose vorwiegend solche älterer Personen sind, so daß der Kurvenverlauf der Mortalität von dem Bereich etwa oberhalb 65 J. fragwürdig wird. Die Unterbrechung des Kurvenanstiegs zwischen 35 und 45 Jahren bedeutet kaum, daß diese Altersklassen gegenüber den jüngeren und älteren Gruppen begünstigt bzw. benachteiligt ist, sondern dürfte darauf zurückzuführen sein, daß die jüngeren Gruppen durch die Tuberkulose in relativ hohem Maße betroffen werden, so daß für diese ein gewisses Maximum entsteht. Die stärkere zusätzliche Belastung der 20 – 40jährigen durch körperliche Belastung usw. macht sich wahrscheinlich in dieser Entwicklung bemerkbar.

Bei den Frauen findet sich im Alter von etwa 30 – 40 J. ein geringfügiges Maximum. Von hier aus sinkt die Sterblichkeit leicht ab, um dann bis zum 60. Lebensjahr gradlinig zu verlaufen. Oberhalb dieses Alters steigt auch bei den Frauen die Sterblichkeit relativ rasch an und erreicht im Alter von 80 – 85 J. ihren Maximalwert. Im höchsten Alter bestehen nur noch kleine Unterschiede in der Sterblichkeit der Männer und Frauen.

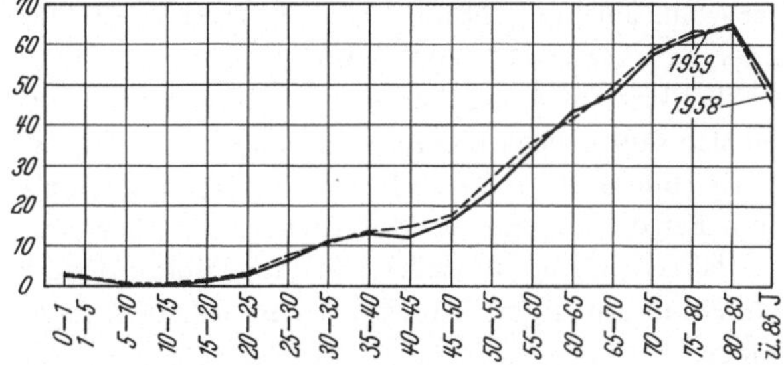

Abb. 52. Sterblichkeit an Tuberkulose aller Formen der Männer und Frauen in den Jahren 1958 und 1959 in der Bundesrepublik auf je 100000 E.

Die Entwicklung der Sterblichkeit der Tuberkulose aller Formen der Männer und Frauen in den Jahren 1958 auf 1959 ist in Abb. 52 dargestellt.

Die Unterschiede sind sehr gering und lassen auch für die höheren Altersklassen nur eine ganz allmähliche Abnahme erkennen, während in den höchsten Altersklassen immer noch ein leichter Anstieg gegenüber dem Vorjahr zu verzeichnen ist.

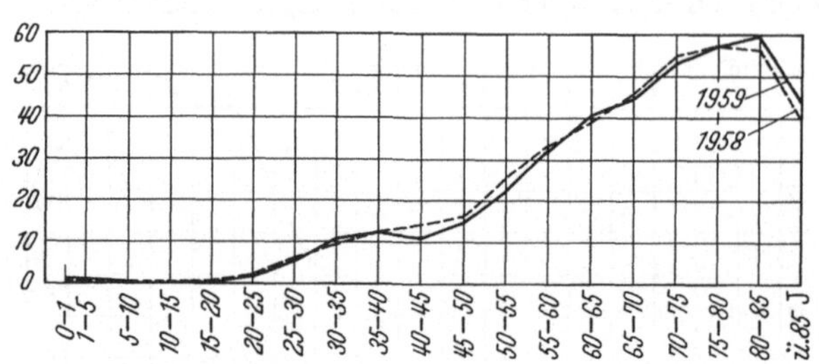

Abb. 53. Sterblichkeit an Tuberkulose der Atmungsorgane der Männer und Frauen in den Jahren 1958 und 1959 in der Bundesrepublik auf je 100 000.

Im Bereich von 0 – 20 J. ist keine Änderung der Sterblichkeit eingetreten, die auch ohnehin sehr geringe Werte aufzuweisen hat.

In Abb. 53 sind die Sterblichkeitskurven der Männer und Frauen für die Tuberkulose der Atmungsorgane in den Jahren 1958 und 1959 dargestellt.

Sie zeigen praktisch dieselbe Situation, die sich für die Sterblichkeit an Tuberkulose aller Formen ergibt, nur treten hier bereits etwas ausgeprägter die Abnahme im Bereich zwischen 35 und 60 Jahren und eine Zunahme oberhalb von 75 Jahren in Erscheinung.

Während die Sterblichkeit an pulmonaler Tuberkulose für beide Geschlechter von 1958 auf 1959 von 15,5 auf 15,1 auf 100 000 E gefallen ist, weist die Sterblichkeit an Tuberkulose anderer Organe einen Rückgang von 1,5 auf 1,3 für je 100 000 E. auf. Bemerkenswert ist das Absinken der Sterblichkeit der 0 - 1 jährigen von 2,1 auf 1,4, mithin um 33% und das der 1 - 5 jährigen von 1,7 auf 1,2 Fälle auf 100 000 dieser Altersklasse. Dieser Abfall ist ausschließlich auf einen Rückgang der Sterblichkeit an tuberkulöser Meningitis zurückzuführen. Den 802 Sterbefällen an extrapulmonaler Tuberkulose, welche im Jahre 1958 erfolgt sind, stehen im Jahre 1959 699 gegenüber. Mit Rücksicht auf die kleine Zahl kann auf eine zeichnerische Darstellung dieser Verhältnisse verzichtet werden.

c) Entwicklung der Sterblichkeit an Tuberkulose von 1900 – 1960

Im Jahre 1900 sind im Deutschen Reich mit damals 56,8 Mill. Einwohnern 122 048 Personen an Tuberkulose gestorben = 225 auf 100 000 E. Davon entfielen 111 804 Sterbefälle auf Lungentuberkulose (= 208 auf 100 000 E.) und 10 244 auf Tuberkulose anderer Organe (= 17 auf 100 000 E.). Bis zum Jahre 1959 hat sich die Tuberkulosesterblichkeit auf 8 666 Personen (= 16,4 auf 100 000 E.) verringert, darunter befinden sich 699 Fälle von extrapulmonaler Tuberkulose. Innerhalb von 60 Jahren sank die Sterblichkeit an Tuberkulose auf 7,3% derjenigen von 1900. Im gleichen Zeitraum hat die allgemeine Mortalität einen Rückgang von 2 198 auf 1 081 je 100 000 E. erfahren. Ohne die Sterbefälle an Tuberkulose beläuft sich der Abfall der Sterblichkeit an sonstigen Todesursachen auf 46% gegenüber rund 93% bei der Tuberkulose.

Über die Entwicklung der Tuberkulosesterblichkeit von 1905 bis 1959 unterrichtet Abb. 54.

Nach der Statistik der Tuberkulosemortalität in Hamburg (s. SCHRÖDER, Kompendium der Gesundheitsfürsorge, Georg Thieme Verlag, Stuttgart, 1959) wurde dort der Gipfel der Tuberkulosesterblichkeit um 1830 erreicht. Damals starben in Hamburg rund 760 von 100 000 E. an Tuberkulose. Die Tuberkulose dürfte die dominierende Todesursache gewesen sein. Nach der preußischen Mortalitätsstatistik hatte Preußen im Jahre 1877 eine Tuberkulosesterblichkeit von 320 auf 100 000 E. Auf die Tuberkulose entfielen seinerzeit 12,5 % aller Sterbefälle. Die Mortalitätsziffer hielt sich bis etwa zum Jahre 1887 annähernd konstant, um dann in einen allmählichen Abfall überzugehen, der etwa bis zum Jahre 1909 – also innerhalb von rund 20 Jahren – zu einer Verringerung der Tuberkulosesterblichkeit um ca. 50 % führte.

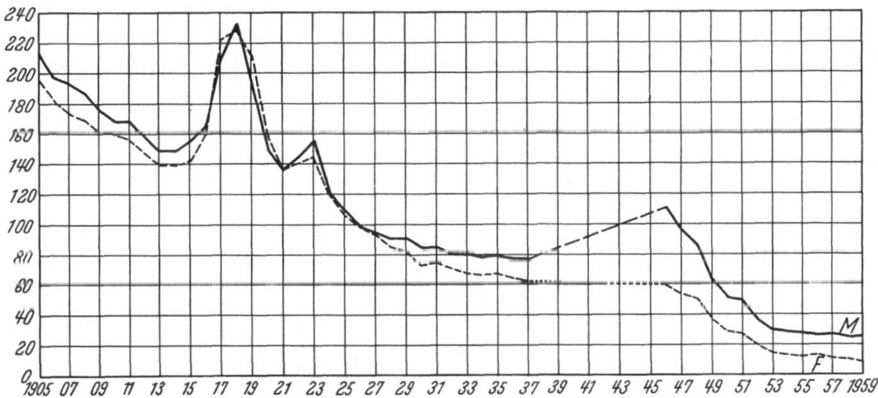

Abb. 54. Sterblichkeit der Männer und Frauen an Tuberkulose aller Formen im Deutschen Reich und in der Bundesrepublik Deutschland von 1905 bis 1959 auf je 100 000.

Die Darstellung in Abb. 54 beginnt mit dem Jahre 1905, also zu einem Zeitpunkt, als das nach 1887 festzustellende Absinken der Sterblichkeit bereits im Gange war. Diese Entwicklung hält bis zum Jahre 1913 an und führt zu einer Verminderung der Sterbequote an Tuberkulose um rund 25 % innerhalb von 8 Jahren. Diese Entwicklung wird durch den 1. Weltkrieg unterbrochen, der zu einer erheblichen Zunahme der Tuberkulosesterblichkeit geführt hat. Der rasche Abfall von 1918 bis 1921 ist in erster Linie der von 1914 bis 1918 erfolgten Vorwegnahme sehr zahlreicher Sterbefälle wegen Tuberkulose zuzuschreiben. Die Inflationsjahre 1922/23 führen zu einem erneuten Anstieg der Mortalität an Tuberkulose, dem mit der Besserung der wirtschaftlichen Verhältnisse und dem Abklingen der unmittelbaren Kriegsfolgen ein zunächst stärkerer Rückgang folgt, der sich aber bereits ab etwa 1930 – mit Verschlechterung der wirtschaftlichen Situation in Deutschland – mehr und mehr verlangsamt. Dieser Ablauf erfährt in den Jahren von 1933 bis zum Beginn des 2. Weltkrieges keine Änderung, außer einer günstigeren Entwicklung der Sterblichkeit der Frauen, die etwa seit 1928 festzustellen ist. Über die Tuberkulosesterblichkeit während des 2. Weltkrieges liegen keine zuverlässigen Angaben vor. Die Verhältnisse, die in Abb. 54 wiedergegeben sind, entsprechen kaum der Wirklichkeit, zumal nicht angenommen werden kann, daß der Krieg und seine Folgen nur die Tuberkulosesterblichkeit der Männer, nicht aber die der Frauen beeinflußt haben sollte. Es ist nur

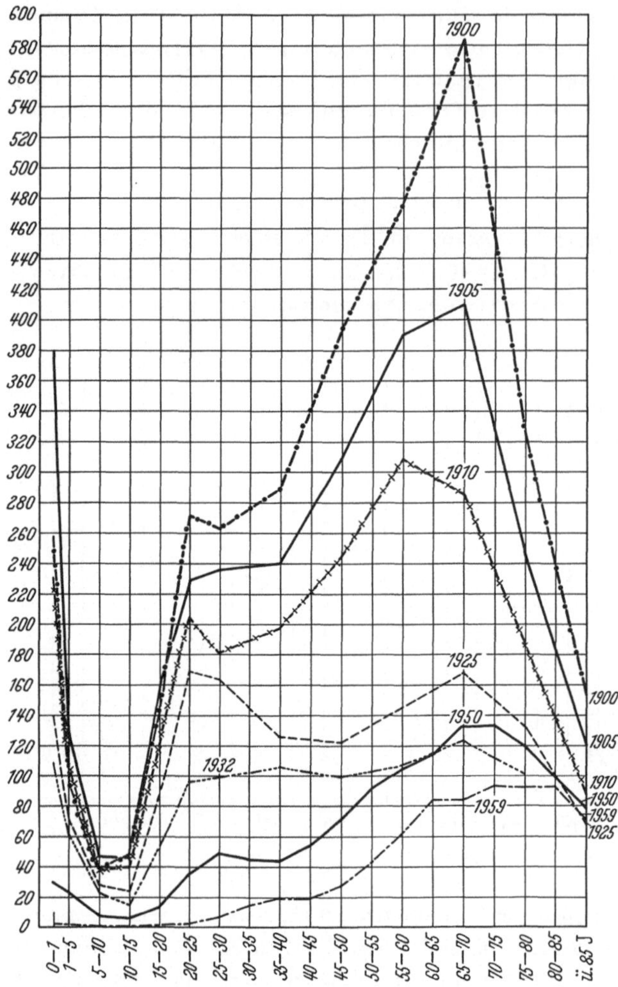

Abb. 55. Sterblichkeit der Männer an Tuberkulose aller Formen in Preußen und in der Bundesrepublik Deutschland von 1900 - 1959 auf je 100 000 M.

die Tatsache zu vermerken, daß mit Kriegsende erneut ein rascher Abfall der Tuberkulosesterblichkeit einsetzt, der zu einem Teil durch den Fortfall der in den Kriegsjahren vorweggenommenen Sterbefälle bedingt ist, zum anderen aber durch die Änderung der Letalität im Zusammenhang mit der in Deutschland etwa ab 1948 zur Anwendung gelangenden Chemotherapie. Daß diese jedoch die Entwicklung nur in einem bestimmten Umfang zu beeinflussen vermag, geht daraus hervor, daß der Rückgang ab 1953 — dem Jahre, in dem die Isoniazidtherapie voll zur Auswirkung kam — nur in geringem Maße erfolgt, daß also keineswegs alle Tuberkulösen vor einem tödlichen Ausgang bewahrt werden können. Besonders gilt dies für die Erkrankungen der älteren Personen, die auch heute noch — trotz der bedeutend verbesserten Behandlungsmethoden — in relativ hohem Umfange ihrer Tuberkulose erliegen.

Abb. 55 gibt die Entwicklung der Sterblichkeit der Männer der verschiedenen Altersklassen in Preußen 1900 - 1932 und in der Bundesrepublik Deutschland in den Jahren 1950 und 1959 wieder.

Nach der Darstellung in Abb. 55 ist im Laufe der fast 60 Jahre ein alle Altersklassen erfassender Rückgang der Tuberkulosemortalität erfolgt, am geringsten in den Altersklassen der 5 - 15jährigen, deren im Verhältnis zu den jüngeren und älteren Personen schon immer niedrigere Mortalität auf annähernd Null gesunken ist. Die Entwicklung der Sterblichkeit an Tuberkulose der über 70 J. alten Männer wird in Abb. 55 nicht den wirklichen Verhältnissen gerecht, da danach viele Sterbefälle an Tuberkulose infolge unrichtig diagnostizierter Todesursache (Altersschwäche, unbekannte Todesursachen) der statistischen Erfassung entgangen sind. Besonders gilt dies für die über 80jährigen Männer, deren Tuberkulosemortalität – entspräche die Darstellung den tatsächlichen Verhältnissen – sich von 1910 bis 1959 nur sehr wenig geändert haben würde.

Bis zum Jahre 1925 hat die Sterblichkeit in den Altersklassen von 60 – 70 J. in ganz erheblichem Umfange abgenommen, und zwar von 584 auf 167 auf 100000 Männer dieser Gruppe, d.h. um 71,5 %. Bei den 50 - 60jährigen ist eine Abnahme von 475 auf 145 auf 100000 M. und damit um 69,5 % eingetreten. Auch die 40 - 50jährigen Männer wurden noch in stärkerem Maße beteiligt, sie haben im Zeitraum von 25 Jahren eine Verringerung der Tuberkulosemortalität um 68 % erfahren. Prozentual ist der Rückgang in den Gruppen der 40 - 50-, 50 - 60- und 60 - 70jährigen annähernd gleich, aber der absolute Betrag des Rückganges – gemessen an den Relativwerten – weist bei den 60 - 70jährigen mit einer Abnahme um 417 auf 100000 ein bedeutend größeres Ausmaß auf als z.B. bei den 40 - 50jährigen, für die er sich auf 263 auf 100000 M. beläuft. Sobald die Ausgangswerte nicht identisch sind, führt die Berechnung von prozentualen Änderungen zu Fehlschlüssen. Aus Abb. 2 ist zu ersehen, daß – obwohl der Abfall der Tuberkulosemortalität alle Altersklassen betrifft – der Rückgang in den Jahren 1900 bis 1925 die Altersklassen zwischen 1 und 40 Jahren in geringerem Maße erfaßt hat. Bei den 30 - 40jährigen beträgt der Unterschied der Sterbeziffern in den Jahren 1900 und 1925 noch 162 auf 100000, bei den 20 - 25jährigen belauft er sich noch auf 102 auf 100000 und sinkt bei den 10 - 15jährigen auf 14 auf 100000 ab. Bis zum Jahre 1925 ist damit der Gipfel der Tuberkulosesterblichkeit, der bis 1910 bei den 60 - 70jährigen lag, und weit höher war als die Sterblichkeit aller anderen Altersklassen, fast gänzlich abgebaut worden, an seiner Stelle tritt das bisher sekundäre Maximum bei den 20 - 25jährigen als eigentliches Maximum in Erscheinung. Erst nach 1925 wird auch die jüngere Generation stärker von dem Abbau der Tuberkulosesterblichkeit betroffen. Von 1925 bis 1932 tritt eine Abnahme der Tuberkulosesterblichkeit der 20 - 25jährigen in einem Ausmaß auf, das für diese nur 7 Jahre von annähernd derselben Größenordnung ist wie die Abnahme von 1900 bis 1925. 1925 beginnt der Abbau des Jugendgipfels der Tuberkulosemortalität, der in früheren Jahrzehnten als zweites, um 1925 als eigentliches Maximum in Erscheinung getreten ist. Welche Faktoren zu dieser Entwicklung beigetragen haben, durch welche die Tuberkulosesterblichkeit zunächst der älteren Personen, dann erst die der jüngeren in stärkerem Maße reduziert worden ist, kann in dieser statistischen Betrachtung allein nicht geklärt werden, sie bedarf eingehender Untersuchungen nicht allein der medizinischen Elemente.

Beim Vergleich der Tuberkulosesterblichkeit in den Jahren 1932 und 1950 ergibt sich gemäß Abb. 55 folgendens: In den Altersklassen unter 60 J. ist eine starke Verringerung der Sterblichkeit eingetreten, durch welche besonders die Säuglinge und die 20 - 45jährigen betroffen worden sind. In diese Zeit fällt der Beginn der modernen Therapie, die – würde man in ihr die alleinige Ursache der sich hier bemerkbar machenden Entwicklung sehen – ausschließlich die Letalität der unter 60jährigen günstig beeinflußt haben würde, bei den über 60jährigen aber ohne Wirkung geblieben ist, da bei diesen die Mortalität an Tuberkulose gegenüber 1932 zum Teil sogar angestiegen ist. Wahrscheinlich ist für diese Situation auch die bessere Erfassung verantwortlich zu machen, die mit den Gesetzen von 1938 und 1947 zwangsläufig erfolgen mußte, nachdem durch diese zunächst die offene, dann alle Tuberkulosen meldepflichtig wurden. Aber trotzdem kann nach der Darstellung angenommen werden, daß die jüngeren und mittleren Altersklassen durch die Entwicklung, die zwischen 1932 und 1950 eingetreten ist, besonders begünstigt worden sind. Im Jahre 1952/53 beginnt die Behandlung mit den Isoniaziden. In diesen 9 Jahren tritt eine weitere beträchtliche Abnahme der Sterblichkeit in allen Altersklassen bis etwa 80 J. ein. Die Sterblichkeit der 0 - 25jährigen sinkt bis auf unter 2 auf 100 000 ab, der Jugendgipfel verschwindet fast völlig. Die Tuberkulose wird mehr und mehr zur Todesursache der älteren Menschen und hat ihre verhängnisvolle Bedeutung für die Kinder, Jugendlichen und jüngeren Erwachsenen nahezu eingebüßt.

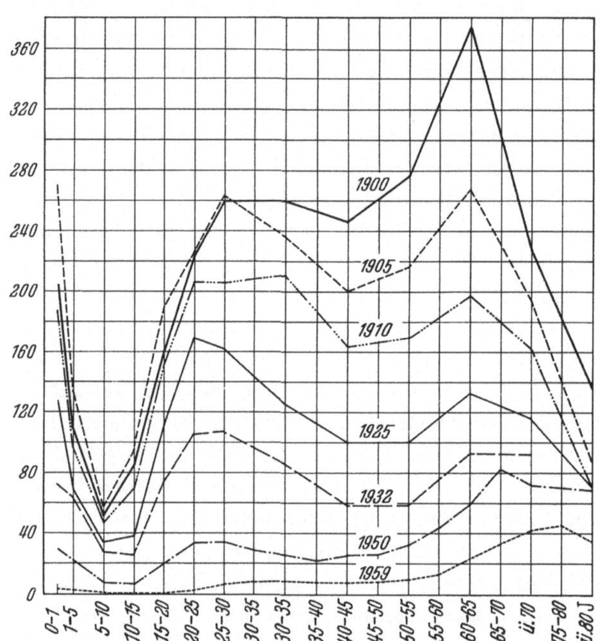

Abb. 56. Sterblichkeit der Frauen an Tuberkulose aller Formen in Preußen und in der Bundesrepublik Deutschland von 1900 - 1959 auf je 100 000 F.

Nach den Zahlenangaben, die in Abb. 56 wiedergegeben sind, ist die Entwicklung der Tuberkulosesterblichkeit bei den Frauen etwas anders verlaufen als bei den Männern.

Von 1900 bis 1905 nahm danach die Sterblichkeit der unter 30jährigen z.T. noch stärker zu, und erst ab 30 J. tritt ein Absinken der Tuberkulosemortalität ein, das sich besonders in den Altersklassen von 40 - 70 J. bemerkbar macht. In den nächsten 5 Jahren erfaßt der Rückgang alle Altersklassen unter Bevorzugung der Personen zwischen 20 und 70 J. Erst im Zeitraum von 1910 bis 1925 sinkt auch die Tuberkulosesterblichkeit der unter 20jährigen merklich ab, aber immer noch zögernder als bei den Frauen des mittleren und höheren Lebensalters, ein Vorgang, der auch noch in der Zeit bis 1932 zu beobachten ist. Die Verschiebung des Schwerpunktes von den 60 - 65jährigen auf die 20 - 30jährigen beginnt bereits zwischen 1900 und 1905. Diese Entwicklung setzt sich während der folgenden 3 Jahrzehnte fort und führt zur Ausbildung eines Maximums um 25 J., das erst mit dem Beginn der Chemotherapie abgebaut wird und im Jahre 1959 nahezu verschwunden ist. Die modernen Behandlungsmethoden führen außerdem zu einschneidenden Änderungen in der Sterblichkeit der weiblichen Kinder und Jugendlichen; im Jahre 1959 erreicht die Tuberkulosemortalität der 0 - 25jährigen Mädchen und Frauen nur vereinzelt noch den Wert 2 auf 100 000, und damit entwickelt sich auch bei den Frauen die Tuberkulose zu einer Todesursache der älteren Personen, wenn auch in geringerem Maße als bei den Männern.

Aus der Darstellung in Abb. 55 und 56 ist ein beträchtlicher Rückgang der Tuberkulosesterblichkeit von 1900 bis 1932 in allen Altersklassen festzustellen, in einem Zeitraum also, der weder die Meldepflicht noch die moderne Chemotherapie kannte. Größensordnungsmäßig ist die Abnahme der Sterblichkeit in diesem Zeitraum bedeutender als die von 1932 bis 1959. Es ist deshalb verständlich, wenn man den modernen Behandlungsmethoden hinsichtlich ihrer Auswirkung auf das Tuberkulosegeschehen noch mit einer gewissen Skepsis begegnet und die Möglichkeit diskutiert, ob nicht ohne Chemotherapie und ohne Meldepflicht eine ähnliche Entwicklung stattgefunden haben würde wie die zwischen 1900 und 1932. Erfolgsstatistiken, welche besagen, wieviele Menschen durch diese Maßnahmen vom Tod an Tuberkulose bewahrt blieben, liegen nicht vor und sind auch nicht zu erstellen. Wohl aber kann man mit allem Vorbehalt aus dem Kurvenverlauf in Abb. 54 schließen, daß man bei einer ungestörten und unbeeinflußten Entwicklung, wie sie etwa von 1930 bis 1937 verlief, im Jahre 1960 mit einer Tuberkulosesterblichkeit von 50 bis 60 auf 100 000 zu rechnen gehabt haben würde. Die Kollaps- und die Chemotherapie der Tuberkulose seit etwa 1935 müßte danach mit einiger Wahrscheinlichkeit für eine Verringerung der Tuberkulosesterblichkeit um 60 - 75 % und darüber hinaus durch die Beseitigung sehr vieler Infektionsquellen für die Verhinderung Abertausender von Neuerkrankungen an Tuberkulose in Deutschland allein verantwortlich sein.

Im Jahre 1876 sind in Preußen 344 auf 100 000 Männer und 274 auf 100 000 Frauen an Tuberkulose gestorben, womit sich damals eine um 70 auf 100 000 höhere Tuberkulosemortalität der Männer ergibt. Nach Abb. 54 hat sich der Unterschied bis zum Jahre 1905 auf 21 auf 100 000 verringert. Bis zum Jahre 1913 tritt eine langsame weitere Verringerung des Sterblichkeitsunterschiedes bis auf 9 auf 100 000 ein. Von 1917 bis 1921 weisen die Frauen nach den vorhandenen Unterlagen eine gegenüber den Männern geringfügig erhöhte Tuberkulosemortalität auf. Ab 1926 (gleiche Mortalität der Geschlechter) sinkt die Tuberkulosesterblichkeit der Frauen stärker ab als die der Männer. Die sich damit entwickelnde Diskrepanz erreicht – im Gegensatz zum 1. Weltkrieg – im Jahre 1946 ein Maximum mit einer um 50 auf 100 000 höheren Sterblichkeit der Männer an Tuberkulose. Von da an verringern sich die Unterschiede, um etwa seit 1949 ziemlich konstant zu bleiben. Aus der Zeit des 2. Weltkrieges liegen wieder keine zuverlässigen Angaben vor, und aus den ersten Nachkriegsjahren fehlen Unterlagen über die Verhältnisse in den Kriegsgefangenen- und Internierungslagern, in welchen Millionen von Männern untergebracht waren, so daß sich die Angaben für diese Jahre nur auf den Teil der Männer beziehen, die in der Heimat erfaßbar waren, mithin in erster Linie auf die unter 18– und über 50jährigen; ein großer Teil der 18 – 50jährigen kann in die Erhebungen nicht einbezogen werden.

Im Jahre 1959 starben 16,1 Männer unter 100 000 mehr an Tuberkulose als Frauen. Gegenüber 1913 (9) hat sich der Unterschied in der Tuberkulosemortalität der Geschlechter nur wenig geändert. Daß diese Differenz – prozentual berechnet – von Jahr zu Jahr zunimmt, ist keineswegs ein epidemiologisches Phänomen, sondern dies beruht auf der Tatsache, daß der prozentuale Unterschied zweier Größen – auch wenn die absolute Differenz konstant ist – mit steigenden Werten kleiner, mit abnehmenden Werten größer wird. Es ist deshalb irrig, aus dieser Entwicklung auf eine zunehmende Benachteiligung der Männer schließen zu wollen. Welche Ursachen für die international festzustellende höhere Tuberkulosemortalität der Männer verant-

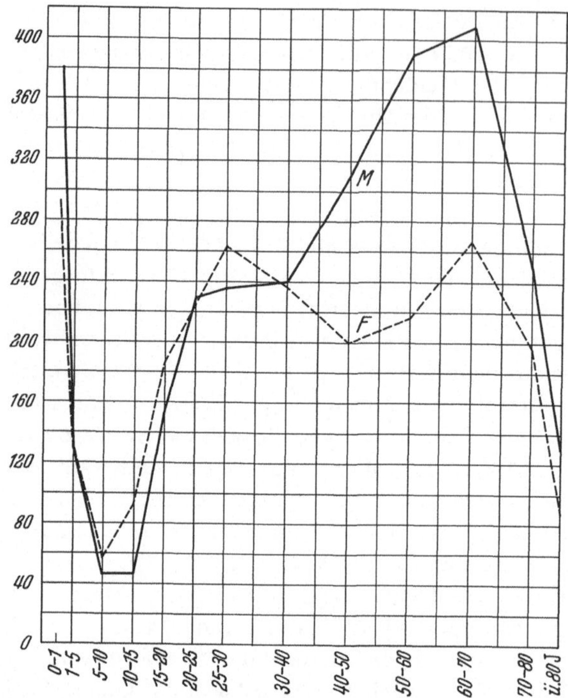

Abb. 57. Sterblichkeit der Männer und Frauen an Tuberkulose aller Formen in Preußen im Jahre 1905 auf je 100000.

wortlich zu machen sind, ist bisher nicht eindeutig geklärt, wahrscheinlich spielt die größere Infektionsgefährdung der Männer, die im Gegensatz zu den Frauen bis in das hohe Alter hinein berufstätig sind und eher Kontakt mit Offentuberkulösen haben können, eine Rolle.

In den Abb. 57 und 58 ist die Sterblichkeit an Tuberkulose der Männer und der Frauen in Preußen im Jahre 1905 und im Deutschen Reich bzw. in der Bundesrepublik Deutschland in den Jahren 1925, 1950 und 1959 wiedergegeben.

Nach Abb. 57 wies das weibliche Geschlecht im Jahre 1905 vom 10. bis zum 30. Lebensjahr eine höhere Mortalität auf als die Männer. Erst ab 40. J. macht sich der Unterschied in der Sterblichkeit der Geschlechter bemerkbar, der sein größtes Ausmaß bei den 50 — 70jährigen findet. Oberhalb 70 J. verringert sich die Differenz und schrumpft bei den über 80jährigen auf etwa 30 Sterbefälle auf 100000 zusammen.

Während im Jahre 1905 in den Altersklassen zwischen 50 und 70 J. noch etwa 160 Männer mehr an Tuberkulose gestorben waren als Frauen, verminderte sich dieser Unterschied bis zum Jahre 1925 auf etwa 40 auf 100000 (s. Abb. 58). In diesen 20 Jahren hat die Tuberkulosemortalität der Männer zwischen 50 und 70 Jahren um rund 250 auf 100000 M., die der gleichaltrigen Frauen um nur etwa 120 auf 100000 F. abgenommen.

Vom 1. bis zum 25. Lebensjahr weist auch im Jahre 1925 das weibliche Geschlecht eine etwas höhere Sterblichkeit auf, bis zum 40. Lebensjahr ist die Sterblichkeit beider Geschlechter praktisch gleich. Dasselbe ist auch bei den Altersklassen von über 80 J. der Fall, womit sich die Sterblichkeitsdifferenz der Geschlechter auf die Altersklassen zwischen 40 und 80 J. beschränkt.

In den nächsten 25 Jahren bis zum Jahre 1950 verschwindet bei beiden Geschlechtern das 1925 ausgeprägte Maximum bei den 20 — 30jährigen. Die höchste Tuberkulosesterblichkeit weisen nunmehr die 60 - .75jährigen Männer und Frauen auf. Die Übereinstimmung der Sterblichkeitsziffern ist nur noch bei den Altersklassen zwischen 0 und 25 J. bemerkbar mit geringfügig erhöhten Werten für die Mädchen und Frauen von 5 bis 20 J. Im Alter von 40 Jahren, in welchem im Jahre 1905 die Mortalität der Geschlechter noch gleich war, findet sich im Jahre 1950 eine um fast 20 auf 100000 höhere Tuberkulosesterblichkeit der Männer. Mit steigendem Alter vergrößern sich die Unterschiede bis zum Höchstwert von etwa 74 auf 100000 bei den 55 - 70jährigen. Danach hat der Ablauf der Tuberkulosemortalität im 1. Vierteljahr des 20. Jahrhunderts die Männer, in 2. Viertel die Frauen begünstigt.

In den folgenden 9 Jahren, die völlig in die Aera der modernen Chemotherapie fallen, verliert die Tuberkulose praktisch jegliche Bedeutung als Todesursache der 0 – 20jährigen. Bis zum 30. Lebensjahr ergeben sich für Männer und Frauen gleiche Verhältnisse. Dann steigt die Mortalitätsziffer bei den Frauen schwach, bei den Männern steiler an, um bei den Personen von über 80 Jahren Höchstwerte zu bilden. Die größten Unterschiede mit rund 70 auf 100000 weisen die Altersklassen von 60 – 70 J. auf. Zwischen dem 30. und 60. Jahr erreicht die Tuberkulosesterblichkeit der Frauen nur noch Werte von weniger als 10 auf 100000 E.

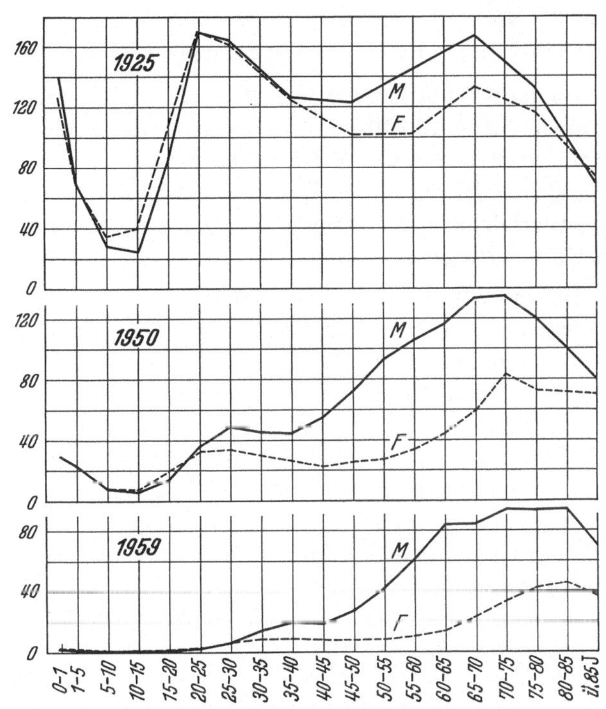

Abb. 58. Sterblichkeit der Männer und Frauen an Tuberkulose aller Formen in Preußen bzw. in der Bundesrepublik Deutschland in den Jahren 1925, 1950 und 1959 auf je 100000.

Von 1905 bis 1959 hat die Tuberkulosesterblichkeit der Männer von 202 auf 25 je 100000, die der Frauen von 181 auf 9 abgenommen. Der Abfall ist – absolut gesehen (M: 177, F: 172 auf 100000) – praktisch gleich.

Im Deutschen Reich sind im Jahre 1905 121992 Personen an Tuberkulose aller Formen gestorben = 205 auf 100000 E. Von diesen entfallen 106552 = 179 auf 100000 auf die Tuberkulose der Lungen und 15440 = 26 auf 100000 auf Tuberkulose anderer Organe. Letztere waren damals mit 12,7 % an allen Sterbefällen an Tuberkulose beteiligt. Hinsichtlich der Sterblichkeit an Lungentuberkulose bestanden zwischen beiden Geschlechtern geringfügige Unterschiede: Die Sterblichkeit der Männer betrug 187, die der Frauen 169 auf 100000. Bei der Tuberkulose anderer Organe stimmten die Sterbeziffern praktisch überein: 26 Männer und 25 Frauen von je 100000 starben an dieser Todesursache.

Bis zum Jahre 1920 hatte sich die Situation insofern geändert, als die Sterbefälle an Tuberkulose anderer Organe zu diesem Zeitpunkt 15,5 % aller Sterbefälle an Tuberkulose ausmachten, und zwar weil in diesem Zeitraum von 15 J. ein Rückgang an

Sterbefällen wegen extrapulmonaler Tuberkulose nicht erfolgt ist. Die Sterblichkeit beider Geschlechter lag im Jahre 1920 bei 24 auf 100000. Erst vom Jahre 1924 an macht sich ein leichter Rückgang bemerkbar, der bis zum Jahre 1935 zu einer Verringerung der Sterblichkeit an Tuberkulose anderer Organe auf 12 je 100000 Männer und Frauen und damit um 50% geführt hat. Zu diesem Zeitpunkt belief sich der Anteil der Sterbefälle an extrapulmonaler Tuberkulose noch immer auf 15,5% der Gesamtzahl. Der Anteil der Sterblichkeit an extrapulmonaler Tuberkulose beträgt im Jahre 1935 17,7% bei den Männern und 21,8% bei den Frauen.

Im Jahre 1950 sind in der Bundesrepublik Deutschland 51,7 Männer und 28,7 Frauen auf je 100000 an Tuberkulose aller Formen gestorben. Davon entfallen 6,9 bei den Männern und 6,6 bei den Frauen auf die Tuberkulose anderer Organe. In diesen 15 Jahren ist der Anteil der extrapulmonalen Tuberkulosen an der Tuberkulosesterblichkeit der Männer auf 13,3% zurückgegangen, bei den Frauen jedoch auf 23% angestiegen.

Im Jahre 1959 sind 699 Sterbefälle an Tuberkulose anderer Organe registriert worden = 8,1% der Gesamtzahl von 8666. Bei den Männern sind diese mit 5,7%, bei den Frauen mit 13,9% an allen Sterbefällen an Tuberkulose beteiligt. Gegenüber 1950 hat sich der Anteil bei beiden Geschlechtern verringert, und zwar besonders bei den Männern. Die Sterblichkeit an extrapulmonaler Tuberkulose hat unter dem Einfluß der modernen Behandlung somit einen stärkeren Rückgang erfahren als die an Lungentuberkulose. Die Ursache kann darin liegen, daß durch die moderne Chemotherapie die Entwicklung von Streuungen in stärkerem Umfange verhindert wird. Z.T. gelangt bei dieser Entwicklung auch die Bekämpfung der Rindertuberkulose zur Auswirkung.

d) Sterblichkeit der Offentuberkulösen an Lungentuberkulose

Die Angaben über die Sterblichkeit an Tuberkulose bringen zum Ausdruck, wieviele Personen absolut an Tuberkulose gestorben, oder, sofern es sich um Relativzahlen handelt, wieviele Einwohner des Landes von je 100000 dieser Krankheit erlegen sind. Von größerem Interesse für die Beurteilung des Tuberkulosegeschehens sind aber die Zahlen, die erkennen lassen, in welchem Ausmaß die Krankheit Tuberkulose zum Tod führt, die *Letalität.* Sie vermittelt einen Überblick über den Schweregrad der Erkrankung und über die Erfolge der Behandlung. Da es sich bei der Tuberkulose um eine sich oft über Jahrzehnte erstreckende chronische Krankheit handelt, ist es leider nicht möglich, zuverlässige Angaben über die Letalität zu machen, da diese voraussetzen, daß man den Krankheitsverlauf aller Neuerkrankten vom Beginn der Erkrankung bis zum Lebensende dieser Personen verfolgt. Um wenigstens angenähert einen Überblick über diese Verhältnisse zu gewinnen, muß es ausreichend sein, wenn man entsprechende Betrachtungen der *jährlichen* Letalität zugrunde legt, als die man die Sterblichkeit der Tuberkulösen an Tuberkulose von Jahr zu Jahr ansehen kann.

In Abb. 59 ist die Sterblichkeit der Lungentuberkulösen des Bestandes in der Bundesrepublik Deutschland im Jahre 1959 wiedergegeben.

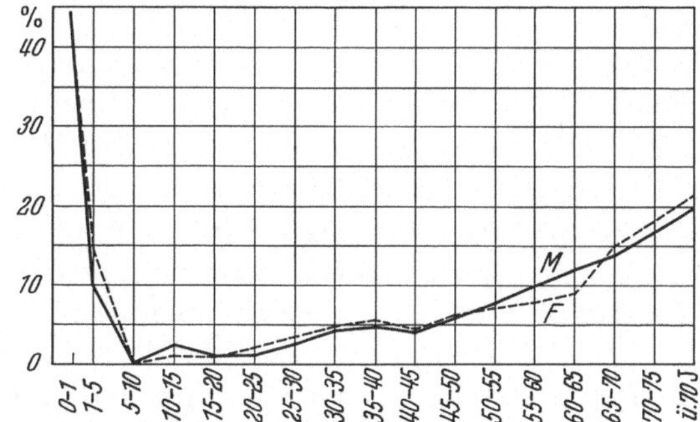

Abb. 59. Sterblichkeit der offentuberkulösen Männer und Frauen des Bestandes an Ia + Ib-Fällen an Lungentuberkulose in der Bundesrepublik im Jahre 1959 in %.

Nach der Darstellung entfällt die höchste Sterblichkeit der Offentuberkulösen auf die Altersgruppe der 0 – 1jährigen. Dies ist verständlich, weil die außerordentlich geringe Widerstandskraft der Säuglinge beim Ausbruch einer offenen Tuberkulose in den meisten Fällen nicht ausreicht, einen tödlichen Ausgang zu verhindern. Zum Teil gelten diese Überlegungen auch noch für die Altersklasse der 1 – 5jährigen. Die Sterblichkeit der 5 – 10jährigen an Tuberkulose ist sehr gering, im Jahre 1959 sind in der Bundesrepublik in dieser Altersklasse keine Sterbefälle an Tuberkulose erfolgt. Von 10 Jahren ab steigt die Letalität der Offentuberkulösen allmählich an und erreicht bei den über 70jährigen Personen mit etwa 20 % einen Höchstwert. Wie die Abbildung erkennen läßt, gilt dies im großen und ganzen sowohl für Männer als auch für Frauen, d. h. die Prognose einer offenen Tuberkulose ist für beide Geschlechter praktisch gleich. Der große Unterschied, welcher in den Mortalitätsziffern zum Ausdruck kommt, beruht ausschließlich auf der Tatsache, daß bedeutend mehr Männer als Frauen an einer offenen Tuberkulose erkrankt sind, weshalb sich die Sterblichkeit dieser Männer an Tuberkulose entsprechend höher beziffert. Bezieht man die Sterbefälle an Lungentuberkulose jedoch auf den Personenkreis der Offentuberkulösen und damit auf diejenigen Personen, welche überhaupt für einen Tod an Tuberkulose infrage kommen, dann ergibt sich die in der Abbildung zutage tretende Übereinstimmung.

Nach Tab. 17 belief sich die Sterblichkeit der offentuberkulösen Männer im Bundesgebiet im Jahre 1959 auf 8 %, die der Frauen auf 7,3 %.

Tabelle 17. *Sterblichkeit der Offentuberkulösen* (Ia + Ib) *an Lungentuberkulose in den Bundesländern im Jahre 1959 in %*

	Schl.-Holst.	Hbg.	Nied.-sachs.	Bremen	Nrdrh. Westf.	Hessen	Rhld.-Pfalz	Bad.-Württ.	Bayern	Saarland	Bund	West-Berlin
M	6,6	5,8	7,3	5,5	8,1	7,6	7,4	8,5	9,5	9,3	8,0	6,1
F	7,3	4,0	7,5	4,9	6,4	7,6	6,5	8,5	8,5	8,1	7,3	4,9

Die jährliche Letalität der Männer war in diesem Jahr nur um 0,7 höher als die der Frauen. Der Mittelwert wird nur von Bayern und vom Saarland übertroffen, während die Stadtstaaten Hamburg und Bremen und Berlin die bei weitem niedrigste Letalität aufweisen. Es muß angenommen werden, daß in den Ländern des Bundesgebietes hinsichtlich der Behandlung, der Kurdauer usw. weitgehende Übereinstimmung der Maßnahmen besteht. Wenn deshalb größere Unterschiede in der Letalität in Erscheinung treten, dann müssen diese auf ungenauen Angaben entweder der Morbiditätszahl oder der Sterbefälle beruhen. In der Annahme, daß die Zahl der Sterbefälle mit größerer Wahrscheinlichkeit den tatsächlichen Verhältnissen entspricht, als dies bei den Angaben über die Erkrankungen der Fall ist, dürften die Unterschiede, die in Tab. 17 hinsichtlich der Letalität zum Ausdruck kommen, mit ziemlicher Sicherheit auf Abweichungen in den Morbiditätsangaben beruhen, und zwar sind niedrige Bestandsziffern die Ursache einer hohen, hohe Bestandsziffern die Ursache einer relativ niedrigen Letalität. Wenn die Letalität in den Stadtstaaten besonders niedrige Werte aufweist, dann ist dies vielleicht darauf zurückzuführen, daß in Großstädten eine intensivere Erfassung möglich ist als in den übrigen Ländern. Aus Tab. 17 ist im übrigen zu ersehen, daß die Sterblichkeit der offentuberkulösen Frauen an Lungentuberkulose, von Hamburg und Nordrhein-Westfalen abgesehen, weitgehend mit jener der Männer übereinstimmt.

Über die Entwicklung der Sterblichkeit der Offentuberkulösen (jährliche Letalität von 1950 - 1959) gibt Abb. 60 Auskunft.

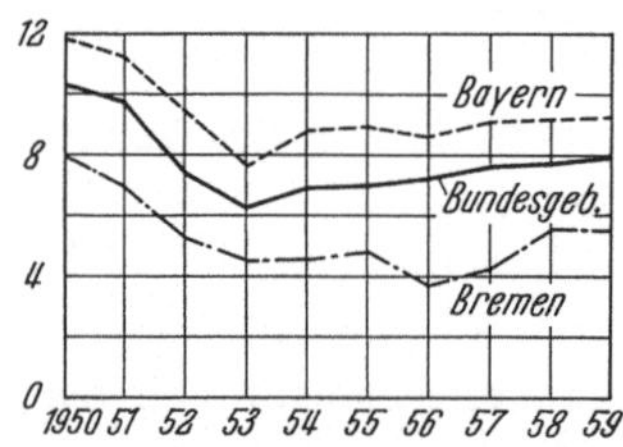

Abb. 60. Sterblichkeit der offentuberkulösen Männer und Frauen an Lungentuberkulose in % des Bestandes an Ia+Ib-Fällen im Bundesgebiet, in Bayern und Bremen in den Jahren 1950 - 1959.

Im Jahre 1950 sind im Bundesgebiet noch über 10% der Offentuberkulösen ihrer Lungentuberkulose erlegen. Bis zum Jahre 1953, dem Zeitpunkt, als die Isoniazide in der Therapie Eingang gefunden hatten, sank die Letalität auf etwas über 6% ab, um von diesem Zeitpunkt wieder langsam anzusteigen. Im Jahre 1959 starben knapp 8% aller Offentuberkulösen im Bundesgebiet an einer Lungentuberkulose. In Bayern zeigt sich derselbe Verlauf der Kurve wie im Bundesgebiet, nur liegt er um durchschnittlich 1 – 1,5% höher als im Bundesgebiet, während der ebenfalls fast gleichartige Verlauf in Bremen eine um 2% niedrigere Letalität erkennen läßt. Bezogen auf den Mittelwert wären danach die Bestandsangaben in Bayern zu niedrig, in Bremen zu hoch. Der Anstieg der Letalität von 1953 – 1959 ist nicht identisch mit einer Verschlechterung der Prognose der Offentuberkulösen, sondern ist darauf zurückzuführen, daß seit 1953 ein relativ starker Abfall des Bestandes an Offentuberkulösen in den Altersklassen bis etwa 40 J. eingetreten ist, während sich die Sterblichkeit in diesem Zeitraum in kleinerem Ausmaß verringert hat. Da die Offentuberkulösen außer an Lungentuberkulose auch an anderen Ursachen sterben, ergibt sich für diesen Personenkreis eine Gesamtsterblichkeit von zur Zeit etwa 9,5 – 10%. Diese Sterblichkeit liegt etwa 8 – 9 mal so hoch wie die der gesamten Bevölkerung. Für die über 70jährigen ergibt sich nach Abb. 59 eine jährliche Letalität von etwa 20%. Ihre Gesamtsterblichkeit dürfte danach etwa 3 mal so hoch sein wie die der gleichaltrigen nichttuberkulösen Personen.

Zusammenfassung

(Die Tuberkulose-Mortalität)

Die Mortalität wäre ein zuverlässigerer Maßstab für die Beurteilung der Intensität der Tuberkulose als die Angaben über die Morbidität, wenn die heutzutage relativ niedrigen Sterbeziffern nicht zu einer Bagatellisierung des Tuberkuloseproblems Anlaß geben würden. Diese Feststellung gilt auch trotz der Tatsache, daß sicher eine gewisse Anzahl von Sterbefällen an Tuberkulose – besonders in den höheren Lebensaltern – nicht bekannt und unter anderen Todesursachen registriert wird.

Im Jahre 1959 wurden in der Bundesrepublik 8 666 Sterbefälle an Tuberkulose festgestellt = 16,4 auf 100 000 E. Davon entfielen 7 967 auf Tuberkulose der Atmungsorgane und 699 auf die extrapulmonale Tuberkulose. Die Sterblichkeit der Männer betrug 24,9, die der Frauen 8,8 auf je 100 000. Das Maximum der Tuberkulosesterblichkeit entfällt auf die höchsten Altersgruppen, während unterhalb 20 J. die Todesursache Tuberkulose kaum mehr eine Rolle spielt.

Im Gegensatz zur Mortalität an pulmonaler Tuberkulose zeigt die an Tuberkulose sonstiger Formen weitgehende Übereinstimmung nach Alter und Geschlecht.

Seit 1953 ist die Sterblichkeit an Tuberkulose in der Bundesrepublik nur langsam abgesunken; der Rückgang hat in erster Linie die jüngeren und mittleren Altersklassen erfaßt, in den höheren Altersgruppen sind keine Änderungen festzustellen. Für die nächste Zukunft ist mit dem Fortbestehen dieser Entwicklung zu rechnen.

Die Sterblichkeit der offentuberkulösen Personen in der Bundesrepublik, bezogen auf den Bestand an Offentuberkulösen, ergab im Jahre 1959 eine Letalität von 7,8%, und zwar mit nur kleinen Unterschieden bei Männern und Frauen. Die Gesamtsterblichkeit der Offentuberkulösen dürfte zur Zeit etwa 9,5 – 10% pro Jahr betragen und liegt damit etwa 8 – 9mal so hoch wie die der gesamten Bevölkerung. Die über 70jährigen haben eine jährliche Tuberkuloseletalität von rund 20% aufzuweisen. Ihre gesamte Sterblichkeit ist etwa 3 mal so hoch wie die der gleichaltrigen nichttuberkulösen Personen.

Summary: Mortality from tuberculosis

The mortality rate would be a more reliable index for the assessment of the severity of tuberculosis than any statements on the rate of morbidity, if the present relatively low mortality rate did not tempt to regard tuberculosis as a problem of minor importance. This statement is valid despite the fact that there certainly are several fatal cases of tuberculosis – particularly within the advanced age groups – which are not recognized and are registered under other causes of death.

In 1959, 8 666 fatal cases of tuberculosis were registered in the German Federal Republic, i.e. 16.4 per 100 000 population. 7 967 fatal cases of tuberculosis of the respiratory organs, and 699 fatal cases of extrapulmonary tuberculosis were registered. The mortality rate was 24.9 for males and 8.8 for females per 100 000 population, respectively. The maximum rate of mortality from tuberculosis was recorded in the highest age groups, whereas in the age group below 20, tuberculosis is of no great importance as a cause of death. In contrast with the mortality rate in pulmonary tuberculosis, the death rates in other forms of tuberculosis are very much the same as to age and sex distribution.

Since 1953, there has not been more than a slow decrease in the death rate of tuberculosis in the German Federal Republic. The decline principally involves the medium and lower age groups. In the higher age groups, no change has been noted. This development will presumably persist in the near future.

In reference to the incidence of open tuberculosis, the mortality rate in this form of tuberculosis in the German Federal Republic amounted to 7.8% in 1959. There was no great difference in the rates in males and in females. At present, the total mortality rate in open tuberculosis is estimated to be ranging from 9.5 to 10% per annum. Thus, it is about 8 to 9 times higher than the mortality rate in the total population. In the age groups above 70, there is a rate of mortality from tuberculosis per annum of about 20%. The total mortality rate in this age groups is approximately three times higher than in non-tuberculous persons of the same age.

Résumé: Mortalité par tuberculose

La mortalité constituerait une échelle de mesure plus sûre de l'intensité de l'infestation tuberculeuse que les chiffres de morbidité, mais les chiffres actuels relativement bas des décès pourraient avoir pour conséquence une sousestimation de la gravité du problème de la tuberculose.

Cette conclusion reste juste malgré le fait que très certainement un nombre plus ou moins élevé de décès par suite de tuberculose — surtout dans les groupes d'âge avancé — reste ignoré ou est porté dans les statistiques comme étant dû à d'autres affections.

En 1959 8 666 décès par tuberculose furent constatés dans la République Fédérale — soit 16.4 par 100 000 habitants.

De ce chiffre 7 967 cas concernaient la tuberculose des voies respiratoires et 699 des formes extra-pulmonaires de tuberculose.

La mortalité des hommes était de 24.9, celle des femmes de 8.8 par 100 000.

Le maximum de la mortalité par tuberculose est atteint par les groupes de l'âge le plus élevé; par contre cette cause de mort ne joue pratiquement plus guère en ce qui concerne les sujets âgés de moins de 20 ans.

Contrairement à ce qui vient d'être mentionné pour la tuberculose pulmonaire, les autres formes de la tuberculose sont reparties de façon largement concordante dans les groupes d'âge et dans les deux sexes.

Depuis 1953 la mortalité par tuberculose n'a baissé que lentement dans la République Fédérale, le recul s'est manifesté surtout dans les groupes des jeunes et des sujets d'âge moyen, — il n' y eut pas de modifications dans les groupes d'âge avancé.

Dans le proche avenir cette évolution continuera probablement.

La mortalité des personnes atteintes de tuberculose ouverte par rapport au nombre total des malades de cette même catégorie a été dans la République Fédérale en 1959 de 7.8% — la difference entre les deux sexes étant insignificante.

La mortalité totale des tuberculoses ouvertes semble être actuellement de 9.5 à 10% par an — elle serait par conséquent env. 8 à 9 fois plus élevée que celle de la population entière.

Chez les sujets âgés de plus de 70 ans, la mortalité annuelle par tuberculose est de 20% environ.

Leur mortalité totale est env. 3 fois plus forte que celle des personnes du même âge non-atteintes de tuberculose.

Resumen: La mortalidad tuberculosa

La mortalidad sería una medida para juzgar la intensidad de la tuberculosis más segura que los datos sobre la morbilidad, si las cifras de mortalidad relativamente bajas actuales no dieran ocasión minimizar la importancia del problema tuberculoso. Esta constatación es válida a pesar del hecho, de que con seguridad un cierto número de casos de fallecimiento por tuberculosis (en especial en las edades avanzadas) no es conocido y se registra dentro de otras causas de fallecimiento.

En el año 1959 en la República Federal Alemana se registraron 8 666 casos de fallecimiento por tuberculosis (= 16,4 por 100 000 habitantes). De éstos 7 967 correspondieron a tuberculosis del aparato respiratorio y 699 a tuberculosis extrapulmonares. La mortalidad de los hombres ascendió a 24,9 y la de las mujeres a 8,8 por 100 000. El máximo de la mortalidad tuberculosa recayó en los grupos de edad más elevada, mientras que por debajo de los 20 años la tuberculosis no juega practicamente ningún papel como causa de fallecimiento.

En contraste con la mortalidad por tuberculosis pulmonar, la mortalidad por otras formas de tuberculosis muestra una considerable coincidencia dentro de las diversas edades y en ambos sexos.

Desde el año 1953 la mortalidad por tuberculosis en la República Federal Alemana ha descendido sólo lentamente; el retroceso ha afectado en primer lugar a la juventud y edad media de la vide, en las edades elevadas no se han comprobado cambios. En el futuro próximo hay que contar con la persistencia de esta forma de evolución.

La mortalidad por tuberculosis abiertas en la República Federal Alemana, referida a la cantidad de personas con tuberculosis abiertas, dió en el año 1959 una cifra de letalidad del 7,8%, con diferencias muy pequeñas entre hombres y mujeres. La mortalidad total actual por tuberculosis abiertas asciende en la actualidad al 9,5 – 10% por año, lo cual representa una cifra 8 a 9 veces mayor que la mortalidad general de la población. Las personas por encima de 70 años muestran una letalidad tuberculosa anual de aproximadamente el 20%. Su mortalidad total es unas 3 veces mayor que la de personas no tuberculosas de la misma edad.

4. Die bovine Tuberkulose

Nach einem Bericht von MEYN („Die Fortschritte der Rindertuberkulose-Bekämpfung in der Bundesrepublik", Stand vom 1. 7. 1960, Monatshefte für Tierheilkunde, 13, *2*, 1961) gab es in der Bundesrepublik am 1. 7. 1960 1 272 611 Rinderbestände mit 12 372 850 Rindern. 98,8 % *aller Bestände* mit 98,9 % aller Rinder *waren einem staatlichen Tuberkulose-Bekämpfungsverfahren angeschlossen.* Vom 1. 7. 1959 bis zum 1. 7. 1960 hat sich der Anteil der angeschlossenen Bestände um 1,2 % erhöht. Die noch nicht angeschlossenen Bestände befinden sich hauptsächlich in Rheinland-Pfalz, Bayern, Nordrhein-Westfalen und Schleswig-Holstein. Im Saarland waren 98,5 % der Bestände dem staatlichen Tuberkulose-Bekämpfungsverfahren angeschlossen.

Während des Berichtsjahres 1. 7. 59 – 30. 6. 60 sind 74 704 Bestände mit 1 349 356 Rindern amtlich neu als tuberkulosefrei anerkannt worden. Damit belief sich die Zahl der am 1. 7. 1960 amtlich tuberkulosefrei anerkannten Bestände auf 1 185 615 (= 93,2 %) mit 11 510 337 Rindern (= 93,0 %). Die Anzahl der tuberkulosefreien Gemeinden stieg von 9 635 auf 14 309 und umfaßt damit 58,9 % aller Gemeinden. In Hessen waren 99,3 %, in Niedersachsen 98,4 %, in Baden-Württemberg 96,6 %, in Bayern sind erst 84,5 % der Rinderbestände amtlich als tuberkulosefrei anerkannt. In den übrigen Ländern (Rheinland-Pfalz, Schleswig-Holstein, Saarland) beläuft sich der Anteil der noch nicht tuberkulosefreien Bestände auf 7 - 8 %. *In Bremen* ist im Jahre 1960 die *Tuberkulosefreiheit aller Rinderbestände* (100 %) erreicht worden.

Bayern wies im Berichtsjahr eine Zunahme der tuberkulosefreien Bestände von 15,6 %, Rheinland-Pfalz eine solche von 12,4 und Schleswig-Holstein von 11,6 % auf.

28,2 % der gesamten tuberkulosefreien Rinder standen in Bayern, 22,6 % in Niedersachsen, 14,4 % in Baden-Württemberg, 14,0 % in Nordrhein-Westfalen, zusammen also 79,2 %, der Rest in den übrigen Ländern.

Seitens der Veterinärärzte sind im Laufe von 5 bis 6 Jahren auf dem Gebiete der Tuberkulosetilgung große Erfolge erzielt worden, deren Folgen für das Auftreten von Erkrankungen beim Menschen, vor allem in der in der Landwirtschaft tätigen Bevölkerung, nicht ohne Rückwirkung bleiben können. Umso mehr ist es jetzt zur Aufgabe der Humanmediziner und vor allem der Gesundheitsämter geworden, darauf zu achten, daß Neu- bzw. Rückinfektionen durch tuberkulosekranke Tierhalter auf die Viehbestände verhindert werden.

Nach MEYN haben im Berichtsjahr 166 598 Tiere = 1,45 % der Gesamtzahl der tuberkulosefreien Rinder bei der Wiederholung der Tuberkulinprobe positiv reagiert. Bei 0,26 % beruhten diese Reaktionen auf Infektionen mit Rindertuberkulosebakterien, bei 0,02 % auf Infektionen mit menschlichen Tuberkulosebakterien und bei 0,23 % auf Infektionen mit Geflügeltuberkulosebakterien. Nach einem Ergebnis von Meldungen der Veterinärdienststellen in Baden-Württemberg sind im Laufe von 4 Jahren in 45 Fällen sichere Übertragungen durch offentuberkulöse Tierhalter auf sanierte Bestände bekannt geworden. Die sorgfältige weitere Beobachtung auf diesem Gebiet wird zweifellos manchen Übertragungsfall klären und dazu beitragen, erneuten wirtschaftlichen Schaden durch die Tuberkulose der Tiere zu vermeiden (vgl. KREUSER, Ärzteblatt Baden-Württemberg 1958 H. 3 und Tbk.Arzt 1960 H.10).

Nach einer Mitteilung von NASSAL – Freibung steht *das bovin infizierte Rind* mit 39,5 % an erster Stelle der Neuinfektionsursachen. 270 Betriebe mit einem Gesamtrinderbestand von 2 346 Tieren wurden neuinfiziert. Von letzteren zeigten 531, d. s. 22,6 %, Reaktionen auf Tuberkulin. Hauptsächliche Neuinfektionsursache (über 70 % der bovinen Infektionen) bildeten sog. tuberkulinanergische Rinder, die bei der Sanierung aus dem ursprünglich verseuchten Bestand infolge negativer Reaktion als „tb-frei" übernommen worden waren.

Das *tuberkulöse Huhn* verursachte 35,7 % der Neuinfektionen beim Rind. Infiziert wurden 302 Betriebe mit einem Gesamtrinderbestand von 3 089 Tieren. Von der Infektion erfaßt wurden 531 Rinder, d. s. 22,6 %. Angesteckt wurden hauptsächlich jüngere Tiere.

Auch die Übertragung der Geflügeltuberkulose auf den Menschen gewinnt neuerlich im Zusammenhang mit der Ausschaltung der Rindertuberkulose an Bedeutung: Es ist wahrscheinlich, daß entsprechende Untersuchungen bisher zu selten veranlaßt worden sind. In verhältnismäßig kurzer Zeit konnten im Bereich von Baden-Württemberg 5 derartige Erkrankungen ermittelt werden, darunter die Erkrankung von 2 Tierärzten.

Die weitere enge Zusammenarbeit zwischen den Veterinär- und Humanmedizinern ist ebenso erforderlich wie die verstärkte Einführung der Typenbestimmungen namentlich bei Erkrankungen von Personen, die in irgend einer Form mit der Betreuung von Tieren zu tun haben, bei denen Erkrankungen an Tuberkulose nicht ganz selten vorkommen können.

Über die Rolle, die dabei den verschiedenen Mykobakterientypen zukommt, sind zur Zeit Forschungen, vor allem auch durch das Tuberkuloseforschungsinstitut in Borstel, im Gange (vgl. hierzu auch den Bericht des Vorsitzenden des Arbeitsausschusses für Milch und Tiertuberkulose).

Zusammenfassung

(Die bovine Tuberkulose)

Am 1. 7. 1960 gab es in der Bundesrepublik 1 272 611 Rinderbestände mit 12 372 850 Rindern. 98,8% aller Bestände und aller Rinder waren zu diesem Zeitpunkt einem staatlichen Tuberkulose-Tilgungsverfahren angeschlossen. Die Zahl der amtlich tuberkulosefrei anerkannten Bestände betrug am Stichtag 1 185 615 = 93,2% mit 11 510 337 Rindern = 93,0%. 1,45% der tuberkulosefreien Rinder haben im Jahre 1960 bei einer Wiederholung der Tuberkulinprobe positiv reagiert.

Nach den Erhebungen beruhten diese positiven Tuberkulinreaktionen bei 30 315 Tieren (= 0,26%) auf Infektionen mit Rindertuberkulosebakterien, bei 2 107 Tieren (= 0,02 %) auf Infektionen mit Menschentuberkulosebakterien, bei 27 298 Tieren (= 0,23%) auf Infektionen mit Geflügeltuberkulosebakterien und bei 27 850 Tieren (= 0,76%) auf anderen Ursachen. Die in tuberkulosefreien Beständen auftretenden Tuberkulinreaktionen waren demnach nur zum kleineren Teil auf Infektionen mit bovinen, humanen oder aviären Tuberkulosebakterien zurückzuführen. In der Masse handelt es sich nach *Meyn* um unspezifische Reaktionen.

Summary: Bovine tuberculosis

On 1. 7. 1960, in the German Federal Republic, there were 1 272 611 included herds, with 12 372 850 head of cattle. 98.8% of all herds and all cattle were, at this time, included in a national campaign for the eradication of tuberculosis. On the key-date the number of herds officially recognized as free from tuberculosis was 1 185 615 = 93.2% containing 11 510 337 head of cattle = 93.0%. In 1960 1.45% of the cattle free from tuberculosis showed a positive reaction when the tuberculin test was repeated.

The results show that these positive tuberculin reactions were due to infection with bovine tuberculosis bacilli in 30 315 animals (= 0.26%), to human tuberculosis bacilli in 2 107 animals (= 0,02%), to avian tuberculosis bacilli in 27 298 animals (0.23%), and to other causes in 27 850 animals (= 0.76%). The tuberculin reactions in herds free from tuberculosis were only due to infection with bovine, human or avian bacillus Koch in a very small number of animals. On the whole the reactions were, according to *Meyn*, unspecific.

Résumé: La tuberculose bovine

Au 1/7/1960, il y avait dans la République Fédérale 1 272 611 étables avec 12 372 850 têtes de bétail. 98,8% de toutes les étables et de toutes les bêtes étaient à ce moment rattachées à un organisme officiel d'éradication de la tuberculose. Le nombre des étables reconnues officiellement indemnes de tuberculose était à ce jour de 1 185 615 = 93,2% avec 11 510 337 animaux = 93,0%. En 1960, 1,45% des bovins non tuberculeux ont eu une réaction positive quand on a renouvelé le test à la tuberculine.

D'après les enquêtes, ces réactions positives à la tuberculine étaient dues à des infections par des bacilles tuberculeux du type bovin chez 30 315 animaux (= 0,26%), du type humain chez 2 107 (= 0,02%), du type aviaire chez 27 298 (= 0,23%), chez 27 850 (= 0,76%) elles sont dues à d'autres causes. De sorte que les réactions à la tuberculine apparaissant dans les étables sans tuberculose ne sont à reporter à des infections par les bacilles tuberculeux bovins, humains, et aviaires que dans la minorité des cas. En général, d'après *Meyn*, il s'agit de réactions non spécifiques.

Resumen: La tuberculosis bovina

En el 1-VII-1960 existian en la República Federal Alemana 1 272 611 ganaderías bovinas con 12 372 850 reses. El 98,8% de todas las ganaderías y de todas las reses estuvieron en este tiempo incluidas dentro de un plan estatal de exterminio de la tuberculosis. El número de las ganaderias reconocidas oficialmente como libres de tuberculosis en el día del recuento ascendió a 1 185 615 = 93,2% con 11 510 337 reses = 93,0%. El 1,45% de las reses libres de tuberculosis en una repetición de la prueba de la tuberculina en el año 1960 han reaccionado en forma positiva.

Según los datos obtenidos estas reacciones tuberculínicas positivas fueron debidas en 30 315 animales (= 0,26%) a infecciones con bacilos de la tuberculosis bovina, en 2 107 animales (= 0,02%) a infecciones con bacilos de la tuberculosis humana, en 27 298 animales (= 0,23%) a infecciones con bacilos de la tuberculosis aviaria y en 27 850 animales (= 0,76%) a otras causas. Las reacciones tuberculínicas positivas que aparecieron en las ganaderías libres de tuberculosis se debieron según esto sólo en una pequeña parte a infecciones con bacilos tuberculosos bovinos, humanos o aviarios. En la mayoría se trata según *Meyn* de reacciones inespecíficas.

5. Die Tuberkulose in Mitteldeutschland

Nach MASUHR (Zum Tuberkulose-Jahresbericht 1959, Das Dtsch. Ges. Wes. 8, 1961) wurden von den Tuberkulosefürsorgestellen in Mitteldeutschland im Jahre 1959 1,83 mikroskopisch-bakteriologische Untersuchungen – bezogen auf den Bestand an Personen mit aktiver Lungentuberkulose – durchgeführt – gegenüber 0,8 in der Bundesrepublik. Die Gesamtzahl der Untersuchungen auf TB ist von 258 000 im Jahre 1953 auf 323 000 im Jahre 1959 angestiegen, das absolute Maximum entfällt mit 401 000 auf das Jahr 1957. Die Zahl der Röntgendurchleuchtungen hat sich in diesen 6 Jahren von 1 831 000 auf 1 074 000 verringert, während die Röntgenaufnahmen im Großformat eine Steigerung von 263 000 auf 493 000 aufzuweisen haben. Eine ebenfalls starke Zunahme ist bei der Zahl der Schirmbildaufnahmen erfolgt, die von rund 80 000 im Jahre 1953 auf 172 000 im Jahre 1959 zugenommen haben. Im Jahre 1959 sind in Mitteldeutschland 9 627 000 Röntgenreihenuntersuchungen einschließlich Volksröntgenreihenuntersuchungen vorgenommen worden. Dies bedeutet gegenüber 1953 (3 500 000) eine Steigerung auf das 2,7fache. In der Bundesrepublik mit etwa der 3fachen Einwohnerzahl wurden im Jahre 1959 nur rund 6 000 000 RRU gemacht. In Mitteldeutschland entfallen danach fast 57 Aufnahmen auf 100 Einwohner aller Altersklassen, in der Bundesrepublik knapp 11. Wenn den RRU die Bedeutung zukommt, die man ihnen als Maßnahme zur Erfassung der unbekannten Tuberkulösen beimißt, dann müßten sich in wenigen Jahren in Mitteldeutschland bedeutend günstigere Ergebnisse in der weiteren Entwicklung der Tuberkulose-Endemie herausstellen als sie in der Bundesrepublik zu erwarten sind.

Auf einen Fall von ansteckender Lungentuberkulose kommen in Mitteldeutschland 6,9 Kontaktpersonen. Deren Tuberkulosemorbidität wird mit 24,6 auf 10 000 Exponierte angegeben, während alle Neuzugänge 14,8 auf 10 000 E. ausmachen. Das Risiko der Exponierten wäre danach in Mitteldeutschland nur um 70 % erhöht gegenüber der Gesamtbevölkerung, während in der Bundesrepublik die Wahrscheinlichkeit der Entwicklung einer Lungentuberkulose für die Exponierten 3,3mal so hoch ist wie für alle Einwohner. Die Ursache dieser Diskrepanz ist nicht bekannt; der Umfang der Kontaktpersonen ist in beiden Gebieten praktisch gleich. Nach MASUHR sind in der Umgebung von Offentuberkulösen bedeutend mehr Kinder erkrankt als in der Gesamtbevölkerung. 17,4 % der Erkrankten aus der Umgebung von Offentuberkulösen sind erst zu einem Zeitpunkt erfaßt worden, als sie selbst bereits ansteckend geworden war. MASUHR hält es mit Recht für unzureichend, daß die Kontaktpersonen lediglich einmal jährlich im Zusammenhang mit den VRRU kontrolliert werden.

Am 15.11.1959 befanden sich 30,8 % der ansteckungsfähigen Tuberkulösen in Heilstätten oder Krankenhäusern; diese Verhältnisse stimmen mit denen in der Bundesrepublik überein.

Am 31.12.1959 belief sich der Bestand an Personen mit aktiver Tuberkulose auf insgesamt 168 705 = 1 041 auf 100 000 E. Darunter befanden sich 41 236 = 254 auf 100 000 E. offene Tuberkulosen gegenüber 177,7 in der Bundesrepublik. Diese haben sich im Verhältnis zum Vorjahr um rund 3 200 Fälle = 7,2 % verringert. Der Bestand an Personen mit aktiver nichtansteckender Lungentuberkulose umfaßte Ende 1959 109 532 Fälle = 676 auf 100 000 E; er liegt somit um 74 % höher als in der Bundesrepublik mit 383,3 auf 100 000 E. Die Abnahme gegenüber 1958 beträgt

5,5%. Die Zahl der Personen mit aktiver Tuberkulose sonstiger Organe beträgt 17937 = 111 auf 100000 E. und ist damit geringfügig höher als in der Bundesrepublik mit 94,9. Da die Erfassung der Personen mit aktiver Lungentuberkulose in Mitteldeutschland mit Hilfe der VRRU äußerst intensiv betrieben wird, die der an extrapulmonaler Tuberkulosen Erkrankten dagegen nach den gleichen Methoden erfolgt wie in der Bundesrepublik, dürfte der Unterschied der Bestände an Ia - Ic Fällen überwiegend durch die Röntgenreihenuntersuchungen bedingt sein. Die Vermutung liegt nahe, daß die Bestände an Personen mit aktiver Lungentuberkulose in beiden Teilen Deutschlands ähnlich sein würden, wenn die RRU in der Bundesrepublik einen ähnlichen Umfang aufwiesen, wie es in Mitteldeutschland der Fall ist. Diese Auffassung wird gestützt durch die Tatsache, daß die Bestände an Id-Fällen sich nicht wesentlich unterscheiden.

Nach Abb. 61 hat der Bestand an Personen mit ansteckender Lungentuberkulose in Mitteldeutschland seit 1955 eine ähnliche Entwicklung durchgemacht wie sie für die Bundesrepublik und andere Länder bekannt ist.

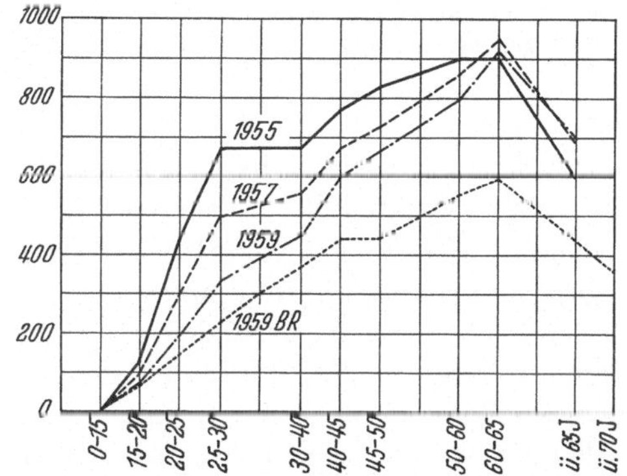

Abb. 61. Bestand an Männern mit ansteckender Lungentuberkulose in Mitteldeutschland in den Jahren 1955, 1957 und 1959 und in der Bundesrepublik im Jahre 1959 auf je 100000 M.

Der Rückgang des Bestandes umfaßt die Bereiche zwischen 20 und 60 J., und zwar wirkt sich dieser besonders bei den 20 – 40jährigen aus. Oberhalb des ebenfalls auf die Altersgruppe 60 – 65 J. entfallenden Maximums setzt der Abfall der Bestandsziffern ein, in deren Höhe bei den über 65jährigen – entsprechend der Situation in der Bundesrepublik – innerhalb der letzten 4 Jahre kein Rückgang, sondern ein leichter Anstieg eingetreten ist. In der Altersgruppe 60 - 65 J. sind um rund 50% mehr ansteckungsfähige Tuberkulöse registriert als in der Bundesrepublik.

Auch in Mitteldeutschland tritt oberhalb 65 J. ein Absinken des Bestandes auf. Bei einer Sondererhebung im Rahmen der VRRU in Anklam, über welche MASUHR berichtet, wurden bis zum Alter von 80 J. über 90% aller Männer und etwa 90% aller Frauen erfaßt. Oberhalb 80 J. sinkt die Teilnehmerquote rasch ab und liegt für die über 85jährigen Männer bei 56,2%, für die gleichaltrigen Frauen bei nur noch 36,8%. Da in diesen Altersklassen im Verhältnis zu den niedrigeren Altersstufen nur noch wenige Menschen leben, genügt eine beschränkte Zahl von Erkrankungsfällen, um die Abwärtsbewegung der Morbiditätskurve in einen ansteigenden Verlauf umzugestalten. Da die unbekannte Tuberkulose aber gerade bei den älteren und ältesten Personen in stärkerem Umfange zu beobachten ist als bei jüngeren Menschen, ergibt sich die Notwendigkeit, nach Maßnahmen zu suchen, um diese unbekannten Fälle in der Mehrzahl zu ermitteln. Es wird vermutet, daß mindestens 3% aller über 60jährigen an einer aktiven Tuberkulose erkrankt sind, davon wahrscheinlich die Hälfte an einer ansteckungsfähigen Form.

Nach Abb. 62 ist in Mitteldeutschland eine Abnahme des Bestandes an aktiver Tuberkulose aller Organe der Männer von 1955 bis 1959 besonders in den Altersklassen zwischen 1 und 15 J. und zwischen 20 und 40 J. eingetreten.

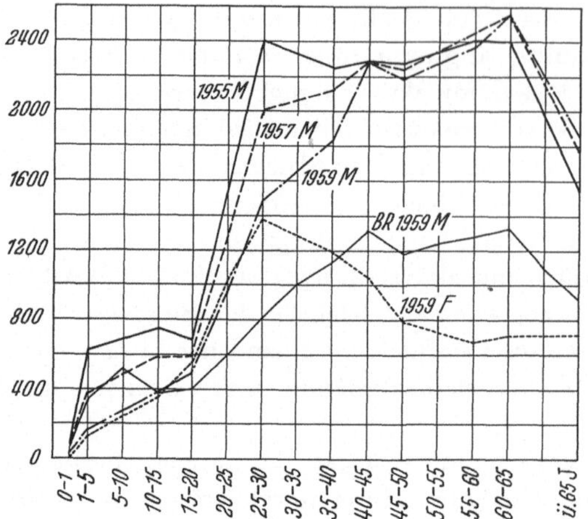

Abb. 62. Bestand an Männern mit aktiver Tuberkulose in den Jahren 1955, 1957 und 1959, der Frauen i.J. 1959 und der Männer in der Bundesrepublik i.J. 1959 auf je 100000.

Oberhalb von 40 J. hat sich der Bestand kaum geändert; er ist sogar im Bereich von über 60 J. von Jahr zu Jahr leicht angestiegen. Nach der Darstellung sind zwischen 2 und 2,5 % aller Männer in Mitteldeutschland zwischen 40 – 65 J. an einer aktiven Tuberkulose erkrankt. Diese Erkrankungshäufigkeit liegt um annähernd 100 % höher als die der Männer in der Bundesrepublik. Ob die Unterschiede zwischen den beiden Gebieten ausschließlich auf die umfassenden Röntgenreihenuntersuchungen in Mitteldeutschland zurückzuführen sind, oder ob tatsächlich die Erkrankungshäufigkeit in Mitteldeutschland eine viel höhere ist als in der Bundesrepublik, müßte überprüft werden. Es ist unwahrscheinlich, die Ursache nur in den Röntgenreihenuntersuchungen zu suchen, weil dies bedeuten würde, daß bei gleichartigen epidemiologischen Verhältnissen in der Bundesrepublik und Mitteldeutschland in der Bundesrepublik annähernd 50 % der tatsächlich vorhandenen Personen mit aktiver Lungentuberkulose nicht bekannt wären. Aus der Abbildung ist zu ersehen, daß in der Bundesrepublik die Zahl der im Bestand registrierten Kinder mit aktiver Tuberkulose aller Organe in den Altersklassen zwischen 1 und 10 J. höher ist als in Mitteldeutschland, was wiederum den Verdacht begründet, daß in der Bundesrepublik eine Überbewertung der Erkrankungen an Hilusdrüsen-Tuberkulose erfolgt.

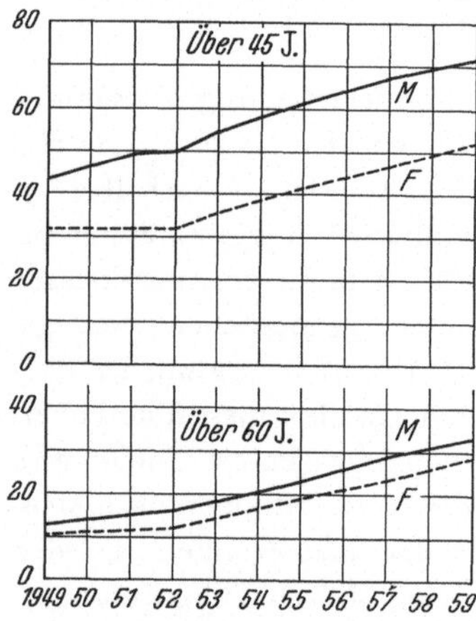

Abb. 63. Prozentualer Anteil der über 45- bzw. über 60jährigen am Bestand an Personen mit aktiver Lungentuberkulose in Mitteldeutschland in den Jahren 1949 - 1959.

Nach Abb. 63 ist in der Altersverteilung der Tuberkulosekranken eine sehr interessante Entwicklung vor sich gegangen, durch welche im Laufe der letzten 10 Jahre eine stetige Zunahme des Anteils der über 45jährigen bzw. der über 60jährigen im Bestand eingetreten ist.

Der Anteil der über 45jährigen Männer ist in diesem Zeitraum von 44 % auf über 71 % angestiegen. Die über 60jährigen, welche 1949 nur 13 % des gesamten Bestandes an Personen mit ansteckender Lungentuberkulose stellten, erreichen im Jahre 1959 einen Anteil von 33 %, so daß ein Drittel aller aktiven Lungentuberkulosen auf diese Altersgruppe entfällt.

Die Frauen haben nach Abb. 63 eine ähnliche Entwicklung erfahren, die sich von der der Männer allerdings dadurch unterscheidet, daß ihr Anteil um 15 - 18 % in allen Altersklassen über 45 J. niedriger liegt als der Anteil der Männer. Für die über 60jährigen reduziert sich der Unterschied zwischen Männern und Frauen bezüglich des Anteils auf 3 - 5 %. Die Ursache für diese Verhältnisse ist darin zu sehen, daß die Tuberkulose der Frauen bereits in den jungen Jahren, nämlich um 30 J., ein Maximum erreicht, während der Höchstwert bei den Männern, welche mit einer aktiven Tuberkulose bei den Fürsorgestellen registriert sind, auf die 60—65jährigen entfällt. Wenn die Entwicklung in der Form weiterschreitet, wie sie sich aus der Darstellung in Abb. 63 ergibt, und dies ist nach der Situation, die in den letzten Jahren eingetreten ist, anzunehmen, dann ist mit einer weiteren Steigerung des Anteils der über 60jährigen zugunsten eines weiteren Rückgangs der Erkrankungshäufigkeit der Jugendlichen und jüngeren Erwachsenen zu rechnen.

Im Jahre 1953 wies Mitteldeutschland einen Bestand von 133807 Fällen (=788 auf 100000) von aktiver nichtansteckender Tuberkulose der Atmungsorgane auf, der sich bis Ende 1959 auf 109532 (=676 auf 100000 E.) und damit um rund 18 % verringert hat. Die Gliederung nach Diagnosegruppen ergibt sich aus Tab. 18.

Während im Jahre 1953 die Bronchiallymphknotentuberkulose mit 17,6 % am Bestand an Ic-Fällen beteiligt war und auf die Lungentuberkulose 77,4 % entfielen, sank der Anteil ersterer bis zum Jahre 1959 auf 5,0 % ab, wodurch auf die Lungentuberkulose nunmehr 91,7 % entfallen. Nach Tab. 18 ist der Bestand an Bronchiallymphknotentuberkulosen von 1953 bis 1956 und von 1956 bis 1959 um jeweils rund 50 % zurückgegangen, insgesamt um 77 %. In derselben Zeit hat sich der Bestand an Tuberkulosen der Pleura um rund 43 %, der an Lungentuberkulose um nur 3 % vermindert, nachdem er bis zum Jahre 1956 auf 109521 angestiegen war und in diesem Jahr sein Maximum erreichte. Insgesamt hat der Bestand an Ic-Fällen innerhalb des betrachteten Zeitraumes um rund 24300 Fälle abgenommen. Davon entfallen rund 18100 = 75 % auf die Bronchiallymphknotentuberkulose und 3000 = 12 % auf die Tuberkulosen der Pleura. Diese Ver-

Tabelle 18. *Bestand an Personen mit aktiver nichtansteckender Tuberkulose der Atmungsorgane nach Diagnosegruppen in Mitteldeutschland in den Jahren 1953, 1956 und 1959 absolut und auf je 100000 Personen.*

	Tracheobronchiallymph-knoten-Tuberkulose			Lungen-Tuberkulose			Tuberkulose der Pleura			gesamt		
	Männer	Frauen	gesamt	Männer	Frauen	gesamt	Männer	Frauen	gesamt	Männer	Frauen	gesamt
1953	12439	11104	23543	57958	45353	103316	3601	3347	6948	73998	59809	133807
1956	6168	5446	11614	63220	46301	109521	2864	2317	5181	72252	54064	126316
1959	2970	2457	5427	59928	40229	100157	2184	1764	3948	65082	44450	109532
				auf 100000								
1953	16,5	11,8	13,9	767	482	608	48	36	41	979	635	788
1956	8,3	5,9	7,0	850	506	660	38	25	31	971	591	762
1959	4,1	2,8	3,3	820	452	618	30	20	24	890	500	676

änderung in der Zusammensetzung des Bestandes an Ic-Fällen und die Art, in der diese vor sich gegangen ist, lassen erkennen, daß es sich beim Rückgang nicht um einen einheitlichen Vorgang handelt, da Veränderungen epidemiologischer Natur zu gleichen Ergebnissen hätten führen müssen. Die Abnahme des Bestandes an Ic-Fällen beruht in erster Linie auf einer Bereinigung der Statistik von sehr zahlreichen nichttuberkulösen Erkrankungen der Kinder, die mit der Diagnose Bronchiallymphknotentuberkulose registriert waren. Der Bestand an Personen mit extrapulmonaler Tuberkulose belief sich am 31. Dez. 1959 auf 17937 = 111 auf 100000. Davon waren 7549 Männer und 10388 Frauen. Der Bestand an Tuberkulose der Knochen und Gelenke umfaßte zu diesem Zeitpunkt 5300 Personen = 32,7 auf 100000 Einwohner. Diese Erkrankungsform verteilt sich annähernd gleichmäßig auf Männer und Frauen, wobei das Maximum auf die Altersklassen der 25–45jährigen entfällt. Bei den Männern sinkt der Bestand allmählich ab, bei den Frauen tritt bis zur Gruppe der über 65jährigen eine leichte Steigerung ein. Der Bestand an Tuberkulose der Haut und des subkutanen Zellgewebes umfaßt 3404 Personen (= 21,0 auf 100000 Einwohner), davon 2/3 Frauen. An Tuberkulose des lymphatischen Systems sind in Mitteldeutschland 3225 Männer und Frauen erkrankt = 19,9 auf 100000. Auch bei dieser Tuberkuloseform findet sich ein starkes Überwiegen des weiblichen Geschlechts. Die höchsten Erkrankungsziffern weisen die Altersklassen unter 25 Jahren auf.

Der Bestand an Tuberkulose des Urogenitalsystems einschließlich der Nebenniere beläuft sich auf 1658 Männer und Frauen = 10,2 auf 100000. Davon sind 691 Männer und 967 Frauen. Die Altersklasse von 25 - 45 J. ist bei dieser Tuberkuloseform am stärksten betroffen; es sind 27,2 Frauen und 20,1 Männer auf 100000 an Urogenitaltuberkulose erkrankt. Das Übergewicht der Frauen entfällt in den übrigen Altersgruppen. Außer bei den unter 25jährigen sind oberhalb von 45 J. mehr Männer erkrankt.

In Mitteldeutschland waren am 31.12.1959 275692 Patienten mit inaktiver Tuberkulose der Atmungsorgane registriert = 1700 auf 100000 Einwohner. Diese Zahl liegt höher als in der Bundesrepublik. Aus der Gruppe der Personen mit inaktiver Lungentuberkulose wurden während des Jahres 1959 1881 nach Ia = 0,7 % und 4945 = 1,8 % nach Ic nach der Feststellung von Verschlechterungen übergeführt. Der Hauptanteil der Verschlechterungen entfällt auf die Männer. Diese Verhältnisse entsprechen ungefähr denen in der Bundesrepublik. Nach MASUHR ist die Zahl der Wiederverschlechterungen von inaktiven Tuberkulosen gegenüber dem Vorjahr etwas zurückgegangen, jedoch muß die Zahl dieser Verschlechterungen noch als relativ konstant angesehen werden.

Aus der Gruppe Ic sind 6110 Personen mit einer ansteckungsfähigen Lungentuberkulose nach Ia übergeführt worden = 5,6 %. Der Umfang der Verschlechterungen aus der Gruppe der bisher geschlossenen Tuberkulosen ist nicht unwesentlich höher als in der Bundesrepublik. MASUHR weist allerdings daraufhin, daß in dieser Hinsicht in Mitteldeutschland eine kontinuierliche Abnahme festzustellen ist im Gegensatz zu den Verhältnissen in der Bundesrepublik, wo sich die Verschlechterungsquote seit etwa 10 Jahren als konstant erweist. In den Verschlechterungen, die von Ic nach Ia übergeführt werden, sind sowohl erstmalige Verschlechterungen als auch Wiederverschlechterungen früherer Offentuberkulöser enthalten. MASUHR vermutet, daß die Verschlechterungen der bisher nicht offen gewesenen Fälle überwiegen.

Die Angaben über die Neuzugänge wären insofern mit denen in der Bundesrepublik nicht vergleichbar, als neben den erstmalig Erkrankten und Wiedererkrankten, die in Mitteldeutschland als Neuzugänge gelten, auch noch die aus anderen Bezirken Zugezogenen berücksichtigt worden sind. Da letztere jedoch nur mit etwa 3 % an der Gesamtzahl der Neuzugänge beteiligt sind, ist der Vergleich dennoch gerechtfertigt.

Im Jahre 1959 wurden in Mitteldeutschland 23 920 Neuzugänge an aktiven Tuberkulosen ermittelt = 148 auf 100 000 E. Davon entfallen 3 137 = 13,1 % auf Erkrankungen an extrapulmonaler Tuberkulose. Auf die ansteckende Lungentuberkulose entfallen 4 697 Fälle = 29 auf 100 000 E. (B.R.: 36,9) und 16 086 = 99 auf 100 000 E. (B.R.: 81,0) auf die aktive nichtansteckende Tuberkulose der Atmungsorgane. An ansteckender Lungentuberkulose sind 3 259 Männer = 45 auf 100 000 und 1 438 Frauen = 16 auf 100 000 erkrankt, während 9 382 Männer = 127 auf 100 000 und 6 803 Frauen = 76 auf 100 000 eine geschlossene Tuberkulose aufweisen. Bei den extrapulmonalen Tuberkulosen liegt der Anteil der Männer bei 1 334 = 18 auf 100 000 und der der Frauen bei 1 803 = 20 auf 100 000. Seit dem Jahre 1953 haben sich die Neuzugänge an aktiver Tuberkluose von 54 967 auf 23 920 verringert, die Abnahme beträgt fast 57 %! Davon entfallen knapp 7 000 Erkrankungsfälle auf die ansteckungsfähige Lungentuberkulose, die sich damit um 60 % verringert haben, während bei der geschlossenen Lungentuberkulose ein Rückgang um 20 200 Fälle erfolgt ist, der 56 % ausmacht. Die Abnahme bei den extrapulmonalen Tuberkulosen beläuft sich auf 4 100 Erkrankungsfälle, damit auf ebenfalls rund 57 %. Der Rückgang gegenüber dem Vorjahr beträgt 12 %, die überwiegend auf die Entwicklung der Neuzugänge an aktiver nichtansteckender Lungentuberkulose und extrapulmonaler Tuberkulose zurückzuführen sind, während der Abfall bei den Neuzugängen an ansteckungsfähiger Lungentuberkulose sich auf knapp 10 % beläuft.

In der Bundesrepublik entfallen im Jahre 1959 auf 100 Neuzugänge an Ia — Ic-Fällen 31 ansteckungsfähige Tuberkulosen, im Jahre 1953 handelte es sich um die gleiche Zahl. Dagegen sind in Mitteldeutschland die offenen Tuberkulosen im Jahre 1959 mit 22,6 %, im Jahre 1953 mit 24 % beteiligt. Diese Differenzen sind der unterschiedlichen Erfassung zuzuschreiben und bedeuten, daß durch die VRRU bedeutend mehr Erkrankungsfälle als noch geschlossene Tuberkulosen ermittelt werden können als in der Bundesrepublik, wo ein größerer Teil von diesen erst nach Verschlechterung als offene Tuberkulosen bekannt wird. Auch wenn - die Ic-Fälle in Mitteldeutschland gegenüber jenen in der Bundesrepublik eine höhere Verschlechterungstendenz aufweisen, so darf doch die Tatsache nicht übersehen werden, daß in größerem Umfange als in der Bundesrepublik durch die Früherfassung mit den RRU eine unerkannt verlaufende Verschlechterung zunächst geschlossener Lungentuberkulose vermieden werden kann.

Die Neuzugänge an extrapulmonalen Tuberkulosen sind in der Bundesrepublik und in Mitteldeutschland praktisch gleich hoch.

An Tuberkulose der Tracheobronchiallymphknoten waren im Jahre 1953 9 094 Neuzugänge festzustellen, welchen im Jahre 1959 1 616 gegenüberstehen, womit sich die Zahl der Neuzugänge an dieser Erkrankungsform um 82 % verringert hat.

Bei den Neuzugängen an Tuberkulosen der Pleura ist ein Rückgang um knapp 52% eingetreten, während die Neuzugänge an Lungentuberkulose um 45% abgenommen haben. Die Neuzugangsziffer der Männer für die Tuberkulose der Atmungsorgane liegt im Jahre 1959 bei 172, die der Frauen bei 93. Damit ergibt sich eine um 85% höhere Erkrankungsziffer der Männer als bei den Frauen. Der Unterschied in den Neuzugangsziffern der beiden Geschlechter verringert sich von Jahr zu Jahr, wenn man die absoluten Werte und die auf 100000 bezogenen Angaben berücksichtigt. Die prozentualen Unterschiede steigen jedoch - infolge der Annäherung an den Nullwert – laufend an. Im Jahre 1953 ergab sich eine um 66% höhere Neuzugangsziffer der Männer als der Frauen. Besonders hoch ist die Differenz zwischen Männern und Frauen bei den Neuzugängen an ansteckungsfähiger Lungentuberkulose, und zwar ist die Erkrankungsziffer der Männer 2,8 mal so hoch wie die der Frauen. Die Neuzugänge an ansteckender Lungentuberkulose verringern sich etwas schneller als die an geschlossener Lungentuberkulose. Dies ist voraussichtlich auf die intensive Suche nach unbekannten Tuberkulösen mittels der VRRU zurückzuführen. Für das Jahr 1959 besteht keine Altersgliederung der Neuzugänge. Es ist jedoch nach MASUHR festzustellen, daß der Rückgang der Neuzugänge in der besonders gut durchgeimpften Altersgruppe der Kinder unter 5 J. am stärksten ist. In dieser Altersgruppe waren 1958 7 von 10000 Kindern an einer aktiven Tracheobronchiallymphknoten-Tuberkulose erkrankt, im Jahre 1956 handelte es sich noch um 26 solcher Fälle auf 10000 Kinder. Z. T. ist diese Entwicklung darauf zurückzuführen, daß die BCG-Schutzimpfung intensiv betrieben wird, daß sich der Lebensstandard allgemein verbessert, und daß die ansteckenden Tuberkulosen durch die VRRU jetzt eine geringere Dichte aufweisen als dies vor Jahren der Fall gewesen ist und außerdem, daß die Isolierung leichter möglich ist und konsequenter durchgeführt wird.

Bei den Neuzugängen an aktiver Lungentuberkulose ergeben sich auch in Mitteldeutschland Differenzen zwischen den einzelnen Bezirken, und zwar weist (außer Ost-Berlin) bei den ansteckenden Tuberkulosen Frankfurt an der Oder mit 42 Neuzugängen auf 100000 ein Maximum auf, während in Schwerin und Erfurt nur 22 auf 100000 Personen ermittelt wurden. Größere Schwankungen ergeben sich bei der geschlossenen Lungentuberkulose mit einem Höchstwert von 133 auf 100000 E. in Neu-Brandenburg und 77 auf 100000 E. in Chemnitz (Karl-Marx-Stadt). Die im Jahre 1959 registrierten Neuzugänge wurden zu 44,7% durch Schirmbilduntersuchungen, Reihendurchleuchtungen und Reihengroßaufnahmen ermittelt. Gegenüber dem Vorjahr mit 38,5% ist hier eine erhebliche Steigerung eingetreten. Durch poliklinische Einrichtungen des Staatlichen Gesundheitswesens wurden 12,7% der

Tabelle 19. *Sterblichkeit an Tuberkulose in der Bundesrepublik und in Mitteldeutschland von 1952 — 1959 auf je 100000 Männer und Frauen*

	Bundesrepublik						Mitteldeutschland					
	Tbk. der Atmungsorg.		Tbk. anderer Organe		Tbk. gesamt		Tbk. der Atmungsorg.		Tbk. anderer Organe		Tbk. gesamt	
	M	F	M	F	M	F	M	F	M	F	M	F
1952	32	15	4	4	36	19	56	24	5	4	61	28
1955	26	10	2	2	28	12	35	13	3	2	38	15
1959	24	8	1	1	25	9	28	9	1	1	29	10

Neuzugänge ausfindig gemacht, durch andere Einrichtungen des Gesundheitswesens 14,9%. Bei Nachuntersuchungen nach Aufforderung durch die Tuberkulosefürsorgestelle wurden 13,6% ermittelt; auf Überweisung durch Ärzte in eigener Praxis entfallen 9,4%. Die restlichen 4,7% beruhen auf Überweisungen durch andere Behörden und öffentliche Institutionen sowie auf Selbstmeldern.

An Tuberkulose aller Organe sind in Mitteldeutschland im Jahre 1959 2961 Personen gestorben = 18,0 auf 100000 E. In Tab. 19 sind die Sterbeziffern in der Bundesrepublik und in Mitteldeutschland von 1952 bis 1959 dargestellt.

Danach sind im Jahre 1952 in Mitteldeutschland 60 Männer und 28 Frauen von je 100000 an Tuberkulose gestorben, mithin lag die Sterbeziffer um 66,6 bzw. 47,5% höher als in der Bundesrepublik. Der Unterschied zwischen den Sterbeziffern war bis zum Jahre 1955 auf 35,7 bzw. 25,0% abgesunken und hat sich bis 1959 auf 16,0 bzw. 11,1% verringert.

Nach Abb. 64 stimmt die Sterblichkeit der Frauen an Tuberkulose in beiden Teilen Deutschlands in den Altersklassen unter 80 J. völlig überein, erst oberhalb 80 J. treten kleinere Unterschiede auf, die aber durch die kleine Zahl der über 80jährigen bedingt sein können.

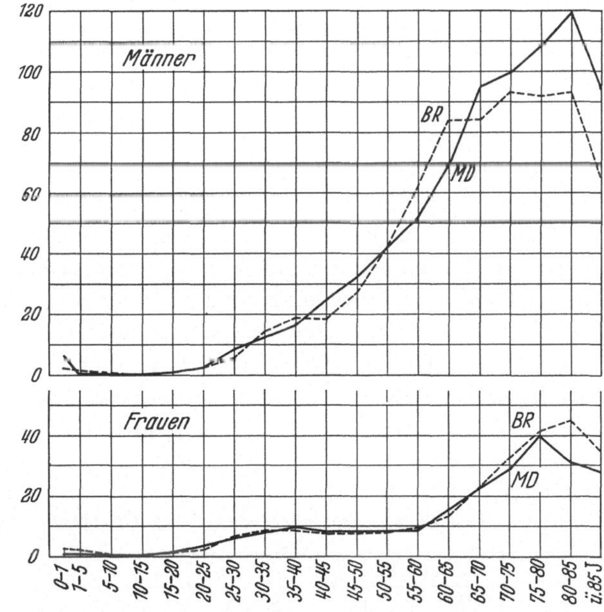

Abb. 64. Sterblichkeit an Tuberkulose aller Formen in Mitteldeutschland und in der Bundesrepublik im Jahre 1959 auf je 100000 Männer bzw. Frauen derselben Altersstufe.

Bei den Männern liegen die Verhältnisse insofern anders, als die Bundesrepublik zwischen 40 und 50 J. eine etwas niedrigere, zwischen 50 und 65 J. eine wenig höhere Mortalität aufzuweisen hat. Erst ab 70 J. machen sich größere Unterschiede bemerkbar, die vielleicht damit zu erklären sind, daß in Mitteldeutschland infolge der RRU die Tuberkulösen in den höheren Lebensaltern besser bekannt sind als in der Bundesrepublik. Im übrigen sind die Unterschiede nicht bedeutsam.

Nach Abb. 65 hat der Rückgang der Sterblichkeit an Tuberkulose — die in der Abbildung nur für die Männer dargestellt ist — in der Zeit von 1955 bis 1959 alle Altersklassen unterhalb 80 J. erfaßt, und zwar die Jahrgänge zwischen 40 und 80 J. stärker (absolut) als die jüngeren.

Oberhalb 80 J. ist eine auch in der Bundesrepublik zu beobachtende Zunahme der Mortalität festzustellen. Im Jahre 1952 sind in Mitteldeutschland 375 Kinder

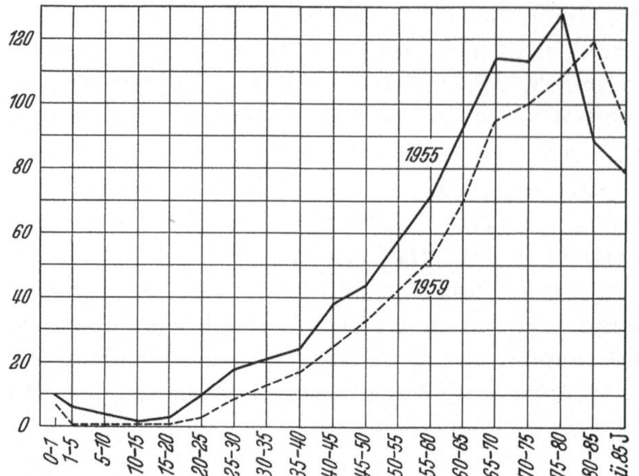

Abb. 65. Sterblichkeit der Männer an Tuberkulose aller Organe in Mitteldeutschland 1955 und 1959 auf je 100000 Männer.

unter 15 J. an Tuberkulose gestorben = 9,8 auf 100000 Kinder. Im gleichen Jahre sind in der Bundesrepublik 739 Kinder unter 15 J. ihrer Tuberkulose erlegen = 6,7 auf 100000 Kinder. Im Jahre 1955 belief sich die Zahl der Sterbefälle an Tuberkulose der 0 – 15jährigen Kinder auf 121 = 3,4 auf 100000 Kinder, in der Bundesrepublik sind im Jahre 1955 283 Kinder unter 15 J. an Tuberkulose gestorben = 2,6 auf 100000. Bis zu diesem Zeitpunkt lag die Sterblichkeit der Kinder in Mitteldeutschland nicht unwesentlich höher als in der Bundesrepublik. Im Jahre 1959 sank die Sterblichkeit in Mitteldeutschland auf insgesamt 24 Fälle = 0,7 auf 100000 Kinder, während in der Bundesrepublik 131 Kinder ihrer Tuberkulose erlagen = 1,2 auf 100000. Von 1955 bis 1959 ist danach eine Verschiebung der Sterbeziffern insofern eingetreten, als jetzt in Mitteldeutschland die Tuberkulose-Sterblichkeit der Kinder nur noch annähernd 50% derjenigen in der Bundesrepublik beträgt. Für diese Entwicklung kann vielleicht die umfassende BCG-Schutzimpfung, welche in Mitteldeutschland durchgeführt wird, verantwortlich gemacht werden.

In der dem Bericht von MASUHR entnommenen Tab. 20 ist der Prozentsatz der nicht an Tuberkulose verstorbenen Kranken mit aktiver Tuberkulose in Mitteldeutschland in der Zeit von 1950 - 1959 dargestellt.

Tabelle 20. *Prozentsatz der nicht an Tuberkulose verstorbenen Tuberkulösen*

	Ia + Ib		Ic		Id		Ia – Id		insges.
	M	F	M	F	M	F	M	F	
1950 . .	5,6	5,8	72,4	69,7	23,4	24,8	16,6	17,6	17,0
1952 . .	10,2	9,3	85,7	82,7	32,5	38,6	26,5	27,9	27,0
1955 . .	20,9	16,2	93,5	92,1	46,7	53,4	43,6	43,7	43,6
1958 . .	29,0	28,2	96,0	93,2	61,9	65,8	54,5	57,6	55,4
1959 . .	34,9	27,4	95,9	97,6	66,7	72,9	59,0	60,6	59,5

Danach sind noch im Jahre 1950 annähernd 6% der Offentuberkulösen nicht an Tuberkulose verstorben, d.h. 94% der überhaupt verstorbenen Offentuberkulösen erlagen ihrer Tuberkulose. Bis zum Jahre 1952 sank der Prozentsatz der an ihrer Tuberkulose Verstorbenen auf etwa 90%; dann trat eine rasche Veränderung in der Entwicklung auf, die dazu geführt hat, daß bis zu den Jahren 1958/59 rund 30% der Offentuberkulösen an einer anderen Todesursache als Tuberkulose verstorben sind.

Naturgemäß ist der Anteil der an Lungentuberkulose Verstorbenen mit zunächst geschlossener Tuberkulose viel niedriger als der der Offentuberkulösen. Man wird auch annehmen können, daß es sich bei dem Tod an Tuberkulose dieses Personenkreises nicht immer um eine geschlossene Tuberkulose handelt, sondern daß diese kurz vor dem Tod offen wurde. Nach Tab. 20 sind im Jahre 1950 rund 30 % der an allen Ursachen verstorbenen Männer und Frauen ihrer Tuberkulose erlegen. Bis zum Jahre 1959 hat sich der Anteil auf rund 4 % bei den Männern und ca. 2 % bei den Frauen verringert.

Von 100 verstorbenen Personen mit extrapulmonaler Tuberkulose sind im Jahre 1950 etwa 24 nicht, 76 an Tuberkulose gestorben. Bis zum Jahre 1959 ist insofern eine wesentliche Änderung erfolgt, als sich die Verhältnisse annähernd umgekehrt haben: Unter 100 Sterbefällen von Personen mit extrapulmonaler Tuberkulose betrafen rund 30 die Tuberkulose, während 70 Sterbefälle durch andere Krankheiten verursacht worden sind.

Insgesamt belief sich der Anteil der an ihrer Tuberkulose verstorbenen Kranken im Jahre 1950 auf 83 % der überhaupt verstorbenen Tuberkulösen, so daß 17 % von ihnen einer anderen Todesursache zum Opfer gefallen waren. Bis zum Jahre 1952 tritt eine Zunahme des durch andere Todesursachen ausgelösten Ablebens auf 27 % ein, während sich die auf Tuberkulose zurückzuführenden Sterbefälle auf 73 % verringern. Im Jahre 1959 beläuft sich der Prozentsatz der nicht an Tuberkulose gestorbenen Tuberkulösen bereits auf 60 %, d.h., daß nur noch 40 % dieser Personen an Tuberkulose verstorben sind.

Im Jahre 1955 belief sich der Bestand an Personen mit aktiver Tuberkulose in Mitteldeutschland auf 211 246. Von diesen sind rund 10 230 an allen Ursachen gestorben, so daß sich für diesen Personenkreis eine Sterblichkeit von 4,9 % ergibt. Im Jahre 1959 sind von 168 705 Tuberkulösen der Gruppe Ia – Id rund 4 980 an allen Ursachen gestorben, so daß sich für dieses Jahr eine Sterblichkeit von knapp 3 % ergibt. Innerhalb von 4 Jahren ist mithin die Wahrscheinlichkeit des Todes für die im Bestand erfaßten Tuberkulösen auf einen Wert gesunken, der höchstens 2mal so hoch ist wie das Sterberisiko für alle Einwohner Mitteldeutschlands.

Die Entwicklung der Letalität – der jährlichen Tuberkulose-Sterbequote der Offentuberkulösen – in Mitteldeutschland ist aus Tab. 21 zu ersehen.

Tabelle 21. *Sterblichkeit der Offentuberkulösen an Lungentuberkulose in Mitteldeutschland und in der Bundesrepublik in Prozent des Bestandes Ia + Ib 1953 – 1959*

	Männer					Frauen					M.Dt.	Bdrpk.
	15-25	25-45	45-65	ü.65 J.	gesamt	15-25	25-45	45-65	ü.65 J.	gesamt	M + F	M + F
1953	2,12	3,29	7,77	18,03	6,97	1,85	3,69	8,23	18,17	6,19	6,6	6,2
1955	1,62	3,42	6,97	15,22	6,72	2,24	4,07	7,21	16,01	6,38	6,5	6,9
1957	1,10	2,94	6,49	13,77	6,65	2,11	4,09	6,67	13,45	6,23	6,4	7,5
1959	0,95	3,15	5,92	12,38	6,44	1,51	3,76	5,94	12,35	6,06	6,3	7,8

In Mitteldeutschland starben danach im Jahre 1953 6,6 % der Offentuberkulösen an Lungentuberkulose. Bis zum Jahre 1959 hat sich die Sterbequote auf 6,3 % verringert. In demselben Zeitraum ist in der Bundesrepublik die rechnerisch ermittelte Letalität von 6,2 % auf 7,8 % angestiegen. Diese Zahlen täuschen eine Entwicklung vor, nach der sich die Lebensaussichten der im Bestand registrierten Offentuberkulösen in Mitteldeutschland ein wenig verbessert, in der Bundesrepublik aber nicht unbedeutend verschlechtert haben. Diese Interpretation der Angaben von Tab. 21 entspricht jedoch deshalb nicht der wirklichen Situation, da die mit Hilfe der VRRU weit bessere Erfassung in Mitteldeutschland zuverlässigere Verhältnisse erwarten läßt als sie für die Bundesrepublik errechnet worden sind. Es ist kaum anzunehmen, daß die Tuberkulösen in der Bundesrepublik eine so viel höhere Sterbequote aufzuweisen haben als diejenigen in Mitteldeutschland, sondern es ist wahrscheinlicher, daß etwa 25 000 Offentuberkulöse in der Bundesrepublik nicht bekannt sind, da bei einem Bestand von etwa 120 000 Ia+Ib-Fällen sich für 1959 ebenfalls eine Letalität von 6,3 % ergibt. Die Angaben in Tab. 21 zeigen praktisch übereinstimmende Sterbequoten der offentuberkulösen Männer und Frauen und bestätigen damit die in den Tuberkulose-Jahrbüchern schon seit Jahren vertretene Ansicht, daß offentuberkulöse Frauen dieselbe Sterbewahrscheinlichkeit haben wie die Männer. In bezug auf die einzelnen Altersklassen ergeben sich nach Tab. 21 insofern Unterschiede, als bei den 25 - 45jährigen innerhalb des Zeitraumes von 1953 bis 1959 keine Änderung der Letalität erfolgt ist, während sich diese für die 15 - 25jährigen geringfügig, für die 45—65jährigen stärker, für die Personen von über 65 J. dagegen erheblich verbessert hat. Die hier in Erscheinung tretenden Verhältnisse müssen überwiegend dem Umstand zugeschrieben werden, daß durch die VRRU in Mitteldeutschland in stärkerem Umfange offentuberkulöse ältere Menschen ermittelt worden sind. In der Bundesrepublik wurde im Jahre 1953 nur von einigen Ländern eine Bestandsstatistik erstellt. Ein Vergleich der Letalität der offentuberkulösen Männer in diesem Jahr in den Ländern Schleswig-Holstein + Hamburg + Niedersachen + Bremen + Nordrhein-Westfalen + Hessen mit jener aller über 65jährigen offentuberkulösen Männern in der Bundesrepublik im Jahre 1959 ergibt einen leichten Rückgang von 18,3 % auf 16,8 %. Damit hätten diese Männer in der Bundesrepublik eine um rund ein Drittel ungünstigere Prognose als jene in Mitteldeutschland. Dies ist aber wohl nur durch die unterschiedliche Erfassung bedingt. Wahrscheinlich beträgt die Letalität aller Offentuberkulösen z. Zt. etwa 7 %.

Mit der Verschiebung der Tuberkulosesterblichkeit in die höheren Lebensalter hat sich das Durchschnittsalter der an Tuberkulose Verstorbenen im letzten Jahrzehnt bedeutend erhöht, und zwar für die Männer von 45,7 J. (1949) auf 60,6 J. (1959) und für die Frauen von 41,6 auf 57,9 J.

Von 100 an Tuberkulose Verstorbenen standen in Mitteldeutschland im Jahre 1949 nur 28 länger als 2 Jahre in Betreuung, im Jahre 1959 handelte es sich um 79. Länger als 5 Jahre waren im Jahre 1953 24,9 % der Verstorbenen betreut, bis 1959 ist deren Anteil auf 57,2 % angestiegen.

Im Jahre 1959 wurden in Mitteldeutschland 500 116 Personen BCG-schutzgeimpft, und zwar 271 955 Neugeborene, 3 796 Säuglinge, 28 890 Kleinkinder, 189 307 Schulkinder (1., 4. und 8. Schuljahr), 1 984 Ober- und Berufsschüler und 4 184 sonstige Personen. Gegenüber dem Vorjahr hat sich die Zahl der geimpften Personen um rund 76 000 (=18 %) vermehrt.

Nach MASUHR (BCG-Schutzimpfung 1959, Mschr. Tbk.Bkpf. Jg. 4, H. 3) wurden im Jahre 1953 in Mitteldeutschland 11,9 % aller Neugeborenen geimpft; im Jahre 1955 belief sich der Anteil auf 55,9 % und erreichte im Jahre 1959 93,2 %. Die höchste Impfquote mit 96,1 % aller Neugeborenen erreichte der Bezirk Cottbus, die niedrigste mit 90,5 % hat Potsdam aufzuweisen. Nur noch 8 Kreise haben Impfquoten zwischen 59,4% (Zwickau) und 79,6% (Wittstock) gemeldet. Noch im Jahre 1957 waren in 15 Kreisen nur zwischen 50 und 60% der Neugeborenen geimpft worden.

Im Jahre 1959 betrug die Zahl der festgestellten tuberkulinpositiven Kinder 84,3% der zu Testenden des 1., 87% der des 4. und 89,2% der des 8. Schuljahrganges. Der Anteil der Wiederimpflinge an der Gesamtzahl der Schüler des 1. Schuljahrganges ist von 23,4% (1958) auf 19,5% der Summe der Erst- plus Wiederimpflinge zurückgegangen, bei den Schülern des 4. Schuljahrganges ist er von 41,4% auf 46,7%, bei jenen des 8. Jahrganges von 37,2% auf 41,9% gestiegen.

Seit 1955 ist der Prozentsatz der Impf-Verweigerungen von 26,3% auf 8,2% gefallen.

Nach Abschluß der Schultest- und Impfaktion des Jahres 1959 wiesen 12,3% der Schüler des 1. Schuljahrganges, 7,5% der des 4. Schuljahrganges und nur 5,1% der des 8. Schuljahrganges noch keine Tuberkuloseallergie auf. Der Prozentsatz der nichtgeimpften negativen Schulabgänger (5,1) ist seit 1957 unverändert geblieben.

Zusammenfassung

(Die Tuberkulose in Mitteldeutschland)

In Mitteldeutschland wurden i. J. 1959 323000 mikroskopisch-bakteriologische Untersuchungen auf TB durchgeführt. Die Zahl der Röntgendurchleuchtungen belief sich auf 1074000. Bei den Röntgenaufnahmen im Großformat ist eine Steigerung von 263000 auf 493000 erfolgt. Einschl. der Volks-Röntgenreihenuntersuchungen sind 9,6 Millionen Röntgenreihenuntersuchungen gemacht worden, so daß auf 100 Einwohner 57 Aufnahmen entfallen.

Der *Bestand* an Personen mit aktiver Tuberkulose betrug am 31. 12. 59 168705 = 1041 a. 100000 E. Darunter befanden sich 41236 offene Tuberkulosen = 254 a. 100000 E. Gegenüber dem Jahre 1958 ist eine Abnahme um 7,2% erfolgt. Mit nichtansteckender Lungentuberkulose waren 109532 Personen registriert = 676 a. 100000 E. An aktiver Tuberkulose sonstiger Organe sind 17937 Personen erkrankt = 111 a. 100000 E. Die Abnahme des Bestandes während der letzten Jahre beschränkt sich im wesentlichen auf die Altersklassen unter 40 J., oberhalb 60 J. ist eine leichte Zunahme erfolgt. Innerhalb von 10 J. ist der Anteil der über 45jährigen Männer am Bestand an ansteckenden Lungentuberkulosen von 44% auf über 71%, bei den über 60jährigen von 13% auf 33% angestiegen.

Die Zahl der *Neuzugänge* beläuft sich i. J. 1959 auf 23920 = 148 a. 100000 E., darunter befinden sich 4697 Fälle von ansteckender = 29 a. 100000 E. und 16086 von nichtansteckender Lungentuberkulose = 99 a. 100000 E. Seit 1953 ist eine Abnahme um 57% erfolgt.

An Tuberkulose aller Organe sind i. J. 1959 2961 Personen gestorben = 18,0 a. 100000 E. Der Rückgang während der letzten 5 Jahre umfaßt alle Altersklassen unter 80 J., am stärksten die der 40—80 jährigen.

Seit 1950 ist der Anteil der nicht an Tuberkulose verstorbenen Tuberkulösen von 17,0% auf 59% angestiegen.

Im Jahre 1959 sind in Mitteldeutschland 500116 Personen BCG-schutzgeimpft worden, darunter 271955 Neugeborene.

Summary: Tuberculosis in Middle Germany

In 1959 in Middle Germany 323000 microscopic-bacteriologic examinations for TB were carried out. The number of X-ray fluoroscopies amounted to 1074000. An increase from 263000 to 493000 has resulted from large-size Radiographs. 9.6 million X-ray-series examinations were made including the Nations-X-ray-series examinations, so that for each 100 inhabitants 57 X-rays are taken. The number of persons with active tuberculosis amounted on December 31, 1959 to 168 705 = 1 041 for each 100 000 inhabitants. Among them were found 41 236 open cases of tuberculosis = 254 for each 100 000 inhabitants. Compared to 1958 a decrease of 7.2 has resulted. 109 532 persons were registered with noninfectious lung tuberculosis = 676 of 100 000 inhabitants. 17 937 persons, = 111 of 100 000 inhabitants, are ill with active tuberculosis of other organs. The decrease in number during the last year is limited essentially to the age group under 40 years; above 60 years a slight increase has resulted. Within the last 10 years the proportion of men over 45 years of age has increased in infectious lung tuberculosis from 44% to over 71%, by those over 60 years of age from 13% to 33%.

The number of *new cases* in 1959 amounted to 23 920 = 148 in 100 000 inhabitants, among them were 4 697 cases of infectious or 29 of 100 000 inhabitants and 16 086 of noninfectious lung tuberculosis = 99 of 100 000 inhabitants. Since 1953 a reduction of around 57% has resulted.

In 1959 2961 persons died of tuberculosis of all organs = 18.0 of 100 000 inhabitants. The decline during the last 5 years includes all age groups under 80 years, most pronounced was that of the 40 – 80 year age group.

Since 1950 has the number of tuberculous cases who did not die of tuberculosis increased from 17% to 59%.

In 1959 in Middle Germany 500 116 persons received BCG-vaccinations, among them 271 955 new-borns.

Résumé: La tuberculose en Allemagne Centrale

En Allemagne Centrale 323 000 examens microscopiques et bactériologiques ayant pour but la recherche de cas de tuberculose ont été faits en 1959.

Le nombre des radioscopies a été de 1 074 000.

Le nombre des clichés radiographiques de grand format a augmenté, il est passé de 263 000 à 493 000.

En y englobant les examens radiographiques dits „du peuple" (= de la population entière), 9 600 000 radiographies en série ont été faites, chiffre correspondant à 57 radiographies pour 100 habitants.

Le nombre des personnes atteintes de tuberculose active était au 31 décembre 1959 de 168 705, soit de 1 041 par 100 000 habitants. Dans ce chiffre sont compris 41 236 cas de tuberculose ouverte, soit 254 par 100 000 habitants.

Par comparaison avec les chiffres de 1958 la diminution est de 7.2%.

109 532 personnes figuraient sur les listes comme étant atteintes de tuberculose pulmonaire non-infectieuse, soit 676 par 100 000 habitants.

17 937 personnes sont atteintes de tuberculose active d'autre organes (=111 par 100 000 habitants).

La diminution pendant ces dernières années du nombre des personnes atteintes se limite dans l'essentiel aux groupes d'âge des „moins de 40 ans". – Le nombre analogue a légèrement augmenté chez les sujets âgés de plus de 60 ans. En 10 ans la part des hommes de plus de 45 ans dans le chiffre total des cas de tuberculose pulmonaire infectieuse est monté de 44% à 71% et celle des „plus de 60 ans" de 13% á33%.

Le nombre des sujets tuberculeux nouvellement enrégistrés en 1959 a été de 23 920, soit de 148 par 100 000 habitants.

Il y a parmi eux 4 697 cas (= 29-100 000) de tuberculose pulmonaire infectieuse ainsi que 16 086 cas de tuberculose non-infectieuse (= 99 100 000).

Depuis 1953 la diminution du nombre des cas de tuberculose est de 57%.

En 1959, 2 961 personnes sont décédées de tuberculose de toutes formes (= 18-100 000). La regression au cours des dernières 5 années comprend tous les groupes d'âge de moins de 80 ans, celle des personnes âgées de 40 à 80 ans a été la plus forte.

Depuis 1950 le pourcentage des tuberculeux décédés d'autres causes que de leur tuberculose, a augmenté: De 17% il est monté à 59%.

En 1959, 500116 personnes ont été vaccinées préventivement en Allemagne Centrale au B. C. G. – parmi eux 271955 nouveaux-nés.

Resumen: La tuberculosis en Alemania Centrale

En Alemania Oriental se efectuaron en el año 1959 323000 exploraciones microscópico – bacteriológicas de tuberculosis. El número de exploraciones radiológicas asciendio a 1074000. Las radiografías en grandes placas recibieron una subida de 263000 a 493000. Se han efectuado 9,6 millones de radiografías sistemáticas obligatorias de la población, de forma que por cada 100 habitantes se hicieron 57 radiografías.

El número de personas registradas con tuberculosis activa era en el 31.12. 59 de 168705 = 1041 enfermos por 100000 habitantes. Entre ellos se encontraban 41236 enfermos de tuberculosis abierta = 254 por 100000 habitantes. En relación con el año 1958 se tiene un descenso de un 7,2%. Enfermos de tuberculosis pulmonar no contagiosa estaban 109532 registrados 676 por 100000 habitantes. Enfermos con tuberculosis activa de otros órganos se tienen 17937 registrados = 111 por 100000 habitantes. El descenso de enfermos en el registro durante los últimos años se presenta casi siempre en enfermos menores de 40 años, en cambio se observa un ligero aumento en enfermos de más de 60 años. Dentro de 10 años se observa en el registro un aumento desde 44% hasta 71% de enfermos de más de 45 años con tuberculosis pulmonar contagiosa, de enfermos de más de 60 años pasó del 13% al 33%.

El número de enfermos nuevos asciende en el año 1959 a 23920 = 148 por 100000 habitantes, de ellos son 4697 enfermos contagiosos = 29 por 100000 habitantes y 16086 enfermos de tuberculosis pulmonar no contagiosa = 99 por 100000 habitantes. A partir del año 1953 se observa un descenso de un 57%.

En el año 1959 murieron 2961 enfermos de tuberculosis de otros órganos = 18,0 por 100000 habitantes. El retroceso durante los últimos 5 años coge a enfermos de todas las edades bajo 80 años, sobre todo enfermos de 40 80 años.

Desde el año 1950 ha aumentado del 17% al 59% el número de enfermos tuberculosos fallecidos por otras enfermedades.

En el año 1959 se vacunaron con la vacuna BCG 500116 personas de la Alemania Centrale, entre ellos 271955 recién nacidos.

B. Stand der Abwehrmaßnahmen

1. Leistungen der öffentlichen Tuberkulosefürsorge

Wenn man die Zahlen, die die Besetzung der Fürsorgestellen und ihre Leistungen betreffen, Jahr für Jahr miteinander vergleicht, so sind die Änderungen meist zu gering, um wesentlicher Inhalt eines Berichtes zu sein. Nimmt man dagegen größere Zeitabschnitte, etwa 5-Jahresabstände, dann lassen sich Wandlungen erkennen, die teilweise einer Umorganisation der Tuberkulose-Bekämpfung überhaupt entsprechen, teilweise aber auch Folge epidemiologischer Änderungen sind. Als Beispiel wird in Tab. 22 eine prozentuale Aufteilung der Zuweisungen zu Erstuntersuchungen in den Ländern Niedersachsen, Baden-Würtemberg und Bayern aus den Jahren 1954 und 1959 in Vergleich gesetzt.

Die genannten 3 Bundesländer sind gewählt worden, weil von ihnen eingehende gedruckte Berichte vorliegen über die Ausgestaltung und Leistung der Tuberkulosefürsorge. Den drei Ländern ist gemeinsam, daß bei ihnen, wie es nach dem Gesetz über die Vereinheitlichung des Gesundheitswesens vom Jahr 1934 ursprünglich vorgesehen war, die Tuberkulosefürsorge – abgesehen von einigen Großstädten und Kreisen – als unmittelbare Einrichtung des Staates geführt wird. Andere Länder wie Hessen, Nordrhein-Westfalen und Schleswig-Holstein haben das Gesundheitswesen und damit auch die Tuberkulosefürsorge der kommunalen Verwaltung unterstellt. Selbstverständlich hat diese Änderung keine Bedeutung hinsichtlich des Inhalts der zu leistenden Arbeit, so daß ein gewisser Vergleich zwischen den einzelnen Ländern möglich ist. Sehr weitgehend kann dieser Vergleich jedoch nie sein, weil Großstädte andere Arbeitsbedingungen haben als Landkreise. Es gibt Großstädte wie Bremen, Frankfurt, München oder Stuttgart, bei denen die Tuberkulosefürsorge zentral an einer Stelle durchgeführt wird, während z.B. in Berlin und Hamburg die Stadt in Bezirke unterteilt ist, in welchen das Gesundheitswesen autonom bearbeitet wird. Bei den Landkreisen handelt es sich wieder um Einheiten, deren Einwohnerzahl zwischen über 200000 und etwa 40000 Einwohnern schwankt. In den großen Landkreisen bestehen meistens Außenstellen der Gesundheitsämter, in denen auch die Tuberkulosefürsorge wahrgenommen wird, um zu weite Anreisewege für die Besucher zu vermeiden. Tab. 22 zeigt, daß in Niedersachsen die Zahl der Zuweisungen in die Fürsorgestelle in den letzten 4 Jahren um über 40% gesunken ist, ebenso die Anzahl der Neuzugänge auf 100000. In Baden-Württemberg hat dagegen die Senkung nur 4% betragen und die der Neuzugänge 28%, in Bayern schließlich betrugen die Zahlen 23% bzw. 9,5%. Daraus ist ersichtlich, daß die Zuweisungen in Niedersachsen und Bayern auf stark absteigender Linie lagen, während sie in Baden-Württemberg kaum abgenommen haben. Andererseits ist der Rückgang der Neuzugänge in Niedersachsen am höchsten und in Bayern am geringsten.

Die Zuweisung durch niedergelassene Ärzte ist in allen drei Ländern innerhalb von 5 Jahren sehr stark zurückgegangen, ein Umstand, der wahrscheinlich dadurch zu erklären ist, daß sich in dieser Periode gegenüber früheren Zeiten mehr Lungenfachärzte niedergelassen haben, die ihrerseits die laufende Betreuung der Patienten in vermehrtem Umfang übernommen haben. Selbstverständlich wirkt sich aber auch der Gesamtrückgang der Zahl der Tuberkuloseerkrankungen aus.

Die Zuweisung durch die Gesundheitsämter ist in Niedersachsen und in Bayern ebenfalls rückläufig, in Baden-Württemberg dagegen angestiegen. Darin kommt u.a. möglicherweise die Durchführungsmethode der Röntgenreihenuntersuchungen in Baden-Württemberg zum Ausdruck, da dort die Schirmbildärzte als Beauftragte des zuständigen Gesundheitsamtes die Nachuntersuchungen in den Ämtern vornehmen.

Von sonstigen Behörden sind ebenfalls in Baden-Württemberg 1959 mehr Fälle zugewiesen worden als 1954, im Gegensatz zu den beiden anderen Ländern. Die absolute Zahl der behördlichen Zuweisungen drückt aus, daß heute zahlreiche Behörden ihre Angehörigen zu regelmäßigen Untersuchungen an die Fürsorgestelle verweisen, um eine gezielte Tuberkuloseüberwachung durchzuführen.

Die Zahl der Selbstmelder bzw. der ohne nähere Angabe der Fürsorgestelle Überwiesenen ist in allen drei Ländern zurückgegangen, wobei in Baden-Württemberg der stärkste Rückgang zu verzeichnen war.

Entsprechend der unterschiedlichen örtlichen Verhältnisse im Bundesgebiet sind die Einrichtungen der Fürsorgestellen durchaus uneinheitlich, ohne daß damit ein Werturteil über die einzelne Fürsorgestelle gefällt werden kann, ist doch bekannt,

Tabelle 22. *Prozentuale Aufteilung der Zuweisungen zu Erstuntersuchungen in den Ländern Niedersachsen, Baden-Württemberg und Bayern in den Jahren 1954 und 1959*

	Zuweisungen		Neuzugänge		Neuzug. auf 100 Zuw.	Zuweisungen vermittelt von						Selbstmelder u. ohne nähere Angaben	
						Ärzten		Gesundheitsämtern		sonstigen Behörden			
	Anzahl	a. 100 000	Anzahl	a. 100 000	....	Anzahl	%	Anzahl	%	Anzahl	%	Anzahl	%
						Niedersachsen							
1954	157 427	2 394	13 931	211,4	8,8	52 979	33,7	59 456	37,8	23 179	14,7	21 813	13,8
1959	91 006	1 399	8 473	129,8	9,2	23 662	26,0	40 099	44,1	16 391	18,0	10 854	11,9
						Baden-Württemberg							
1954	176 406	2 544	13 231	190,8	7,5	60 947	34,6	70 043	39,7	27 583	15,6	17 833	10,1
1959	171 039	2 280	10 319	137,6	6,0	39 074	22,8	85 149	49,8	34 372	20,1	12 444	7,3
						Bayern							
1954	176 117	1 931	14 509	158,4	8,2	60 435	34,3	73 350	41,7	21 854	12,4	20 478	11,6
1959	136 729	1 478	13 354	143,2	9,7	35 052	25,6	67 770	49,6	18 601	13,6	15 306	11,2

Tabelle 23. *Zahl der Fürsorgestellen und ihr Personal im Jahre 1959* (Entnommen aus den Länderstatistiken)

Länder	Fürsorgestellen 1959		Tuberkulose-Fürsorgeärzte		1 Tub.-Fürsorgearzt auf ..... Einw.		Zahl der Fürsorgerinnen 1959			Fürsorg.a. ... Einw.	
	Haupt-stellen	Neben-stellen	1958	1959	1958	1959	Allgemein	Tuberk.-Fürsorge	zusammen	1958	1959
Schleswig-Holstein	25	25	47	45	48 200	50 800	141	20	161	16 200	14 200
Hamburg	17	-	18	19	99 700	95 600	11	70	81	22 200	22 400
Niedersachsen	75	60	158	155	41 200	42 100	536	37	573	11 800	11 400
Bremen	3	-	7	7	95 700	97 600	86	12	98	6 900	7 000
Nordrhein-Westfalen ...	112	250	275	270	55 700	57 600	1 557	33	1 590	9 800	9 800
Hessen	44	21	50	52	92 400	90 000	195	31	226	20 100	20 700
Rheinland-Pfalz	39	24	44	42	75 800	80 300	192	3	195	17 400	17 300
Baden-Württemberg	66	44	62	63	118 800	119 000	344	37	381	19 900	19 700
Bayern	137	6	85	68	108 400	137 000	667	31	698	13 300	13 400
Saarland	8	7	13	12	79 200	87 800	62	4	66	15 900	16 000
Bundesgebiet	526	437	759	733	68 700	72 200	3 791	278	4 069	13 100	12 900
West-Berlin	12	-	34	35	65 400	63 300	-	102[1])	102	21 400	21 700

[1]) + 2 Schwestern.

daß bedeutsame wissenschaftliche Erkenntnisse selbst in kleinsten Fürsorgestellen unter einfachsten Verhältnissen erarbeitet worden sind. Das Bestreben geht aber in allen Ländern dahin, die Fürsorgestellen so auszustatten, daß die Fürsorgeärzte in der Lage sind, auch als Gutachter mit den niedergelassenen freipraktizierenden Lungenfachärzten fachlich auf derselben Stufe zu stehen. Bisher sind großstädtische Fürsorgestellen mit allen neuzeitlichen Einrichtungen laufend versehen worden, und sie konnten die Errungenschaften moderner Technik in jeder Weise ausnutzen, während in mancher ländlichen Fürsorgestelle der Fürsorgearzt auch heute noch mit einem Halbwellenapparat arbeiten muß. Diese Apparate sollen allerdings, um auch den Forderungen der Träger der Unfallversicherungen hinsichtlich der Bildqualität nachzukommen, durchweg mit 4-Ventil-Apparaten ausgestattet werden. Der allgemeine Zug geht, z.T. ausgelöst durch die derzeitige Auffassung über Strahlenwirkungen, dahin, die Durchleuchtung, wo sie nicht zur Differentialdiagnose einzelner Erkrankungen unerläßlich ist, durch die Aufnahme zu ersetzen. Wenn irgend möglich, sollen die Aufnahmen, zumal wenn es sich um Kontrollaufnahmen bei Überwachungsfällen handelt, durch Schirmbildaufnahmen im Mittelformat ersetzt werden. So haben die Gesundheitsämter in Hamburg heute schon alle derartige Apparaturen. Die meisten „Großfürsorgestellen" haben auch Apparaturen zu Schichtaufnahmen zur Verfügung, um die letzten Möglichkeiten röntgenologischer Differentialdiagnosen ausschöpfen zu können.

Die Zahl der vorhandenen Tuberkulosefürsorgestellen in den einzelnen Bundesländern ist in Tab. 23 angegeben.

Sie unterscheidet sich in einzelnen Bundesländern vor allem dadurch, daß z.B. in Schleswig-Holstein, Niedersachsen, Nordrhein-Westfalen, Rheinland-Pfalz und Baden-Württemberg die Zahl der Nebenstellen verhältnismäßig groß ist. Wenn dabei auf die Einwohnerzahl berechnet die Zahl der Fürsorgeärzte sehr unterschiedlich ist, so kommt das daher, wie Tab. 24 ausweist, daß nicht in allen Ländern die Tuberkulosefürsorge durch Fachärzte für Lungenkrankheiten durchgeführt wird.

Infolgedessen ist die Zahl hauptamtlicher als Ärzte des öffentlichen Gesundheitsdienstes tätiger Ärzte in einzelnen Ländern, z.B. Schleswig-Holstein, Niedersachsen, Nordrhein-Westfalen und Rheinland-Pfalz verhältnismäßig hoch. Auch bei der Zahl der in der Tuberkulosefürsorgestelle tätigen Fürsorgerinnen schwanken die Zahlen dadurch, daß – wie z.B. in Hamburg – vorwiegend Fachfürsorgerinnen tätig sind, während in anderen Ländern die Hauptarbeit, also die Hausbesuche und soziale Betreuung der Kranken – außerhalb der Fürsorgestelle – in den Händen von Gesundheitspflegerinnen liegt, die auch für die übrigen Fürsorgezweige eingesetzt sind. Dementsprechend schwanken die Angaben darüber, auf wieviele Einwohner eine in der Tuberkulosefürsorge tätige Fürsorgerin entfällt.

In der Tab. 25 werden die Leistungen der einzelnen Personen auf die Einwohnerzahl berechnet angegeben.

Bezogen auf die Erstuntersuchungen, die in den einzelnen Fürsorgestellen durchgeführt werden, sind die Leistungszahlen in Hamburg, Nordrhein-Westfalen und vor allem im Saarland verhältnismäßig hoch. Für Hamburg ist dies dadurch erklärt, daß Fachfürsorgerinnen eingesetzt sind, während die Zahl der Fürsorgerinnen im Saarland offensichtlich im Verhältnis zu den gestellten Anforderungen niedrig ist.

Im ganzen Bundesgebiet ist die Zahl der Erstuntersuchungen gegen das Jahr 1958 um 32000 = 3,7% gesunken. Den insgesamt 834105 Erstuntersuchungen stehen

Tabelle 24. *Ärzte in den Fürsorgestellen 1959* (nach Länderstatistiken)

Länder	Gesamtzahl der in der Fürsg. stelle tätigen Lungen- u. Nichtlungenfachärzte	Lungenfachärzte: Hauptamtl. als Ärzte des öffentlichen Gesundheitsdienstes tätig: ausschl. a. Tbk.-Fs.-Ärzte	Lungenfachärzte: Hauptamtl. als Ärzte des öffentlichen Gesundheitsdienstes tätig: nicht ausschl. a. Tb-Fs.-Ärzte	Lungenfachärzte: Hauptamtl. als Ärzte des öffentlichen Gesundheitsdienstes tätig: zusammen Sp. 2 und 3	Lungenfachärzte: Nebenamtlich als Tuberkulose-Fürsorgeärzte tätig: hauptber. in freier Praxis	Lungenfachärzte: Nebenamtlich als Tuberkulose-Fürsorgeärzte tätig: hauptber. in Heilst. u. Krkhs.	Lungenfachärzte: Nebenamtlich als Tuberkulose-Fürsorgeärzte tätig: zusammen Sp. 5 und 6	Lungenfachärzte insgesamt (Sp. 4 u. 7)	Nichtlungenfachärzte: Hauptamtl. als Ärzte des öffentlichen Gesundheitsdienstes tätig: ausschl. a. Tbk.-Fs.-Ärzte	Nichtlungenfachärzte: Hauptamtl. als Ärzte des öffentlichen Gesundheitsdienstes tätig: nicht ausschl. a. Tb-Fs.-Ärzte	Nichtlungenfachärzte: Hauptamtl. als Ärzte des öffentlichen Gesundheitsdienstes tätig: zusammen Sp. 9 und 10	Nichtlungenfachärzte: Nebenamtlich als Tuberkulose-Fürsorgeärzte tätig: hauptber. in freier Praxis	Nichtlungenfachärzte: Nebenamtlich als Tuberkulose-Fürsorgeärzte tätig: hauptber. in Heilst. u. Krkhs.	Nichtlungenfachärzte: Nebenamtlich als Tuberkulose-Fürsorgeärzte tätig: zusammen Sp. 12 und 13	Nichtlungenfachärzte insgs. (Sp. 11 u. 14)
	1	2	3	4	5	6	7	8	9	10	11	12	13	14	15
Schleswig-Holstein	45	10	7	17	3	–	3	20	2	22	24	–	1	1	25
Hamburg	19	18	–	18	–	–	–	13	1	–	1	–	–	–	1
Niedersachsen	155	10	10	20	23	26	49	69	1	71	72	2	12	14	86
Bremen	7	7	–	7	–	–	–	7	–	–	–	–	–	–	–
Nordrhein-Westfalen	270	32	27	59	5	13	18	77	7	183	190	–	3	3	193
Hessen	52	8	4	12	12	15	27	39	3	8	11	–	2	2	13
Rheinland-Pfalz	42	14	1	15	–	8	8	23	1	16	17	–	2	2	19
Baden-Württemberg	63	49	7	56	2	3	5	61	1	–	1	–	1	1	2
Bayern	68	42	1	43	10	11	21	64	2	1	3	–	1	1	4
Saarland	12	4	3	7	2	–	2	9	–	2	2	1	–	1	3
Bundesgebiet	733	194	60	254	57	76	133	387	18	303	321	3	22	25	346
West-Berlin	35	15	–	15	3	2[1]	5	20	9	1	10	2	3[2]	5	15

[1]) nur im öffentl. Gesundheitsdienst.
[2]) davon 2 nur im öffentl. Gesundheitsdienst.

Tabelle 25. *Erstuntersuchungen aller Art absolut und auf 10 000 Einwohner und im Vergleich zum Personal der Fürsorgestellen* (nach den Länderstatistiken)

Länder	Erstuntersuchungen	... Erstuntersuchungen a. 10 000 Einwohner		... Erstuntersuchungen a. 1 Arzt		... Erstuntersuchungen a. 1 Fürsorgerin		Neuzugänge Ia – Id auf 100 Erstuntersuchungen	
	1959	1958	1959	1958	1959	1958	1959	1958	1959
Schleswig-Holstein	44 369	225	194	1 089	964	365	275	8,6	8,5
Hamburg	54 859	258	302	2 572	2 890	572	678	11,5	8,2
Niedersachsen	91 006	155	140	636	587	183	159	9,1	9,3
Bremen	13 634	197	200	1 881	1 950	136	139	7,3	6,4
Nordrhein-Westfalen	184 925	120	119	672	684	118	116	11,9	11,2
Hessen	75 505	166	161	1 533	1 450	333	335	6,6	6,4
Rheinland-Pfalz	57 171	183	170	1 386	1 360	318	293	8,4	7,6
Baden-Württemberg	170 031	245	227	2 907	2 710	488	444	6,5	6,1
Bayern	136 729	156	147	1 688	2 010	207	196	9,5	9,8
Saarland	5 876	82	55	648	490	130	89	23,2	27,2
Bundesgebiet	834 105	166	157	1 138	1 138	217	205	9,2	8,7
West-Berlin	34 922	154	158	1 012	1 000	331	342	16,2	14,6

rund 73 000 Neuzugänge gegenüber, d.h. daß 91 % der Erstuntersuchungen demnach keine Tuberkulosekranken betroffen haben. Der Großteil dieser Untersuchungen fällt auf Personen, die zu Umgebungsuntersuchungen einbestellt worden sind. Im Bundesgebiet wurden im Mittel auf 100 Erstuntersuchungen 8,7 Neuzugänge an aktiver Tuberkulose aller Formen ermittelt.

Tabelle 26. *Kontrolluntersuchungen in den Bundesländern im Jahre 1959*

Land	Zahl der Kontrollunters.	auf 100 Personen des Bestandes Ia - Id
Schleswig-Holstein	104 350	532
Hamburg	21 544	90
Niedersachsen	172 130	432
Bremen	34 832	516
Nordrhein-Westfalen	386 863	350
Hessen	93 436	403
Rheinland-Pfalz	81 926	327
Baden-Württemberg	237 312	578
Bayern	261 794	502
Saarland	18 322	308
Bundesgebiet	1 412 509	406
West-Berlin	80 302	254

Die in Tab. 26 nachgewiesenen Kontrolluntersuchungen liegen – auf den Bestand an Tuberkulosekranken der Gruppe Ia - Id berechnet – in Schleswig-Holstein, Bremen, Baden-Württemberg und Bayern besonders hoch.

Tab. 27 weist die Leistungen auf dem Gebiet der Röntgenuntersuchungen nach, die 1959 mit insgesamt 1 929 797 Durchleuchtungen, 366 724 Großaufnahmen, 368 003 Reihendurchleuchtungen außerhalb der Sprechtage, 64 581 Schichtaufnahmen und 511 997 Schirmbildaufnahmen im Mittelformat im Rahmen der Tuberkulosefürsorge ausgewiesen worden sind.

Länder	Sprechstundendurchleuchtungen (Erst- u. Kontrolluntersuchungen)		Großaufnahmen		Durchleuchtungen pro Großaufnahme		Reihendurchleuchtungen außerhalb der Sprechtage		Schichtaufnahmen		Schirmbildaufn. im Mittelform. im Rahmen d. Tuberk.-Fürs.-Stellen	
	1958	1959	1958	1959	1958	1959	1958	1959	1958	1959	1958	1959
Schleswig-Holstein	129 212	101 612	17 285	15 763	7,5	6,4	16 465	16 013	2 184	2 776	18 989	52 604
Hamburg	88 091	78 403	30 927	29 845	2,8	2,6	60 036	51 648	8 350	7 810	41 079	50 287
Niedersachsen	248 316	205 794	43 237	43 683	5,8	4,7	56 427	43 485	7 835	6 539	45 829	58 064
Bremen	53 078	48 466	5 529	5 169	9,6	9,3	3 949	3 281	3 614	3 204	21 776	20 949
Nordrhein-Westfalen	486 780	437 195	126 974	139 899	3,8	3,1	101 636	86 873	10 887	13 033	125 736	180 141
Hessen	158 347	146 683	16 155	15 971	9,9	9,2	14 259	13 361	1 095	1 258	20 676	25 117
Rheinland-Pfalz	144 438	138 402	23 779	22 959	6,1	6,0	29 898	25 910	697	886	2 267	11 296
Baden-Württemberg	374 494	348 023	60 805	58 228	6,1	6,0	47 411	38 664	20 227	21 408	43 036	60 329
Bayern	409 211	398 523	28 718	32 930	14,2	12,1	97 829	80 437	7 120	7 651	28 497	47 781
Saarland	34 456	26 696	2 115	2 266	16,4	11,8	5 111	8 331	148	16	3 947	5 429
Bundesgebiet	2 126 423	1 929 797	355 524	366 724	6,0	5,3	433 021	368 003	62 157	64 581	351 832	511 997
West-Berlin	122 116	107 689	28 240	22 851	5,2	4,7	3 276	2 074	5 827	5 728	8 634	21 255

Tabelle 27b. *Laboratoriumsuntersuchungen in den Tuberkulose-Fürsorgestellen 1959* (nach den Länderstatistiken 1959)

Länder	Sputumuntersuchg. abs.	Sputumuntersuchg. auf 10 000 E.	Kehlkopfabstriche	Magensaftunters.	Tierversuche	Kulturversuche	Ia + Ib Bestand	Sput. Unt. bezog. auf Ia – Ic Bestand	Ia – Ic Neuzug.	Blutsenkg.	Blutbilder	Tuberk. proben (i. d. Fürs. stellen)
	1	2	3	4	5	6	7	8	9	10	11	12
Schleswig-Holstein	13 143	57,4	687	4	487	280	2,9	0,8	4,1	21 526	2 568	25 508
Hamburg	5 072	28,0	4 052	48	15	480	0,9	0,2	1,2	21 247	530	6 627
Niedersachsen	35 716	54,7	294	108	293	1 039	3,3	1,1	4,9	47 190	5 388	75 425
Bremen	3 166	46,4	548	6	-	1 545	2,2	0,5	4,5	3 665	2 268	4 911
Nordrhein-Westfalen	74 547	47,8	5 938	78	318	2 892	2,6	0,8	4,2	136 774	19 989	339 969
Hessen	11 947	25,5	1 359	-	58	622	1,9	0,6	3,1	13 783	552	19 209
Rheinland-Pfalz	17 272	51,3	134	36	306	2 351	2,4	0,8	4,9	32 702	1 676	50 673
Baden-Württemberg	24 825	33,1	3 448	421	729	3 841	2,3	0,7	2,9	37 097	2 677	83 736
Bayern	51 134	54,8	1 042	57	408	6 067	3,0	1,1	4,3	35 861	1 907	126 924
Saarland	2 666	25,2	2	2	143	87	1,3	0,5	2,0	1 456	11	10 149
Bundesgebiet	239 488	45,0	17 504	760	2 757	19 204	2,5	0,8	3,8	351 301	37 566	743 131
West-Berlin	26 640	120,5	11 190	154	40	7 051	3,1	0,9	5,7	14 531	882	3 962

Es zeigt sich dabei entsprechend dem allgemeinen Zug zur vermehrten Anwendung der Röntgenaufnahme eine Steigerung bei den Großaufnahmen, bei den Schichtaufnahmen und vor allem bei den Mittelformat-Schirmbildaufnahmen, während die Zahl der Durchleuchtungen rückläufig ist.

Die bakteriologischen Spezialuntersuchungen (Kehlkopfabstriche, Magensaftuntersuchungen, Tierversuche und Kulturversuche) spielen naturgemäß nur dort eine Rolle, wo die Einrichtungen der Fürsorgestellen die Durchführung solcher Untersuchungen besonders erleichtern. Dies scheint insbesondere in Baden-Württemberg und in Bayern der Fall zu sein. Die gesamten Sputumuntersuchungen mit 239488 ergeben im Mittel 2,5 auf jeden Offentuberkulösen und 0,8 auf die an aktiver Lungentuberkulose Leidenden und 3,8 auf die Neuzugänge dieser Erkrankungsgruppe. Hinsichtlich der 743131 Tuberkulinproben fehlen bisher Angaben über das Ergebnis dieser Untersuchungen, die wahrscheinlich nur teilweise im Rahmen der Umgebungsuntersuchungen und vorwiegend als Reihenuntersuchungen durchgeführt worden sind.

Zusammenfassung

(Stand der Abwehrmaßnahmen)

In der Bundesrepublik bestanden am 31.12. 1959 526 Hauptfürsorgestellen und 437 Nebenstellen. Die Zahl der Tuberkulose-Fürsorgeärzte belief sich auf 733, so daß ein Fürsorgearzt durchschnittlich 72000 Einwohner zu betreuen hat. In der Tuberkulosefürsorge waren insgesamt 4069 Fürsorgerinnen tätig. Etwa die Hälfte der Fürsorgeärzte sind Lungenfachärzte.

Im Jahre 1959 wurden rund 834000 Erstuntersuchungen in den Fürsorgestellen vorgenommen; davon wurden 9,2 Neuerkrankungen an Tuberkulose sämtlicher Organe auf je 100 Erstuntersuchungen ermittelt. Die Zahl der Kontrolluntersuchungen belief sich auf 1412000.

Von den Fürsorgestellen sind rund 1930000 Sprechstundendurchleuchtungen vorgenommen worden, außerdem sind rund 367000 Röntgenaufnahmen und 368000 Reihendurchleuchtungen (ohne RRU) gemacht worden. Die Zahl der Sputumuntersuchungen beläuft sich auf rund 240000, die der Blutsenkungen auf 351000 und die der Tuberkulinproben auf 743000.

Summary: Position of Preventive Measures

On 31.12. 1959, in the German Federal Republic, there were 526 principal welfare centres and 437 branches. The total number of tuberculosis physicians was 733, so that each had, on the average 72000 inhabitants to attend to. There were 4069 social workers attached to the tuberculosis service. Approximately half the physicians are specialist chest physicians.

In 1959 some 834000 primary investigations were carried out in the welfare centres. 9,2 fresh cases of tuberculosis of various organs were found per 100 primary investigations. The number of repeat investigations was 1412000.

About 1930000 out-patient screenings were carried out in the centres, and, in addition, 367000 films and 368000 serial screenings (without films). The number of sputum examinations amounted to some 240000, estimations of blood sedimentation to 351000 and tuberculin tests to 743000.

Résumé: Etat des mesures de défense

Au 31/12/1959, il existait dans la République Fédérale 526 dispensaires principaux et 437 centres secondaires. Le nombre des médecins des dispensaires anti-tuberculeux était de 733, de sorte que, en moyenne, chacun doit se charger de 72 000 personnes. Dans ces dispensaires on occupe en tout 4 069 assistantes. A peu près la moitié de ces médecins sont des pneumologues.

En 1959, 834 000 sujets ont été examinés pour la première fois, et, pour 100 de ces sujets on a dépisté 9,2 tuberculoses récentes de n'importe quel organe. Le nombre des examens de contrôle se monte à 1 412 000.

Les dispensaires ont fait 1 930 000 scopies au cours des consultations, en outre ils ont réalisé 367 000 radiographies et 368 000 scopies en série (sans tomographies). Le nombre des bacilloscopies se porte à 240 000, celui des V. S. à 351 000, et celui des tests à la tuberculine à 743 000.

Resumen: Estado de las medidas de defensa

En la República Federal Alemana el 32-XII-1959 existian 516 dispensarios principales y 437 secundarios. El número de los médicos dispensariales tuberculosos ascendió a 733, de modo que un médico de dispensario tiene que cuidar de 72 000 habitantes por término medio. En los dispensarios antituberculosos hubo ocupadas en conjunto 4 069 enfermeras. Cerca de la mitad de los médicos dispensariales son especialistas de pulmón.

En el año 1959 en los dispensarios se realizaron 834 000 primeras exploraciones, en ellas se encontraron 9,2 casos de enfermedad tuberculosa nueva de todos los órganos por cada 100 exploraciones. El número de las exploraciones de control ascendió a 1 412 000.

En los dispensarios se han realizado alrededor de 1 930 000 radioscopias en las consultas, además alrededor de 367 000 radiografías y 368 000 radioscopias en serie (sin RRU). El número de investigaciones de esputos asciende a 240 000, el de velocidades de sedimentación a 351 000 y el de pruebas de la tuberculina a 743 000.

2. Der Tuberkulinkataster

Die Tuberkulinprobe dient dem Nachweis einer Infektion mit Tuberkulosebakterien. Da die Manifestation einer Tuberkulose nur bei infizierten Personen erfolgen kann, läßt der Umfang positiver Tuberkulinreaktionen den Durchseuchungsgrad einer Bevölkerung erkennen, und die Veränderungen, die das Ausmaß der positiven Reaktionen im Laufe der Zeit erfährt, können praktisch als parallel mit den zu erwartenden Änderungen der Tuberkulosemorbidität angesehen werden. Unter diesen Voraussetzungen kommt dem Tuberkulinkataster eine beträchtliche Bedeutung in der Beurteilung der Entwicklung der Tuberkulosesituation zu. Aus diesem Grunde wird die BCG-Schutzimpfung teilweise zurückhaltend beurteilt, weil sie den „natürlichen Tuberkulinkataster" verändert.

In den meisten Ländern ist die Anwendung der Tuberkulinprobe auf Kinder und Jugendliche beschränkt, weil man die mittleren und höheren Altersklassen ohnehin als weitgehend infiziert ansieht. Bei Kindern und Jugendlichen dient die Maßnahme dem Zweck, die bereits infizierten Kinder einer häufigeren Kontrolle zuzuführen.

Da die Erkrankung an Tuberkulose eine Infektion mit Tuberkulosebakterien voraussetzt, müssen die Neuerkrankungen und Wiedererkrankungen aus dem Kreis Tuberkulin-positiver Personen stammen. Wenn sich aber die Virulenz der Bakterien nicht geändert hat und das Verhältnis der Infizierten zu den Erkrankten über längere Zeiträume hinweg annähernd gleichgeblieben ist, dann muß aus einem Rückgang der Morbidität auch auf einen Abfall der Durchseuchungsrate geschlossen werden.

Bei Kindern und Jugendlichen ist tatsächlich im Laufe der letzten Jahrzehnte ein Absinken des Prozentsatzes der positiven Reagenten erfolgt. Leider liegen für das Bundesgebiet keine Unterlagen über die Entwicklung der Neuerkrankungen nach Alter und Geschlecht seit 1950 vor. Die folgenden Betrachtungen beschränken sich deshalb auf die Verhältnisse in Niedersachsen. In diesem Land sind im Jahre 1950 13636 Neuzugänge an Ia-Ic-Fällen der 0-40jährigen registriert worden = 335 auf 100000, im Jahre 1959 waren es 4154 Neuzugänge = 113 auf 100000. In diesen 9 Jahren ist die Zahl der Neuzugänge auf annähernd ein Drittel gefallen. Auch wenn im Jahre 1950 eine Überbewertung der Tuberkulose der Kinder erfolgt und in dieser Hinsicht eine allmähliche Besserung eingetreten ist, so ist doch zweifellos ein erheblicher Rückgang der tatsächlichen Neuzugänge der 0-40jährigen erfolgt, obwohl gerade in diesen Jahren die RRU zur Auswirkung gekommen ist. Unter diesen Umständen muß bei diesem Personenkreis ein annähernd gleichhoher Abfall des Durchseuchungsgrades erfolgt oder eine Änderung des Verhältnisses Infizierte : Erkrankte eingetreten sein. Da letzteres unwahrscheinlich ist, muß innerhalb von 9 Jahren bei den 0-40jährigen ein etwa 50 %iger Rückgang des Prozentsatzes der positiven Reagenten bemerkbar sein.

Bei den über 60jährigen waren im Jahre 1950 1489 Neuzugänge an Ia-Ic-Fällen zu verzeichnen = 163,5 auf 100000. Im Jahre 1959 handelt es sich um 1182 Fälle = 108,0 auf 100000. Bei diesen Altersklassen ist eine Verringerung der Neuzugänge um 34 % erfolgt.

Von 1951 bis 1960 sind von der WHO und der UNICEF in Afrika, Amerika und Asien in Ländern mit insgesamt 800 Millionen Einwohnern 309 Mill. mit Tuberkulin getestet und 117 Mill. mit BCG geimpft worden. Seit 1955 handelt es sich im Mittel um jährlich 18 Mill. Testungen und 6 Mill. Impfungen. In 21 asiatischen Ländern wurden bisher 292 Mill. Einwohner tuberkulinisiert. Unter den 309 Mill. Personen befanden sich 254,6 Mill., deren Test abgelesen wurde. Darunter wiesen 118,6 Mill. ein negatives, 136,0 Mill. = 53,4 % ein positives Ergebnis auf. Nach WHO Chronicle (Vol. 15, *8*, Aug. 1961) wurden in den 3 Kontinenten 19,8 % der 0-6jährigen, 35,9 % der 7-14jährigen und 44,3 % der über 15jährigen tuberkulingetestet und davon 31,0 (0-6), 41,4 (7-14) bzw. 27,6 % BCG- geimpft. Die Ergebnisse der Tuberkulinprüfungen der 7–14jährigen werden als Index für die Häufigkeit der Infektion mit Tuberkulosebakterien angesehen, da diese Altersgruppe bei den Untersuchungen am stärksten vertreten war. Es hat sich herausgestellt, daß der Anteil der positiven Reagenten in Amerika am niedrigsten liegt, er beträgt dort 13 bis 35 %. Den höchsten Wert weist Asien auf, wo 40 % der Tuberkulinprüfungen in 13 von 19 Ländern ein positives Ergebnis hatten.

In den Fürsorgestellen der Bundesrepublik sind im Jahre 1959 rund 730000 Tuberkulinprüfungen vorgenommen worden, ohne daß deren Ergebnisse bekanntgeworden wären. Mit Rücksicht auf die Tatsache, daß allmählich auch bei älteren Personen damit gerechnet werden kann, daß deren Infektionsquote zurückgeht, sollte bei diesen von der Möglichkeit des Nachweises einer stattgehabten Infektion durch die Tuberkulinprüfung vermehrt Gebrauch gemacht und über die Ergebnisse berichtet werden. Derartige Untersuchungen in größerem Umfange wären schon deshalb von Bedeutung, weil aus ihren Ergebnissen geschlossen werden kann, in welchem Grade bei infizierten Personen mit der Entwicklung einer Tuberkulose gerechnet werden muß. Dabei sollte sogar nach Möglichkeit eine Aufgliederung der Resultate nach Alter und Geschlecht vorgenommen werden.

Über die Ergebnisse von Tuberkulinprüfungen in der Bundesrepublik liegen folgende Angaben vor:

Baden-Württemberg (Stat. Landesamt: Die Tuberkulose in Baden-Württemberg in den Jahren 1954 bis 1959): Von rund 352000 3-5jährigen Kindern sind im Jahre 1959 102000 erfaßt und 89000 tuberkulinisiert worden (= 25,3 %). Davon wiesen 7,2 % einen positiven Ausfall der Tuberkulinprobe auf. Von 83000 mit Tuberkulin geprüften Schulanfängern reagierten 5800 (= 7,0 %) positiv. Innerhalb der einzelnen Regierungsbezirke ergaben sich dabei Unterschiede zwischen 4,9 %(Nordbaden) und 7,6 % (Südbaden und Südwürttemberg-Hohenzollern). Die positiven Ergebnisse lagen um so höher, je niedriger der Anteil der mit Tuberkulin geprüften Kinder war.

Nach LÜTGERATH (Bericht anläßlich der Sitzung des Arbeitsausschusses für BCG-Schutzimpfung am 16. 6. 1961) weisen 10,4 % der Schulanfänger in *Hessen* eine positive Tuberkulinreaktion auf.

In *Nordrhein-Westfalen* betrug der natürliche Durchseuchungsgrad der Schulanfänger nach LUTTERBERG: 1948 – 1951 = 22,8 %, 1952 – 1955 = 20,2 %, 1956 – 1958 = 18,9 %, 1959 – 1961 = 9,2 %. Damit ist die Infektionsquote der Schulanfänger innerhalb von 5 Jahren um 50 % zurückgegangen.

Bei den 14 – 15jährigen reagierten 1948 – 1951 42,2 %, 1956 – 1958 40,0 % und 1959 – 1961 27,9 % positiv auf Tuberkulin.

In *Hannover* wurden die Schulanfänger zu 8 %, die 11–13jährigen zu 18,2% und die Schulabgänger zu 13,8 % positiv befunden.

Diese Verhältnisse sind immer noch bedeutend ungünstiger als etwa in Schweden, Dänemark, Holland usw. und beweisen, daß ein Nachlassen der gegen die Tuberkulose gerichteten Maßnahmen in der Bundesrepublik noch keineswegs gerechtfertigt ist.

Zusammenfassung

(Tuberkulinkataster)

Ein Tuberkulinkataster, der laufend ergänzt wird und damit Auskunft über den Umfang der Durchseuchung sowohl der einzelnen Altersgruppen als auch der Gesamtbevölkerung zu geben vermöchte, besteht in der Bundesrepublik nicht. Es liegen nur Teilergebnisse für Kinder und Jugendliche vor:

In *Baden-Württemberg* wiesen i. J. 1959 7,2% von 89000 tuberkulinisierten 3 – 5jährigen und 7 % von 83000 Schulaufnahmen eine positive Reaktion auf.

In *Hessen* reagierten 10,4 der Schulanfänger positiv.

In *Nordrhein-Westfalen* betrug der natürliche Durchseuchungsgrad der Schulanfänger 1948 – 1951 22,8%, 1952 – 1955 20,2%, 1956 – 1958 18,9% und 1959 – 1961 9,2%.

42,2 % der 14 – 15 jährigen reagierten 1948 – 1951 positiv; 1959 – 1961 handelte es sich noch um 27,9%.

In *Hannover* wurden die Schulanfänger i. J. 1960 zu 8%, die 11 – 13 jährigen zu 18,2% und die Schulabgänger zu 13,8% positiv befunden.

Summary: The tuberculin-cataster

A tuberculin-cataster which is continuously supplemented and would be able to give information on the amount of incidence in the individual age groups as well as in the total population, does not exist in the different gouvernments of the Fedral Republic.

In 1959 in *Baden-Württemberg* 7,2% of tuberculinized 3 to 5 years old children and 7% of 83000 children at school-entry showed a positive reaction.

In *Hessen* 10,4% of the children entering school were positive.

In *Nordrhein-Westfalen* the normal rate of incidence of schoolbeginners from 1948 to 1951 was 22,8%; from 1952 to 1955 20%; from 1956 to 1958 18,9% and from 1959 to 1961 9,2%. 42,2% of the group of 14 to 15 years showed a positive reaction from 1948 to 1951; in 1959 to 1961 this figure was reduced to 27,9%.

In *Hannover* in 1960 8% of the children at school-entry age, 18,2% of the group of 11 to 13 years and 13,8% of the children leaving school were found positive.

Résumé: Cadastre tuberculinique

Aucun fichier du résultat des examens par la tuberculine, — tenu à jour et permettant ainsi d'obtenir des renseignements sur l'étendue de l'infestation soit de chaque groupe d'âge, soit de la population toute entière — n'existe pas dans la République Fédérale.

On ne dispose que de renseignements partiels concernant enfants et adolescents.

Dans la province de *Bade-Wurtemberg,* en 1959, 7,2% de 89000 enfants âgés de 3 à 5 ans et 7% des 83000 enfants en premiére année scolaire, soumis au test de la tuberculinisation, présentèrent un résultat positif.

Dans la province de *Hesse,* 10.4% des débutants scolaires eurent une réaction positive.

En *Rhénanie Nord — Westphalie* l'évolution du pourcentage d'infestation chez les enfants au début de leur scolarité a été la suivante:

1948 — 1951 = 22.8%
1952 — 1955 = 20.2%
1956 — 1958 = 18.9%
et 1959 — 1961 = 9.2%

Il y eut parmi les adolescents âgés de 14—15 ans 42.2% de réactions positives en 1948—51.

En 1959—1961 le pourcentage correspondant n'était plus que de 27.9%.

Dans le *Hanovre* on a constaté, en 1960, 8% de réactions positives chez les enfants commencant leur première année de scolarité. Ce même pourcentage était de 18.2% parmi les enfants âgés de 11 à 13 ans et de 13.8% chez ceux qui terminaient la scolarité.

Resumen: Catastro de la tuberculina

Un catastro de tuberculina, que se mantenga al corriente y que informe sobre la extensión de la enfermedad y que dé detalles sobre los diferentes grupos de edad así como sobre la población en veneral, no existe en la República Federal Alemana. Tenemos solamente resultados incompletos de niños y adolescentes:

En Baden—Württemberg reaccionan positivamente a la tuberculina en el año 1959 un 7,2% de 89000 niños de 3—5 años y un 7% de 83000 niños en edad escolar. En Hessen reaccionan positivamente un 10,4% de los niños de edad escolar.

En Nordrhein—Westfalia muestran una reacción positiva los niños en edad escolar del año 1948—1951 en un 22,8%, del 1952—1955 en un 20,2%, del 1956—1958 en un 18,9% y del 1959—1961 en un 9,2%.

Un 42,2% de los adolescentes de 14—15 años reaccionan del 1948—1951 positivamente; del 1959—1961 reaccionan un 27,9%.

En Hannover los niños en edad escolar en el año 1960 tenían en un 8% reacción positiva, niños de 11—13 años en un 18,2% y adolescentes en un 13,8%.

3. Die BCG-Schutzimpfung

Über die in einigen Ländern der Bundesrepublik durchgeführte BCG-Schutzimpfung unterrichtet Tab. 28.

Tabelle 28. *BCG-Schutzimpfung in den Ländern der Bundesrepublik und in West-Berlin in den Jahren 1958 und 1959* (Angaben der Länder)

Land	BCG-Schutzimpfungen (ohne Neugeborenen-Impfung)		Nur Neugeborenen-Impfung	
	1958	1959	1958	1959
Schlesw.-Holstein	keine Angaben	keine Angaben	keine Angaben	keine Angaben
Hamburg	keine Angaben	keine Angaben	13 670	16 070
Niedersachsen	6 259 [1]	6 879	30 191	36 220
Bremen	keine Angaben	keine Angaben	keine Angaben	keine Angaben
Nordrh.-Westfalen	33 864	40 309	38 610	60 845
Hessen	8 422	6 611	78	848
Rheinland-Pfalz	29	504	2 289	3 173
Baden-Württemberg	1 538	1 955	1 062 [2]	ca. 2 000 [2]
Bayern [3]	576	732	keine Angaben	keine Angaben
Saarland	10	keine Angaben	5	keine Angaben
West-Berlin [4]	2 593	5 181	?	?

[1]) nur Schulkinder
[2]) nur Impfungen durch Impfzentrale in Baden
[3]) gezielte Impfungen
[4]) einschl. Neugeborenen Impfungen

Insgesamt dürften nach diesen noch unvollständigen Angaben ca. 15 % aller Neugeborenen mit BCG geimpft worden sein, eine Zahl, die unter Berücksichtigung der Bedeutung der BCG Schutzimpfung als niedrig anzusehen ist. Im Jahre 1960 sind in Nordrhein Westfalen 85 140 von 277 200 Neugeborenen BCG-schutzgeimpft worden = 30,7 %, ein Beweis dafür, daß die persönliche Initiative in dieser Hinsicht eine erhebliche Rolle spielt. Insgesamt wurden im Jahre 1960 in Nordrhein-Westfalen 129 340 Impfungen durchgeführt.

Der Badische Landesverband für Mütter-, Säuglings- und Kleinkinderfürsorge in Karlsruhe berichtet, daß 1961 die Impfung bei fast allen Neugeborenen, die in den Karlsruher Frauenkliniken zur Welt kommen, auf freiwilliger Basis durchgeführt wird. Im Jahre 1958 wurden 1 062, im Jahre 1960 rund 3 500 Impfungen durchgeführt.

In „Die Tuberkulose in Baden-Württemberg in den Jahren 1954 bis 1959" wurden folgende Gründe dafür angegeben, daß sich die BCG-Schutzimpfung bisher kaum eingebürgert hat:

a) allgemeine Impfmüdigkeit bei der Bevölkerung,
b) Rückgang der Erkrankungen an Tuberkulose im Kindesalter,
c) erheblich verbesserte therapeutische Beeinflußbarkeit der Tuberkulose,
d) Zweifelhaftigkeit der Dauer eines häufigere Wiederholungen erforderlich machenden Impfschutzes.

In Baden-Württemberg wird die Anwendung der BCG-Schutzimpfung „auf Grund allgemein tuberkuloseärztlicher Erfahrungen" als erforderlich angesehen bei Personen, die in der Umgebung von ansteckend Tuberkulösen leben, vor allem bei den Säuglingen, die in einer derartigen Umgebung geboren werden und bei Personen, die beruflich als tuberkulosegefährdet anzusehen sind.

In dem Erlaß des Innenministeriums vom 19. Januar 1960 (GABl. S. 33) wird daher die Durchführung der BCG-Schutzimpfung bei diesem Personenkreis empfohlen. Die Durchführung soll grundsätzlich durch niedergelassene Ärzte erfolgen. Bei der Impfung darf nur staatlich geprüfter Impfstoff verwendet werden.

Bei den Gesundheitsverwaltungen der übrigen Bundesländer dürften ähnliche Auffassungen bezüglich der BCG-Schutzimpfung bestehen.

Der Arbeitsausschuß für BCG-Schutzimpfung im Deutschen Zentralkomitee zur Bekämpfung der Tuberkulose hat in seiner Sitzung am 16. Juni 1961 nach eingehender Erörterung einstimmig beschlossen, auf Grund der in der Bundesrepublik gegebenen epidemiologischen Situation auf dem Gebiet der Tuberkulose einerseits und der die Wirksamkeit der BCG-Impfung statistisch einwandfrei stützenden Tatsachen andererseits die BCG-Schutzimpfung der Neugeborenen, Schulanfänger, Schulabgänger, Adoleszenten und Wehrpflichtigen nachdrücklich zu empfehlen.

Zusammenfassung

(BCG-Schutzimpfung)

Über den Umfang der BCG-Schutzimpfung in der Bundesrepublik liegen nur unvollständige Angaben vor. Es ist anzunehmen, daß etwa 15% der Neugeborenen gegen Tuberkulose schutzgeimpft worden sind, in Nordrhein-Westfalen handelt es sich um etwa 31%.

Die Durchführung der Impfung wird für erforderlich angesehen bei Personen in der Umgebung von ansteckenden Tuberkulösen, vor allem bei Säuglingen, und bei Personen, die beruflich tuberkulosegefährdet sind. Sie wird nachdrücklich empfohlen bei Neugeborenen, Schulanfängern, Schulabgängern, Adoleszenten und Wehrpflichtigen.

Summary: BCG Immunization

Only incomplete data concerning the extent of the BCG immunization are available in the Federal Republic. It may be assumed that approximately 15% of the new-borns are vaccinated against tuberculosis; in Nordrhein-Westfalen approximately 31% may be vaccinated.

Vaccination is considered necessary for persons living in the environment of infectious tuberculosis, above all for infants and for persons who are professionally exposed to tuberculosis. It is emphatically recommended for new-borns, children entering school, children leaving school, adolescents and recruits.

Résumé: Vaccination préventive au B. C. G.

Les renseignements sur l'étendue de la vaccination préventive „protèctrice" au B. C. G. dans la République Fédérale sont incomplets.

Il y a lieu de supposer qu'environ 15% des nouveaux-nés ont été vaccinés préventivement contre la tuberculose. — Dans la province Rhénanie Nord — Westphalie la proportion est de 31% environ.

Cette vaccination est considérée comme nécessaire chez les personnes de l'entourage de tuberculeux „infectieux", surtout chez les nourrissons ainsi que chez les personnes exposées par leur profession à la contamination.

Elle est instamment recommandée pour les nouveaux-nés, les enfants dont la scolarité débute ou touche à sa fin, pour les adolescents et pour les jeunes gens à la veille du service militaire.

Resumen: Vacuna BCG

Existen datos incompletos sobre la vacunación BCG en la República Federal Alemana. Es de suponer que alrededor de un 15% de recién nacidos son vacunados contra la tuberculosis; en Nordrhein – Westfalia se eleva a un 31%.

La realización de la vacuna es necesaria para personas en contacto con tuberculosos en estado activo, sobre todo para los recién nacidos, y para personas profesionalmente expuestas al contagio. Se recomienda expresamente para los recién nacidos, para los niños en edad escolar, adolescentes y para los reclutas.

4. Röntgenschirmbilduntersuchungen

a) Bedeutung der RRU

Im Jahre 1960 sind in der Bundesrepublik Deutschland rund 56 000 Neuzugänge an Lungentuberkulose registriert worden. Nach den Angaben einiger Länder über den Anteil der Neuerkrankungen an den Neuzugängen dürften sich darunter ungefähr 40 – 45 000 Ersterkrankungen befunden haben. Die Zahl der in diesem Jahr erfolgten aber zunächst unbekannt gebliebenen Erkrankungen ist nicht bekannt; da etwa ein Drittel der Krankheitsfälle im Jahre der Erkrankung nicht – zum Teil überhaupt nicht – zur Meldung kommt, dürfte es sich insgesamt um etwa 55 - 60 000 neue Tuberkulosefälle handeln, die im Jahre 1960 im Bundesgebiet erfolgt sind. Darunter befinden sich mindestens 20 000 Offentuberkulose, Personen also, deren zunächst geschlossene Tuberkulose im Laufe einer kürzeren oder längeren Zeit durch Verschlechterung ansteckungsfähig geworden ist. Die Offentuberkulösen haben zweifellos in der Zeit zwischen Beginn und Bekanntwerden der Ansteckungsfähigkeit unbewußt und ungewollt zahlreiche Neuinfektionen verursacht. Nachdem eine Tuberkulose meist 6 Wochen nach der Manifestation röntgenologisch nachweisbar ist, eine Verschlechterung bis zur Entwicklung der Ansteckungsfähigkeit im allgemeinen eine weit längere Zeitspanne beansprucht, würde die frühzeitige Feststellung der zunächst geschlossenen Lungentuberkulose in vielen Fällen diese Entwicklung und damit sehr zahlreiche Neuinfektionen – mit zum Teil späterer Erkrankung – verhindert haben.

Obwohl der Gang der Tuberkulosemorbidität seit Jahren rückläufig ist, erscheint der Hinweis angebracht, daß es kaum zu verantworten ist, wenn man nicht alle Möglichkeiten ausnützt, um diesen Ablauf zu beschleunigen. Systematische Röntgenschirmbilduntersuchungen *der gesamten Bevölkerung von über 14 Jahren,* die in Zeitabständen von höchstens 2 Jahren zu wiederholen wären, würden in wenigen Jahren die Situation entscheidend verändern und viele Menschen vor dem Schicksal des Tuberkulösen bewahren. Wenn man technisch und organisatorisch in der Lage ist, mit dieser Methode die weitere Entwicklung maßgebend zu beeinflussen, dann sollte man die Entdeckung der Tuberkulosekranken nicht auch in der weiteren Zukunft mehr oder weniger dem Zufall überlassen. Während bisher jährlich in der Bundesrepublik ungefähr 6 Millionen durch die RRU erfaßt werden, würden sich systematische Untersuchungen auf etwa 20 Millionen Einwohner erstrecken.

Der Erfolg einer solchen Aktion steht in gar keinem Verhältnis zu den dafür aufzuwendenden Mehrkosten, wenn man bedenkt, daß zur Zeit allein die Rentenversicherungsträger jährlich etwa 350 Millionen DM für die stationäre Behandlung aufzubringen haben und daß sich diese Kosten nur sehr allmählich verringern werden, wenn die Entstehung neuer Erkrankungsfälle nicht energisch eingeschränkt wird.

b) Derzeitige Anwendung der RRU in der Bundesrepublik

Zur Zeit werden in der Bundesrepublik nur in den Ländern Schleswig-Holstein, Niedersachsen, Baden-Württemberg und Bayern Röntgenschirmbilduntersuchungen auf gesetzlicher Basis durchgeführt. Auch wenn dabei je etwa 85 % der Altersklassen von über 14 Jahren in den bearbeiteten Bezirken erfaßt werden, so haben diese Aktionen doch nicht den theoretisch möglichen und auch praktisch erreichbaren Erfolg, da infolge der zu langen Dauer eines Durchgangs Neuerkrankungen auftauchen und nicht rechtzeitig ermittelt werden. In Niedersachsen z.B. werden z.Zt. für einen Durchgang 3,8 Jahre benötigt (mündl. Mitteilung von Dr. HORNIG), während schon ALEXANDER vor bald 10 Jahren eine Herabsetzung auf höchstens 2 Jahre forderte. In den übrigen Bundesländern werden die RRU auf freiwilliger Basis durchgeführt. Über die Ergebnisse der RRU im Jahre 1959 unterrichtet Tab. 29.

Danach sind in den Bundesländern rund 5,8 Millionen Röntgenschirmbilduntersuchungen gemacht worden. Da von Schleswig-Holstein keine Ergebnisse gemeldet wurden, können die folgenden Betrachtungen nur auf die übrigen Bundesländer bezogen werden (ohne West-Berlin). In diesen wurden bei 5,4 Millionen Aufnahmen 11 696 Tuberkulosen ermittelt, von welchen 8 642 (74 %) unbekannt waren = 15,9 auf 10 000 Aufnahmen.

In der Bundesrepublik waren i.J. 1959 rund 62 000 Neuzugänge gemeldet worden einschl. der durch RRU entdeckten Tuberkulösen. Von diesen entfallen nach den Statistiken ungefähr 20 % auf die 0-15jährigen, also auf die Altersgruppen, die durch RRU nicht erfaßt werden. Danach würden etwa 50 000 Neuzugänge die über 14jährigen betreffen = 12,0 auf 10 000 solcher Personen. Ohne RRU beliefe sich die Zahl der Neuzugänge dieser Altersklassen auf etwa 41 400 = 10 auf 10 000. Demgegenüber liegen die Ergebnisse der RRU nur rund 60 % höher. Bezieht man diese Überlegungen nur auf die Länder Niedersachsen, Baden-Württemberg und Bayern mit obligatorischen RRU, durch welche bei 3,6 Mill. Untersuchungen 6 711 unbekannte Tuberkulöse ermittelt wurden, dann sind die Ergebnisse der RRU noch weit günstiger. Die 3 Länder weisen zusammen eine Bevölkerung von 23,2 Millionen auf, davon befinden sich rund 18,6 Millionen im Alter von über 14 Jahren. In diesen 3 Ländern sind i.J. 1959 27 602 Neuzugänge an aktiver Lungentuberkulose festgestellt worden, wovon etwa 22 000 auf die über 14jährigen entfallen = 11,8 auf 10 000. Von diesen stammen 6 711 aus den Ergebnissen der RRU, so daß ohne diese rund 15 300 Neuzugänge verbleiben, die ohne RRU bekannt geworden und unter 15 Mill. Einwohnern erfolgt sind, so daß 10 Neuzugänge auf 10 000 E. von über 14 J. entfallen. Davon sind ca. 30 % Wiedererkrankungen und Zugänge aus anderen Bezirken. Diesem Ergebnis stehen rd. 18,5 Neuerkrankungen auf 10 000 Aufnahmen – bisher unbekannte Tuberkulosen – bei den RRU gegenüber, obwohl die Beteiligung „nur" etwa 85 % beträgt und die fehlenden 15 % überwiegend auf die älteren Personen entfallen, die sich durch besonders hohe Tuberkulosemorbidität auszeichnen. Man kann nach diesen Angaben erwarten, daß durch eine systematische Untersuchung der gesamten Bevölkerung von über 14 Jahren i.J. 1959 weit über 100 000 Neuzugänge zu verzeichnen gewesen wären.

Nach Tab. 29 sind in *Hamburg* 132 unbekannte aktive Tuberkulosen unter 36 713 Aufnahmen entdeckt worden = 36,0 auf 10 000. Dieses Ergebnis, das auf freiwilligen Untersuchungen beruht, ist erstaunlich hoch, nachdem die Zahl der Neuzugänge nur 22,9 auf 10 000 E. beträgt. Daß hierbei nicht nur die Großstadtatmosphäre eine Rolle spielt, erweist die Tatsache, daß *West-Berlin* nur 11,8 Neuzugänge zu verzeichnen hat, während durch RRU eine annähernd gleiche Zahl von unbekannten Tuberkulösen entdeckt wurde wie in Hamburg. Gerade in den Großstädten dürften sich systematische RRU lohnen. Die Bevölkerungsdichte stellt hinsichtlich der Weiterverbreitung der Tuberkulose einen nicht zu unterschätzenden Faktor dar.

In *Bremen* sind unter 80 000 Aufnahmen nur 56 unbekannte Tuberkulosen ausfindig gemacht worden = 7,1 auf 10 000. Dagegen beläuft sich die Zahl der Neuzugänge i.J. 1959 auf 10,3 auf 10 000 E. Da das Ergebnis der RRU niedriger ist als die Neuzugänge, die ohne diese zustande kommen, und bedeutend niedriger als in Hamburg, liegt die Vermutung nahe, daß der in Bremen durch die RRU erfaßte Personenkreis Altersgruppen angehört, die sich durch niedrige Tuberkulosemorbidität auszeichnen, wie z.B. Schulkinder und Adoleszenten. Diese Frage wird noch geklärt werden.

In *Hessen* liegen die Verhältnisse ähnlich wie in Bremen. Unter rund 425 000 Aufnahmen wurden nur 287 unbekannte Tuberkulosen gefunden = 6,8 auf 10 000 Aufnahmen. Auch in Hessen dürfte es sich bei den Untersuchten

Tabelle 29. *Röntgenreihenuntersuchungen in den Ländern der Bundesrepublik Deutschland und in West-Berlin im Jahre 1959*

	Schlesw.-Holstein LVA	Hambg. Gesund-heits-ämter	Bremen	Nieder-sachsen	Nordrh.-Westfalen Vereine	Rheinl.-Pfalz	Hessen	Saar-land	Baden-Württ.	Bayern	West-Berlin
Zahl der ausgewerteten Aufnahmen	358 020	36 713	79 326	1 280 037	1 001 856	116 970	424 492	113 592	1 181 412	1 189 067	38 158
Zahl der Nachuntersuchungen	8 062	2 080	1 704	99 113	25 126	2 765	8 930	1 129	33 677	35 703	923
a) aktive Lungentubk. .	—	181	92	2 388	1 343	215	380	384	2 090	4 623	186
davon unbekannt .	—	132	56	1 717	1 000	161	287	295	1 743	3 251	136
b) inaktive Lungentbk.	—	658	154	7 257	3 376	875	3 028	203	8 460	16 474	414
c) heilstättenbedürftige Lungentbk.	—	45	9	828	572	172	216	79	1 329	1 655	?
davon unbekannt .	—	22	9	?	517	108	191	57	1 292	1 588	?
d) Geschwulstverdäch.	—	—	24	290	216	28	101	42	369	?	2
e) verdächtige Herzbefunde	—	—	275	2 109	1 359	145	11 128	223	1 158	?	?
f) unbek. aktive Tbk. a. 10 000 Aufnahm.	—	36,0	7,1	13,4	10,0	13,8	6,8	26,0	14,8	27,4	35,7
g) unbek. Heilstättenf. a. 10 000 Aufnahm.	—	6,0	1,1	?	5,2	9,3	4,5	5,0	10,9	13,4	?

überwiegend um solche Personen handeln, die eine relativ niedrige Tuberkulosehäufigkeit aufweisen. Die Zahl der Neuzugänge an aktiver Lungentuberkulose in Hessen belief sich im Jahre 1959 auf 3859 = 8,3 auf 10000 E. Auch in diesem Land ist somit die Zahl der Neuzugänge höher als die der Ergebnisse der RRU. Hinsichtlich der unbekannten Heilstättenfälle besteht zwischen Bremen und Hessen ein beträchtlicher Unterschied, wenn auch die übrigen Zahlenergebnisse recht gut übereinstimmen. Während in Bremen unter 10000 Aufnahmen der RRU nur 1,1 Heilstättenfälle ermittelt wurden, handelt es sich in Hessen mit 4,5 um das 4fache.

In *Nordrhein-Westfalen* sind rund 1 Million Personen im Jahre 1959 durch freiwillige RRU erfaßt worden. Unter diesen befinden sich 1000 bisher unbekannte Lungentuberkulosen = 10,0 auf 10000 Aufnahmen. Im gleichen Zeitraum belief sich die Zahl der Neuzugänge an aktiven Tuberkulosen auf 11,5 auf 10000 E. Auch in Nordrhein-Westfalen liegt somit das Ergebnis der RRU niedriger als die Zahl der Neuzugänge. Dies dürfte immer dann der Fall sein, wenn der Personenkreis nicht erfaßt wird, der eine relativ hohe Tuberkulosemorbidität aufweist. Dies sind grundsätzlich die Angehörigen der höheren Altersklassen.

Nach einem schriftlichen Bericht von Dr. HILLEBRAND hat die Röntgenschirmbildstelle Westfalen-Lippe im westfälischen Tuberkulose-Ausschuß im Jahre 1959 521308 Schirmbildaufnahmen gemacht. Von diesen wurden 336935 statistisch nach Altersgruppen ausgewertet. Dadurch wurden 7,1 % der Gesamtbevölkerung von Westfalen-Lippe erfaßt. Der Anteil der Fehlaufnahmen belief sich auf 3671 = 0,7 %. Die Altersgliederung der beteiligten Personen ergibt folgendes Bild:

	bis 20 J.	21–30 J.	31–40 J.	41–50 J.	51–60 J.	61–70 J.	über 70 J.
RRU	28,7 %	20,6 %	16,9 %	12,7 %	13,6 %	5,8 %	1,7 %
Bev.	16,3 %	18,6 %	16,8 %	14,0 %	16,6 %	10,7 %	7,0 %

Auf die Altersklassen der etwa 10 — 20jährigen entfallen 28,7 % aller Aufnahmen. Diese Personengruppe ist mit 16,3 % an der Bevölkerung von über 10 J. des Landes Nordrhein-Westfalen beteiligt. Der Anteil der Kinder und Jugendlichen (bis 20 J.) an den RRU ist somit wesentlich größer als ihrem Anteil an der Gesamtbevölkerung entspricht. In der Gruppe der 21 — 30jährigen verringert sich dieser Unterschied, und bei den 31 — 40jährigen stimmen beide Verhältniszahlen überein. Oberhalb 40 J. kehren sich die Verhältnisse um: Die einzelnen Altersklassen stellen bei den RRU einen mit zunehmendem Alter immer geringer werdenden Anteil als dem ihnen zufallenden Prozentsatz an der Bevölkerung zukommen würde. Zwischen 61 und 70 Jahren hat nur noch knapp die Hälfte, oberhalb 70 J. nur ein Viertel der Personen an den RRU teilgenommen, die bei einer der Altersgliederung der Bevölkerung entsprechenden Beteiligung in Frage kamen. Außerdem ergaben sich auch in der Geschlechtsverteilung beträchtliche Unterschiede, nachdem die Frauen mit nur 42,5 % beteiligt waren, während auf diese 52,5 % der über 10 J. alten Bevölkerung entfallen. Es zeigt sich auch hierbei wieder, daß bei freiwilligen RRU am schwächsten die mittleren und höheren Altersklassen beteiligt sind, die eine bedeutend höhere Tuberkulosemorbidität aufweisen als die jüngeren Personen. Von den 521308 Aufnahmen wurden 13729 = 2,6 % mit krankheitsverdächtigen Befunden ermittelt. Bei den Nachuntersuchungen, zu welchen fast 10 % der aufgeforderten Personen nicht erschienen, wurden 510 aktive Tuberkulosen entdeckt, von welchen 396 = 7,6 a. 10000 Aufnahmen nicht bekannt waren. Die Zahl der inaktiven Lungentuberkulosen belief sich auf 4 148 80 a. 10 000 Aufnahmen. Von diesen waren 2 203 = 42,3 a. 10 000 A. überwachungsbedürftig, darunter befanden sich 738 = 14,2 unbekannte Fälle auf 10 000 Aufnahmen. Von 224 heilstättenbedürftigen Tuberkulosen waren 214 (= 4,1 a. 10 000) unbekannt. Gegenüber 1819 durch die RRU i. J. 1958 entdeckten wichtigen Tuberkulosefällen wurden i. J. 1959 – bei geringfügig höherer Beteiligung – nur 1119 solcher Fälle festgestellt (0,35 % gegen 0,21 %). Unter 2416 Nachuntersuchungen befanden sich 925 Personen, die erstmalig und 1491, die wiederholt an den RRU teilgenommen hatten. In der ersten Gruppe wurden 179 unbekannte Tuberkulosen (Ia – IIa) festgestellt = 19,3 %, in der zweiten 130 = 8,7 %. An aktiven Tuberkulosen entfallen auf die erstmalig Untersuchten 45 Ia + Ib Fälle = 4,9 % und 32 Ic Fälle = 3,5 %, auf die Gruppe der Wiederholungsfälle 25 Ia + Ib Fälle = 1,7 % und 21 Ic Fälle = 1,4 %. Da 70 % der Gesamtbevölkerung durch die RRU noch nicht erfaßt sind, kann mit einer recht hohen Zahl von unbekannten Tuberkulosen unter diesen Personen gerechnet werden. Nach den hier gemachten Angaben befanden sich unter 114 unbekannten aktiven Tuberkulosen 70 Fälle von offener Tuberkulose = 61,4 %. Dieses Ergebnis steht im Gegensatz zur Verteilung der Neuzugänge in Nordrhein-Westfalen i. J. 1959: von diesen entfielen nur 35,0 % auf ansteckungsfähige Fälle.

Die festgestellten unbekannten aktiven Tuberkulosen gliedern sich nach dem Alter der betroffenen Personen folgendermaßen:

	bis 20 J.	21–30 J.	31–40 J.	41–50 J.	51–60 J.	61–70 J.	ü. 70 J.	Gesamt
Ia + Ib	25	31	25	30	33	20	23	187
%	13,4	16,6	13,4	16,0	17,6	10,7	12,3	100
Ic	42	53	30	20	38	15	11	209
%	20,1	25,4	14,3	9,6	18,2	7,2	5,2	100
Ia – Ic	67	84	55	50	71	35	34	396
%	16,9	21,2	13,9	12,6	18,0	8,8	8,6	100

Danach entfallen 35,4 % aller unbekannten aktiven Tuberkulosefälle auf die Altersgruppen der über 50jährigen, und nur 8,6 % auf die über 70jährigen. Nach den Ergebnissen des 1. Durchgangs der RRU in Bayern i. J. 1959 beläuft sich der Anteil der unbekannten Ia – Ic Fälle der über 50jährigen auf rund 55 %, der der über 70-jährigen auf 16,4 %. Allerdings sind in Bayern auch die über 70jährigen mit 6,6 % an den RRU beteiligt gewesen gegenüber nur 1,7 % in Westfalen-Lippe. ZUTZ hat vor Jahren schon nachgewiesen, daß das Ergebnis der RRU progressiv zunimmt, wenn die Beteiligung wächst. Legt man die von HILLEBRAND bei rd. 337 000 statistisch ausgewerteten RRU ermittelten Verhältnisse der Gesamtzahl der 521 308 Aufnahmen zu Grunde und bezieht die auf die über 70jährigen entfallenden 34 unbekannten aktiven Tuberkulosen auf die entsprechende Teilnehmerzahl, dann wären in Westfalen-Lippe etwa 37,5 unbekannte aktive Tuberkulosen unter 10 000 über 70jährigen entdeckt worden. In Bayern dagegen handelt es sich um 74,1 a. 10 000 Aufnahmen und damit um die doppelte Zahl. Es ist jedoch kaum wahrscheinlich, daß Bayern derartig abweichende epidemiologische Verhältnisse aufweist, sondern die Ursache für diese Unterschiede liegt im Prinzip der obligatorischen RRU, die zu ganz anderen Ergebnissen gelangen müssen als freiwillige Untersuchungen. Nach den Untersuchungen von HILLEBRAND sind unter den über 40 Jahre alten Personen 190 unbekannte Tuberkulosen gefunden worden, von welchen 106 = 56% ansteckungsfähig waren; bei den über 70jährigen beläuft sich der Anteil der infektiösen Erkrankungen auf 67,5 %. Dabei handelt es sich „zum großen Teil um sogenannte cirrhotische Alterstuberkulosen, die in prognostischer Hinsicht für den Träger zwar gutartig sind, weil sie praktisch keine Progredienzneigung besitzen , die aber — falls sie mit kleinen starren Restkavernen oder spezifisch infizierten Schrumpfungsbronchiektasen behaftet sind — zu den aktiven, bzw. bazillenstreuenden Tuberkuloseformen gerechnet werden müssen. Seuchenhygienisch spielen sie eine wichtige Rolle, da sie die latenten und kaum restlos zu erfassenden Infektionsquellen verkörpern." HILLEBRAND betont die Verlagerung des Schwerpunktes auf die mittleren und älteren Jahrgänge und zieht aus den Ergebnissen die Folgerung, daß es darauf ankommt, diese am meisten belasteten Altersklassen möglichst weitgehend zu erfassen, was jedoch auf freiwilliger Grundlage nicht möglich ist. „Obwohl die Röntgen-Reihenuntersuchungen als wirksamste Methode zur Bekämpfung oder sogar zur Ausrottung der Tuberkulose gelten können, ist demnach der Beitrag, der hierzu durch freiwillige Untersuchungen geleistet wird, nur gering einzuschätzen."

Dieser Auffassung ist voll und ganz beizupflichten.

In *Rheinland-Pfalz,* wo ebenfalls freiwillige Untersuchungen durchgeführt werden, konnten 161 unbekannte Erkrankungen an Lungentuberkulose unter rund 117 000 Aufnahmen ausfindig gemacht werden = 13,8 auf 10 000 Aufnahmen. In diesem Falle ist das Ergebnis der RRU höher als die Zahl der Neuzugänge, welche sich auf 10,4 auf 10 000 E. beläuft. Relativ hoch ist der Anteil der unbekannten Heilstättenfälle, die in Rheinland-Pfalz bei der Aktion 1959 festgestellt wurden. Es handelt sich um 9,3 solcher Fälle gegenüber 5,2 in Nordrhein-Westfalen, 6,0 in Hamburg und 4,5 in Hessen.

Im *Saarland* sind unter 113 000 Aufnahmen 295 vorher unbekannte Tuberkulosen festgestellt worden = 26,0 auf 10 000 Aufnahmen. Dieses Ergebnis ist erstaunlich hoch und wird außer von den beiden Stadtstaaten Hamburg und Bremen noch geringfügig übertroffen von den Verhältnissen in Bayern. Obwohl in Bremen, Nordrhein-Westfalen, Hamburg, Rheinland-Pfalz, Hessen und im Saarland freiwillige Untersuchungen durchgeführt werden, unterscheiden sich die Ergebnisse sehr erheblich. Es ist nicht möglich, die Ursache dieser Beobachtungen zu ergründen, solange die Altersgliederung und das Geschlecht der an den Untersuchungen beteiligten Personen nicht bekannt sind. Die in Tab. 29 dargestellten Ergebnisse beruhen sicher nicht auf irgendwelchen epidemiologischen Unterschieden, sondern dürften ausschließlich auf eine verschiedenartige Beteiligung der Bevölkerung an der RRU zurückzuführen sein. Um solche Fragen zu klären, ist es jedoch dringend erforderlich, die Altersgliederung der Teilnehmer an der Aktion zu kennen, sonst ist es unmöglich, eine Erklärung für derartige Diskrepanzen zu geben, wie sie in den Ergebnissen der RRU dieser Länder zum Ausdruck kommen.

Über die Ergebnisse der gesetzlich vorgeschriebenen RRU in Schleswig-Holstein liegen keine Angaben vor.

In *Niedersachsen* sind unter 1 280 000 Aufnahmen 1 717 unbekannte Tuberkulosen ausfindig gemacht worden = 13,4 auf 10 000 Aufnahmen. Dieses Ergebnis entspricht ungefähr dem Resultat der RRU in *Baden-Württemberg.* In diesem Land fanden sich unter 1181000 Aufnahmen 1743 unbekannte Lungentuberkulosen = 14,8 auf 10000 E. In beiden Ländern werden seit vielen Jahren systematische RRU durchgeführt. Die Beteiligung an diesen Aktionen beläuft sich auf jeweils 80 bis 90%. In beiden Ländern finden sich annähernd übereinstimmende Ergebnisse sowohl bei den Neuzugängen als auch bei den Ergebnissen der RRU.

In *Bayern* werden erst seit 1954 obligatorische RRU durchgeführt. Nachdem diese wesentlich später begonnen haben als in Niedersachsen und Teilen von Baden-Württemberg, ist es denkbar, daß noch relativ viele unbekannte Tuberkulosen vorhanden sind, die durch die RRU zum großen Teil entdeckt werden. Dadurch dürfte es zu erklären sein, daß man in Bayern annähernd die doppelte Zahl von unbekannten Tuberkulosen – nämlich 27,4 auf 10000 Aufnahmen – ausfindig gemacht hat wie in Niedersachsen und in Baden-Württemberg. Dieses Ergebnis liegt weit höher als die Angaben über die Neuzugänge, nach welchen im Jahre 1959 in Bayern 12,6 Tuberkuloseerkrankungen auf 10000 E. neu zur Meldung gelangt sind. Sehr hoch ist die Zahl der unbekannten Heilstättenfälle, die sich in Bayern auf 13,4, in Baden-Württemberg auf 10,9 auf 10000 Aufnahmen beliefen.

In diesen Zahlen kommt eine gewisse Diskrepanz zum Ausdruck, da die Zahl der unbekannten Tuberkulosen in Bayern annähernd doppelt so hoch ist wie in Baden-Württemberg, während die Zahl der unbekannten Heilstättenfälle nur um etwa 25% höher liegt. Welche Gründe zu dieser Verschiedenartigkeit der Ergebnisse Veranlassung gegeben haben, ist nicht bekannt.

Nach Tab. 29 ergibt sich ein völlig uneinheitliches Bild bezüglich der Ergebnisse der RRU, und zwar sowohl der freiwillig durchgeführten als auch der auf gesetzlicher Grundlage erfolgenden. Da es sehr darauf ankommt, über die Ergebnisse der RRU exakt unterrichtet zu sein, um deren Wert und ihre Notwendigkeit zuverlässig beurteilen zu können, ist es dringend erforderlich, nach Möglichkeiten zu suchen, um die Angaben statistisch einwandfrei darzustellen. Solange alters- und geschlechtsgegliederte Statistiken der erfaßten Personen nicht bekannt sind, ist es unmöglich, eine exakte Analyse vorzunehmen und den Erfolg dieser Aktionen eindeutig zu bewerten.

c) Ergebnisse der Auswertung von RRU in den Ländern Niedersachsen, Baden-Württemberg und im Saarland

Die Kriegs- und Nachkriegsverhältnisse führten in Deutschland zu einem erheblichen Anstieg der Erkrankungen und Sterbefälle an Tuberkulose. Die Entwicklung machte besondere Maßnahmen erforderlich, die sich nicht nur auf die Behandlung der Tuberkulose, sondern in besonderem Umfange auf die Prophylaxe und die Erfassung der Kranken erstreckten. Auf Veranlassung der WHO wurde mit dänischer und schwedischer Hilfe die BCG-Schutzimpfung von Hunderttausenden von Schulkindern und Jugendlichen durchgeführt. Außerdem wurde durch Kontrollratgesetz die bisher auf ansteckungsfähige Tuberkulosen beschränkte Meldepflicht auf alle Formen von Tuberkulose und auf Verdachtsfälle ausgedehnt. Dieser Maßnahme konnte ein rascher Erfolg jedoch nur dann beschieden sein, wenn die Erfassung der Tuberkulösen nicht dem Zufall überlassen blieb, sondern durch eine konzentrierte Suche gesteuert wurde. Das epidemieartige Auftreten der Tuberkulose in der Nachkriegszeit veranlaßte deshalb einige Bundesländer, die Ermittlung der unbekannten

Tuberkulösen durch systematische Röntgenreihenuntersuchungen der gesamten Einwohner dieser Länder auf gesetzlicher Basis anzuordnen.

In folgenden sechs Bundesländern wurden Gesetze erlassen:

Hamburg	22.10.46
Schleswig-Holstein	10. 6.47
Baden-Württemberg	21. 1.48 und 19.10.53
Bremen	2. 3.48
Niedersachsen	27. 9.48
Bayern	6. 7.53

Hamburg und Bremen beschränkten sich trotz der Gesetze auf gezielte Aufnahmen, während in den anderen vier Ländern obligatorische Untersuchungen der gesamten Bevölkerung – zunächst z.T. ab 2, z.T. ab 6 Jahre, seit einigen Jahren vorwiegend ab 14 Jahre – vorgenommen werden. Die Länder Nordrhein-Westfalen, Hessen, Rheinland-Pfalz und West-Berlin führen freiwillige Untersuchungen durch.

Seit Kriegsende sind in der Bundesrepublik ca.55 Millionen Röntgenschirmbildaufnahmen im Rahmen der freiwilligen und obligatorischen Aktionen gemacht worden, durch welche – nachdem im Mittel etwa 15 unbekannte aktive Tuberkulosen unter 10000 Aufnahmen entdeckt werden – ca. 82000 inapperzepte Tuberkulosen ermittelt werden konnten, darunter schätzungsweise 30000 Offentuberkulose. Die Zahl der ausfindig gemachten bisher nicht bekannten Personen mit inaktiver Lungentuberkulose, von denen erfahrungsgemäß innerhalb eines Jahres 2% eine Reaktivierung erleiden, dürfte mindestens 200000 – 250000 betragen. Wenn auch zweifellos ein Teil der durch RRU festgestellten Tuberkulösen früher oder später – mehr oder weniger zufällig – bekannt geworden wäre, so schmälert dies keineswegs die Bedeutung der RRU, da ein späteres Bekanntwerden beinahe ausnahmslos mit einem ungünstigeren oder weiter verschlechterten Befund identisch ist, durch welchen die Heilungs- oder Überlebungsaussichten verringert werden.

Es ist naheliegend, eine so umfangreiche Maßnahme wie die RRU hinsichtlich ihrer Bedeutung nach dem Erfolg zu bewerten. Weiterhin muß man bestrebt sein, ein Optimum an Leistung zu erzielen. Dies setzt aber eine genaue Kenntnis der erzielten Ergebnisse voraus. Da die mit der Durchführung der RRU beauftragten Schirmbildstellen personell und materiell – bis auf Bayern – nicht in der Lage waren, darüber exaktere Angaben zu machen als sie z.B. in Tab. 29 wiedergegeben sind, andererseits aber die Notwendigkeit bestand, einer kritisch gewordenen Öffentlichkeit konkrete Erfolgsstatistiken zur Verfügung zu stellen, entschloß sich das DZK, die zahlenmäßige Auswertug einer gewissen Zahl von Untersuchungsergebnissen zu finanzieren. Es wurden dafür die Länder *Niedersachsen* und *Baden-Württemberg* mit obligatorischen, das *Saarland* mit freiwilligen Untersuchungen ausgewählt. Außerdem konnten die Ergebnisse der bayerischen Röntgenschirmbilduntersuchungen herangezogen werden, die insofern von besonderer Bedeutung sind, als in diesem Land eine exakte Statistik über die Altersgliederung und Geschlechtsgliederung sowohl der Teilnehmer als auch der Befunde seit Beginn der Aktion geführt wird.

Obwohl es besonders interessant gewesen wäre, sämtliche Unterlagen der RRU in *Niedersachsen* auszuwerten, um einen Überblick über die Entwicklung seit dem Jahre 1950 zu erhalten, mußte mit Rücksicht auf die Kosten eine Beschränkung auf die Jahre 1957 und 1958 erfolgen. Im Jahre 1957 sind 1370638, im Jahre 1958 1316605 Aufnahmen gemacht worden, die in vollem Umfang ausgewertet wurden.

Die Beteiligung der verschiedenen Altersgruppen an den RRU beträgt zwischen 5 und 65 Jahren ziemlich einheitlich 21 – 23%. Oberhalb 65 J. sinkt der Anteil langsam ab und beläuft sich bei den über 70jährigen auf noch 18%. Von den älteren Leuten haben danach um etwa ein Fünftel weniger teilgenommen als von den Angehörigen der jüngeren und mittleren Altersklassen. Hinsichtlich der Beteiligung der Frauen ist festzustellen, daß oberhalb 80 J. nur ungefähr 35% der Teilnehmer auf das weibliche Geschlecht entfallen, obwohl der Anteil der Frauen bei den über 80 jährigen rund 56% ausmacht.

Über die Ergebnisse der RRU in Niedersachsen in den Jahren 1957 und 1958, in welchen gleichzeitig der 2. und 3. Durchgang liefen, informieren die Angaben in Tab. 30.

Es wurden i. J. 1957 323 unbekannte offene Tuberkulosen entdeckt = 2,4 a. 10000 Aufnahmen, und zwar 224 bei den Männern (=3,5) und 99 bei den Frauen (=1,4). Die Zahl der festgestellten aktiven geschlossenen Tuberkulosen beläuft sich auf 1160 = 8,4 a. 10000 Aufnahmen. Bei dieser Tuberkuloseform ist der Unterschied zwischen den Geschlechtern bedeutend geringer. Außerdem wurden 2764 unbekannte inaktive Tuberkulosen ermittelt = 20,2 a. 10000 Aufnahmen (s. Abb. 66).

Im Jahre 1958 sind bei annähernd gleicher Beteiligung 436 offene (3,3 auf 10000 Aufnahmen), 1156 aktive geschlossene (8,8 auf 10000 A.) und 2717 inaktiver Lungentuberkulosen (20,6 auf 10000 A.) ausfindig gemacht worden. Die Zahl der Offentuberkulösen lag im Jahr 1958 somit um 35% höher als im Jahr 1957, die sonstigen Ergebnisse blieben etwa gleich.

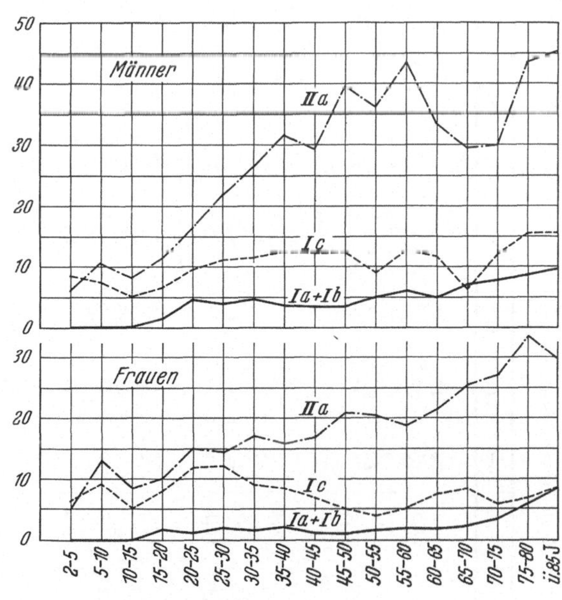

Abb. 66. Durch RRU entdeckte unbekannte Tuberkulosen in Niedersachsen i.J. 1957 a. je 10000 Aufnahmen.

Unterhalb 15 J. sind so gut wie keine offenen Tuberkulosen festgestellt worden. Zwischen 20 und 65 Jahren wurden im Mittel 4 unbekannte Fälle bei den Männern und etwa 2 bei den Frauen gefunden. Oberhalb 65 J. steigt die Zahl der durch RRU ermittelten unbekannten Tuberkulosen an und erreicht das Maximum in der Altersgruppe der über 80jährigen, und zwar sowohl bei den Männern als auch bei den Frauen. Dieses Ergebnis steht im Gegensatz zu der bekannten Altersgliederung der Neuzugänge und des Bestandes, wobei Maximalwerte auf die Altersgruppen um 60 – 65 Jahre entfallen, während die Morbidität oberhalb 65 Jahre absinkt. Es wurde mehrfach darauf hingewiesen, daß dieser Verlauf kaum der tatsächlichen Situation entsprechen dürfte – die Ergebnisse der RRU bestätigen diese Auffassung.

Tabelle 30. *Ergebnisse der RRU in Niedersachsen in den Jahren 1957 und 1958, nur unbekannte Fälle, absolut und auf je 10 000 Aufnahmen*

	2–5	5–10	10–15	15–20	20–25	25–30	30–35	35–40	40–45	45–50	50–55	55–60	60–65	65–70	70–75	75–80	ü. 80 J.	insges.
Männer 1957																		
Ia + Ib abs.	–	1	1	10	24	17	19	13	11	16	24	24	15	18	15	10	6	224
a. 10000 Aufn.	–	0,2	0,2	1,5	4,5	3,8	4,7	3,6	3,3	3,4	5,0	5,9	4,7	7,0	7,7	8,5	9,4	3,5
Ic abs.	23	44	28	45	50	50	47	44	41	58	43	52	37	16	23	18	10	627
a. 10000 Aufn.	8,3	7,4	5,2	6,5	9,4	11,0	11,5	12,3	12,2	12,3	8,8	12,3	11,6	6,2	11,8	15,4	15,6	9,6
IIa abs.	17	63	43	78	86	99	107	112	98	186	175	183	107	76	58	51	29	1568
a. 10000 Aufn.	6,1	10,6	8,1	11,3	16,2	21,9	26,2	31,4	29,1	39,3	36,3	43,3	33,5	29,7	29,9	43,6	45,4	24,1
Frauen 1957																		
Ia + Ib abs.	–	–	–	9	5	8	7	10	5	5	8	9	7	7	8	7	4	99
a. 10000 Aufn.	–	–	–	1,4	1,0	1,8	1,4	2,0	1,1	0,8	1,5	1,8	1,7	2,1	3,5	5,9	8,5	1,4
Ic abs.	16	50	26	51	60	53	46	41	31	29	21	26	31	27	13	8	4	533
a. 10000 Aufn.	6,0	9,1	5,1	7,9	11,7	11,9	8,9	8,3	6,8	4,8	3,8	5,2	7,3	8,2	5,7	6,7	8,5	7,4
IIa abs.	13	70	42	65	76	65	88	78	77	126	113	94	90	83	62	40	14	1196
a. 10000 Aufn.	4,9	12,8	8,3	10,1	14,8	14,6	17,0	15,8	16,8	20,8	20,5	18,9	21,3	25,3	27,0	33,5	29,9	16,7
Männer und Frauen 1957																		
Ia + Ib abs.	–	1	1	19	29	25	26	23	16	21	32	33	22	25	23	17	10	323
a. 10000 Aufn.	–	0,1	0,1	1,4	2,8	2,8	2,8	2,7	2,0	2,0	3,0	3,7	3,0	4,3	5,4	7,2	9,0	2,4
Ic abs.	39	94	54	96	110	103	93	85	72	87	64	78	68	43	36	26	14	1160
a. 10000 Aufn.	7,1	8,2	5,2	7,2	10,5	11,5	10,0	10,0	9,1	8,1	6,2	8,5	9,1	7,4	8,5	11,0	12,6	8,4
IIa abs.	30	133	85	143	162	164	195	190	175	312	288	277	197	159	120	91	43	2764
a. 10000 Aufn.	5,5	11,6	8,2	10,8	15,5	18,3	21,0	22,4	22,0	29,0	27,8	30,1	26,5	27,2	28,3	38,5	38,8	20,2
Männer 1958																		
Ia + Ib abs.	1	1	1	9	16	13	21	14	16	22	36	33	34	19	29	17	7	289
a. 10000 Aufn.	0,3	0,2	0,2	1,5	3,6	3,3	5,5	4,2	5,6	5,3	8,4	8,4	11,5	7,7	15,8	14,6	11,1	4,8
Ic abs.	51	56	41	56	47	38	36	33	26	49	57	49	38	37	22	13	6	655
a. 10000 Aufn.	14,0	9,5	7,9	9,1	10,5	9,6	9,5	9,9	9,0	11,9	13,3	12,5	12,7	15,0	12,0	11,2	9,5	10,8
IIa abs.	32	58	46	87	80	88	87	98	90	156	168	154	124	78	58	40	24	1468
a. 10000 Aufn.	8,8	9,8	8,9	14,1	17,8	22,2	22,9	29,3	31,2	37,8	39,2	39,3	41,4	31,7	31,7	34,4	38,1	24,1
Frauen 1958																		
Ia + Ib abs.	–	2	1	17	6	12	22	14	7	9	5	11	11	11	14	3	2	147
a. 10000 Aufn.	–	0,4	0,2	2,8	1,2	2,7	4,4	2,7	1,6	1,5	1,0	2,3	2,7	3,5	6,5	2,5	4,0	2,2
Ic abs.	39	42	31	59	50	48	50	36	20	26	32	17	16	21	9	4	1	501
a. 10000 Aufn.	11,4	7,5	6,3	9,7	10,2	11,0	9,9	6,9	4,6	4,5	6,0	3,6	3,9	6,6	4,2	3,4	2,0	7,1
IIa abs.	30	57	38	65	87	96	95	92	97	118	110	103	91	75	51	34	10	1249
a. 10000 Aufn.	8,7	10,2	7,6	10,7	17,7	21,9	18,9	17,8	22,3	20,3	20,8	21,8	22,2	23,5	23,8	28,7	19,9	17,6
Männer und Frauen 1958																		
Ia + Ib abs.	1	3	2	26	22	25	43	28	23	31	41	44	45	30	43	20	9	436
a. 10000 Aufn.	0,1	0,3	0,2	2,1	2,3	3,0	4,9	3,3	3,2	3,1	4,3	5,1	6,3	5,3	10,8	8,5	8,0	3,3
Ic abs.	90	98	72	115	97	86	86	69	46	75	89	66	54	58	31	17	7	1156
a. 10000 Aufn.	12,7	8,5	7,1	9,3	10,3	10,3	9,7	8,1	6,4	7,6	9,3	7,6	7,6	10,3	7,8	7,2	6,2	8,8
IIa abs.	62	115	84	152	167	184	182	190	187	274	278	257	215	153	109	74	34	2717
a. 10000 Aufn.	8,8	10,0	8,3	12,4	17,7	22,0	20.6	22,3	25,8	27,6	29,0	29,7	30,3	27,1	27,4	31,6	30,1	20,6

Bei den Ic-Fällen findet sich unter den Neuzugängen und beim Bestand ein auf die Altersklassen der Kinder entfallendes hohes Maximum, das bei den RRU nicht in Erscheinung tritt. Auch bei den Ic-Fällen wird der Höchstwert bei den Männern im höchsten Alter erreicht, während er bei den Frauen die Altersklasse der 20 – 30jährigen betrifft. Merkwürdigerweise liegen bei den Frauen von über 80 Jahren die ermittelten offenen und geschlossenen Tuberkulosen gleich hoch – dies mag jedoch durch die relativ geringe Beteiligung dieser Altersklassen verursacht sein.

Im Gegensatz zu dem Verlauf der Kurven der Ia + Ib- und der Ic-Fälle steigt die Altersgliederung der ausfindig gemachten inaktiven Lungentuberkulosen wesentlich steiler an und zeigt damit, daß in den mittleren – und besonders in den höheren – Altersgruppen noch recht zahlreiche unbekannte Fälle vorhanden sind, deren Entdeckung schon wegen der erhöhten Gefahr einer Reaktivierung wichtig ist. Die Unterbrechung der Kurve der IIa-Fälle bei den Männern zwischen 55 – 60 und 75 – 80 J. dürfte auf Zufall beruhen.

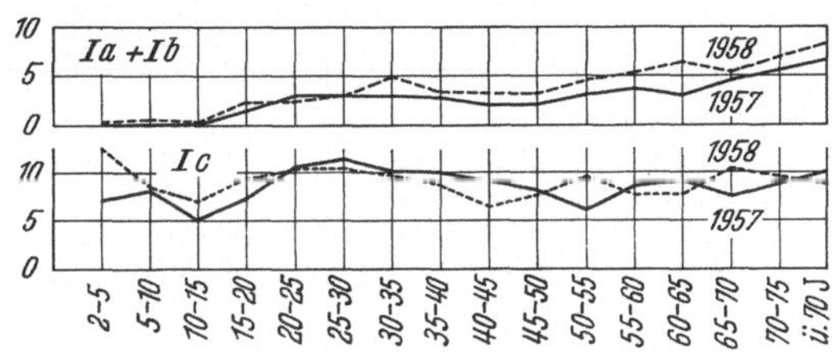

Abb. 67. Durch RRU entdeckte unbekannte Tuberkulosen in Niedersachsen in den Jahren 1957 und 1958 auf je 10 000 Aufnahmen (M + F).

In Abb. 67 sind die Ergebnisse in den Jahren 1957 und 1958 zusammengestellt. Es zeigt sich, daß die Zunahme an offenen Tuberkulosen fast alle Altersgruppen betrifft, während bei den Ic-Fällen nur unterhalb 20 J. eine größere Zahl an Tuberkulosen entdeckt werden konnte. Worauf die Unterschiede bei den Ia + Ib-Fällen in den Jahren 1957 und 1958 zurückzuführen sind, ist ohne spezielle Untersuchungen nicht festzustellen. Es sei auch darauf hingewiesen, daß die erfaßten Bezirke wechseln, und außerdem besteht die Möglichkeit, daß eventuell die Zeitspanne zwischen den einzelnen Durchgängen etwas variiert. Die Resultate müssen aber verschieden sein, wenn in einem Gebiet eine Wiederholung der RRU nach 3 Jahren, in einem anderen nach 4 Jahren erfolgt. Außerdem spielen subjektive Momente infolge Personaländerungen eine Rolle.

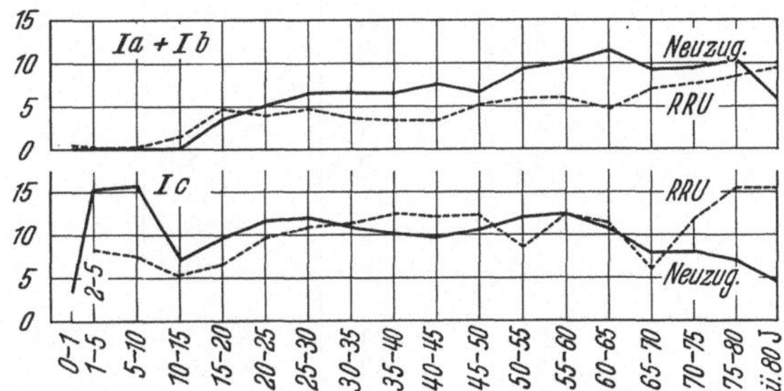

Abb. 68. Neuzugänge an Ia + Ib- und an Ic-Fällen der Männer in Niedersachsen und durch RRU ermittelte unbekannte Tuberkulosen i. J. 1957 auf je 10000 M. bzw. Aufnahmen.

In Abb. 68 sind die Neuzugänge an Ia-Ic-Fällen und die Ergebnisse der RRU dargestellt. Es zeigt sich, daß die Neuzugänge fast in allen Altersklassen höher sind als die Zahl der durch RRU ermittelten Befunde. Auch diese Diskrepanz ist nicht ohne weiteres zu klären. Naturgemäß ist zu erwarten, daß durch RRU höhere Ergebnisse erzielt werden als sie in den Neuzugängen zum Ausdruck kommen. Dies gilt besonders beim 1. und vielleicht 2. Durchgang. Es ist aber zu bedenken, daß die durch RRU entdeckten Erkrankungen bereits in den Neuzugängen enthalten sind und daß diese sich außerdem aus Ersterkrankungen, Wiedererkrankungen und aus Zuzügen zusammensetzen, während die Befunde der RRU in diesem Sinn vorwiegend Ersterkrankungen darstellen. Hinzu kommt noch, daß in Niedersachsen die Nachuntersuchungen zum Teil in den Fürsorgestellen durchgeführt und die Ergebnisse der betreffenden Schirmbildstelle nicht in allen Fällen zurückgemeldet worden sind. Unter diesen Umständen sind die Angaben, die sich in Niedersachsen aus der Auswertung der RRU ergeben, nur als Teilergebnisse anzusehen. Vergleiche zwischen den Resultaten der 3 Schirmbildstellen deuten darauf hin, daß die tatsächlichen Ergebnisse nicht unwesentlich höher liegen.

Tabelle 31. *Ergebnisse der Röntgenschirmbilduntersuchungen in Niedersachsen*

	1952	1953	1954	1955	1956	1957	1958	1959	1960	1952–1960
Ausgewertete Aufn.	1494042	1591375	1503357	1539219	1501620	1462460	1459960	1280037	1083856	12915926
verdächtig befunden	77240	86200	66572	46652	40358	47500	46579	60443	65877	537421
in % der Aufnahmen	5,2	5,4	4,4	3,0	2,7	3,2	3,2	4,7	6,1	4,2
zur Nachuntersuchung erschienen	84756	77451	54755	47414	44326	33325	85736	99113	26712[1]	–
in % der Aufnahmen	5,7	4,8	3,6	3,1	2,9	2,3	5,9	7,7	–	–
ermittelte Ia–Ic-Fälle	6514	5298	4141	3284	2740	2027	2223	2338	2076	30641
davon unbekannt	5161	3926	3199	2265	1840	1416	1546	1717	1713	22783
auf 10000 Aufn.	34,5	24,6	21,3	14,7	12,3	9,7	10,6	13,4	15,9	17,6
erm. überwachungsbed. IIa-Fälle	15277	12403	11551	12837	11169	6305	7158	7257	5340	89297
davon unbekannt	11835	9026	7554	6668	4859	2137	2169	2522	2250	49020
auf 10000 Aufn.	79,4	56,6	50,3	43,3	32,3	14,7	14,8	19,7	20,8	38,0
heilstättenbedürftige Tuberkulosen	2157	1815	1597	1310	928	757	807	828	885	11084
auf 10000 Aufn.	14,5	11,4	10,6	8,5	6,2	5,2	5,5	6,5	8,2	8,6
Neuzugänge Ia–Ic	16220	14000	11971	19550	9222	8578	7774	7249	6793	92357
auf 10000 Einw.	24,3	21,1	18,2	16,1	14,1	13,2	12,0	11,1	10,4	ca. 15,5

[1]) Nachuntersuchungen bei Fertigstellung des Berichts wahrscheinlich noch nicht abgeschlossen.

Neben den von den 3 Schirmbildstellen des Niedersächsischen Vereins zur Bekämpfung der Tuberkulose durchgeführten RRU werden solche u.a. auch von der Stadt Hannover vorgenommen. Über das Ergebnis aller RRU in Niedersachsen wird in dem Bericht „Die Tuberkulose in Niedersachsen i.J. 1960" Auskunft gegeben. Die entsprechenden Angaben sind in Tab. 31 zusammengefaßt.

In den Jahren 1952 bis 1960 sind im Rahmen der RRU-Aktion in Niedersachsen rund 12,9 Millionen Personen erfaßt worden. Das Maximum der Teilnehmer fällt auf das Jahr 1953 mit 1,59 Millionen. Dann sinken die Teilnehmerzahlen ab bis auf 1083856 i.J. 1960. Welche Gründe zu dieser Einschränkung um 32% innerhalb von 7 Jahren geführt haben, ist nicht bekannt, nachdem schon seit Jahren die Aktion nur die über 14jährigen berücksichtigt. Die Zahl der – nach Erstauswertung – verdächtigen Personen hat sich von rund 86000 i.J. 1953 auf rund 40000 i.J. 1956 verringert und ist von da an – trotz weiterer Abnahme der Teilnehmerzahl – auf fast 66000 (6,1% der Aufnahmen) angestiegen. Eine ähnliche Entwicklung zeigt sich bei der Zahl der zur Nachuntersuchung erschienenen Personen, die von ca. 85000 i. J. 1952 bis auf 33000 i. J. 1957 absinkt, um im Jahre 1959 über 99000 zu erreichen.

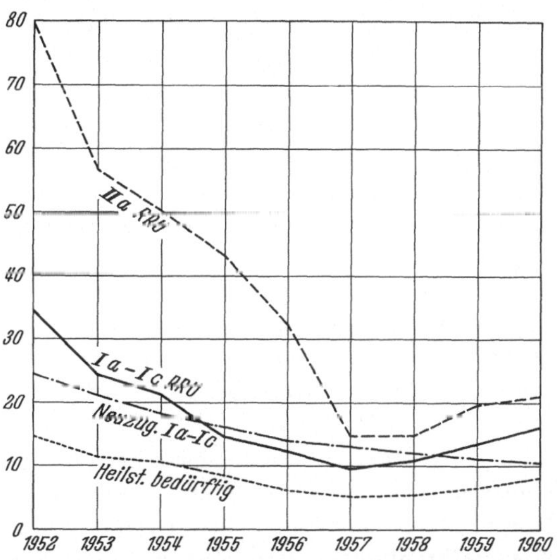

Abb. 69. Durch RRU in Niedersachsen ermittelte unbekannte Ia - Ic, IIa- und Heilstätten-Fälle, sowie Neuzugänge an aktiver Lungentuberkulose a. 10000 Aufnahmen bzw. Einwohner 1952 - 1960.

Die Zahl der ermittelten Tuberkulösen hat seit 1952 von 6514 auf 2076 i. J. 1960 abgenommen, die der *unbekannten* aktiven Tuberkulosen hat sich in diesem Zeitraum von 5161 auf 1713 verringert. Insgesamt sind in diesen 9 Jahren durch die RRU in Niedersachsen 22783 vorher unbekannte Tuberkulöse ausfindig gemacht worden. Darunter dürften sich ca. 5500 – 6000 Offentuberkulöse befunden haben. Nach Tab. 31 und Abb. 69 sinkt die Zahl der unbekannten Fälle stetig bis zum Jahre 1957 ab und liegt zwischen 1955 und 1958 niedriger als die Neuzugänge. Von diesem Zeitpunkt an erfolgt eine Zunahme der unbekannten Befunde bis zum Jahre 1960 um 64%, während die Zahl der Neuzugänge laufend weiter abnimmt. Obwohl i. J. 1960 um rund 380000 Personen weniger an der RRU teilgenommen haben als i. J. 1957, ist der Anteil der unbekannten Tuberkulosen an allen Neuzugängen in diesen 3 Jahren von 16,5% auf 25,3% angestiegen. Damit liegen die Ergebnisse der RRU i. J. 1960 höher als i. J. 1955. Der starke Abfall von 1952 bis 1955 ist wohl darauf zurückzuführen, daß zunächst relativ viele Kinder ab 2 Jahre durch die RRU erfaßt worden sind, wobei eine Überbewertung deren Befunde erfolgt ist. Dieses Phänomen wurde seinerzeit in allen Bundesländern beobachtet. Die Annahme wird bestätigt durch die Tatsache, daß i.J. 1952 nur 33,1% aller festgestellten Tuberkulösen als heilstättenbedürftig beurteilt wurden, während es sich i.J. 1960 um 42,8 % gehandelt hat. Reduziert man die Ergebnisse von 1952/53/54 entsprechend, dann ergibt sich hinsichtlich der Zahl der bedeutungsvollen Befunde mindestens seit 1953 keine wesentliche Änderung.

Während die sich über eine längere Zeitspanne erstreckenden Durchgänge nicht verhindern können, daß immer wieder Neuinfektionen und Neuerkrankungen erfolgen, konnte durch die RRU die Zahl der unbekannten inaktiven Tuberkulosen in Niedersachsen beträchtlich gesenkt werden. Diese ist von 79,4 a. 100000 Aufnahmen i. J. 1952 auf 14,7 i. J. 1957 zurückgegangen, um dann allerdings einen neuen Aufstieg bis auf 20,8 i. J. 1960 zu erfahren. Es ist demnach wahrscheinlich gelungen, die große Masse der alten inaktiven Tuberkulosen ausfindig zu machen, die zu einem relativ hohen Prozentsatz reaktivieren. Bei den in den letzten Jahren ermittelten IIa-Fällen dürfte es sich überwiegend um solche handeln, die nach stumm verlaufenem aktivem Prozeß in der jüngeren Vergangenheit inaktiv geworden sind. Erfahrungsgemäß erleiden jährlich etwa 2 % der den Fürsorgestellen bekannten Personen mit inaktiver Lungentuberkulose eine Verschlechterung. Bei den unbekannten Fällen – und besonders bei älteren Personen mit inaktiver Lungentuberkulose – dürfte die Verschlechterungsquote nicht unwesentlich höher sein. Durch ihre Entdeckung im Rahmen der Schirmbildaktion sind danach zweifellos sehr zahlreiche Menschen von der Entwicklung einer aktiven Lungentuberkulose bewahrt worden – ganz abgesehen von jenen, die durch diese wieder erkrankten und zum Teil ansteckungsfähig gewordenen Personen infiziert und eventuell erkrankt wären.

Aus Abb. 68 und Abb.69 ist zu ersehen, daß ab 1958 eine Steigerung der Ergebnisse der RRU erfolgt ist. Welche Ursachen zu dieser Entwicklung geführt haben, kann im Rahmen dieses Berichts nicht erörtert werden. Sie dürften jedoch nicht epidemiologischer Art sein.

Im Jahre 1960 sind in Niedersachsen 6793 Neuzugänge an Lungentuberkulosen registriert worden. Von diesen entfallen 5716 auf die Altersgruppen von über 15 Jahren. Davon sind ca. 4500 Ersterkrankungen, bei dem Rest handelt es sich um Wiedererkrankungen und Zuzüge. In den Ersterkrankungen sind 1713 durch RRU ermittelte Personen enthalten. Ohne diese verringert sich die Zahl der Ersterkrankungen auf rund 2800. In der Annahme, daß etwa 30 % der durch RRU entdeckten Personen auch ohne diese zur Kenntnis der Fürsorgestellen gelangt wären, ergibt sich eine Zahl von etwa 3400 Ersterkrankungen an Lungentuberkulosen. Durch die RRU wurden i.J. 1960 in Niedersachsen rund 1,089 Millionen Einwohner von über 14 J. erfaßt. Wäre es möglich gewesen, die gesamte Bevölkerung oberhalb dieser Altersklasse der RRU zuzuführen, dann wären wahrscheinlich etwa 8000 Erkrankungen an Tuberkulose ausfindig gemacht worden. Von diesen sind jedoch nach den voraufgehenden Überlegungen i.J. 1960 nur 3400=42,5 % registriert worden, oder, da auf 5,1 Millionen über 14 J. alte Personen 3400 Erkrankungsfälle kamen, entfallen auf 1,089 Millionen ca. 725. Die RRU haben bei einer Bevölkerung von diesem Umfang jedoch 1713 Tuberkulosen ermittelt. Wenn ohne eine planmäßige Suche nach unbekannten Tuberkulösen nur etwa 40 % der tatsächlichen Erkrankungen gemeldet werden und der Rest vorerst – und zum Teil gänzlich – unbekannt bleibt, dann ergibt sich daraus die Folgerung, sich für die Durchführung obligatorischer RRU und deren Wiederholung mindestens alle 2 Jahre einzusetzen.

Aus organisatorischen Gründen war es nicht möglich, die in *Baden-Württemberg* vorliegenden Ergebnisse der RRU für einige Jahre vollständig auszuwerten. Das für die Auswertung zur Verfügung stehende Material setzt sich aus den Befunden zusammen, die im Rahmen der RRU-Aktion in 22 Kreisen in allen vier Regierungsbezirken während der Jahre 1954 – 1958 erhoben worden sind.

Die aus den einzelnen Jahren stammenden Unterlagen sind an der Gesamtzahl der jeweils durchgeführten RRU folgendermaßen beteiligt:

1954 :	11 820	Aufnahmen =	2,4 %	der	Gesamtzahl
1955 :	358 714	" =	33,3 %	"	"
1956 :	775 901	" =	55,1 %	"	"
1957 :	595 290	" =	51,1 %	"	"
1958 :	182 666	" =	14,3 %	"	"

Von einer Darstellung der Auswertungsergebnisse des Jahres 1954 muß mit Rücksicht auf die niedrige Zahl Abstand genommen werden.

Im Gegensatz zu Niedersachsen erfolgt in Baden-Württemberg die Auswertung der Filme durch *Doppellesung*. Die auf Grund verdächtiger Befunde erforderliche Nachuntersuchung wird von den Schirmbildärzten – Fachärzten für Lungenkrankheiten – vorgenommen. Die wiedergegebenen Ergebnisse der RRU beruhen auf dem Resultat der Nachuntersuchung.

Die Beteiligung an den Aktionen lag im allgemeinen zwischen 85 und 95 %. Über das Ausmaß der an Hand der ausgewerteten Unterlagen ermittelten unbekannten Fälle von aktiver und inaktiver Tuberkulose unterrichtet Tab. 32.

Tabelle 32. *Durch RRU in Baden-Württemberg entdeckte vorher unbekannte aktive und inaktive Lungentuberkulosen in den Jahren 1955 – 1958 auf je 10 000 Aufnahmen*

		1955	1956	1957	1958
Ia + Ib	M	6,4	6,6	5,6	7,7
	F	3,3	3,0	2,8	3,0
	ges.	4,7	4,7	4,1	5,2
Ic	M	21,8	21,5	16,0	19,1
	F	18,9	13,7	12,7	14,0
	ges.	20,3	18,7	14,2	16,4
IIa	M	71,9	86,2	91,1	92,3
	F	58,0	68,9	80,5	74,1
	ges.	64,6	77,2	85,6	82,6

Die in Tab. 32 wiedergegebenen Zahlenwerte lassen sich kurz folgendermaßen zusammenfassen: Die Zahl der ermittelten Offentuberkulösen hat sich kaum verändert, die nichtansteckenden Lungentuberkulosen haben leicht abgenommen, die inaktiven Fälle sind – wenn man von 1955 absieht – etwas angestiegen.

Die Unterlagen stammen – wie bereits gesagt – aus 22 verschiedenen Kreisen, die zum Teil in dem einen, zum Teil im folgenden Jahre bearbeitet worden sind, und die – besonders in Südwürttemberg – erstmalig an einer RRU teilgenommen haben. Unter diesen Umständen ist es verständlich, daß keine bemerkenswerten Unterschiede festzustellen sind. Außerdem wurden die Aktionen von mehreren Röntgenzügen durchgeführt, so daß subjektive Faktoren zur Auswirkung kommen. Es ist

Tabelle 33. *Ergebnisse einer Auswertung von RRU in Baden-Württemberg in den Jahren 1955 – 1958, nur unbekannte Fälle, absolut und auf je 10 000 Aufnahmen*

	–10	10–15	15–20	20–25	25–30	30–35	35–40	40–45	45–50	50–55	55–60	60–65	65–70	ü. 70 J.	Gesamt
							Männer 1955								
Ia + Ib absolut	–	–	9	9	8	7	6	10	11	11	10	8	5	14	108
a. 10 000 Aufn.	–	–	4,7	5,9	5,4	5,6	6,8	8,1	8,2	8,6	9,9	11,7	8,0	15,0	6,4
Ic absolut	28	16	27	36	42	37	21	26	29	30	34	17	10	15	368
a. 10 000 Aufn.	27,4	10,0	14,0	23,3	28,2	29,9	23,8	21,1	21,7	23,3	33,6	22,8	16,0	16,1	21,8
IIa absolut	39	68	55	50	83	101	50	88	118	143	138	85	93	100	1 211
a. 10 000 Aufn.	38,2	42,5	28,6	32,4	55,8	81,6	56,8	71,5	88,2	111,4	136,7	119,0	149,0	107,0	71,9
							Frauen 1955								
Ia + Ib absolut	–	–	8	3	4	8	1	5	5	7	3	5	4	9	62
a. 10 000 Aufn.	–	–	4,2	2,0	2,6	5,0	0,8	3,1	3,0	4,9	2,5	4,9	5,1	8,7	3,3
Ic absolut	22	11	44	36	56	41	20	20	17	28	19	20	11	14	359
a. 10 000 Aufn.	22,7	7,1	23,1	24,5	37,0	25,5	16,3	12,3	10,3	19,6	15,6	19,5	14,0	13,5	18,9
IIa absolut	36	59	53	42	51	96	54	109	99	112	101	114	77	100	1 103
a. 10 000 Aufn.	37,1	38,0	27,8	28,5	33,7	59,8	44,0	67,1	60,0	78,6	82,8	112,5	98,1	96,3	58,0
							Männer und Frauen 1955								
Ia + Ib absolut	–	–	17	12	12	15	7	15	16	18	13	13	9	23	170
a. 10 000 Aufn.	–	–	4,4	4,0	4,0	5,3	3,3	5,3	5,3	6,6	5,8	7,4	6,4	11,7	4,7
Ic absolut	50	27	71	72	98	78	41	46	46	58	53	37	21	29	727
a. 10 000 Aufn.	25,1	8,7	18,5	23,9	32,7	27,3	19,4	15,1	15,4	21,4	23,8	20,9	14,9	14,7	20,3
IIa absolut	75	127	108	92	134	197	104	197	217	255	239	199	170	200	2 314
a. 10 000 Aufn.	37,6	40,5	28,2	30,6	44,7	69,2	49,2	69,0	72,4	93,0	107,1	112,6	120,6	101,4	64,6
							Männer 1956								
Ia + Ib absolut	1	3	12	15	20	17	12	17	24	28	19	21	16	38	243
a. 10 000 Aufn.	0,5	0,9	2,8	4,6	6,3	6,3	5,7	7,1	8,2	9,9	8,2	12,3	12,2	15,8	6,6
Ic absolut	37	28	48	68	82	63	61	58	95	77	65	38	30	37	787
a. 10 000 Aufn.	16,8	8,6	11,1	20,7	25,7	23,4	28,9	24,2	32,4	27,0	27,8	22,2	22,8	18,3	21,5
IIa absolut	126	173	210	111	201	215	189	213	256	337	320	242	203	365	3 161
a. 10 000 Aufn.	57,4	52,9	48,7	33,8	63,1	80,1	89,5	89,0	87,3	118,0	136,9	141,2	154,4	181,5	86,2
							Frauen 1956								
Ia + Ib absolut	–	2	14	13	7	11	9	7	11	6	11	10	5	17	123
a. 10 000 Aufn.	–	0,7	3,7	4,4	2,3	3,3	3,1	2,1	2,9	1,8	3,9	4,2	2,8	7,1	3,0
Ic absolut	20	34	57	73	70	71	45	51	58	50	37	39	26	31	662
a. 10 000 Aufn.	9,1	11,1	14,9	24,5	23,2	21,3	15,5	15,6	15,5	15,0	13,2	16,5	14,8	13,0	13,7
IIa absolut	91	111	123	102	125	206	195	215	286	296	258	283	218	312	2 821
a. 10 000 Aufn.	41,5	36,2	31,8	34,2	41,4	62,4	68,6	65,6	76,3	89,5	91,7	119,5	123,7	130,3	68,9
							Männer und Frauen 1956								
Ia + Ib absolut	1	5	26	28	27	28	21	24	35	34	30	31	21	55	366
a. 10 000 Aufn.	0,2	0,8	3,2	4,5	4,4	4,7	4,2	4,2	5,3	5,5	5,8	7,6	6,6	12,5	4,7
Ic absolut	57	62	105	141	152	134	106	109	153	127	102	77	56	68	1 449
a. 10 000 Aufn.	13,0	9,8	12,9	22,5	24,5	22,2	21,2	19,2	22,9	20,5	19,8	18,8	18,2	15,8	18,7
IIa absolut	217	284	333	213	326	421	384	428	542	633	578	525	421	677	5 982
a. 10 000 Aufn.	49,6	44,8	41,0	34,0	52,5	69,9	76,8	75,3	81,3	102,2	112,5	128,5	136,8	153,8	77,2

Männer 1957															
Ia + Ib absolut	–	1	8	13	14	14	10	8	16	19	15	13	12	15	158
a. 10 000 Aufn.	–	0,4	2,3	5,0	5,9	6,8	5,8	5,2	7,5	8,5	7,7	9,2	11,2	8,8	5,6
Ic absolut	11	14	35	44	42	36	33	19	36	46	47	31	27	26	447
a. 10 000 Aufn.	7,2	6,2	10,0	17,1	17,8	17,4	10,0	12,4	16,8	20,7	24,0	21,9	25,2	15,4	16,0
IIa absolut	94	105	152	129	116	164	133	139	228	248	272	211	185	381	2 557
a. 10 000 Aufn.	61,7	46,5	43,6	50,1	49,2	79,1	75,8	90,9	106,2	111,4	138,7	148,8	173,1	225,1	91,1
Frauen 1957															
Ia + Ib absolut	1	1	11	5	5	6	3	2	10	3	6	9	7	13	87
a. 10 000 Aufn.	0,7	0,5	3,6	2,0	2,3	2,5	3,4	1,0	3,6	1,1	2,6	4,6	4,7	6,3	2,8
Ic absolut	11	15	36	32	39	52	35	27	33	35	24	25	16	22	401
a. 10 000 Aufn.	7,7	6,9	11,9	13,1	17,7	21,4	15,1	12,8	11,8	12,6	10,3	12,7	10,7	10,6	12,7
IIa absolut	106	116	124	102	120	148	163	166	228	233	243	210	211	358	2533
a. 10 000 Aufn.	73,8	53,2	40,9	41,8	54,5	62,0	70,5	78,9	81,6	88,7	104,2	107,1	140,2	173,0	80,5
Männer und Frauen 1957															
Ia + Ib absolut	1	2	19	18	19	20	13	10	26	22	21	22	19	28	245
a. 10 000 Aufn.	0,3	0,5	2,9	3,6	4,2	4,5	4,4	2,7	5,3	4,5	4,9	6,5	7,4	7,4	4,1
Ic absolut	22	29	71	76	81	88	69	46	69	79	71	56	43	48	848
a. 10 000 Aufn.	7,4	6,5	10,8	15,0	17,8	19,6	15,9	12,6	14,0	16,3	16,5	16,6	16,7	12,7	14,2
IIa absolut	200	221	276	231	236	312	301	305	456	481	515	421	396	739	5 090
a. 10 000 Aufn.	67,7	49,8	42,2	46,1	51,7	69,4	73,1	83,9	92,3	99,2	120,0	124,4	153,8	195,8	85,6
Männer 1958															
Ia + Ib absolut	–	–	2	3	9	5	1	3	6	9	11	4	5	7	65
a. 10 000 Aufn.	–	–	2,0	3,2	11,4	7,2	1,7	7,0	8,9	12,4	17,3	8,8	15,0	10,8	7,7
Ic absolut	–	2	13	20	20	17	14	8	8	12	19	6	11	12	162
a. 10 000 Aufn.	–	3,1	13,1	21,3	25,4	24,3	23,9	13,7	11,9	16,5	30,1	13,2	33,0	21,6	19,1
IIa absolut	–	15	30	42	34	64	62	30	78	80	86	65	65	131	782
a. 10 000 Aufn.	–	23,2	30,0	44,8	43,2	91,5	105,7	70,3	116,2	109,7	136,0	143,3	195,2	236,1	92,3
Frauen 1958															
Ia + Ib absolut	–	–	6	2	2	1	3	–	2	1	4	1	1	6	29
a. 10 000 Aufn.	–	–	6,0	2,2	2,7	1,2	3,5	–	2,1	1,1	5,3	1,6	2,1	8,8	3,0
Ic absolut	–	1	12	14	17	16	17	5	9	9	8	7	8	13	137
a. 10 000 Aufn.	–	1,6	12,0	15,6	22,9	19,7	19,8	9,9	9,6	10,0	10,6	11,3	16,8	19,1	14,0
IIa absolut	–	14	21	39	41	45	46	54	78	83	78	64	58	105	726
a. 10 000 Aufn.	–	23,0	21,0	43,4	55,3	55,5	53,6	89,2	83,4	92,1	103,0	103,4	121,6	154,0	74,1
Männer und Frauen 1958															
Ia + Ib absolut	–	–	8	5	11	6	4	3	8	10	15	5	6	13	94
a. 10 000 Aufn.	–	–	4,2	2,7	7,2	4,0	2,8	2,9	5,0	6,1	10,8	4,7	7,4	10,5	5,2
Ic absolut	–	3	25	34	37	33	31	14	17	21	27	13	19	25	299
a. 10 000 Aufn.	–	2,4	13,2	18,5	24,2	21,8	21,5	13,6	10,6	12,9	19,4	12,1	23,4	20,2	16,4
IIa absolut	–	29	51	81	75	109	108	84	156	163	164	129	123	236	1 508
a. 10 000 Aufn.	–	23,2	26,8	44,1	49,1	72,2	74,8	81,3	97,0	100,0	118,0	120,1	151,8	190,8	82,6

möglich, daß darauf das Ansteigen der IIa-Fälle zurückzuführen ist, während ein Rückgang der Ic-Fälle parallel läuft. Die Summe der Ic- und der IIa-Fälle liegt zwischen 95 und 99 auf 10000 Aufnahmen und weist damit geringere Abweichungen auf als die einzelne dieser beiden Gruppen. Möglicherweise sind in den Ic-Fällen zum Teil IIa-Fälle enthalten und umgekehrt. Dies ist schon deshalb leicht möglich, weil die Übergänge fließend sind und eine exakte Diagnose erst an Hand genauerer Beobachtung erfolgen kann als dies bei einer Nachuntersuchung möglich ist.

In Tab. 33 sind die Zahlenergebnisse für die Jahre 1955 – 1958 zusammengestellt, die zum Teil in den Abb. 70 – 72 wiedergegeben werden.

Nach Abb. 70 zeigt sich bei den Ia+Ib-Fällen der Männer eine ab etwa 15 J. beginnende stetige Steigerung der Befunde bis zur Altersgruppe der über 70jährigen. Größere Unterschiede treten in den Jahren 1955 – 1957 nicht auf. Der etwas unruhigere Kurvenverlauf im Jahre 1958 beruht auf den relativ kleinen Zahlen.

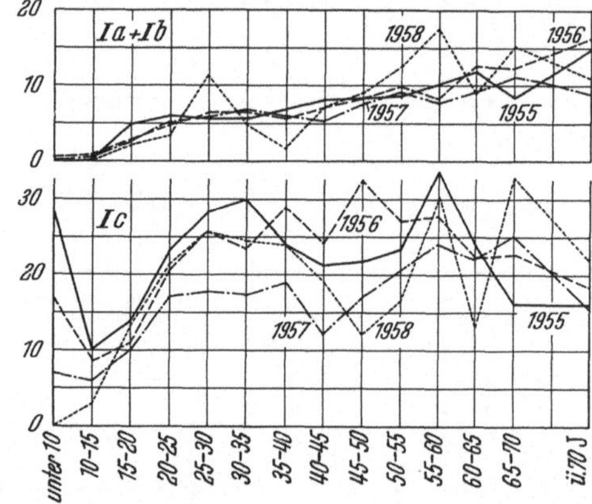

Abb. 70. Durch RRU entdeckte bisher unbekannte Tuberkulosen der Männer in Baden-Württemberg in den Jahren 1955 - 1958 auf je 10000 Aufnahmen.

Bei den Ic-Fällen sind in den Altersklassen zwischen 25 und über 70 Jahren im Mittel etwa 20 unbekannte Tuberkulosen auf je 10000 Aufnahmen gefunden worden. Die Angaben für die einzelnen Jahre pendeln um diesen Mittelwert. Die Zahl der unter 10 J. alten Kinder mit nichtansteckender Lungentuberkulose ist von 27,5 i.J. 1955 auf 0 i.J. 1958 zurückgegangen, weil die RRU ab 1958 diese Jahrgänge nicht mehr erfaßt haben.

In Abb. 71 sind die vorher unbekannten Fälle von inaktiver Lungentuberkulose der Männer dargestellt. Sieht man von den durch geringere Teilnehmerzahl in den niedrigsten und höchsten Altersklassen – und i.J. 1958 – verursachten Schwankungen im Kurvenverlauf ab, dann läßt sich eine mit dem Alter parallel laufende Zunahme der Zahl der inaktiven Tuberkulosen feststellen. Danach sind in den Altersklassen der über 70jährigen über 2% bisher unbekannte inaktive Tuberkulosen ausfindig gemacht worden. Da aber diese Altersklassen prozentual am niedrigsten – bezogen auf die jeweilige Altersgruppe der

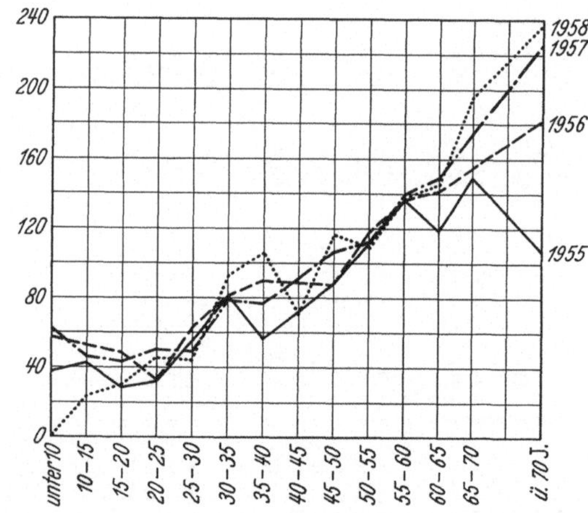

Abb. 71. Durch RRU entdeckte bisher unbekannte inaktive Tuberkulosen der Männer in Baden-Württemberg in den Jahren 1955 - 1958 auf je 10000 Aufn.

Bevölkerung – beteiligt sind und erfahrungsgemäß gerade die Personen den Untersuchungen fernbleiben, bei welchen ein begründeter Verdacht auf eine Erkrankung an Tuberkulose besteht, dürfte die tatsächliche Zahl an solchen Befunden bei den über 70jährigen bestimmt höher einzuschätzen sein. Die hohe Rückfallquote und die vermutlich nicht geringe Zahl an unbekannten offenen Tuberkulosen, die bei diesem Personenkreis zu erwarten ist, dürfte auch schärfere Maßnahmen zur Erfassung der über 70jährigen rechtfertigen als sie bisher üblich sind.

Bei den Frauen, die in Baden-Württemberg durch RRU erfaßt worden sind, ist die Entwicklung der Tuberkulose in den Jahren 1955 – 1958 in ähnlicher Weise verlaufen wie bei den Männern. Mit Rücksicht auf die Notwendigkeit, den vorstehenden Bericht umfangmäßig zu beschränken, wird auf eine ausführliche Analyse und zeichnerische Darstellung der Verhältnisse verzichtet, die im wesentlichen der in Abb. 72 für das Jahr 1958 wiedergegebenen Situation entsprechen.

Bei den Ia + Ib- und Ic-Fällen ergeben sich die aus der Alters- und Geschlechtsgliederung der Neuzugänge und des Bestandes bekannten Unterschiede. Bei den IIa-Fällen zeigt sich ein im Charakter der Kurven ähnlicher Verlauf wie bei den Männern mit der für das weibliche Geschlecht typischen niedrigeren Morbidität.

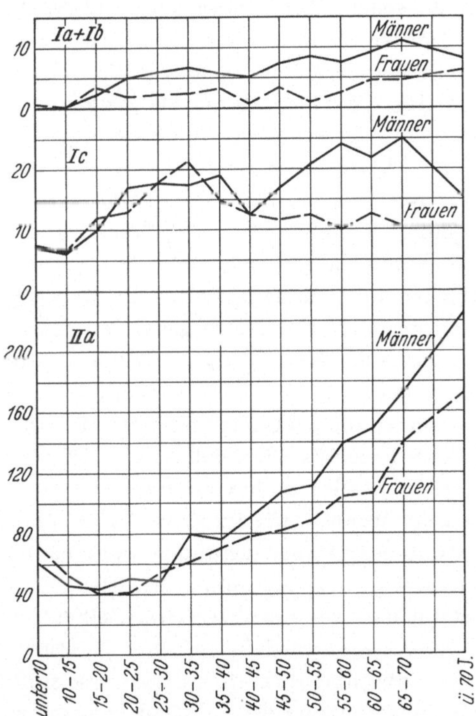

Abb. 72. Durch RRU entdeckte bisher unbekannte ansteckende (Ia + Ib), nichtansteckende (Ic) und inaktive (IIa) Lungentuberkulosen der Männer und Frauen in Baden-Württemberg i.J. 1958 auf je 10 000 Aufnahmen.

In der Zeit von Juni 1957 bis Anfang Dezember 1959 erfolgte in Stuttgart eine RRU als 2. Nachkriegsdurchgang. Ein Schlußbericht wurde vom Regierungspräsidium Nordwürttemberg zur Verfügung gestellt. Danach sind 485 858 Einwohner der Stadt Stuttgart erfaßt worden = 88,8 %. Eine Alters- und Geschlechtsgliederung der Teilnehmer liegt nicht vor; diese dürfte bei dem Ausmaß der Beteiligung ungefähr der Gliederung der Teilnehmer an den sonstigen obligatorischen RRU im Lande Baden-Württemberg entsprechen. Eine Zusammenstellung der Befunde der beiden Durchgänge 1948/50 und 1957/59 veranschaulicht Tab. 34.

Am 1. Durchgang waren die Personen ab 6 Jahre, am 2. Durchgang nur die über 10jährigen beteiligt. Bis etwa 1949 lag die Zahl der Fälle mit geschlossener Tuberkulose der Kinder in allen Ländern der Bundesrepublik außerordentlich hoch. Zu einem erheblichen Prozentsatz wurden solche Diagnosen aus prophylaktischen Gründen gestellt, um den meist schlecht ernährten Kindern eine angemessene Verpflegung zu verschaffen. Es muß daher angenommen werden, daß die ungewöhnlich hohe Zahl an im 1. Durchgang ermittelten unbekannten Ic-Fällen stark überhöht ist.

Tabelle 34. *Durch RRU ermittelte unbekannte Tuberkulosen in Stuttgart im 1. Durchgang 1948/50 und im 2. Durchgang 1957/59 absolut und auf je 10000 Aufnahmen*

	1. Durchgang 1948/50		2. Durchgang 1957/59	
	absolut	auf 10000 Aufn.	absolut	auf 10000 Aufn.
Ia + Ib	159	4	223	5
Ic	1210	32	608	14
Ia – Ic	1369	36	831	19
IIa	2073	54	1856	41
Ia – IIa	3442	90	2687	60

Dafür spricht auch, daß nach allgemeinen Erfahrungen der Prozentsatz der offenen Tuberkulosen viel höher ist als jene 11% (159 von 1369), welche sich für 1948/50 ergeben. Nachdem die Zahl der unbekannten offenen Tuberkulosen im 2. Durchgang höher ist als 1948/50, die Wahrscheinlichkeit der Verschlechterung einer geschlossenen Tuberkulose wegen der Verbesserung der Therapie aber 1957/59 niedriger war als in den Nachkriegsjahren 1948/50, muß damit gerechnet werden, daß das Gesamtergebnis an aktiven Tuberkulosen bei Erwachsenen, welches nach Tab. 34 i.J. 1957/59 niedriger ist als 1948/50, in Wirklichkeit nicht nur nicht kleiner, sondern mindestens unverändert ist. Auch dieses Resultat bestätigt die Feststellung, daß RRU, die in einem Abstand von mehr als 2 Jahren nach einem früheren Durchgang durchgeführt werden, im Ergebnis keine Besserung der Lage aufzuweisen haben.

Eine Altersgliederung der Neuzugänge wird in Baden-Württemberg nicht vorgenommen. Da die vorliegende Auswertung nur einen Teil der tätsächlich durchgeführten RRU umfaßt, muß sich der Vergleich zwischen den Ergebnissen der RRU und der Zahl der Neuzugänge auf folgende Angaben beschränken: Im Jahre 1958 betragen die Neuzugänge in Baden-Württemberg auf je 10000 Einwohner 3,3 Ia + Ib-Fälle und 10,0 Ic-Fälle (einschl. der durch RRU ermittelten Personen). Nach Tab. 34 fanden die RRU dagegen unter 10000 Aufnahmen 5,2 Ia + Ib- und 16,4 Ic-Fälle. Dieses Ergebnis zeigt, daß ohne RRU auch in Baden-Württemberg ein größerer Teil der vorhandenen Erkrankungsfälle zunächst oder überhaupt unbekannt bleiben würde. Wenn – wie im Jahre 1958 – noch fast 22 unbekannte Tuberkulosen unter 10000 Aufnahmen gefunden werden, bedeuten obligatorische RRU nicht nur ein Hilfsmittel der Erfassung, sie stellen bei dieser hohen Zahl eine unerläßliche Maßnahme dar, wenn in absehbarer Zeit entscheidende Erfolge erzielt werden sollen.

Im *Saarland* werden seit 1951 Röntgenschirmbilduntersuchungen auf freiwilliger Basis durchgeführt. Ihre Ergebnisse sind für die Jahre 1951 bis 1960 mit finanzieller Unterstützung des DZK ausgewertet worden.

Der Personenkreis der Untersuchten setzt sich aus geschlossenen (Betriebe, Schulen, katastermäßig erfaßte Bevölkerungsteile) und freiwilligen Gruppen zusammen. Etwa die Hälfte der Betriebsuntersuchten gehört Großbetrieben von über 1000 Mann Belegschaft an. Bei diesen Betrieben handelte es sich nach einem Bericht von Dr. Herwig i.J. 1958 zum Teil um den 4., zum Teil um den 8. Durchgang seit 1951. Für kleinere Betriebe gelten ähnliche Verhältnisse. Der Personenkreis der Betriebsangehörigen ist – mindestens bis zur Angliederung an die Bundesrepublik – als ziemlich konstant anzusehen.

Von den Untersuchungen Schulpflichtiger entfällt der größte Teil auf Höhere Schulen und Berufsschulen, die zweckmäßigerweise jährlich durch RRU erfaßt werden. Aus Gründen des Strahlenschutzes wird im Saarland auf die RRU von ca.

200000 Jugendlichen unter 14 Jahren verzichtet. Diese werden durch intensive Schulfürsorge: Moro-Einreibung, anschließende RRU der Moro-Positiven, Erholungsverschickung mit vorheriger Röntgenuntersuchung, Röntgenuntersuchung der Entlassungsjahrgänge usw. so vollständig erfaßt, daß aktive Erkrankungen an Tuberkulose rechtzeitig erkannt werden.

Die ärztliche Auswertung der RRU, die in *Doppellesung* erfolgt, liegt seit 1952 in den gleichen Händen. Die bei einem Durchgang ermittelten befundverdächtigen Aufnahmen wurden mit solchen voraufgegangener Durchgänge verglichen, so daß die Diagnose der Aktivität bzw. Inaktivität mit ziemlicher Sicherheit gestellt werden kann. Die Nachuntersuchungen beschränken sich auf die tatsächlich erstmals festgestellten Befunde bzw. nachgewiesenen Verschlechterungen. Bei einer großen Zahl lange bekannter inaktiver Tuberkulöser genügt die jährliche RRU als Überwachung, wodurch die Tuberkulosefürsorgestellen entlastet werden.

Hinsichtlich der Kontrollbedürftigkeit der IIa-Fälle wird ein strenger Maßstab angelegt. Bei den laufend erfolgenden Betriebsuntersuchungen wird bei vielen IIa-Fällen auf eine Meldung an die Fürsorgestellen zur zusätzlichen Überwachung verzichtet.

Über die Zahl der in den Jahren 1951 – 1960 durchgeführten RRU und den Anteil an diesen unterrichtet Tab. 35.

Da durch die RRU im wesentlichen nur die über 14jährigen erfaßt wurden und die Altersklassen zwischen 5 und 14 Jahren nur vereinzelt daran beteiligt sind, ergibt sich eine im Mittel um ein Fünftel höhere Beteiligung als nach Tab. 35 für die Gesamtbevölkerung errechnet wurde. Es zeigt sich bis zum Jahre 1955 – mit Ausnahme von 1954 – eine steigende Zunahme bis auf 13,82% (bezogen nur auf die über 14jährigen von etwa 16,7%). Von diesem Jahre an verringert sich die Zahl der Teilnehmer und beläuft sich i. J. 1960 auf nur noch 8,24%.

Der Anteil der einzelnen Altersklassen der Männer und Frauen an den RRU in den Jahren 1955 und 1959 ist aus Abb. 73 zu ersehen.

Zwischen 15 und 60 Jahren sind i. J. 1955 20 – 25% aller in diesem Alter lebenden Männer beteiligt. Im Jahre 1959 haben nur noch 15% der 20 – 50 und 12% der 50 – 60jährigen an den RRU teilgenommen, dagegen ist die Beteiligung der 15 – 20jährigen von 24% auf 31% gestiegen. Oberhalb 60 Jahre läßt das Interesse an den RRU stark nach und damit gerade in den Altersklassen mit erfahrungsgemäß hoher Tuberkulosemorbidität.

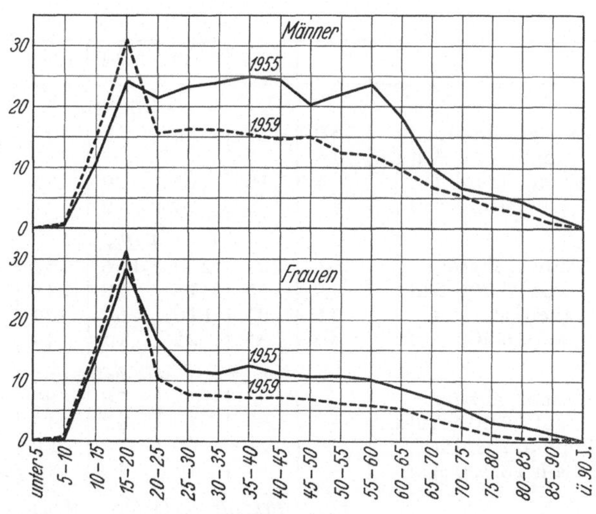

Abb. 73. Anteil der RRU-Teilnehmer im Saarland an der Bevölkerung in den Jahren 1955 und 1959.

Nach Tab. 35 hat der Anteil der Frauen an den von

Tabelle 35. *Anzahl der im Saarland in den Jahren 1951 – 1960 durchgeführten RRU, Prozentsatz der RRU an der Bevölkerung und Anteil der Frauen*

Jahr	Zahl der Aufnahmen	in % der Gesamtbevölkerung	Anteil der Frauen an den RRU in %
1951	70661	4,26	8,7
1952	87628	9,05	27,9
1953	122295	12,50	36,3
1954	102199	10,35	41,9
1955	137706	13,82	40,8
1956	124865	12,42	45,0
1957	120452	11,82	42,1
1958	99974	9,61	34,5
1959	103800	9,98	40,6
1960	85477	8,24	37,8

den RRU erfaßten Personen von 1951 bis 1956 eine Steigerung von zunächst nur 8,7% auf 45% erfahren. Bis zum Jahre 1960 ist dieser auf 37,8% zurückgegangen. Der grundsätzlich geringere Anteil der Frauen beruht darauf, daß sich das Personal der in die RRU einbezogenen Betriebe vorwiegend aus männlichen Arbeitnehmern zusammensetzt. Der von 1956 bis 1960 festzustellende Rückgang des Anteils der Frauen dürfte auf Abnahme der Teilnehmerzahl der nichtbeschäftigten Frauen zurückzuführen sein, da das Geschlechtsverhältnis der Berufstätigen – und damit der in Betrieben erfaßten RRU-Teilnehmer – konstant geblieben sein dürfte.

Über die Ergebnisse der durch die RRU ermittelten unbekannten Tuberkulösen gibt Tab. 36 Auskunft.

Bei den Männern hat sich die Zahl der entdeckten Ia + Ib-Fälle von 5 i. J. 1952 (die geringen Teilnehmerzahlen i. J. 1951 gestatten keine verbindlichen Folgerungen)

Tabelle 36. *Ergebnisse der RRU im Saarland 1951 – 1960, nur unbekannte Fälle, absolut und auf je 10000 Aufnahmen*

	1951	1952	1953	1954	1955	1956	1957	1958	1959	1960
Ia + Ib-Fälle										
Männer, absolut	50	33	38	28	41	35	29	27	26	15
auf 10000 Aufn.	13	5	5	5	5	5	4	4	4	3
Frauen, absolut	4	10	13	9	15	9	10	7	4	3
auf 10000 Aufn.	11	4	3	2	3	2	2	2	1	1
Ic-Fälle										
Männer, absolut	293	221	216	166	153	118	135	119	168	62
auf 10000 Aufn.	79	35	28	28	19	17	19	18	27	12
Frauen, absolut	15	85	110	64	81	109	76	42	49	28
auf 10000 Aufn.	43	35	25	15	14	19	15	12	12	9
IIa-Fälle										
Männer, absolut	–	–	133	98	89	88	80	34	87	160
auf 10000 Aufn.	–	–	17	17	11	13	11	5	14	30
Frauen, absolut	–	–	69	47	60	71	51	17	23	54
auf 10000 Aufn.	–	–	16	11	11	13	10	5	6	17
Heilstättenfälle – absolut – Männer + Frauen										
Ia + Ib	38	41	54	25	36	37	23	27	19	6
Ic	37	136	127	81	106	59	43	52	47	28

auf 3 a. 10000 Aufn. i.J. 1960 verringert; bei den Frauen ist eine Abnahme auf 1 je 10000 Aufn. erfolgt.

Die Zahl der Ic-Fälle der Männer ist von 1952 bis 1955 von 35 auf 19 je 10000 Aufn. gesunken und hält sich dann bis zum Jahre 1958 konstant; dem erheblichen Anstieg von 1958 auf 1959 folgt von 1959 bis 1960 ein starker Abfall. Bei den Frauen ist die Entwicklung etwas gleichmäßiger verlaufen, aber auch bei diesen zeigt sich ein deutlicher Abfall der Befundzahlen. Auffallend ist die im Verhältnis zu den festgestellten ansteckungsfähigen Tuberkulosen hohe Zahl von nichtansteckenden Lungentuberkulosen, die zum Teil 8 — 12 mal so groß ist wie die an Ia+Ib-Fällen. Insgesamt wurden von 1951 bis 1960 406 unbekannte Ia + Ib-Fälle und 2310 Ic-Fälle ermittelt. An der Gesamtzahl dieser unbekannten Befunde von 2716 sind somit die offenen Tuberkulosen mit rund 25% beteiligt. Dagegen beträgt der Anteil der Ia + Ib-Fälle an den Ia — Ic-Fällen bei den Neuzugängen, die z.B. i.J. 1959 gemeldet worden sind, rund 32% und liegt damit über zweimal so hoch. Da an der Exaktheit der Auswertung und dem Ergebnis der Nachuntersuchung nicht gezweifelt werden kann, ergibt sich die Wahrscheinlichkeit, daß eine relativ große Zahl von unbekannten Offentuberkulösen — wohl vornehmlich in den höheren, nur wenig erfaßten Altersklassen — immer wieder Neuinfektionen und Neuerkrankungen verursacht, die aber durch die sich praktisch jährlich wiederholenden Durchgänge fast derselben Betriebe und Personen entdeckt werden, bevor sie in dem sonst zu beobachtenden Ausmaß ansteckungsfähig werden. Die Annahme, daß die relativ hohe Beteiligung der Kinder und Jugendlichen an den RRU, die im Verhältnis zu den Ic-Fällen nur wenige offene Tuberkulosen aufzuweisen haben, ursächlich zu diesem Phänomen beiträgt, entspricht nicht den Tatsachen, da diese Unterschiede überwiegend die mittleren und höheren Altersklassen betreffen, wie sich aus der Auswertung ergibt.

Nach Tab. 36 wurden bei den RRU wenig unbekannte IIa-Fälle gefunden. Diese sind in allen Jahren und bei beiden Geschlechtern grundsätzlich niedriger als die Zahl der geschlossenen Tuberkulosen. Es ist auch zu erwarten, daß bei sich jährlich wiederholenden RRU einer sich in der Zusammensetzung nur wenig verändernden Bevölkerungsgruppe sehr rasch die vorhandenen inaktiven Fälle absinken werden und keinen „Nachschub" erfahren, da die neuen Tuberkulosen ausfindig gemacht werden, bevor sie inaktiv geworden sind. Dann müßte aber in den ersten Durchgängen eine hohe Zahl solcher Fälle bekannt werden. Das ist nach Tab. 38 jedoch nicht der Fall; schon i.J. 1953 sind bedeutend weniger IIa-Fälle festgestellt worden als Ic-Fälle.

Im Zeitraum von 1951 bis 1960 wurden bei den RRU 306 Ia + Ib- und 716 Ic-Fälle als heilstättenbedürftig ermittelt, das sind rund 75% aller Ia + Ib- und 31% aller Ic-Fälle, bzw. fast 38% aller neu entdeckten Tuberkulosen.

Auf die Altersgliederung der Ergebnisse soll hier nicht näher eingegangen werden, da die relativ kleinen Teilnehmerzahlen der einzelnen Altersgruppen keine verbindlichen Folgerungen gestatten. Die Unterlagen können jedoch auf Wunsch zur Verfügung gestellt werden.

Die Ergebnisse der RRU im Saarland beweisen, daß auch durch freiwillige Aktionen ein Beitrag zur Ermittlung der unbekannten Tuberkulosekranken geleistet werden kann; da aber gerade die höheren Altersklassen mit zweifellos zahlreichen inapperzepten Tuberkulosen solchen Aktionen größtenteils fernbleiben, werden derartige Maßnahmen im Rahmen der Bemühungen um die Ausrottung der Tuberkulose

Tabelle 37. *Ergebnisse der Röntgenreihenuntersuchungen in Bayern in den Jahren 1954–1960, nur unbekannte Fälle, absolut und auf je 10 000 Aufnahmen*

	Jahr	Zahl	Ia+Ib	auf 10 000	Ic	auf 10 000	IIa	auf 10 000	beantragte Heilverfahren					
									Ia+Ib	in %	Ic	in %	Ia–Ic	in %
1. Durchgang	1954	184 320	122	6,6	349	18,9	1 564	85,3	–	–	–	–	255	54,2
	1955	767 242	699	9,1	1 901	24,8	6 477	84,4	–	–	–	–	1 368	52,6
	1956	960 455	920	9,6	2 094	21,8	8 004	83,4	–	–	–	–	1 544	51,3
	1957	979 660	754	7,7	1 710	17,5	7 937	81,0	601	79,7	752	43,9	1 353	54,9
	1958	1 125 638	874	7,8	2 039	18,1	9 795	87,0	628	72,0	791	38,8	1 419	48,7
	1959	871 034	809	9,3	1 776	20,4	9 178	105,3	688	85,1	608	34,3	1 296	50,2
	1960	445 399	272	6,1	669	15,0	3 938	88,3	244	89,8	271	40,5	515	54,8
	1954/60	5 333 748	4 450	8,4	10 538	19,7	46 893	87,9	–	–	–	–	7 750	51,7
2. Durchgang	1959	234 801	136	5,8	449	19,2	1 426	60,8	110	80,8	143	31,8	253	43,3
	1960	638 131	358	5,6	1 024	16,1	4 907	77,0	315	88,0	362	35,4	677	49,1
	1959/60	872 932	494	5,7	1 473	16,9	6 333	72,7	425	86,0	505	34,3	930	47,2

Tabelle 38. *Ergebnisse der Röntgenreihenuntersuchungen in den bayerischen Regierungsbezirken beim 1. Durchgang von 1954 – 1960, nur unbekannte Fälle, absolut und auf je 10 000 Aufnahmen*

Regierungsbezirk	Teilnehmer	Bevölkerung am 30.6.60	Teiln. in % der Bevölk.	Ia +Ib	auf 10 000	Ic	auf 10 000	IIa	auf 10 000	beantr. Heilverfahren		Ia+Ib-Fälle in % von Ia – Ic
										absolut	in % der Ia-Ic-Fälle	
Oberbayern	1 265 711	2 735 026	46,3	831	6,6	2 532	20,1	11 942	94,4	1 632	48,6	35,2
Niederbayern . . .	428 468	960 496	44,7	465	10,9	827	19,3	4 198	97,9	567	44,0	35,9
Oberpfalz	658 942	877 496	75,1	864	13,1	1 886	28,6	5 874	89,3	1 170	42,6	31,4
Oberfranken	750 458	1 074 402	74,5	768	10,3	1 821	24,3	7 882	105,2	1 536	59,4	29,7
Mittelfranken	635 269	1 357 325	46,8	440	6,9	1 488	23,4	5 618	88,2	1 043	54,2	23,8
Unterfranken. . . .	844 451	1 076 982	83,8	439	5,2	1 047	12,4	4 151	49,2	971	65,5	29,6
Schwaben	750 449	1 346 685	55,8	643	8,6	937	12,5	7 228	96,3	831	52,7	40,7
Bayern	5 333 748	9 428 412	56,6	4 450	8,4	10 538	19,7	46 893	87,9	7 750	51,7	29,7

keine entscheidende Bedeutung haben. Wenn systematisch RRU auf gesetzlicher Basis nicht durchführbar sind, müssen Wege ausfindig gemacht werden, den Personenkreis der besonders tuberkulose-verdächtigen Personen — die höheren Altersklassen — in weitaus stärkerem Maße zu erfassen als es mit den bisher üblichen Methoden möglich ist.

Von *Bayern* liegen bis zum Jahre 1959 die Ergebnisse der RRU nach Alter und Geschlecht gegliedert vor. Für das Jahr 1960 wurden nur die Gesamtzahlen der Teilnehmer — jedoch nicht für die einzelnen Altersklassen — in „Die Tuberkulose in Bayern im Jahre 1960" veröffentlicht, so daß eine Analyse der Ergebnisse nicht möglich ist. Diese wäre deshalb von Wert, weil im Jahre 1960 über 60 000 Einwohner im 2. Durchgang erfaßt worden sind, so daß sich Vergleiche gegenüber dem 1. Durchgang hätten anstellen lassen. Nachdem diese Unterlagen nicht vorliegen, müssen sich die folgenden Zahlenangaben auf das vorhandene Zahlenmaterial beschränken.

Nach Tab. 37 sind in Bayern im 1. Durchgang 5 333 748 verwertbare Rö.-Aufnahmen gemacht worden. Es sei darauf hingewiesen, daß sich die Angaben für 1954 nur auf das 2. Halbjahr beziehen, weil aus dem 1. Halbjahr 1954 keine Befundsergebnisse vorliegen. In dieser Zeit sind insgesamt 4 450 früher unbekannte offene Tuberkulosen ermittelt worden = 8,4 auf 10 000 Aufnahmen. Die Zahl der festgestellten geschlossenen Tuberkulosen beläuft sich auf 10 538 = 19,7 auf 10 000 Aufnahmen. Außerdem wurden 46 893 inaktive Lungentuberkulosen ausfindig gemacht = 87,9 auf 10 000 Aufnahmen. In 7 750 Fällen ist ein Heilverfahren beantragt worden, d.h. in 51,7 % aller vorher unbekannten Erkrankungen an Tuberkulose. Nach Tab. 37 liegen die Ergebnisse in den einzelnen Jahren hinsichtlich der Offentuberkulösen zwischen 6,6 und 9,6 auf 10 000 Aufnahmen. Bei den nichtansteckenden Lungentuberkulosen schwankt die Zahl der Befunde zwischen 24,8 im Jahre 1955 und 15,0 im Jahre 1960. Bei den inaktiven Tuberkulosen ergibt sich nur im Jahre 1959 eine größere Änderung gegenüber den anderen Jahren.

Zwischen 72 und rund 90 % der Offentuberkulösen wurden für ein Heilverfahren vorgesehen. Bei den geschlossenen Tuberkulosen sind 40,5 % als Heilverfahrensfälle anzusehen.

Im Jahre 1959 hat der 2. Durchgang begonnen. Von diesem liegen bisher die Ergebnisse von 872 932 Aufnahmen vor, dabei wurden 494 offene Tuberkulosen = 5,7 auf 10 000 Aufnahmen und 1 473 geschlossene Lungentuberkulosen = 16,9 auf 10 000 Aufnahmen entdeckt. In 6 333 Fällen = 72,7 auf 10 000 wurde inaktive überwachungsbedürftige Lungentuberkulose festgestellt. 86 % der Offentuberkulösen waren für ein Heilverfahren vorgesehen und 34,3 % der 1 473 Personen mit geschlossener Lungentuberkulose. Ein Vergleich zwischen den Ergebnissen des 2. Durchganges und jenen des 1. Durchganges im Jahre 1960 zeigt eine größere Änderung nur bei den inaktiven Tuberkulosen, die zahlenmäßig stärker zurückgegangen sind. Die Änderungen bei den aktiven Lungentuberkulosen sind relativ geringfügig.

Der 1. Durchgang hat 7 Jahre in Anspruch genommen; in dieser Zeit ist die Tuberkulose rückläufig gewesen. Aus diesem Grunde kann das Ergebnis des 2. Durchganges nicht ohne weiteres mit dem 1. Durchgang verglichen werden.

In Tab. 38 sind die Ergebnisse der RRU in den verschiedenen Regierungsbezirken Bayerns zusammengestellt und mit einander verglichen. Insgesamt haben bisher

56,6% der gesamten Bevölkerung Bayerns an den RRU teilgenommen. Bezieht man die Zahl der Aufnahmen nur auf die über 14 Jahre alten Personen, die seit einigen Jahren für die RRU in Frage kommen, so ergibt sich eine Beteiligung von rund 75%. 25% der für die RRU vorgesehenen Bevölkerung sind demnach im 1. Durchgang nicht erfaßt worden. Wie Tab. 38 zeigt, liegt die Beteiligung besonders niedrig in den Bezirken Niederbayern, Oberbayern und Mittelfranken. In Unterfranken ist praktisch die gesamte Bevölkerung durch die RRU erfaßt worden. Die Ergebnisse in den einzelnen Regierungsbezirken zeichnen sich durch erhebliche Unterschiede aus. In Unterfranken wurden 5,2 offene Tuberkulosen unter 10000 Aufnahmen ermittelt, in der Oberpfalz 13,1. Dieselben Verhältnisse gelten für die geschlossenen Tuberkulosen, von welchen 12,4 in Unterfranken und 28,6 auf 10000 Aufnahmen in der Oberpfalz festgestellt werden konnten.

Auch hinsichtlich der IIa-Fälle ergeben sich in Unterfranken außergewöhnlich günstige Verhältnisse, denn dort konnten nur 49,2 unbekannte inaktive Lungentuberkulosen unter 10000 Aufnahmen ermittelt werden, während auf Oberfranken 105,2 auf 10000 Aufnahmen entfallen.

Von den durch die RRU ermittelten unbekannten Lungentuberkulösen waren 51,7% für ein Heilverfahren vorgesehen; in Unterfranken handelte es sich um 65,5%, in der Oberpfalz um nur 42,6%. Wenn in Unterfranken derartig ungewöhnlich günstige Verhältnisse gegenüber den anderen Regierungsbezirken herrschen, dann kann angenommen werden, daß diese das Ergebnis besonders intensiver Fürsorgetätigkeit sind, durch welche die Zahl der unbekannten Tuberkulösen im Rahmen von Umgebungsuntersuchungen auf ein Minimum reduziert werden konnte.

In Mittelfranken ist der Anteil der offenen Tuberkulosen an der Gesamtzahl der unbekannten Lungentuberkulosen mit 23,8% besonders niedrig, in Schwaben mit 40,7% im Verhältnis zum Mittelwert sehr hoch.
Diese Unterschiede bedürfen einer Klärung.

In den Jahren 1959 und 1960 sind in Bayern 132019 gezielte RRU vorgenommen worden. Bei diesen Untersuchungen handelt es sich um Angehörige von Betrieben oder Behörden, Lehrpersonen im Rahmen des Schulseuchenerlasses und um Beschäftigte in Lebensmittelbetrieben. Bei diesen Untersuchungen wurden 28 offene Tuberkulosen = 2,1 auf 10000 Aufnahmen und 129 geschlossene Lungentuberkulosen = 9,8 auf 10000 Aufnahmen festgestellt, ferner 697 inaktive Lungentuberkulosen = 52,7 auf 10000 Aufnahmen. Die Ergebnisse dieser gezielten RRU liegen wesentlich niedriger als die der obligatorischen RRU. Es muß, da diese Untersuchungen in kürzeren Zeitabschnitten wiederholt werden, daraus gefolgert werden, daß Aktionen, durch welche kurzfristig eine Bevölkerungsgruppe mehrmals untersucht wird, zu bedeutend günstigeren Ergebnissen führen als dies bei RRU der Fall ist, die sich in einem Durchgang über einen langen Zeitraum erstrecken. Bei den gezielten RRU sind die offenen Tuberkulosen mit nur 17,8% an der Zahl der entdeckten Fälle beteiligt, während im 1. Durchgang der obligatorischen RRU annähernd 30% der entdeckten Fälle auf offene Tuberkulose entfallen. Auch dies ist ein Beweis dafür, daß RRU, die sich in kurzer Zeit wiederholen, geeignet sind, die Tuberkulosen im Anfangsstadium zu ermitteln, bevor sie durch Verschlechterung offen geworden sind.

In Abb. 74 sind die Ergebnisse der RRU in Bayern in den Jahren 1955 und 1959 miteinander verglichen.

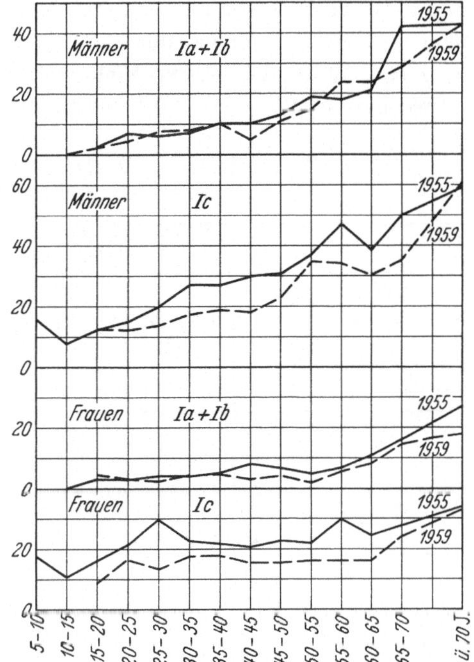

Abb. 74. Durch RRU entdeckte vorher unbekannte Tuberkulosen der Männer und Frauen in Bayern, 1955 und 1959 auf je 10000 Aufnahmen.

Die Zahl der Ia + Ib-Fälle ist bis zur Altersklasse der 40jährigen annähernd gleich geblieben. Oberhalb 40 Jahre ergibt sich im allgemeinen ein leichter Rückgang. Ein stärkeres Absinken haben die Ic-Fälle der Männer aufzuweisen, und zwar gilt dies für alle Altersklassen zwischen 20 und 70 Jahren. Oberhalb 70 Jahre ist keine Änderung erfolgt. Bei den Frauen ab 40 Jahren ist eine Abnahme der Zahl der Offentuberkulösen erfolgt, die alle Gruppen betrifft. Bei den Ic-Fällen, die unter den Frauen gefunden worden sind, ist in dem Zeitraum von 4 Jahren ein recht beträchtlicher Rückgang in allen Altersklassen eingetreten. Diese Entwicklung entspricht im großen und ganzen den Verhältnissen, die sich aus der Entwicklung der Tuberkulose in der Zeit von 1955 – 1959 ergeben und in allen anderen Bundesländern ebenfalls festzustellen sind.

An Hand der vom DZK finanzierten — teils selbst durchgeführten, teils veranlaßten — Auswertung der Ergebnisse der RRU ergibt sich ein Bild von den Möglichkeiten der RRU und den Grenzen, die diesen hinsichtlich der Erfassung gezogen sind. Es zeigt sich, daß auch bei den *obligatorischen* Aktionen ein nicht unwesentlicher Teil der Altersgruppen fernbleibt, in welchen die unbekannte Tuberkulose besonders häufig festzustellen ist. Vielfach dürfte es sich dabei um alte, kranke und gehbehinderte Personen handeln, die ohnehin nur wenig Kontakt mit der breiten Öffentlichkeit haben und deshalb nicht in dem Maße gefährdend sind wie die vielen älteren Leute, die den Aufforderungen der *freiwilligen* RRU nicht nachkommen.

Nach den Untersuchungen von ZUTZ u.a. erscheint die Vermutung gerechtfertigt, daß bei letzteren gerade diejenigen nicht zur RRU erscheinen, die selbst den Verdacht hegen, an einer Tuberkulose erkrankt zu sein und die den mit der Entdeckung zu erwartenden Maßnahmen (stationäre Behandlung, evtl. Asylierung) ebenso aus dem Wege gehen wie der Bestätigung einer eigenen Vermutung. Eine solche, das eigene Leiden vielleicht bagatellisierende, aber wenig Verantwortungsgefühl zeigende Einstellung mag zum großen Teil darauf beruhen, daß die Tuberkulose heute in weiten Kreisen nicht mehr als schwerwiegende Erkrankung gilt. Daraus läßt sich die Forderung ableiten, diese Erfahrungen, die in allen Ländern gemacht wurden, einer gesteuerten Aufklärung zugrunde zu legen. Andererseits zeigt sich, daß der den Menschen eigene Respekt vor dem Gesetz auch bei den RRU sonst vorhandene Widerstände zu brechen und dieser Maßnahme der Tuberkulosebekämpfung zu eindrucksvollen Erfolgen zu verhelfen vermag. Dies erweist sich u.a. bei den Ergebnissen der RRU in Bayern, die im vorstehenden Abschnitt mitbehandelt worden sind, obwohl deren Auswertung von den Schirmbildstellen und dem Bayerischen Statistischen Landesamt vorgenommen worden ist.

In Tab. 39 wurden zu Vergleichszwecken die Ergebnisse der RRU in vier Ländern in den Jahren 1957 und 1958 zusammengestellt.

Tabelle 39. *Auswertung der RRU 1957 und 1958, nur unbekannte Befunde, auf je 10 000 Aufnahmen der Männer und Frauen*

	2-5	5-10	10-15	15-20	20-25	25-30	30-35	35-40	40-45	45-50	50-55	55-60	60-65	65-70	ü. 70 J.	ges.
1957								Ia + Ib								
Niedersachsen	–	0,1	0,1	1,4	2,8	2,8	2,8	2,7	2,0	2,0	3,0	3,7	3,0	4,3	6,5	2,4
Bayern	–	–	1,0	2,0	3,0	5,0	4,0	5,0	5,0	7,0	10,0	11,0	16,0	18,0	27,0	8,0
Baden-Württbg.	–	0,3	0,5	2,9	3,6	4,2	4,5	4,4	2,7	5,3	4,5	4,9	6,5	7,4	7,4	4,1
Saarland	–	33,0	–	1,0	2,0	2,0	4,0	4,0	6,0	3,0	3,0	9,0	9,0	–	17,6	3,2
								Ic								
Niedersachsen	7,1	8,2	5,2	7,2	10,5	11,5	10,0	10,0	9,1	8,1	6,2	8,5	9,1	7,4	10,0	8,4
Bayern	–	10,0	7,0	9,0	15,0	15,0	18,0	16,0	13,0	17,0	21,0	19,0	26,0	28,0	38,0	17,0
Baden-Württbg.	–	7,4	6,5	10,8	15,0	17,8	19,6	16,9	12,6	14,0	16,3	16,5	16,6	16,7	12,7	14,2
Saarland	–	66,0	5,0	15,0	20,0	19,0	21,0	26,0	19,0	22,0	16,0	15,0	20,0	9,0	23,5	17,8
								IIa								
Niedersachsen	5,5	11,6	8,2	10,8	15,5	18,3	21,0	22,4	22,0	29,0	27,8	30,1	26,5	27,2	33,4	20,2
Bayern	–	30,8	22,9	18,5	27,0	38,2	57,8	60,6	57,0	95,6	114,8	142,8	158,0	156,8	205,7	80,8
Baden-Württbg.	–	67,7	49,8	42,2	46,1	51,7	69,4	73,1	83,9	92,3	99,2	120,0	124,4	153,8	195,8	85,6
Saarland	–	–	1,0	1,0	4,0	9,0	15,0	18,0	12,0	23,0	22,0	13,0	14,0	23,0	23,5	11,2
1958								Ia + Ib								
Niedersachsen	0,1	0,3	0,2	2,1	2,3	3,0	4,9	3,3	3,2	3,1	4,3	5,1	6,3	5,3	7,8	3,3
Bayern	–	–	0,5	2,1	3,7	4,2	3,6	3,3	4,1	7,6	10,8	12,7	16,4	15,9	25,3	7,8
Baden-Württbg.	–	–	–	4,2	2,7	7,2	4,0	2,8	2,9	5,0	6,1	10,8	4,7	7,4	10,5	5,2
Saarland	–	–	–	2,0	3,0	5,0	2,0	4,0	5,0	8,0	4,0	5,0	4,0	–	29,4	3,4
								Ic								
Niedersachsen	12,7	8,5	7,1	9,3	10,3	10,3	9,7	8,1	6,4	7,6	9,3	7,6	7,6	10,3	8,6	8,8
Bayern	–	7,5	6,5	9,7	12,9	14,2	14,8	18,4	13,6	16,8	20,5	25,4	26,6	32,1	34,6	18,1
Baden-Württbg.	–	–	2,4	13,2	18,5	24,2	21,8	21,5	13,6	10,6	12,9	19,4	12,1	23,4	20,2	16,4
Saarland	–	–	2,0	13,0	23,0	20,0	29,0	9,0	19,0	14,0	24,0	13,0	13,0	12,0	14,7	16,1
								IIa								
Niedersachsen	8,8	10,0	8,3	12,4	17,7	22,0	20,6	22,3	25,8	27,6	29,0	29,7	30,3	27,1	16,6	20,6
Bayern	–	24,3	26,7	24,0	27,7	34,2	56,7	68,2	58,6	91,8	120,0	143,8	169,7	185,0	225,0	98,2
Baden-Württbg.	–	–	23,2	26,8	44,1	49,1	72,2	74,8	81,3	97,0	100,0	118,0	120,1	151,8	190,8	82,6
Saarland	–	–	1,0	1,0	4,0	9,0	7,0	7,0	9,0	4,0	9,0	11,0	4,0	24,0	29,0	5,1

Zusammenfassung

(Röntgenschirmbilduntersuchungen)

In Schleswig-Holstein, Niedersachsen, Baden-Württemberg und Bayern werden – zum Teil seit über 10 Jahren – Röntgenreihenuntersuchungen (RRU) auf gesetzlicher, in den übrigen Ländern auf freiwilliger Basis durchgeführt. Im allgemeinen werden nur Personen von über 14 Jahren erfaßt.

Im Jahre 1959 sind rund 5,8 Millionen RRU gemacht worden. Dabei wurden annähernd 9 000 unbekannte aktive Lungentuberkulosen entdeckt = 16 a. 10 000 Aufnahmen. Der Anteil der offenen Tuberkulosen ist auf ca. 3 000 – 3 500 zu schätzen.

Seit Kriegsende sind ca. 55 Millionen RRU erfolgt, durch welche etwa 82 000 vorher nicht bekannte Tuberkulosen ermittelt worden sind. Die Zahl der ansteckungsfähigen

Fälle wird auf 30 000, die der inaktiven Lungentuberkulosen auf ungefähr 200 000 geschätzt.

Ein Teil der RRU in den Ländern Niedersachsen, Baden-Württemberg und im Saarland ist mit finanzieller Unterstützung des DZK ausgewertet worden. Es hat sich dabei herausgestellt, daß bei obligatorischen RRU bis etwa zum 65. Lebensjahr die Beteiligung der einzelnen Altersklassen ihrem Anteil an der Gesamtbevölkerung entspricht, oberhalb 65 J. aber rasch abnimmt. Bei freiwilligen RRU, die z. T. gezielt erfolgen, ist der Anteil der älteren Personen äußerst gering. Die Altersgliederung der entdeckten Tuberkulosen zeigt bei den gesetzlichen RRU Maximalwerte in der höchsten Altersgruppe.

Die einzelnen Durchgänge, die in Zeiträumen von ca. 4 – 7 Jahren erfolgen, weisen nur geringfügige Unterschiede in den Ergebnissen auf. Damit sind auch gesetzliche RRU, die in größeren Zeitabständen als 2 J. durchgeführt werden, wohl ein wichtiges Hilfsmittel im Kampf gegen die Tuberkulose, aber nicht geeignet, entscheidend zu ihrer Ausrottung beizutragen. Hierfür sind obligatorische RRU der gesamten Bevölkerung von über 14 J., die mindestens alle 2 Jahre zu wiederholen sind, vorzuschlagen.

Summary: Radiographic Examinations

For more than 10 years X-ray series (field) examinations (XSE) were performed obligatorily in Schleswig-Holstein, Niedersachsen, Baden-Württemberg and Bayern, in the other states voluntarily. Generally only persons over 14 years of age are examined.

In 1959 approximately 5.8 millions of XSE were made. During these examinations approximately 9 000 previously unknown active pulmonary tuberculoses were discovered or 16 in 10 000 radiographs. The proportion of cases of open tuberculosis is estimated at 3 000, to 3 500.

Since the end of the war some 55 million XSE have been made disclosing approximately 82 000 previously unknown cases of tuberculosis. The number of contagious cases was estimated at 30 000, that of the inactive lung tuberculosis at approximately 200 000.

Part of the XSE in Niedersachsen, Baden-Württemberg and in Saarland have been evaluated with the financial support of the German Central Committee (DZK). It was shown in obligatory XSE – up to the age of XSE – that the participation of the individual age groups corresponds to their proportion within the total population, above 65 years of age there is a rapid decrease. In voluntary XSE, which partially are specific, the participation of older persons is very limited. Classification as to age of the cases of tuberculosis discovered shows – in obligatory XSE – maximum values in the oldest age group.

The individual examinations which take place in intervals of approximately 4 to 7 years show only insignificant differences in their results. Obligatory XSE which are carried out in larger time intervals than 2 years are probably an important aid in the fight against tuberculosis, however, they are not sufficient to contribute decisively to its extermination. To this end obligatory XSE of the entire population over 14 years of age are suggested, which are to be repeated every 2 years.

Résumé: Examens Radioscopiques

Dans les provinces du Sleswig-Holstein, Basse-Saxe, Bade-Wurtemberg et Bavière des examens radiologiques par série („RRU") en scopie sont obligatoires depuis plus de 10 ans, dans les autres provinces de la République Fédérale ces exames sont facultatifs.

En général on n'examine que les sujets dont l'âge dépasse 14 ans.

En 1959 environ 5 800 000 examens radioscopiques généraux („RRU") ont été faits. Ils ont permis de découvrir env. 9 000 cas de tuberculose „active" inconnus, soit 16 par 10 000 sujets examinés. Dans ce chiffre la proportion des cas de tuberculose ouverte doit être estimée à 3 000 – 3 500.

Depuis la fin de la guerre environ 55 000 000 examens radioscopiques en série ont été faits. Ils ont permis de détecter env. 82 000 cas jusqu'alors ignorés.

Le nombre des cas capables d'infecter leur entourage est estimé à 30 000, celui des cas de tuberculose inactive à env. 200 000.

Une partie des examens radioscopiques en série („RRU") dans les provinces de Basse-Saxe, Bade-Wurtemberg et Sarre a pu être étudiée statistiquement grâce à l'aide financière du DZK.

Il s'est alors montré que l'examen obligatoire jusqu'à l'âge de 65 ans fait ressortir un pourcentage d'infestation correspondant à peu près à celui de chaque groupe d'âge dans le nombre total de la population mais qu'au dessus de 65 ans ce pourcentage décroît rapidement.

Dans les examens *facultatifs* en série, dans lesquels on tient – au moins en partie – compte des soupcons préalablement connus, le pourcentage des personnes âgées est extrèmement restreint.

Par contre, dans les examens en série *obligatoires,* les groupes les plus âgés de la population fournissent le pourcentage absolu le plus important.

D'un passage au suivant des services d'examen – c'est à dire après un intervalle de 4 à 7 ans, – les résultats changent peu.

Ce fait prouve que les examens obligatoires en série, faits à des intervalles dépassant 2 ans, tout en constituant un moyen important dans la lutte contre la tuberculose, ne peuvent contribuer d'une facon décisive à l'extermination du fléau.

Pour atteindre ce but il faut proposer des examens en série de toute la population âgée de plus de 14 ans au moins tous les 2 ans.

Resumen: Exploraciones radiográficas

En Schleswig – Holstein, Niedersachsen, Baden – Württemberg y Bayern es obligación, en algunos de ellos desde hace 10 años, el efectuar sistematicamente radiografías de toda la población (RRU), en los otros paises alemanes se realizan en forma voluntaria. En general se efectuan a partir de los 14 años de edad.

En el año 1959 se efectuaron alrededor de unas 5,8 millones de estas radiografías sistemáticas (RRU). Con ello se descubrieron unos 9 000 enfermos, hasta entonces desconocidos, de tuberculosis pulmonar activa: 16 enfermos por 10 000 radiografías. Tuberculosis abiertas se calcularon alrededor de 3 000 – 3 500.

Desde el final de la guerra se han efectuado 55 millones radiografías sistemáticas (RRU), con lo cual se pusieron de manifiesto unos 82 000 casos de tuberculosis hasta entonces desconocidas. El número de enfermos contagiosos se calculan en 30 000, el de tuberculosis pulmonar inactiva en unos 200 000.

Una parte de las radiografías sistemáticas (RRU) en los paises de Niedersachsen, Baden – Württemberg y el Saarland se han realizado con el apoyo económico del DZK. Se ha observado que en las radiografías sistemáticas (RRU) obligatorias la participación hasta los 65 años corresponde a la de las distintas edades de la población, en cambio pasando de los 65 años baja mucho dicha participación. En las RRU voluntarias, en parte realizadas en grupos determinados, es la participación de las personas de edad avanzada muy poca. Los casos de tuberculosis desconocida descubiertos por las RRU obligatorias abundan mas en los grupos de mayor edad.

Los reconocimientos que se efectuan cada 4 – 7 años dan poca orientación sobre el resultado. Las RRU obligatorias realizadas en periodos de tiempo superior a 2 años, son una buena a yuda para la lucha contra la tuberculosis, pero no son bastante para su total desaparición. Por esto hay que proponer una RRU obligatoria de toda la población a partir de los 14 años, y repitiéndose por la menos cada 2 años.

5. Tuberkulose und soziale Rentenversicherung

„Die Gesundheitsmaßnahmen in der sozialen Rentenversicherung im Jahre 1959" (Bd. 12 d. Statistik der deutschen Rentenversicherungen der Arbeiter und Angestellten, herausgegeben vom Verband Deutscher Rentenversicherungsträger, Ffm) verzeichnen für das Jahr 1959 753873 Heilbehandlungsanträge für Versicherte, nichtversicherte Erwachsene und Kinder wegen Tuberkulose und anderen Erkrankungen. Dies bedeutet gegenüber dem Jahre 1958 eine Steigerung um 86795 Fälle = 12,8%. Auf Lungen- oder Kehlkopftuberkulose entfallen 115294 (1958: 113973), auf Knochen-, Gelenk- und sonstige Tuberkulose einschließlich Lupus 16739 (1958: 16075) Anträge. Die Heilbehandlungsanträge wegen Tuberkulose belaufen sich somit auf insgesamt 132033 = 17,6% der Gesamtzahl. Im Jahre 1957 betrug der Anteil 23,3%, 1958 19,5%. In diesen beiden Jahren ist der Umfang aller Heilverfahrensanträge von 583972 auf 753873 angestiegen.

98356 Anträge wegen Tuberkulose = 74,3% entfallen auf die Rentenversicherung der Arbeiter, 26696 = 20,2% auf die der Angestellten und 6981 = 5,5% auf die Knappschaftliche Rentenversicherung. In der Rentenversicherung der Angestellten entfallen 13,8% der Gesamtzahl auf Tuberkulose, in der Rentenversicherung der Arbeiter 18,9%. Innerhalb der einzelnen Landesversicherungsanstalten und Sonderanstalten schwankt der Anteil der Heilverfahrensanträge wegen Tuberkulose zwischen 7,8% (LVA Berlin) und 54,0% (Seekasse).

Von den insgesamt 132033 Heilverfahrensanträgen wurden 107609 (=81,5%) bewilligt, 7967 (= 6,0%) abgelehnt, 9985 (= 7,6%) anderweitig erledigt und 6472 (= 4,9%) noch nicht erledigt. Seit 1957 ist der Prozentsatz der bewilligten Fälle von 84,0% auf 81,5% gefallen, der der abgelehnten von 4,2% auf 6,0% gestiegen.

Im Jahre 1959 wurden 94300 Heilverfahren wegen Tuberkulose abgeschlossen, davon entfallen 68908 auf Versicherte, 10916 auf nichtversicherte Erwachsene und 14476 auf Kinder. Bei den versicherten Personen beträgt der auf die Tuberkulose entfallende Anteil der abgeschlossenen stationären Heilbehandlungen 14,2% aller dieser Fälle, bei den nichtversicherten Erwachsenen beläuft sich der auf die Tuberkulose entfallende Anteil auf 70,7% (1957: 90,9%). Die abgeschlossenen Heilbehandlungen der Kinder machen 62,0% (1957: 75,5%) aller Behandlungsfälle aus.

Im Durchschnitt beträgt die Zahl der Verpflegungstage bei den Versicherten 156 bei Lungentuberkulose, 140 bei Knochen-, Gelenk- und sonstiger Tuberkulose und 91 bei Lupus. Bei den nichtversicherten Erwachsenen liegt die durchschnittliche Zahl der Verpflegungstage etwas niedriger, beim Lupus beträgt sie nur 73 Tage. Dagegen umfaßte die Behandlungsdauer der Kinder 173 Tage wegen Lungentuberkulose, 192 Tage wegen Knochen-, Gelenk- und sonstiger Tuberkulose und 154 Tage wegen Lupus. Insgesamt ergeben sich danach rund 14,8 Mill. Verpflegungstage für stationäre Heilbehandlung wegen Tuberkulose. In dieser Zahl sind rund 2,5 Mill. Verpflegungstage für Heilverfahrensfälle der Kinder enthalten. Während auf die Tuberkulose im Durschnitt 157 Verpflegungstage pro Person kommen, entfallen auf die Heilbehandlungsfälle wegen nichttuberkulöser Erkrankungen bei den Versicherten 30, bei den nichtversicherten Erwachsenen 36 und bei den Kindern 53 Verpflegungstage, im Mittel etwa 33 Tage.

Im Jahre 1959 sind insgesamt 427600 stationäre Heilbehandlungstage abgeschlossen worden, davon entfallen 94300 = 18,1% auf alle Formen von Tuberkulose.

Die Zahl der Verpflegungstage für Tuberkulöse beträgt rund 14,8 Mill., die für alle anderen Erkrankungen ca. 14,5 Mill. Obwohl die Tuberkulose mit nur 18,1 % an der Zahl der abgeschlossenen Heilbehandlungen beteiligt ist, verursacht sie also über 50 % der Kosten, die für den stationären Aufenthalt ohne Arztkosten, Medikamente usw. aufgewandt werden mußten. Ohne Berücksichtigung der Art der Erkrankung, des Alters und Geschlechts erfordert ein stationär behandelter Erkrankungsfall an Tuberkulose etwa fünfmal so hohe Kosten wie eine nichttuberkulöse Erkrankung. Aus diesen Feststellungen ergibt sich die Bedeutung der Bekämpfung der Tuberkulose auch aus wirtschaftlichen Erwägungen.

In der Altersverteilung der wegen Tuberkulose stationär behandelten Personen ergeben sich gegenüber dem Jahr 1958 (s. Tbk.Jb. 1959, s.195) keine wesentlichen Unterschiede. Der Bestand an Ia — Ic-Fällen (üb. 15 J.) belief sich am 31. 12. 1959 auf 165 350 Männer und 95 174 Frauen, insgesamt 260 524 Personen. Davon haben i. J. 1959 44952 Männer (=27,2 %) und 24 668 Frauen (=26,0 %) ein stationäres Heilverfahren wegen Tuberkulose abgeschlossen. In den Altersklassen über 60 J., in welchen 50 % der Männer und 40 % der Frauen des Bestandes an Ia — Ic-Fällen eine ansteckungsfähige Lungentuberklose aufweisen, haben nur 18 % der Männer und 15 % der Frauen eine stationäre Heilbehandlung abgeschlossen. Diese Verhältnisse haben sich in den letzten Jahren nicht im geringsten geändert. Gerade die Tuberkulosen der älteren und alten Leute spielen jedoch hinsichtlich der Weiterverbreitung von neuen Infektions- und Erkrankungsfällen eine leider recht verhängnisvolle Rolle.

In der Altersgruppe 0 — 5 J. weist der Bestand 10 627 Erkrankungen an aktiver Lungentuberkulose (Ia — Ic) auf. Von diesen haben 3 860 = 36,2 % eine Heilstättenbehandlung i. J. 1959 abgeschlossen (1958 : 31,0 %). Von 16 519 Ia — Ic-Fällen der 5 — 10jährigen machten 5 203 eine stationäre Behandlung durch (=31,4 %; 1958 : 27,8 %). Die abgeschlossenen Heilbehandlungsfälle der 10 — 15jährigen belaufen sich auf 3 338 = 33,8 % des Bestandes Ia — Ic (1958 : 28,7 %). Insgesamt wurde bei 33,5 % der 0 —15jährigen Tuberkulösen i. J. 1959 eine stationäre Behandlung abgeschlossen. Da der Anteil der abgeschlossenen Heilverfahrensfälle der 15 — 19jährigen im Jahre 1959 rund 42 % betrug, der der unter 15 J. alten Kinder jedoch im Mittel nur 33,5 %, muß angenommen werden, daß es sich bei einem großen Teil der im Bestand erfaßten Erkrankungsfälle dieser Kinder nicht um solche schwerwiegender Natur handelt. Auch hieraus kann gefolgert werden, daß der Bestand, und zwar in erster Linie der an Ic-Fällen, aus prophylaktischen Gründen nicht unbedeutend überhöht ist, da andererseits der Anteil der Heilbehandlungsfälle zweifellos bedeutend höher liegen müßte.

Über den Umfang der ambulant durchgeführten Heilverfahren liegen keine exakten Unterlagen vor. Nach den Angaben der Rentenversicherungsträger standen zu Beginn des Jahres 1959 14 657 Personen in ambulanter Behandlung, zu diesen kamen während des Jahres 5 793 hinzu, während 9 626 im Laufe des Jahres ausschieden, so daß am Ende des Jahres 10 824 Männer und Frauen in ambulanter Tuberkulose-Behandlung auf Kosten der Rentenversicherungsträger gestanden haben. Die Zahl der abgeschlossenen ambulanten Heilbehandlungen im Jahre 1959 wird mit 6 612 angegeben. Davon entfallen 3 840 auf Männer und 2 772 auf Frauen. Dieses Verhältnis entspricht ungefähr der Geschlechtsgliederung der an aktiver Tuberkulose im Bestand erfaßten Personen.

Zu Beginn des Jahres 1959 waren 5 828 Versicherte, Nichtversicherte und Kinder wegen ansteckender Tuberkulose stationär abgesondert, während des Jahres 1959 kamen 4944 Asylierungsfälle hinzu, und 6748 schieden in dem Berichtszeitraum aus, so daß am Ende des Jahres 4024 Männer und Frauen stationär asyliert waren. Diese erforderten 2 600 162 Verpflegungstage.

Von den 6748 Fällen abgeschlossener stationärer Asylierung sind 887 = 13,1 % gestorben, in 4424 Fällen = 65,5 % konnte die Asylierung aus anderen Gründen abgeschlossen werden. Im Mittel beanspruchte die stationäre Asylierung eine Zeitdauer von 318 Tagen.

Die Reinausgaben der sozialen Rentenversicherung für Maßnahmen zur Erhaltung, Besserung und Wiederherstellung der Erwerbsfähigkeit bei Erkrankungen an Tuberkulose im Jahre 1959 gliedern sich wie folgt:

Stationäre Behandlung in eigenen und fremden Heilstätten	DM	234 344 639
Stationäre Dauerbehandlung	DM	28 034 036
Ambulante Heilbehandlung	DM	2 161 738
Übergangsgeld bei Heilbehandlung	DM	42 803 407
Stationäre Berufsförderung in eigenen und fremden Behandlungsstätten	DM	1 120 786
Ambulante Berufsförderung	DM	309 504
Übergangsgeld bei Berufsförderung	DM	801 413
Durchführung nachgehender Maßnahmen	DM	2 544 091
Durchführung von allgemeinen oder Einzelmaßnahmen nach § 1305 RVO, § 84 AVG, § 97 Abs. 1 RKG: für nicht in § 1244a RVO, § 21a AVG, § 43a RKG genannte Personen	DM	50 636 851
allgemeine Gesundheitsfürsorge	DM	4 925 919
Reinausgaben abzüglich Reineinnahmen (Ersatzleistungen von Trägern der Krankenversicherung, Unfallversicherung usw.)	DM	343 652 707

Bezogen auf den Kopf der Bevölkerung handelt es sich um DM 6,50, welche im Jahre 1959 durch die Rentenversicherungsträger für Maßnahmen zur Bekämpfung der Tuberkulose aufgewandt werden mußten.

Nach „Der Rentenzugang und der Rentenwegfall in der Rentenversicherung der Arbeiter und in der Rentenversicherung der Angestellten im Jahre 1959" (Stat. d. deutschen Rentenversicherungen der Arbeiter und Angestellten, Bd. 11, Verband Deutscher Rentenversicherungsträger, Ffm) beläuft sich der Zugang an Renten wegen Berufsunfähigkeit im Jahre 1959 auf 98 100, davon entfallen 53 663 auf Männer und 44 437 auf Frauen. Gegenüber dem Vorjahr ist bei den Männern eine Zunahme um rund 6,5 %, bei den Frauen eine Abnahme um rund 12 % erfolgt. Auf die Tuberkulose entfallen 2 164 Fälle, und zwar 1 522 Berufsunfähigkeitsfälle der Männer und 642 der Frauen, das sind bei den Männern 2,8 %, bei den Frauen 1,4 % der Gesamtzahl.

In 8708 Fällen erfolgte die Zuerkennung von Versichertenrente wegen Erwerbsunfähigkeit bei Männern, in 2554 Fällen bei Frauen. Diese neuen Renten stellen 12,1 % (M) und 5,0 % (F) aller Neuzugänge an Versichertenrenten wegen Erwerbsunfähigkeit dar.

Bei den Versichertenrenten wegen *Berufsunfähigkeit* beläuft sich das Durchschnittsalter bei Rentenbeginn auf 46,9 (M) bzw. 43,6 (F) Jahre bei der Tuberkulose der Atmungsorgane, auf 45,7 (M) bzw. 47,1 (F) bei der Tuberkulose der Knochen und Gelenke und auf 43,6 (M) bzw. 40,6 (F) Jahre bei sonstigen Formen von Tuberkulose. Das Durchschnittsalter der Empfänger von Versichertenrenten wegen Berufsunfähigkeit für *alle* Ursachen beträgt 56,4 (M) bzw. 57,2 Jahre und liegt damit um rund 10 Jahre höher als das bei der Ursache Tuberkulose. Bei den Versichertenrenten wegen *Erwerbsunfähigkeit* liegen die Verhältnisse ähnlich.

Tabelle 40. *Die Ursachen der Berufs- bzw. Erwerbsfähigkeit der Pflichtversicherten nach Berufsgruppen Versichertenrenten für Männer, Zahl der Renten an Pflichtversicherte*

	Land- und Forstwirt. Gärtnerei	Industrie (außer Baugewb.)	Bau- und Bauhilfsgewerbe	Handel, Geld- u. Vers.-Wes.	Verkehrswesen	Betriebe des Handw.	sonstige Berufe	insgesamt
	1	.	3	4	5	6	7	8
Männer	350	3056	1257	174	408	729	1550	7524
in%	4,7	40,6	16,7	2,3	5,4	9,7	20,6	100,0
Frauen	40	600	6	47	22	91	568	1374
in%	2,9	43,7	0,4	3,4	1,6	6,6	41,4	100,0

Bei den Männern und Frauen entfällt der Hauptanteil auf Pflichtversicherte in der Industrie (außer Bayerwerke).

Bezogen auf alle Ursachen, die zur Anerkennung einer Rente geführt haben, entfallen 12,8 % wegen Tuberkulose auf die Pflichtversicherten der im Handel, Geld- und Versicherungswesen tätigen Männer.

Im Jahre 1959 sind 567 Versicherungsrenten wegen Berufs- oder Erwerbsunfähigkeit der Männer und 234 wegen Berufsunfähigkeit der Frauen in Fortfall gekommen. Bei den Männern war die überwiegende Ursache für den Wegfall der Rentenablauf der Zeitrente und Behebung der Berufsunfähigkeit. Die Wegfall-Ursache Tod kam nur in 9 % der Fälle bei Männern und Frauen in Betracht. Die Zahl der Versicherungsrenten wegen Berufs- oder Erwerbsunfähigkeit der Männer, die im Jahre 1959 in Wegfall kamen, beläuft sich auf 6951 Fälle, für die Frauen auf 2514 Fälle. Die Ursache war hier in 52 % der Fälle die Behebung der Erwerbsunfähigkeit, und in 36,3 % war der Tod des Versicherten die Ursache, bei den Frauen in 18,8 %. Rund 70 % entfielen infolge Behebung der Erwerbsunfähigkeit. Der Wegfall der Versichertenrenten wegen Erwerbsfähigkeit betrifft vorwiegend Personen im Alter von 30 bis 40 Jahren. Beim Rentenwegfall war das durchschnittliche Alter bei der Ursachenbehebung der Berufs- oder Erwerbsunfähigkeit 40,9 Jahre. Die Wegfall-Ursache Tod ergab ein mittleres Alter von 58,5 Jahren bei den Männern und 51,0 Jahren bei den Frauen. Die durchschnittliche Bezugsdauer der Rente belief sich bei den Männern auf 5,5, bei den Frauen auf 5,0 Jahre. In den Fällen, in welchen durch den Tod die wegen Tuberkulose der Atmungsorgane anerkannte Versichertenrente in Wegfall gekommen war, betrug die durchschnittliche Bezugsdauer bei den Männern 6,7, bei den Frauen 7,7 Jahre. Bei Tuberkulose der Knochen und Gelenke, die durch den Tod entfielen, betrug die durchschnittliche Dauer 10,2 Jahre bei den Männern, 9,4 Jahre bei den Frauen.

Über die Entwicklung der Tuberkulose-Heilbehandlungen in den Jahren von 1954 – 1959 in Schleswig-Holstein berichtet der Geschäftsbericht 1959 der Landesversicherungsanstalt Schleswig-Holstein. Danach sind im Jahre 1954 4342 Kuren wegen Tuberkulose aller Formen durchgeführt worden. Bis zum Jahre 1959 hat sich die Zahl auf 2 199 durchgeführte Kuren und damit auf die Hälfte innerhalb von 6 Jahren gesenkt. Im Jahre 1938 sind 1 314 Kuren abgeschlossen worden, für welche der Landesversicherungsanstalt Schleswig-Holstein Kosten in Höhe von 944 672 DM entstanden waren. Das Maximum der Kuren entfällt auf das Jahr 1952; in diesem Jahr belief sich die Zahl der abgeschlossenen Heilverfahren auf 5 392, für diese wurden 9 187 968 DM ausgegeben, was einem mittleren Betrag von 1 704 DM pro Kur entspricht, während im Jahre 1938 die Kurkosten pro Fall mit nur 719 DM in Erscheinung treten. Im Jahre 1959 hat die Landesversicherungsanstalt Schleswig-Holstein für 2199 Kuren den Betrag von 12 066 001 DM ausgegeben, somit sind Durchschnittskosten in Höhe von 5 487 DM entstanden. Gegenüber dem Jahre 1938 ist eine Steigerung der Kurkosten auf das 7,6fache, gegenüber dem Jahre 1952 auf das 3,2fache eingetreten. An dieser Entwicklung sind die Kosten für die Tuberkulosehilfe maßgebend beteiligt, denn im Jahre 1958 wurden von der LVA Schleswig-Holstein für einen Tuberkulosefall 3 883 DM ausgegeben, innerhalb eines Jahres (von 1958 auf 1959) ist eine Zunahme um rund 1 600 DM pro Kurfall erfolgt.

Zusammenfassung

(Tuberkulose und soziale Rentenversicherung)

Im Jahre 1959 sind von den Rentenversicherungen rund 108 000 Heilverfahrensanträge wegen Tuberkulose bewilligt worden. 94 300 Heilverfahren sind im Jahre 1959 abgeschlossen worden, davon entfallen rund 69 000 auf Versicherte, 11 000 auf nichtversicherte Erwachsene, der Rest auf Kinder.

Die Zahl der Verpflegungstage beläuft sich im Mittel auf 156 bei Lungentuberkulose, auf 140 bei Knochen-, Gelenk- und sonstigen Tuberkulosen und auf 91 Tage bei Lupus. Für die Behandlung der Tuberkulose sind im Jahre 1959 14,8 Mill. Verpflegungstage aufgewandt worden, für alle anderen Erkrankungen etwa 14,5 Mill. Obwohl die Tuberkulose mit nur 18% an der Zahl der abgeschlossenen Heilbehandlungen beteiligt ist, verursacht sie über 50% der für stationären Aufenthalt aufgewandten Kosten. Damit erfordert ein stationär behandelter Erkrankungsfall an Tuberkulose ungefähr 5 mal so hohe Kosten wie eine nichttuberkulöse Erkrankung.

Die Reinausgaben der sozialen Rentenversicherung für Maßnahmen zur Erhaltung, Besserung und Wiederherstellung der Erwerbsfähigkeit bei Erkrankungen an Tuberkulose im Jahre 1959 belaufen sich auf rund 344 Mill. DM, mithin auf 6,50 DM pro Kopf der Bevölkerung.

Im Jahre 1938 mußten für *eine* stationäre Behandlung wegen Tuberkulose rund 719,– DM aufgewandt werden. Im Jahre 1952 beliefen sich die Kosten auf 1 700,– DM pro Kurfall, sie sind bis zum Jahre 1959 auf rund 5 500,– DM gestiegen.

Summary: Tuberculosis and social disability insurance

In 1959, approximately 108 000 applications for admission to sanatorium treatment for tuberculosis were granted by the Insurance Offices. 94 300 courses of tuberculosis treatment were terminated in 1959. Among these, 69 000 cases were insured, 11 000 were non-insured adults, and the rest were children.

The mean numbers of days required for sanatorium treatment of the various forms of tuberculosis are as follows: pulmonary tuberculosis: 156; tuberculosis of the bones and the joints and other forms of tuberculosis: 140; lupus: 91. In 1959, 14.8 million days of hospital or sanatorium treatment for tuberculosis were defrayed. In all other diseases, the number of days of hospital treatment required amounted to about 14.5 millions. Although only 18% of the total of courses of sanatorium or hospital treatment fall to tuberculosis, over 50% of the total expenses for stationary treatment are caused by this disease. Thus, the expenses ensuing from the stationary treatment of a case of tuberculosis are about five times as high as those ensuing from the treatment of a non-tuberculous case.

The net expenses which are covered by the Social Disability Insurance and which arise from the maintenance, improvement, and recovery of the capacity to work in tuberculous diseases, amounted to approximately DM 344 millions in 1959, hence to DM 6,50 per capita population.

In 1938, the expenses ensuing from the stationary treatment for one single case of tuberculosis amounted to about DM 719.—. In 1952, the costs per case had risen to DM 1 700. Up to 1959, there has been a further increase amounting to a total of DM 5 500.

Résumé: Tuberculose et assurances sociales

En 1959 les Assurances Sociales ont accordé environ 108 000 demandes de traitements curatifs résultant de tuberculose. En 1959, 94 300 traitements curatifs ont été terminés, dont 69 000 d'assurés sociaux et 11 000 d'adultes non-assurés — le reste furent des enfants.

Le nombre des journées de fourniture de subsistance chez les sujets atteints de tuberculose pulmonaire est en moyenne de 156 jours, dans les cas d'atteinte des os, des articulations et d'autres formes de tuberculose est de 140 et celui des malades atteints de lupus de 91 jours.

Pour le traitement de tuberculeux ont été fournies en 1959 env. 14,8 millions de journées de subsistance pour toutes les autres maladies réunies 14,5 millions de journées.

La tuberculose ne comprend que 18% du total des traitements curatifs terminés, mais elle occasionne plus de 50% des frais de séjour dans les lieux de *traitement*. Un cas de tuberculose traîté par hospitalisation nécessite donc environ cinq fois plus de frais que le traitement hospitalier d'un non-tuberculeux.

Les frais nets des organismes des Assurances Sociales pour mesures prises afin de conserver, d'améliorer et de rétablir la capacité de travail des sujets atteints de tuberculose se sont élevés en 1959 à env. 344 millions de DM, soit à 6,50 DM par tête d'habitant.

En 1938 *un* traitement hospitalier pour tuberculose revenait á env. 719 DM,— en 1952 à 1 700 DM. Les mêmes frais sont montés jusqu'en 1959 à env. 5 500 DM.

Resumen: La tuberculosis y el seguro social de rentas

En el año 1959 el seguro de rentas sociales ha aceptado 108 000 solicitudes de procesos de curación aproximadamente. En el año 1959 se han concluído 94 300 procesos de curación, de éstos 69 000 corresponden a adultos asegurados, 11 000 a no asegurados y el resto a niños.

El número de días de asistencia asciende por término medio a 156 para la tuberculosis pulmonar, a 140 para la tuberculosis ósea, articular y de otros tipos, y a 91 días para el lupus. Para el tratamiento de la tuberculosis en el año 1959 se han empleado 14,8 millones de dias de asistencia, y para odos los tipos de enfermedades unos 14,5 millones. Aunque la tuberculosis sólo participa con el 18% en el número de los tratamientos curativos realizados, ocasiona más del 50% de los gastos de todos los tratamientos estacionarios. Con esto un caso de enfermedad tuberculosa con tratamiento estacionario ocasiona aproximadamente gastos 5 veces más elevados que una enfermedad no tuberculosa.

Los gastos netos del seguro de rentas sociales para medidas de mantenimiento, mejoría y recuperación de la capacidad adquisitiva en enfermos de tuberculosis en el año 1959 asciendens aproximadamente a 344 millones de marcos, es decir 6.50 marcos por cada individuo de la población.

En el año 1938 se tuvieron que emplear unos 719,— marcos para tratamiento estacionario de un caso de tuberculosis. En el año 1952 los gastos ascendieron a 1 700,— marcos por cada caso de cura. En el año 1959 han ascendido a aproximadamente 5 500,— marcos.

6. Stationäre und ambulante Behandlung

Im Jahre 1959 standen in den Ländern der Bundesrepublik 55 304 Betten für die Behandlung von Tuberkulosekranken zur Verfügung. Von diesen entfielen 41 717 auf Heilstätten und Sanatorien und 13 587 auf Tuberkulosebetten in allgemeinen Krankenanstalten. Im Jahre 1951 belief sich die Zahl der Tuberkulosebetten in den Ländern der Bundesrepublik auf 66 551 (s. Tab. 41).

Im Laufe von 9 Jahren ist damit eine Reduzierung der Bettenzahl um 11 000 (16,7 %) erfolgt. Bezieht man die Zahl der Betten auf den Bestand an Tuberkulosekranken, so entfiel im Jahre 1951 ein Bett auf 7,4 Personen mit aktiver Tuberkulose, im Jahre 1959 auf 6,3. Die Entwicklung der Tuberkulose während der letzten Jahre und die Wahrscheinlichkeit, daß der bisherige Verlauf keine unvorhergesehenen Änderungen erfahren wird, rechtfertigen die Überlegung, daß weitere Tuberkulosebetten über die zur Zeit verfügbaren hinaus in der Bundesrepublik nicht benötigt werden und daß die Errichtung neuer Tuberkuloseanstalten bei den bestehenden Verhältnissen nur als Ersatz für veraltete Einrichtungen berechtigt sein dürfte.

Nach Tab. 42 befanden sich nach den Angaben der Länder im Jahre 1958 69 911 und im Jahre 1959 67 488 Tuberkulöse in stationärer Behandlung.

Die Zahl der ambulant behandelten Personen im Bundesgebiet ist nicht festzustellen, da diese nicht in vollem Umfange erfaßt werden. Nach den vorhandenen Unterlagen belief sich die Zahl der Tuberkulösen in ambulanter Behandlung im Jahre 1958 ohne Baden-Württemberg auf 44 860 und im Jahre 1959 — ebenfalls ohne Baden-Württemberg — auf 43 419. Sowohl bei der Zahl der stationär Behandelten als auch bei jener der in ambulanter Behandlung befindlichen Tuberkulösen ist gegenüber dem Vorjahr ein geringfügiger Rückgang erfolgt. Die Angaben berechtigen besonders wegen der unsicheren Unterlagen bezüglich der ambulanten Behandlung nicht zu weitgehenden Schlüssen, zumal nach Tab. 42 der Anteil der in stationärer Behandlung befindlichen Personen innerhalb der einzelnen Länder beträchtlich differiert. Für die Beurteilung der Notwendigkeit einer stationären Behandlung gelten strengere Gesichtspunkte als für die Einreihung in die verschiedenen Diagnosegruppen der Statistik.

Bezieht man die Zahl der im Jahre 1959 stationär Behandelten auf die Bevölkerung, so ergeben sich die in Spalte 3 von Tab. 42 aufgeführten Zahlenwerte. Im Mittel des Bundesgebietes sind danach 128 Personen von je 100 000 während des Jahres

Tabelle 41. *Die planmäßigen Tuberkulose-Betten 1959* (entnommen aus den Länderstatistiken)

	Tuberkulose-Anstalten						Allgemeine Krankenhäuser					
	Zahl der Tuberkulose-Anstalten und Heime		Zahl der planmäßigen Betten		Summe der Verpflegungstage		Zahl aller allg u. sonst. Krankenh. mit Tuberk. Betten		Zahl d. Tuberk.-Betten dieser Krankenhäuser		Summe der Verpflegungstage der Tuberkulösen	
	Erwachsene	Kinder	Erwachs.	Kinder	Erwachsene	Kinder	Erwachs.	Kinder	Erwachs.	Kinder	Erwachsene	Kinder
Schleswig-Holstein [1]	10	5	2 276	621	549 838	115 180	15	4	567	63	172 107	13 041
Hamburg	—	—	—	—	—	—	3	5	167	140	53 843	31 318
Niedersachsen	45	10	5 205	1 098	1 894 986	294 406	27	6	1 181	111	355 788	546
Bremen	2	1	371	95	—	—	6	2	275	20	—	—
Nordrhein-Westfalen	45	8	5 747	1 185	2 561 782		—	—	5 867		—	—
Hessen	23	5	3 622	687	1 266 719	233 689	29		620		131 368	
Rheinland-Pfalz	14	3	1 760	287	602 978	94 625	39		820		—	—
Baden-Württemberg	71	8	7 858	1 161	2 835 826	376 621	74	—	2 165	—	—	—
Bayern	44	7	8 096	1 090	2 785 723	390 223	47	10	981	314	—	—
Saarland	3	1	438	120	149 002	36 490	8	3	231	65	62 642	19 415
Bundesgebiet	257	48	35 373	6 344	14 188 086		278		13 587		—	—
West-Berlin [2]	4	1	1 402	80	493 056	24 587	14	3 8	1 145	301	329 382	71 894

[1] außerdem Heime: 2, darin planmäßige TB-Betten 186 (Verpflegungstage: 27 597).

[2] für 38 Betten konnten keine Verpflegungstage angegeben werden.

1959 wegen einer Erkrankung an Tuberkulose stationär behandelt worden. Die Angaben von Rheinland-Pfalz und von Bremen liegen wesentlich über, die Angaben des Saarlandes bedeutend unter diesem Mittelwert.

Bezogen auf den Bestand an Ia–Id-Fällen des Jahres 1959 ergeben sich die in Tab. 42, Spalte 4, aufgeführten Werte mit im Mittel 19,3%. Danach wären im Jahre 1959 in der Bundesrepublik kaum 20% des Bestandes an allen aktiven Tuberkulösen stationär behandelt worden. Auch hier ergeben sich zwischen einzelnen Ländern beträchtliche Unterschiede. In Hamburg haben danach nur 8,5% aller Tuberkulösen eine Heilstättenkur gemacht, im Saarland 10,9%, während in Hessen 25% und in Rheinland-Pfalz 26,8% des Bestandes stationär behandelt worden sind. Diese Unterschiede können durch hohe Bestände in Hamburg und im Saarland und durch niedrigere Bestände in Hessen und Rheinland-Pfalz erklärt werden. Die Angaben der übrigen Länder stimmen ziemlich gut überein. Für Berlin gilt dasselbe, was bereits für Hamburg festgestellt worden ist, daß nämlich nur 8,3% des Bestandes im Jahre 1959 eine Heilstättenkur gemacht haben.

Dem ärztlichen Tätigkeitsbericht des Versorgungskrankenhauses Berchtesgaden 1960 (Berichterstatter Dr. SCHÜRER) zufolge sind in diesem Krankenhaus im Jahre 1950 47,9% der neueingetragenen Patienten offentuberkulös gewesen. Bei der Entlassung dieses Personenkreises waren 76% der bazillären Fälle bakterienfrei. Im Jahre 1952 belief sich der Anteil der

Tabelle 42. *Zahl der in stationäre und ambulante Behandlung überwiesenen Personen im Jahre 1958 und 1959* (nach Länderstatistiken)

Land	station. Behandlung		auf 100000 E.	Ia – Id in % des Bestandes	ambul. Behandlung		Behandlg. gesamt		stat. Behandlg. in %	
	1958	1959			1958	1959	1958	1959	1958	1959
Schleswig-Holstein	3396	3249	137	16,6	1726	3796	5122	7045	66,3	46,2
Hamburg	2132	2025	122	8,5	4493	2974	6625	4999	32,2	40,5
Niedersachsen	7916	6895	106	17,4	7609	6692	15525	13587	51,1	50,8
Bremen	1583	1184	176	17,2	565	296	2148	1480	73,6	80,0
Nordrhein-Westfalen	21760	21610	141	19,6	22829	21162	44589	42772	46,5	50,6
Hessen	6576	5815	127	25,0	1749	1291	8325	7106	79,0	81,9
Rheinland-Pfalz	7035	6725	201	26,8	1736	1783	8771	8508	80,2	82,8
Baden-Württemberg	9404	8532	116	20,7	–	–	9404	8532	–	–
Bayern	9570	10805	117	20,7	3807	4895	13377	15700	71,7	68,8
Saarland	539	648	65	10,9	346	530	885	1178	60,8	55,1
Bundesgebiet	69911	67488	128	19,3	44860	43419	114771	110907	57,4	60,4
Berlin-West [1]	2911	2632	119	8,3	2673	2993	5584	5625	52,1	46,8

[1] Angaben für 12 Bezirke.

Offentuberkulösen auf 63,0% der neueingetretenen Patienten. Von diesen Offentuberkulösen konnten 63,0% bakterienfrei entlassen werden, bei 37% wurden im Sputum Bakterien nachgewiesen. Von diesem Zeitpunkt an sinkt der Anteil der Offentuberkulösen an der Gesamtzahl der in das Versorgungskrankenhaus Berchtesgaden aufgenommenen neuen Patienten stetig ab. Gleichzeitig verschiebt sich der Anteil der ohne und mit Bakterien entlassenen Patienten auf je rund 50%. Bezogen auf alle im Jahre 1960 neueingetretenen Patienten ergibt sich, daß von diesen 37% mit Bakterien eingetreten sind und 17,3% die Heilstätte als Bakterienträger verlassen haben. Etwa die Hälfte der als offentuberkulös eingetretenen Kranken konnte bakterienfrei entlassen werden.

Zusammenfassung

(Stationäre und ambulante Behandlung)

Ende 1959 belief sich der Bestand an Betten für Tuberkulosekranke in Sanatorien, Heilstätten und allgemeinen Krankenhäusern auf 55 304. Seit 1951 ist eine Verringerung der Bettenzahl um rund 11 000 (16,7%) erfolgt.

Im Jahre 1959 sind 67 488 Tuberkulöse stationär behandelt worden. Dies entspricht etwa 20% des Bestandes an Personen mit aktiver Tuberkulose.

Heilstättenstatistiken werden für Veröffentlichungen in der Bundesrepublik nur in geringem Umfange erstellt. Nach dem Bericht einer Heilstätte verringert sich der Prozentsatz der bei der Aufnahme in die Heilstätte bazillären Patienten von Jahr zu Jahr. Er beläuft sich zur Zeit auf etwa 45%. Unter den zur Entlassung gelangenden Tuberkulösen wiesen 20% Bakterien auf.

Summary: Clinical and ambulant treatment

At the end of the year 1959, the number of beds available for the treatment of tuberculosis in sanatoria, institutions for tuberculoses treatment, and public hospitals amounted to 55 304. Since 1951, there has been a reduction in the number of beds, amounting to approximately 11 000 (16.7%).

In 1959, 67 488 tuberculous persons received clinical treatment. This figure corresponds to about 20% of the total of persons suffering from active tuberculosis.

Statistics from public institutions for the treatment of tuberculosis are not frequently established. According to a report given by one of these institutions, the percentage of patients with open tuberculosis on their admission is decreasing year by year. At present, the percentage is approximately 45%. Among the patients dismissed, bacilli were to be found in 20%.

Résumé: Traitement par hospitalisation et traitement ambulatoire

A la fin de 1959 le nombre total de lits pour tuberculeux, dans les sanatoria, les centres de traitement curatif et dans les hôpitaux généraux totalisait 55 304.

Depuis 1951 le nombre des lits ainsi assignés a été réduit de 11 000 (16.7%).

En 1959, 67 488 tuberculeux ont fait l'objet d'hospitalisation; ce chiffre correspond à env. 20% du nombre total des patients connus comme atteints de tuberculose „active".

On ne prépare que peu de statistiques concernant les centres de traitement curatif en vue de leur publication dans la République Fédérale.

Il ressort du compte-rendu d'un de ces centres que le nombre des „bacillaires" s'y réduit tous les ans davantage. – Sa proportion est actuellement d'environ 45%.

Parmi les tuberculeux sortants 20% sont encore bacillaires.

Resumen: Tratamiento estacionario y ambulatorio

A finales de 1959 el número de camas para enfermos tuberculosos en sanatorios, estaciones terapéuticas y hospitales generales ascendió a 55 304. Desde 1951 se ha producido una disminución del número de camas de aproximadamente 11 000 (16,7%).

En el año 1959 67.488 tuberculosos han sido tratados estacionariamente. Esto corresponde aproximadamente al 20% de las personas con tuberculosis activas.

Las estaciones terapéuticas de la República Federal sólo en un número reducido han suministrado estadísticas para su publicación. Según el informe de una estación terapéutica el porcentaje de los enfermos bacilares recibidos disminuye de año en año. Actualmente asciende aproximadamente al 45%. Entre los enfermos tuberculosos que recibieron el alta se demostraron bacilos en un 20%.

7. Rehabilitation

Mit dem Rückgang der Tuberkulosesterblichkeit und der zunehmenden Möglichkeit, Tuberkulosekranke zu heilen, hat die Frage nach der *Wiedereingliederung* der Kranken *in die soziale Gemeinschaft und den Beruf* erheblich an Bedeutung gewonnen. Glücklicherweise findet die Mehrzahl der Kranken in der Zeit ihrer Rekonvaleszenz und ihrer schließlichen völligen Genesung ihren früheren Arbeitsplatz noch unbesetzt, und die Fähigkeit, den bisherigen Beruf weiterhin auszuüben, ist noch erhalten. Darüber hinaus gibt es auch noch eine Anzahl von Kranken mit chronisch-offener Lungentuberkulose und solche mit den Folgen einer Erkrankung an extrapulmonaler Tuberkulose, für die eine Unterbringung in Arbeit und Beruf noch denkbar ist. In Baden Württemberg (Stat. Landesamt: Die Tuberkulose in Baden-Württemberg in den Jahren 1954 bis 59) sind in den Jahren 1957 und 58 durch die Fürsorgestellen Erhebungen über die Erfolge von Arbeitsvermittlungen gemacht worden, die folgendes Ergebnis gehabt haben:

	Tuberkuloseform	Vermittelt mit Erfolg	Vermittelt ohne Erfolg	zusammen
1957:	Ia	60	20	80
	Ib	28	18	46
	Ic	703	156	859
	Id	36	12	48
	IIa	31	17	48
	IIb	1	0	1
zusammen:		859	223	1082
in v. H.:		79,4	20,6	100
1958:		676	429	1105
in v.H.:		61,2	38,8	100

Dieses *Teilergebnis* vermag Anlaß zu umfangreicheren Erhebungen auf diesem Gebiet zu geben, denn die Rehabilitation wird in den kommenden Jahren an Bedeutung und Umfang zweifellos noch gewinnen. Dafür spricht auch das zunehmende Interesse der Tuberkuloseärzte an den Problemen, die mit diesem Zweig der Kranken- und Genesendenfürsorge in Zusammenhang stehen.

Wenn man hinsichtlich der Methoden, die für die Rehabilitation in Anwendung kommen, grundsätzlich die Bestrebungen für die verschiedenen Lebensalter trennen muß, so ist doch das Ziel ein gemeinsames: Es gilt, den unter dem Einfluß der chronischen Infektionskrankheit Tuberkulose stehenden Patienten so zu führen, daß seine Spannkraft nicht erlahmt und seine Leistungsfähigkeit nicht ungebührlich absinkt. Es ist dabei im Grundsatz gleichgültig, ob es sich um Patienten mit einem ursprünglich schweren Befund oder um solche mit leichteren Erkrankungen handelt, ob die Behandlung konservativ mit chemotherapeutischen Methoden oder aktiv mit Operationen durchgeführt worden ist: In jedem Fall muß der Tuberkulosekranke dahin belehrt werden, daß die Tatsache seiner Erkrankung ihn dazu zwingt, monatelang in einer relativen Untätigkeit zu verharren, die in schroffem Gegensatz zu seinem bisherigen Lebensgewohnheiten steht, und die nur zu leicht dazu führt, die Antriebskraft, die ein Gesunder besitzt, verkümmern zu lassen.

Es ist daher eine echte ärztliche Aufgabe, den *Boden für die Rehabilitation schon während der Heilbehandlung* vorzubereiten. Aus kleinen Anfängen einer Pioniertätigkeit auf diesem Gebiet, die sich vor allem an die Namen ALEXANDER, BRIEGER und DORN knüpft, ist heute die Rehabilitation ein Bestandteil der Behandlung und sozialmedizinischen Betreuung geworden, die auch in den Rentenneuregelungsgesetzen, ebenso wie im Bundessozialhilfegesetz und damit in der Tuberkulosehilfe ihre gesetzliche Verankerung gefunden hat. Die verantwortlichen Träger der Heilbehandlung haben die Rehabilitation als Pflichtaufgabe ebenso anzusehen wie die Tuberkulosefürsorgestellen.

Schon beim *Kinde* sind in gewissem Sinne Rehabilitationsmaßnahmen erforderlich, die Fortführung der Schulausbildung muß in den Heilstätten gewährleistet sein, für das so schwierige Übergangsalter sind Gelegenheiten zur Beschäftigungstherapie zu schaffen, wobei BRÜGGER mit Recht eine Art Selbstverwaltung in der Heilstätte hervorhebt, in dem Sinne, daß die Jugendlichen eine Hauszeitschrift redigieren und einen Hausfunk betreiben. Durch solche Einrichtungen wird die Langeweile vertrieben und gleichzeitig der Anreiz zu geistiger Beschäftigung auch außerhalb der Heilstättenschule gegeben. Durch Werkunterricht können die einzelnen Begabungen bei den Kindern ermittelt und gefördert werden.

Zwischen den Jungendlichen und den Erwachsenen steht die heute zahlenmäßig bedeutende Gruppe der *Studierenden*. BRECKE und MELZER bemühen sich seit Jahren in St. Blasien für die vor allem auf geistigem Gebiet liegende Förderung der tuberkulosekranken Studenten. Es ist zu erwarten, daß durch Konzentrierung dieses Patientenkreises an einem Ort mit der Schaffung einer Bibliothek und der Einrichtung von Vortragszyklen auf die Dauer eine brauchbare Einrichtung entsteht, auch ohne daß nach dem französischen Vorbild eine vollkommen geschlossene Studentenheilfürsorge organisiert zu werden braucht.

Für die *Erwachsenen*heilstätten wird die Schaffung von Möglichkeiten zu einer Beschäftigung in der Rekonvaleszenz zu einem immer größeren Bedürfnis; es dürfte keine Heilstättenneugründung mehr geben, die diesem Bedürfnis nicht voll Rechnung tragen muß. Wohl kann der einzelne Kranke nach JANZ nicht zu einer Arbeit gezwungen werden, aber eine vernünftige ärztliche Einwirkung auf den Patienten wird es doch erreichen können, den Kranken vor seinem Wiedereintritt in das Außenleben so zu beeinflussen, daß er eine gebotene Gelegenheit zur Beschäftigung gerne ergreift. Die Eigenart der Tuberkulose wird es dabei mit sich bringen, daß der Weg zu einer Beschäftigung fast stets zunächst über ein gewisses Training mit Arbeitsübung und Gewöhnung (FAETZOLD) führt, das neben einer besonders sorgfältigen ärztlichen Beobachtung einhergeht.

Im Laufe der letzten Jahre haben sich gewisse Zentren zur Förderung der Rehabilitation und im Bedarfsfall der Umschulung der Kranken auf einen neuen Beruf gebildet. Als älteste derartige Einrichtung sind die Erwin-Dorn-Kurheime in Schömberg (Chefarzt Dr. SCHWENKENBECHER) und als umfangreichste die Heilstätte Gauting (Chefarzt Dr. TUCZEK) zu erwähnen. Für Versorgungskranke wird die Rehabilitation besonders in der Heilstätte Unterstedt bei Rotenburg (Chefarzt Dr. LANGER) ausgebaut, noch neu ist die Heilstätte Lippoldsberg/Weser (Chefarzt Dr. HAIZMANN), im Zusammenhang mit der Außenwelt arbeiten die Heilstätten Lenglern (Chefarzt Dr. HÖFER) die vor allem Studierende von Göttingen und die Rehabilitationsheilstätte Wuppertal-Ronsdorf (Chefarzt Dr. OVERRATH), die auch nichttuberkulosekranke Patienten betreut.

Die *Arbeitsmethodik* der einzelnen Heilstätten unterscheidet sich insofern, als die erstgenannten Anstalten innerhalb der Heilstätte neben den ärztlichen Versorgungseinrichtungen auch solche für berufliche Betriebe unterhalten, während die letztgenannte die Belastung der Patienten durch die *außerhalb* der Heilstätte gelegenen Arbeitsplätze mit neuzeitlichsten Methoden genau kontrolliert. Es ist selbstverständlich, daß beide Methoden ihren Sinn haben und zum erwünschten Ziel führen, den Genesenden oder Teilgeschädigten wieder in Arbeit zu bringen und damit sein Selbstvertrauen, seine Leistungsfähigkeit zu steigern.

In den Heilstätten sind zumeist fachmännisch vorgebildete Lehrkräfte angestellt, ferner ArbeitstherapeutInnen. Als Ausbildungsfächer gelten technisches Zeichnen, Elektromechanik, Schreiner- und Schneiderarbeiten, Stenografie und Maschinenschreiben u. a. m. Eine besondere Einrichtung für die Umschulung zur medizinisch-technischen Assistentin ist in der Tuberkuloseforschungsanstalt Borstel (Direktor Prof. Dr. Dr. FREERKSEN) geschaffen worden, deren erste Lehrgänge zur Zeit laufen. Bei der heutigen Arbeitsmarktlage ist es besonders erfreulich, daß alle Rehabilitationsheilstätten berichten, daß es keinerlei Mühe macht, die Patienten nach Erreichung der gewünschten Belastbarkeit wieder in Arbeit zu bringen.

Auch bei Kranken, die nach schwerer, operativ angegangener Erkrankung — sei es, daß Erkrankungen an Lungentuberkulose (HAUSSER und WEISSE, GIERHAKE), sei es, daß extrapulmonale Erkrankungen vorgelegen haben (BEHRENDT, TREPPINGER) — entlassen worden sind, haben sich Rehabilitationsmaßnahmen bewährt: Bei Kranken, die mit ihrer Ausbildung nicht fertig waren, war deren Abschluß mit Prüfung vor den Handwerks- bzw. Handelskammern das Ziel, bei den übrigen entweder die Wiederanlernung im früheren Beruf oder die Umschulung auf eine körperlich leichter zu bewältigende Arbeit.

Im Laufe weniger Jahre hat mit der Förderung der Rehabilitationsmaßnahmen ein ganz neuer Zweig der sozialen Betreuung der Tuberkulosekranken begonnen, der zielbewußt von Ärzten und Kostenträgern ausgebaut wird. Es darf allerdings nicht verschwiegen werden, daß auch auf diesem Gebiet die zunehmende Zahl der älteren und alten Tuberkulosekranken gewisse Grenzen setzt.

Durch die Einrichtung einer besonderen Sozialbetreuung der entlassenen Kranken hat die LVA Baden (NEERFORTH) die Wiedereingliederungsarbeit wirkungsvoll unterstützt. Das Deutsche Zentralkomitee hat die Grundzüge der zu befolgenden Regeln in seinen Richtlinien für die Beschäftigung von Tuberkulösen an geeigneten Arbeitsplätzen (vgl. Anhang) erneut bearbeitet und damit eine gewisse zentrale Steuerung gefördert.

Zusammenfassung

(Rehabilitation)

Mit der Einführung der Chemotherapie und dem dadurch mit bedingten starken Abfall der Tuberkulosesterblichkeit haben sich die Überlebensaussichten der Tuberkulösen wesentlich gebessert. Die Wiedereingliederung der arbeitsfähigen Kranken in den Arbeitsprozeß ist damit zu einem Problem geworden. Obwohl in der Bundesrepublik Mangel an Arbeitskräften besteht, konnten z. B. in Baden-Württemberg i. J. 1957 21% und i. J. 1958 fast 40% der infrage kommenden Personen nicht in Arbeit vermittelt werden. Die Möglichkeiten für eine Rehabilitation müssen schon während der Heilbehandlung vorbereitet werden. Entsprechende Maßnahmen sind auch schon bei den Schulpflichtigen und den Studierenden erforderlich. Die Förderung der Rehabilitationsmaßnahmen muß deshalb von Ärzten und Kostenträgern zielbewußt ausgebaut werden. Die zunehmende Zahl älterer Tuberkulosekranker setzt den Bemühungen jedoch gewisse Grenzen.

Summary: Rehabilitation

With the introduction of chemotherapy and the resulting strong decrease of the stability of tuberculosis the survival chances of tuberculous patients have considerably improved. The reincorporation of the patients capable of working into the professional life has thus become a problem. Although there exists a lack of man-power in the Federal Republic, in Baden-Württemberg, for example, jobs could not be provided for 21% in 1957 and in 1958 for almost 40% of the persons in question. Possibilities of rehabilitation should already be prepared during the period of treatment. Corresponding measures are also necessary for school-children and students. Rehabilitation measures therefore should be systematically supported, furthered and expanded by physicians and institutions. The increasing numbers of old tuberculous patients, however, limits these efforts to a certain extent.

Résumé: Rehabilitation

L'introduction de la chimiothérapie et la diminution considérable de la mortalité du tuberculeux ont amélioré considérablement les chances de survie des sujets atteints de tuberculose.

De ce fait le reclassement des malades capables de travailler dans le cadre de l'organisation générale du travail humain est devenu un problème.

Malgré la pénurie de main d'oeuvre qui règne dans la République Fédérale, il a été impossible de trouver du travail pour tous ceux qui appartiennent à cette catégorie de personnes. Il en a été ainsi dans la province de Bade-Wurtemberg en 1957 dans 21% des demandes d'emploi et en 1958 dans presque 40%.

Les possibilités pour la réhabilitation devront donc être préparées déjà pendant le traitement curatif de chacun.

Des mesures analogues seront également indispensables en ce qui concerne les écoliers et les étudiants.

Pour cette raison le perfectionnement des mesures de réhabilitation doit être poursuivi méthodiquement par les médecins et par les organisations qui assument la charge du règlement des frais.

Toutefois le nombre croissant de tuberculeux d'âge avancé constituera dans ces cas des limites insurmontables.

Resumen: Rehabilitación

Con la introducción de la quimioterapéutica y en consecuencia con la gran disminución de la mortali dad tuberculosa se han mejorado sensiblemente las posibilidades de vida de los tuberculosos. La readmisión en el proceso laboral de los enfermos aptos para el trabajo se ha transformado en un problema. A pesar de la falta de personal en la República Federal Alemana no se ha podido encontrar, por ejemplo en Baden-Württemberg en el año 1957 para un 21% de las susodichas personas y en el año 1958 casi para un 40%, un trabajo adecuado. Las posibilidades para una rehabilitación se tiene que tener ya en cuenta durante el proceso de curación. Medidas pertinentes son también necesarias para los niños en edad escolar y para los estudiantes. Las medidas de rehabilitación deben ser estimuladas sistematicamente por los médicos y por las sociedades sanitarias correspondientes. El aumento del número de enfermos tuberculosos en edad avanzada limita en cierto modo los esfuerzos dichos.

8. Sonderfürsorgen

a) Die Tuberkulose-Fürsorge der Deutschen Bundesbahn im Jahre 1960

Es wurden aufgewendet für

α) Tuberkulosehilfe
(einschließlich der Aufwendungen der Bezirksfürsorgen des BSW)

1. DB	10 600 000 DM
2. BVA	4 228 611 DM
3. BfA	219 981 DM
zusammen	15 048 592 DM

β) Tuberkulosebekämpfung

Die Heil- und Kurfürsorge hat 1960 für Bundesbahnbedienstete und ihre Angehörigen Tuberkulosehilfe gewährt, zu der
a) die Deutsche Bundesbahn als Dienstherr nach § 21 des Tuberkulosehilfegesetzes,
b) die BVA nach § 1244a der Reichsversicherungsordnung,
c) die BfA nach § 21a des Angestelltenversicherungsgesetzes
verpflichtet ist.

Die Bemühungen im Kampfe gegen die Tuberkulose zeigen deutliche Erfolge. Tbc-Behandlungen in Krankenhäusern und Heilstätten sind weiter zurückgegangen. Diese erfreuliche Tatsache war Anlaß, bisher von der Heil- und Kurfürsorge belegte Betten in Vertragshäusern aufzugeben. Dies ist 1960 geschehen für die Heilstätte Münnerstadt und das Caritas-Krankenhaus Mergentheim. Ende 1960 wurde auch die Heilstätte der BVA in Marquartstein (130 Betten) aufgelöst. Das Haus soll entsprechend umgebaut und neu eingerichtet Ende 1961 der Heil- und Kurfürsorge für Genesungskuren zur Verfügung stehen.

Die Zahl der neu Erkrankten ist gegenüber 1959 um rd. 9 v.H. zurückgegangen. Die ansteckenden Fälle haben sich um 14 v.H. vermindert. Die Zahl der bewilligten Heilstättenkuren und Krankenhausbehandlungen ist etwa gleich geblieben. Eine Behandlung dauerte durchschnittlich in

eigenen Heilstätten	160	(141) Tage,
fremden Heilstätten	140	(137) Tage,
Krankenhäusern	91	(99) Tage.

γ) Tuberkulose-Fürsorge

αα) Zahl der Tuberkulosefälle

Im Berichtsjahr wurden 2441 (2684) neue Tuberkulosefälle gemeldet oder festgestellt.

Davon entfielen auf

Beamte	439	(410)
Arbeiter und Angestellte	545	(632)
Pensionäre	159	(189)
Rentenempfänger	165	(173)
Ehefrauen von Beamten	179	(195)
Ehefrauen von Arbeitern und Angestellten	152	(202)

Ehefrauen von Pensionären	128	(115)
Ehefrauen von Rentenempfängern	69	(78)
Kinder von Beamten	288	(313)
Kinder von Arbeitern und Angestellten . . .	260	(300)
Kinder von Pensionären	23	(36)
Kinder von Rentenempfängern	34	(41)

Von den 2441 (2684) neuen Fällen waren

ansteckend mit positiven Bakterienfund. . . .	292	(343)
ansteckend ohne positiven Bakterienfund . . .	80	(113)
aktive nicht ansteckende (geschlossene) Tbc . .	947	(1062)
inaktive Tbc	861	(867)
extrapulmonale Tbc	261	(299)

ββ) Zahl der Anträge auf Heilstättenkuren und Krankenhausbehandlungen

Es wurden beantragt

für	Heil-stätten-kuren	Krank.-Hausbe-handlg.	zusammen	
Beamte	545	109	654	(680)
Arbeiter und Angestellte	695	161	856	(897)
Ehefrauen von Beamten	189	73	262	(254)
Ehefrauen von Arbeitern und Angestellten	112	62	174	(178)
Kinder von Beamten	169	51	220	(265)
Kinder von Arbeitern und Angestellten .	176	81	257	(325)
Versorgungsempfänger	505	331	836	(740)
Ehefrauen von Versorgungsempfängern .	170	148	318	(296)
Kinder von Versorgungsempfängern . .	44	21	65	(92)
zusammen	2605	1037	3642	(3727)

226 (324) Anträge wurden abgelehnt, und zwar aus folgenden Gründen:

	Anträge	
Kur oder Behandlung nicht erforderlich . . .	17	(31)
Kur oder Behandlung nur wünschenswert . .	—	—
Kur oder Behandlung bieten keine Aussicht auf Erfolg	5	(14)
Fremder Konstenträger zuständig	149	(198)
Sonstige Gründe	55	(81)

γγ) Zahl der Bewilligungen

3461 (3444) bewilligte Heilstättenkuren und Krankenhausbehandlungen verteilen sich auf

für	Heil-stätten-kuren	Kranken-Hausbe-handlg.	zusammen	
Beamte	535	96	631	(639)
Arbeiter und Angestellte	682	139	821	(865)
Ehefrauen von Beamten	185	65	250	(211)
Ehefrauen von Arbeitern und Angestellten	110	54	164	(148)
Kinder von Beamten	166	45	211	(254)
Kinder von Arbeitern und Angestellten .	172	72	244	(311)
Versorgungsempfänger	496	287	783	(674)
Ehefrauen von Versorgungsempfängern .	167	128	295	(254)
Kinder von Versorgungsempfängern . .	43	19	62	(88)
zusammen	2556	905	3461	(3444)

und auf die BDen wie folgt:

BD-Bezirk	Heilstättenkuren bewilligt insgesamt		Heilstättenkuren a. 1 000 Bed.	Krankenhausbehandlung bewilligt insgesamt		Krankenhausbehandlung a. 1 000 Bed.
Essen	206	(218)	4,6	80	(122)	1,8
Frankfurt	243	(207)	5,5	37	(65)	0,8
Hamburg	232	(266)	5,3	93	(65)	2,1
Hannover	173	(150)	3,2	97	(103)	1,8
Karlsruhe	164	(197)	2,8	76	(66)	2,7
Kassel	104	(104)	5,6	24	(21)	1,3
Köln	186	(202)	5,6	63	(74)	1,9
Mainz	140	(104)	5,1	48	(45)	1,8
Münster	109	(102)	4,3	68	(74)	2,7
Saarbrücken	109	(121)	5,1	45	(52)	0,6
Stuttgart	140	(137)	4,3	60	(40)	1,9
Wuppertal	203	(201)	6,0	70	(79)	2,1
Rosenheim Sozial-Versicherungsste. (für die BDen Augsburg, München, Nürnberg und Regensburg)	509	(477)	5,4	97	(87)	1,0
Verw.-Stelle Berlin	34	(30)	–	46	(32)	–
HVB, BSA, Hw	4	(3)	3,1	1	(–)	0,8
Zusammen	2556	(2519)	4,6	905	(925)	1,7

δδ) Zahl der durchgeführten Heilstättenkuren und Krankenhausbehandlungen

Von den im Berichtsjahr bewilligten und aus dem Vorjahr übergegangenen Tuberkulosekuren wurden durchgeführt und abgeschlossen

in Tuberkuloseheilstätten	2 388	(2 367)	Fälle
in Krankenhäusern	827	(832)	Fälle
	3 215	(3 199)	Fälle

und zwar

	v.H.	v.H.
als 1. Behandlung	1 692 Fälle = 53	(1 812 = 57)
als 2. Behandlung	655 Fälle = 20	(620 = 19)
als 3. Behandlung	338 Fälle = 11	(347 = 11)
als 4. Behandlung	222 Fälle = 6	(166 = 5)
als 5. Behandlung	123 Fälle = 4	(97 = 3)
als 6. Behandlung u. mehr	185 Fälle = 6	(157 = 5)

εε) Verteilung der Kranken auf eigene und fremde Heilstätten und Krankenhäuser

Die im Berichtsjahr abgeschlossenen Heilstättenkuren und Krankenhausbehandlungen verteilen sich auf eigene und fremde Heilstätten und auf Krankenhäuser wie folgt:

Bundesbahn-Heilst.	fremde Heilst.	Kranken-häuser
1 206 (1 248)	1 182 (1 119)	827 (832)

ζζ) Verzeichnis der Heilstätten und Bettenzahl

	Betten
Bundesb.-Lungenheilst. Stadtwald b. Melsungen mit	180
Bundesb.-Lungenheilst. Marquartstein/Obb. mit	130
Bundesb.-Kinderheilst. Elisabethenberg Waldhausen (Württbg.) mit	120
Bundesb.-Friedrich-Hilda-Genesungsheim Badenweiler mit	123
zusammen	553

In Vertragsanstalten wurden durchschnittlich belegt

	Betten
Heilstätte Josefshaus, Bad Lippspringe	96
Orth.-Heilstätte Hessisch-Lichtenau	6
Heilstätte Münnerstadt (Ufr.)	40
Hamburg. Seehosp. Cuxhaven-Sahlenburg	5
Kurheim Ettensberg, Oberstdorf/Obb.	50
Sanatorium Davos-Wolfgang (Schweiz)	30
Sanatorium Agra bei Lugano (Schweiz)	40
zusammen	267

in sonstigen fremden Heilstätten rd. 100 Betten.
Insgesamt wurden im Durchschnitt belegt rd. 900 Betten.

Zur Durchführung der Krankenhausbehandlungen wurden von den BDen Krankenhäuser, im allgemeinen mit Tuberkulose-Abteilungen, am Wohnort der Kranken in Anspruch genommen. Hierzu wurden ständig etwa 200 Krankenhausbetten benötigt.

ηη) Kosten in eigenen und fremden Heilstätten und in Krankenhäusern

	Bundesbahn Heilstätten	fremde Heilst.	Krankenhäuser
Kostenaufwand insges.	3 384 011 (2 888 714)	2 803 706 (2 439 829)	1 331 322 DM (1 334 196)
für 1 Kranken	2 798 (2 315)	2 372 (2 180)	1 610 (1 604) DM
Durchschnittliche Behandlungsdauer	160 (141)	140 (137)	91 (99) Tg.
Durchschnittl. Kostenaufwand für einen Verpflegungstag	17,50 (16,44)	16,92 (15,97)	17,69 (16,27) DM

ϑϑ) Vor- und Nachfürsorge und wirtschaftliche Fürsorge

Die Vor- und Nachfürsorge und wirtschaftliche Fürsorge oblag den Bezirksfürsorgen des BSW.
Die Ausgaben haben betragen:

Vor- und Nachfürsorge	907 330	(839 863) DM
Krankenhaus- und Dauerbehandlung . . .	422 451	(548 114) DM
Wirtschaftliche Fürsorge	2 372 035	(2 214 514) DM
Vorbeugende Tbc-Fürsorge, Kinderfürsorge .	2 800 119	(3 251 146) DM
Gehälter und Löhne für die in der Tbc-Fürsorge arbeitenden Personen u. Geschäftskosten	1 268 868	(1 524 493) DM
zusammen	7 770 803	(8 378 130) DM

Zur Erfüllung dieser Aufgaben hat die DB den Bezirksfürsorgen des BSW 7 000 000 (6 760 000) DM zur Verfügung gestellt. Den Restbetrag hat das Bundesbahn-Sozialwerk aus anderen Mitteln gedeckt.

ιι) Gesamtkosten der Tbc-Fürsorge

Abgeschlossene Kuren in Bundesbahn-Heilstätten	3 384 011	(2 888 714) DM
Abgeschlossene Kuren in fremden Heilstätten .	2 803 706	(2 439 829) DM
Behandlungen in Krankenhäusern	1 331 322	(1 334 196) DM
Noch nicht abgeschlossene Kuren	529 553	(---) DM
Zuschüsse an die Bezirksfürsorgen des BSW für die Vor- und Nachfürsorge, wirtschaftliche Fürsorge und vorbeugende Tbc-Fürsorge . . .	7 000 000	(6 760 000) DM
so daß insgesamt aufgewendet wurden	15 048 592	(13 422 739) DM

das sind 56,0 (53,7) v.H. der Gesamtaufwendungen der Heil- und Kurfürsorge. Dazu kommen die weiteren, unmittelbaren Zuschüsse des BSW von rd. 1 770 804 (1 618 130) DM.

b) Tuberkulosehilfe der Deutschen Bundespost im Jahre 1960

1. Die Tuberkulosestatistik der Deutschen Bundespost hat ergeben, daß Tuberkuloseerkrankungen unter dem Personal der DBP nicht häufiger auftreten als in der Gesamtbevölkerung. Auch bei ihr sind die Fälle in Großstädten häufiger als auf dem Lande. Die DBP hat keine eigenen Tbc- Krankenhäuser oder Heime.

2. Bei der Einstellung von Bewerbern für den Postdienst und auch bei ihrer Übernahme in das Beamtenverhältnis finden Tauglichkeitsuntersuchungen statt. Dafür bestehen Tauglichkeitsrichtlinien. Die Einstellungsuntersuchung umfaßt bei *allen* Bewerbern bis zum 18. Lebensjahr eine solche auf Tuberkulose. Tuberkulose schließt grundsätzlich die Tauglichkeit für den anstrengenden, den Witterungseinflüssen besonders ausgesetzten Postdienst aus. Für Kriegsbeschädigte mit geschlossener Tuberkulose und bei Anstellungsuntersuchungen sind mildere Bestimmungen vorgesehen.

3. An Tuberkulose erkrankte Postbedienstete genießen einen besonderen Schutz vor vorzeitiger Zurruhesetzung oder Entlassung. Nach Verfügung des Reichspostministeriums und des Bundespostministeriums soll ein Erkrankter erst dann pensioniert werden, wenn mit der Wiederherstellung der Dienstfähigkeit in absehbarer Zeit nicht mehr gerechnet werden kann. Da nach § 45 BGB Beamte, die wegen Dienstunfähigkeit entlassen worden waren, wieder als Beamte eingestellt werden können, wenn sie wieder dienstfähig geworden sind, wird die Frage der Zurruhesetzung im allgemeinen 2 Jahre nach Beginn der Erkrankung von den Oberpostdirektionen geprüft.

4. Tuberkulosekranke, die geheilt sind, werden weiterbeschäftigt, dabei wird auf ihren Gesundheitszustand Rücksicht genommen, damit sie sich langsam wieder in den Dienst einleben können. Soweit ohne Gefährdung des Publikums und der Mitarbeiter möglich, werden auch an offener Lungentuberkulose leidende Postbedienstete beschäftigt, allerdings abgesondert von dem übrigen Personal.

5. Allgemeine Röntgenreihenuntersuchungen führt die Post nicht durch (Kostenfrage, technische Durchführung auf dem Lande bei den über das ganze Land verteilten Postdienststellen sehr schwierig, Reisekosten, Vertreterkosten). Es sind aber bei Auftreten von Tuberkuloseerkrankungen bei im Dienst befindlichen Personen Umgebungsuntersuchungen vorgeschrieben, die auf Kosten der DBP durchgeführt werden. Die Mitarbeiter des Erkrankten sollen dabei erfaßt werden.

6. Falls notwendig, bemüht sich auch die Wohnungsfürsorge der DBP im Rahmen des Möglichen, in Tuberkulosefällen für ausreichenden Wohnraum der betroffenen Familie des Postbediensteten zu sorgen.

7. Die von der Deutschen Bundespost durchgeführte Kinderfürsorge (Verschickung der Kinder auf vier bis sechs Wochen) dient der Vorbeugung gegen Erkrankungen, damit auch gegen Tuberkuloseerkrankungen.

8. Nach der Tuberkulosestatistik der Deutschen Bundespost für das Jahr 1960 waren vorhanden:

	1959	1960
Zu Beginn des Jahres Erkrankte	4 091	4 131
Zum Schluß des Jahres Erkrankte	4 131	3 965
Zunahme	40	–
Abnahme	–	166
Personalstand am Schluß des Jahres	389 123	397 702
Zugang im Laufe des Jahres	10 655	8 579
%-Satz an Tuberkulosekranken, auf das Personal bezogen	1,06	0,99

Diese Zahlen betreffen nur das aktive Personal.

Für die Bekämpfung der Tuberkulose unter den Postbediensteten und ihren Angehörigen sind aufgewendet worden:

	1959	1960
a) für Heilverfahren	801 546 DM	1 592 842 DM
b) für ambulante und sonstige Tbc-Behandlung	–	99 249 DM
c) für Leistungen der wirtschaftl. Hilfe .	–	110 764 DM
d) für die Unterbringung von Kinder in Kindererholungsheimen	19 340 DM	23 260 DM
e) für amtsärztliche Untersuchungen . .	26 078 DM	10 338 DM
f) für weitere Maßnahmen zur Tuberkulosebekämpfung (zum Beispiel vorbeugende Maßnahmen, sonstiges) . .	229 264 DM	188 970 DM
Gesamtausgaben	1 076 228 DM	2 025 423 DM

c) Tuberkuloseüberwachung in der Bundeswehr im Jahre 1960

Die Organisation und das Verfahren zur Bekämpfung der Tuberkulose in der Bundeswehr hat sich weiterhin bewährt und wurde beibehalten. Ihre Maßnahmen gliedern sich in

Vorsorge, Fürsorge, Versorgung

Die Vorsorge setzt bereits anläßlich der Musterungsuntersuchung ein, bei der u. a. die körperliche Eignung für den Wehrdienst festzustellen ist. Die Tuberkulose hat zwar durch Chemotherapeutica, Antibiotica sowie moderne Thoraxchirurgie induziert ihr Gesicht geändert, ihr Wesen aber hat sie beibehalten. So ist ihre epidemiologische Eigenart, die durch genetische Resistenz, erworbene Widerstandskraft und resistenzmindernde In- und Umwelteinflüsse gesteuert wird, unverändert geblieben. Besonders die ihr anhaftende Rückfallneigung bedingt eine strenge Auswahl unter den zum Wehrdienst heranstehenden jungen Menschen, bei denen die Rezidivhäufigkeit deutlich größer ist als bei den älteren Generationen.

Die grundlegende Ziffer der Musterungsvorschrift bestimmt daher, daß nur die Folgezustände primärer Lungentuberkulose, einschließlich verkalkter paratrachealer und paraaortaler Lymphknoten eine Tauglichkeit zulassen. Alle übrigen Formen postprimärer Tbc-Erkrankungen schließen in Friedenszeiten vom Wehrdienst aus. Am Tage der Musterung können aus Gründen, die hier aus sachlichen und räumlichen Gründen nicht zu erörtern sind, lediglich anamnestische Angaben, beigezogene amtsärztliche und fachärztliche Unterlagen und die Allgemeinuntersuchung verwertet werden. Erst bei der Einstellung setzt die wesentliche Expositionsprophylaxe, die Schirmbilduntersuchung ein. Ihre Methodik ist in den früheren Jahrbüchern beschrieben worden.

Im Berichtsjahr wurden 303 308 Schirmbilduntersuchungen durchgeführt, die alle neueingestellten, einen großen Teil der längerdienenden und alle zur Entlassung heranstehenden Soldaten erfaßten. Die Ergebnisse sind in der Tabelle 43 wiedergegeben.

Tabelle 43. *Ergebnisse der Schirmbilduntersuchungen 1960 in absoluten und Verhältniszahlen auf 10 000 Untersuchte.* (Letztere in Klammern)

	Ia	Ic	IIa	IId	III	IV	Gesamtzahl
Einstellung	46 (3,4)	126 (12,6)	372 (27,4)	11	129	134 763	135 447
Wiederholung	12 (1,4)	70 (8)	261 (30)	14	71	86 653	87 081
Entlassung	9 (1,1)	26 (3,2)	38 (4,7)	7	32	80 549	80 661
Gesamt							303 189
Nicht-Erfaßte.							74

3 262 Soldaten bedurften einer Nachuntersuchung, was einer Auswertungsquote von etwa 1,6 % entspricht. Von diesen konnten die Ergebnisse der Nachuntersuchung in 74 Fällen = 2,3 % nicht mehr ermittelt werden. Dieser niedrige Prozentsatz Nicht-Erfaßter, der sich vorwiegend aus bereits entlassenen Soldaten zusammensetzt, läßt auf eine erfreuliche Zusammenarbeit mit dem öffentlichen Gesundheitsdienst schließen. Wie in früheren Jahren liegt der Anteil an behandlungsbedürftigen Tuberkulosen bei den Wiederholungsuntersuchten deutlich niedriger als bei den Neueingestellten. Noch deutlicher wird die geringe Durchseuchungsgeschwindigkeit innerhalb der Bundeswehr, wenn man die Zahl, die bei der Entlassungsuntersuchung gefunden wurde, heranzieht. Hierbei handelt es sich in der Masse um Wehrpflichtige nach Ableistung ihrer einjährigen Dienstzeit.

In Abb. 75 sind die Ergebnisse von rund 700 000 Schirmbilduntersuchungen der letzten drei Jahre zusammengestellt. Unter den neueingestellten Soldaten geht die Zahl der behandlungsbedürftigen Tuberkulosen langsam zurück. Das entspricht der epidemiologischen Tendenz in der Bundesrepublik. Bei den Wiederholungsuntersuchungen sind die Kurvenverläufe durchschnittlich aufwärtsgerichtet. Im Jahr 1958 wurde jedoch nur ein Teil der Soldaten erfaßt, da sich die Organisation der Untersuchungen erst einspielen mußte. In den beiden letzten Jahren ist die Zahl der behandlungsbedürftigen Tuberkulosen der Atmungsorgane annähernd konstant und dürfte vielleicht dem Querschnitt der durch Schirmbilduntersuchung Erfaßten entsprechen. Daß die Tuberkulosemorbidität in der Bundeswehr nicht im Zunehmen ist, geht aus der Zahl der untenstehenden Heilstättenfälle einwandfrei hervor. Die verhältnismäßig große Zahl inaktiver Tuberkulosefälle mag unter Berücksichtigung der bereits erwähnten strengen Tauglichkeitsbestimmungen zunächst erstaunen. Zum größten Teil finden sich darunter jedoch Soldaten, die 1956, zu einer Zeit, in der die genannten Richtlinien noch nicht in Kraft waren, eingestellt worden sind. Nach der Einstellung entscheiden jedoch über die Verwendungsfähigkeit eines Soldaten nicht die Bestimmungen der Tauglichkeit, sondern die der Dienstfähigkeit. Bei individueller Beurteilung sind Soldaten mit inaktiver Tuberkulose in bestimmten Dienststellungen verwendbar. So ist es durchaus möglich, daß ein Soldat nach einem stationären Heilverfahren im Wehrdienst verbleibt, sofern er trotz Einschränkung seiner Belastbarkeit die notwendige körperliche Eignung zur Erfüllung seiner Aufgaben besitzt. Daher wird es immer einen gewissen Bestand an inaktiver Tuberkulose in der Bundeswehr geben.

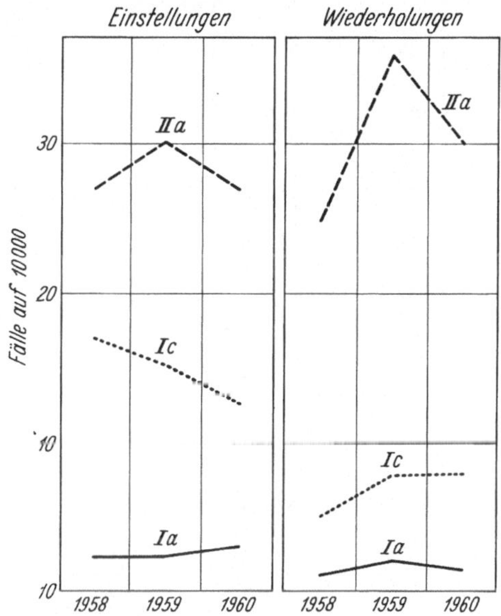

Abb. 75. Ergebnisse von 700 000 Schirmbilduntersuchungen der Jahre 1958, 1959 und 1960.

Auf die Einführung dispositionsprophylaktischer Maßnahmen mußte auch in diesem Jahr wieder verzichtet werden, obwohl die an verschiedenen kleineren Gruppen durchgeführte Tuberkulintestung, die bei gut 20 % der Untersuchten eine negative Reaktion ergab, ihre Berechtigung durchaus nachgewiesen hat. Es muß jedoch immer wieder darauf hingewiesen werden, daß Tuberkulintestung und BCG-Impfung im vorwehrpflichtigen Alter durchgeführt werden sollten, wenn man von der Vaccination einen Schutz während der Dienstzeit erwarten will.

Im Berichtsjahr wurden 302 Soldaten in Vertragsheilstätten eingewiesen, das entspricht 12 auf 10 000. Im Vorjahr waren es 13,5 unter 10 000 Soldaten. Wenn 15 Fälle, die durch stationäre Beobachtung als inaktiv befunden wurden und 10 Fälle unspezifischer Lungenerkrankungen abgezogen werden, so verbleiben 276 Soldaten, die wegen behandlungsbedürftigen Tuberkuloseformen stationär aufgenommen werden mußten. (11 : 10 000). Vergleicht man diese Verhältniszahl mit denen der Schirmbilduntersuchungen des Berichtsjahres, so läßt sich daran die Effektivität dieser Untersuchungen

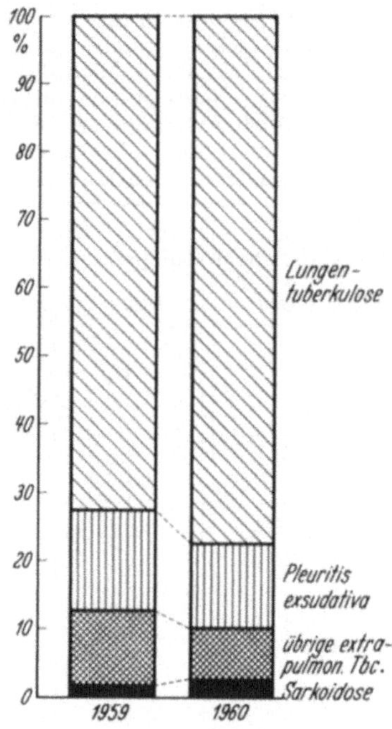

Abb. 76. Prozentuale Aufschlüsselung der Heilstättenfälle.

ablesen. Die Lungentuberkulose machte mit 215 Einweisungen wiederum den größten Anteil unter den Einweisungen aus, gefolgt von der Pleuritis exsudativa mit 34 Fällen. Die übrigen extrapulmonalen Tuberkuloseformen verteilen sich wie folgt:

Urogenitaltuberkulosen	10
Lymphdrüsentuberkulosen	5
Knochentuberkulosen	5

Außerdem mußten 7 Soldaten wegen einer Sarkoidose behandelt werden. Es scheint so, als ob auch bei der Bundeswehr ein Zunehmen dieser Erkrankung zu beobachten ist.

In Abb. 76 ist die prozentuale Aufschlüsselung der Heilstättenfälle der letzten beiden Jahre dargestellt. Sie zeigt, daß der Anteil der Pleuritis exsudativa im Berichtsjahr nicht mehr so groß ist wie im Vorjahr. Ebenso ist ein Rückgang der extrapulmonalen Tuberkuloseformen von 11 auf 7% festzustellen, was mit ihrem Verhalten innerhalb der Bundesrepublik durchaus in Einklang steht.

Zur Feststellung einer Wehrdienstbeschädigung wegen Tuberkulose wurden im Berichtsjahr 437 Anträge gestellt. Im Falle der Anerkennung erhält jeder Soldat einen Ausgleich in Höhe der Grundrente; sofern er dienstunfähig wird, Versorgungsbezüge nach den Bestimmungen des Soldatenversorgungsgesetzes.

d) Tuberkulosebekämpfung im Bundesgrenzschutz im Jahre 1960

Auch 1960 wurden auf dem Gebiet der *Tuberkulosefürsorge* die in den vorhergehenden Jahren durchgeführten Maßnahmen fortgesetzt. 1960 hatten die *Schirmbilduntersuchungen im BGS* nachstehende Ergebnisse: Auf Grund der Einstellungs-Schirmbilduntersuchungen – 2000 Dienstanfänger wurden untersucht – war in 13 Fällen eine röntgenologische Nachuntersuchung erforderlich. Von diesen 13 Nachuntersuchten mußten 4 = 2‰ der Dienstanfänger wegen Tuberkulose wieder aus dem BGS entlassen werden: In zwei Fällen war es zwischen Annahme- und Einstellungsuntersuchung zum Auftreten einer frischen ansteckungsfähigen Lungentuberkulose (I a/b) gekommen, in einem Fall kam es zwischen Annahme- und Einstellungsuntersuchung zu einer Pleuritis exsudativa (I c), im vierten Fall waren erst bei der Einstellungsuntersuchung spezifische, überwachungsbedürftige Lungenveränderungen nachzuweisen (II a). Bei der Schirmbildstelle des BGS in Bonn wurden 421, in der gemeinsamen Krankenabteilung in Lübeck 279 (sonst taugliche und geeignete) Bewerber lungenfachärztlich untersucht. Dabei ergab sich in 6 Fällen Polizeidienstuntauglichkeit wegen tuberkulöser Lungenveränderungen (8,6 ‰), in 1 Fall wegen Lungenveränderungen zunächst noch unklarer Genese.

Bei 10871 Wiederholungs-Schirmbilduntersuchungen von Polizeivollzugsbeamten und Verwaltungsbeamten im BGS wurden 9 aktive Lungentuberkulosen = 0,83 ‰ aufgedeckt, davon 2 offene (I a/b) und 7 geschlossene (I c) Fälle. Gegenüber dem Berichtsjahr 1959 bedeutet das ein geringes Absinken der relativen Zahl. Neue Überwachungsfälle (IIa nach SCHRAG) kamen 1960 nicht hinzu; die Kontrolle der bekannten Fälle wurde weitergeführt. An nichttuberkulösen Befunden, die einer Kontrolle bedurften, wurden bei den Wiederholungs-Schirmbilduntersuchungen erhoben: 3 Morbus BOECK (Hilustyp), 1 Spontan-Pnth. rechts, 1 Zustand nach Spontan-Pnth. links, 1 brustwandnahe Infiltration fraglicher Genese, 1 para-aortale Drüsenschwellung, 1 Verdacht auf

Osteom oder Chondrom an der 4. hinteren Rippe rechts. Als Nebenbefunde wurden festgestellt: In 40 Fällen (3,68 %) ein Lobus venae acygos, in 97 Fällen (8,92 %) Skoliosen der BWS und in 290 Fällen (26,7 %) Rippenanomalien.

1 663 Angestellte und Arbeiter unterzogen sich freiwillig der Schirmbilduntersuchung. Aktive, behandlungsbedürftige Lungentuberkulosen wurden nicht aufgedeckt. In 11 Fällen wurden tuberkulöse Veränderungen der Lungen festgestellt, die eine Überwachung erforderlich machten (IIa nach SCHRAG). Die von Jahr zu Jahr steigende Zahl der Untersuchten läßt erkennen, daß nach wie vor ein großes Interesse der Zivilbediensteten des BGS an einer regelmäßigen Kontrolluntersuchung der Lungen durch Schirmbildaufnahmen besteht.

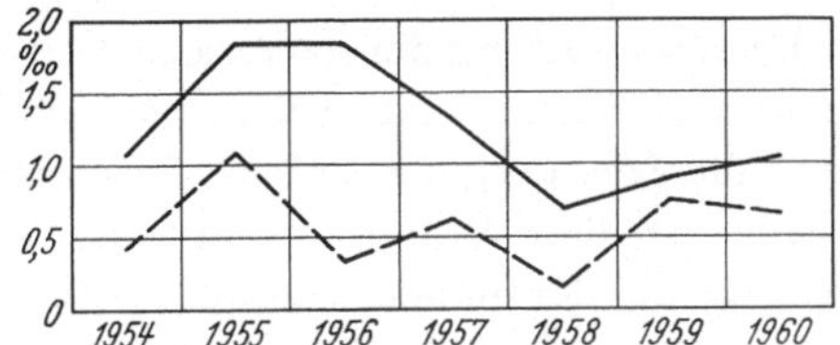

Abb. 77. Häufigkeit der Erkrankungen an Tuberkulose der Atmungsorgane im BGS 1954 bis 1960 (insgesamt ——— und bei Schirmbilduntersuchungen festgestellt).

Die *Erkrankungshäufigkeit an Tuberkulose* im BGS betrug 1960 1,46‰. Damit ist, wie schon im Vorjahr, ein weiterer, wenn auch geringer Anstieg der von 1956 bis 1958 abgesunkenen Morbiditätszahlen zu verzeichnen; Rückschlüsse grundsätzlicher Art verbietet jedoch die kleine Zahl. An Tuberkulose der Atmungsorgane erkrankten 1960 insgesamt 14 Polizeivollzugsbeamte im BGS (davon 1 an Pleuritis exsudativa). 13 Heilverfahren wurden eingeleitet (davon 1 wegen Pleuritis exsudativa). An Tuberkulose anderer Organe erkrankten 6 Beamte, die Einleitung von 4 Heilverfahren war erforderlich. (Bei den restlichen 2 Fällen handelte es sich um ältere inaktive Lymphknotentuberkulosen, die als Nebenbefunde diagnostiziert wurden: Die Polizeidienstfähigkeit wurde hierdurch zunächst nicht eingeschränkt.)

Abb. 77 zeigt den Verlauf der Jahres-Morbidität an Tuberkulose der Atmungsorgane im BGS. Die untere, gestrichelte Kurve stellt – wie im vorjährigen Bericht – die durch Schirmbilduntersuchungen festgestellten Lungentuberkulosen dar, die bis zu ihrer Aufdeckung durch diese Untersuchung „stumm" verliefen. Es wurden also 1960 etwa 2/3 der Lungentuberkulosen durch Schirmbilduntersuchungen aufgedeckt; dieser Anteil unterstreicht weiterhin die Bedeutung dieser Untersuchungen. Infektionen von Kontaktpersonen wurden 3 mal (mit 3monatigem Intervall) wiederholt. 17 Polizeivollzugsbeamte im BGS wurden 1960 zu Heilverfahren eingewiesen. 15 Heilverfahren wurden im Jahre 1960 abgeschlossen, die durchschnittliche Dauer betrug 247 Tage. 19 (=1,39 %) Beamte wurden wegen Polizeidienstunfähigkeit infolge tuberkulöser Erkrankungen aus dem BGS entlassen, davon 2 wegen Pleuritis exsudativa und 3 wegen tuberkulöser Erkrankungen anderer Organe.

Die freiwillige *BCG-Schutzimpfung* durch Multipunktur (nach Rosenthal) am linken Oberschenkel wurde auch im Berichtsjahr fortgesetzt. Es wurden 391 Beamte geimpft. Hierbei handelte es sich nahezu ausschließlich um Dienstanfänger. Es sind über 98 % der auch auf die zweite, intrakutane Tuberkulinprobe (50 TE) negativ Reagierenden geimpft worden. Bei der Impfnachschau zeigten über 96 % der Geimpften lokale Hautreaktionen. In einem Falle kam es zur Ausbildung von mehreren, nur stecknadelkopfgroßen Ulcerationen. Impfkomplikationen traten auch im Berichtsjahr 1960 nicht auf. Die Tuberkulinproben nach der Impfung (einschließlich der Intrakutanproben) ergaben bei 98,07 % positive Reaktionen, davon reagierten bereits 76,14 % bei der perkutanen Probe. Während 1959 die Prozentzahl der bereits bei der Perkutanprobe positiv Reagierenden um etwa 5% höher lag, liegt 1960 die Gesamtzahl der positiv Reagierenden um etwa 1,4% höher. Die Zahl aller seit der Einführung der BCG-Impfung im Bundesgrenzschutz (1957) geimpften Polizeivollzugsbeamten beträgt 3495. Von den bereits vor der Einstellung in den BGS tuberkuloseschutzgeimpften Dienstanfängern reagierten 1960 – ähnlich wie im Vorjahr – 95,24% tuberkulinpositiv; alle negativ Reagierenden (14) wurden erneut geimpft und zeigten ohne Ausnahme tuberkulinpositive Reaktionen.

Im Berichtsjahr wurden 2000 Moro-Pflasterproben bei Dienstanfängern angelegt. 58 % der Proben fiel positiv aus. In 841 Fällen wurde eine Intrakutanprobe mit 50 TE durchgeführt. Der *Tuberkulinkataster* (nach der Schulze'schen Formel berechnet) ergab 80,20 % Tuberkulinpositive aller Altersklassen und zeigt damit praktisch seit 1957 gleichbleibende Werte. Erhebliche Abweichungen von den Werten der Vorjahre in den einzelnen Altersklassen sind ebenfalls nicht zu verzeichnen.

IV. Die Tuberkulose im Ausland

Eine Beurteilung der Tuberkulosesituation in verschiedenen Ländern setzt vergleichbare Statistiken voraus. Solange jedoch keine einheitliche Terminologie vorhanden ist und die Erfassung der Tuberkulösen meist mehr oder weniger dem Zufall überlassen bleibt, ist diese Voraussetzung nicht erfüllt. Dazu kommt, daß die subjektive Beurteilung der Krankheitssymptome eine eindeutige Klassifizierung unmöglich macht, wie schon die Morbiditätsunterschiede in den deutschen Bundesländern beweisen. Nachdem auch die Mortalitätsangaben nicht als absolut zuverlässig angesehen werden können, entfällt auch die Möglichkeit, über diese zu exakten Vergleichen zu kommen. Diese Gesichtspunkte müssen bei den folgenden Betrachtungen über die Tuberkulose in verschiedenen Ländern berücksichtigt werden.

In *Belgien* richten sich nach JEURISSEN (Münch. Med. Wschr. 103, 6, 1961) die Bemühungen heute auf die Ausrottung der Tuberkulose. Die Zahl der tuberkulinpositiven Personen geht ständig zurück. Auffällig erscheint der Rückgang der intrafamiliären Ansteckungen, während die extrafamiliären etwas ansteigen. Mit systematischen Tuberkulinproben in den Schulen und der Auswertung der Ergebnisse unter familiären und topografischen Gesichtspunkten gelingt es, 75% der unbekannten Infektionsquellen in Dörfern oder Stadtteilen festzustellen. Überwiegend handelt es sich um Personen, die Rente beziehen und die die von ihnen ausgehende Gefahr nicht genügend beachten oder bagatellisieren. Durch regelmäßige Verordnung von bakteriostatischen Mitteln will man solche Infektionsquellen zum Versiegen bringen. Als wirksamste Maßnahme zur Verhinderung der Ansteckung von Kindern und Jugendlichen und zur weiteren Verbreitung der Tuberkulose überhaupt sieht man eine verstärkte Kontrolle der Ansteckungsfähigkeit der Kranken, die Bewilligung von finanziellen Entschädigungen für Personen, die die Vorsichtsmaßnahmen beachten, und den teilweisen oder vollständigen Entzug der Pensionen bei Uneinsichtigen oder Asozialen an.

Nach Acta Tuberculosea et Pneumologica Belgica (51, 1, 1960) standen im Jahre 1959 2 213 Betten in Präventorien und 4 572 Betten in Sanatorien für Tuberkulöse zur Verfügung. Anfang des Jahres 1959 befanden sich in Präventorien 1 267, in Sanatorien 3 292 Kranke in Behandlung. Während des Jahres 1959 wurden 4 054 Patienten in Präventorien und 4 735 in Sanatorien neu aufgenommen. Die Zahl der Entlassungen während des Jahres 1959 beläuft sich auf 3 822 in Präventorien und 4 433 in Sanatorien. Die Gesamtzahl der behandelten Tuberkulösen beträgt in Präventorien 5 321 und in den Sanatorien 8 027. Die Dauer der Behandlung für alle Patienten in Präventorien betrug 642 986, in den Sanatorien 1 287 180 Tage, so daß im Durchschnitt die stationäre Behandlung im Präventorium 121 Tage und 160 Tage im Sanatorium beträgt.

Nach TODOROFF (Zschr. f. Tbk., 115, 3/6), bildet der Bestand an unbekannten Tuberkulösen ein wichtiges epidemiologisches Merkmal, dessen Kenntnis erforderlich ist, um die tatsächliche Tuberkulose-Morbidität der Bevölkerung überhaupt übersehen zu können. Diesem Bestand wird in *Bulgarien* seit 1952 besondere Aufmerksamkeit gewidmet. Seine Höhe hängt von den realen Veränderungen der Morbidität und dem Bestand an Kranken sowie von dem Entwicklungsstand der Organisation ab, der die Ermittlung der Tuberkulösen obliegt. Mit deren Verbesserung verringert sich der Bestand an unbekannten Tuberkulösen, der jedoch wegen einer unbekannt bleibenden Zahl von Kranken mit symptomlosem Beginn und inapperzeptem Verlauf nie völlig verschwindet. In Bulgarien belief sich der unbekannte Bestand unter der Landbevölkerung im Jahre 1952 auf etwa 800, im Jahre 1958 auf etwa 150 auf 100 000 E. Für die Stadtbevölkerung sind die entsprechenden Werte 300 und 80. Die Erfassung und Senkung des unbekannten Bestandes ist bei der Dorfbevölkerung gründlicher und schneller als in der Stadt vor sich gegangen. Während 1952 die Stadtbevölkerung einen realen Bestand von rund 1200 Tuberkulösen und die Landbevölkerung einen solchen von etwa 500 auf 100 000 E. aufzuweisen hatte, beläuft er sich im Jahre 1958 auf ca. 750 in der Stadt und rund 620 auf dem Land.

Dänemark gehört zu den Ländern, welche in der Bekämpfung der Tuberkulose die größten Erfolge aufzuweisen haben. Nach einem Bericht von FRANDSEN (The Present Stage of Tuberculosis Control in Denmark, presented at the fourteenth World Assembly in New Delhi 1961) sind in Dänemark im Jahre 1957 1303 Personen neu an Tuberkulose erkrankt = 29,0 auf 100 000 E. Bis zum Jahre 1958 trat ein Rückgang auf 1 229 Fälle ein = 27,2 auf 100 000. 1959 wurden 1 184 Neuerkrankungen an Tuberkulose aller Formen in Dänemark ermittelt = 26,1 auf 100 000 E. Von diesen entfielen 1 008 = 22,2 auf die Tuberkulose der Atmungsorgane und 176 = 3,9 auf 100 000 auf die Tuberkulose anderer Formen. Die Neuzugänge in der Bundesrepublik im Jahre 1959 beliefen sich auf 138,0 auf 100 000 E. und liegen somit über 5mal so hoch wie in Dänemark.

Ende 1957 waren in Dänemark 10 834 Personen = 241,4 auf 100 000 mit aktiver Tuberkulose bekannt. Bis zum Jahre 1958 verminderte sich der Bestand an Tuberkulösen auf 9 525 = 211,0 auf 100 000 E. Bis Ende des Jahres 1959 trat ein weiterer Rückgang des Bestandes auf 8 786 Personen = 193,2 auf 100 000 E. ein. Zum gleichen Zeitpunkt waren in der Bundesrepublik Deutschland 655,9 Personen unter 100 000 mit aktiver Tuberkulose registriert. Danach lag der Bestand in der Bundesrepublik etwa 3½ mal so hoch wie in Dänemark. Es ist dabei nicht bekannt, für welche Zeit in Dänemark die Tuberkulosekranken im Bestand bleiben, und es erscheint denkbar, daß in Dänemark auch die inaktiven Tuberkulösen im Bestand mit erfaßt sind.

Die Sterblichkeit an Tuberkulose ist von 4,4 auf 100 000 im Jahre 1957 auf 4,6 im Jahre 1958 gestiegen und im Jahre 1959 auf 4,0 auf 100 000 gefallen. Insgesamt verstarben in Dänemark im Jahre 1959 180 Personen an Tuberkulose sämtlicher Organe. Die Tuberkulosesterblichkeit in der Bundesrepublik betrug zum gleichen Zeitpunkt 16,4 auf 100 000. Sie war somit um über 300% höher als in Dänemark.

In *England und Wales* sind im Jahre 1959 27 278 neue Tuberkulosefälle registriert worden = 61 auf 100 000 E. gegenüber 138,0 in der Bundesrepublik. Davon entfallen 24 408 auf 100 000 E. auf die Lungentuberkulose. In 242 Fällen handelte es sich um Erkrankungen an tuberkulöser Meningitis = 0,5 auf 100 000 E.; 2628 = 6 auf 100 000 E. betrafen Tuberkulosen anderer Organe. Nach CROFTON (Tuberculosis undefeated, Chest & Heart Bull. Dec. 1960) schätzt man, daß der Bestand in England und Wales etwa 357 000 Fälle von Lungentuberkulose umfaßt, von welchen 45 000 ansteckend sind. CROFTON ist der Auffassung, daß die Tuberkulose noch lange nicht besiegt ist, daß Großbritannien aber als erstes Land in der Lage ist, die Tuberkulose zum Erliegen zu bringen, sofern der Wille dazu vorhanden ist. Der Erfolg im Kampf gegen die Tuberkulose hängt sowohl von der Kenntnis ihrer Eigenarten und der Einsatzbereitschaft der Fachleute als auch von dem Wollen der Allgemeinheit ab. Die Anstrengungen, die Infektionsquellen zu eliminieren, konzentrieren sich darauf, die Zahl der unbekannten Infektionsquellen an einem Überwuchern zu hindern und auf die Bemühungen, die Widerstandskraft der Allgemeinheit durch Anhebung des Lebensstandards zu verbessern und besonders durch Anwendung der BCG-Schutzimpfung. Kontrolluntersuchungen des Medical Research Council haben gezeigt, daß ein rechtzeitig BCG-geimpftes Kind nur etwa 1/6 der Wahrscheinlichkeit, im Entwicklungsalter eine Tuberkulose zu erlangen, aufweist wie nichtgeimpfte Kinder. Nach CROFTON ist der Wert der BCG-Schutzimpfung in England voll erwiesen. Theoretisch ist das Ideal für alle Erwachsenen, jährlich einmal durch Röntgenuntersuchungen kontrolliert zu werden. Leider ist dies völlig unmöglich. In den mittleren schottischen Städten sind Versuche in dieser Richtung gemacht worden, und es war möglich, etwa 80% der erwachsenen Bevölkerung innerhalb weniger Wochen zu untersuchen. Besondere Anstrengungen in dieser Richtung sind in Liverpool gemacht worden. Über den Erfolg der Aktion bezüglich der gesamten epidemiologischen Situation können noch keine Aussagen gemacht werden. In Edinburgh belief sich das Ergebnis der Untersuchungen bei den Männern über 60 J. auf 339 aktive Tuberkulosen bei 100 000 Männern dieser Altersgruppe, während 234 Fälle von Lungenkrebs bei den Männern von über 60 ermittelt wurden. Die Mass Radiography sollten im besonderen auf solche bekannten Gruppen konzentriert werden, die eine große Häufigkeit von Tuberkulose erwarten lassen und andererseits auf gefährdete Gruppen, und zwar solche, die eigentlich während ihrer Berufsarbeit mit viel Publikum zu tun haben. Hierfür kommen in Frage Schullehrer, Pflegerinnen, Ärzte und Arbeiter in Fabriken und Dienststellen.

Die Häufigkeit der Resistenz gegenüber Medikamenten ist ziemlich hoch, jedoch ist festzustellen, daß die primäre Resistenz gegenüber 2 oder mehr hauptsächlich verwendeten Antibioticis noch klein ist. Je länger die Chemotherapie dauert, um so niedriger ist die Wahrscheinlichkeit des Rückfalls. Die sorgfältigsten Untersuchungsserien in dieser Hinsicht sind vom Medical Research Council in England durchgeführt worden; dessen Feststellungen sind: 1) der Wert täglicher Gaben von Streptomycin und Isoniazid und von täglichen Gaben von Isoniazid und PAS, 2) die große Häufigkeit von Resistenzen bei Behandlungen mit einem einzigen Medikament, 3) die unzulänglich herabgesetzte Resistenz, wenn Streptomycin intermittierend mit täglichen Isoniazidgaben gegeben wird oder wenn eine unzureichende Menge von PAS in Verbindung mit Streptomycin verabfolgt wird und 4) tägliche Isoniazid- und Streptomycingaben sind die beste Kombination, die zur Zeit zur Verfügung steht.

Nach Registrar General's Weekly Return No. 14, 1961 sind im Jahre 1959 in England 3474 Personen (=0,8 auf 100 000 E.) an Lungentuberkulose gestorben; im Jahre 1960 waren es 3 094 (=0,7 auf 100 000 E.). Danach würde die Tuberkulose-Sterblichkeit in England und Wales nur etwa 50% derjenigen der Bundesrepublik Deutschland betragen.

LOTTE und ROUILLON berichten im Bulletin de l'Institut National d'Hygiène (16, 1, 1961) über die Entwicklung der Tuberkulose in *Frankreich* während der letzten 10 Jahre anhand von Statistiken über die Mortalität, die Morbidität und den Tuberkulin-Index.

Im Jahre 1950 sind in Frankreich 24 282 Personen (=58 auf 100 000) an Tuberkulose aller Formen gestorben, im Jahre 1959 10 302 (=23 auf 100 000). In derselben Zeit hat die Tuberkulosesterblichkeit in der Bundesrepublik von 39 auf 17 auf 100 000 E. abgenommen. Der Rückgang in Frankreich macht sich besonders bei der extrapulmonalen Tuberkulose bemerkbar, die innerhalb des Zeitraumes von 9 Jahren um rund 75% abgesunken ist, und zwar in erster Linie wegen des Rückgangs der Sterblichkeit an tuberkulöser Meningitis von 6,0 im Jahre 1950 auf 0,7 pro 100 000 E. im Jahre 1959. Die Altersgliederung der an Tuberkulose Verstorbenen in den Jahren 1946 – 1959 ist aus Abb. 78 zu ersehen.

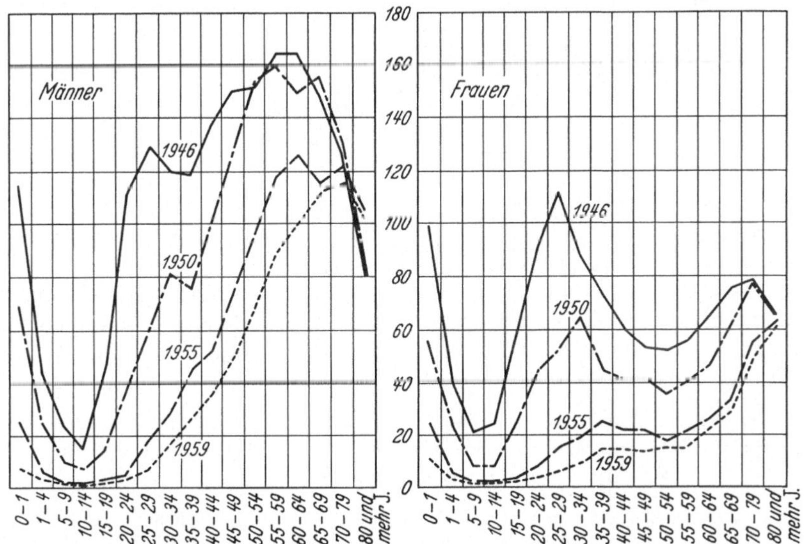

Abb. 78. Sterblichkeit an Tuberkulose aller Formen in Frankreich nach Alter und Geschlecht 1946, 1950, 1955 und 1959 auf 100 000 M bzw. Fr.

Während von 1946 – 1950 der Rückgang der Tuberkulose-Sterblichkeit überwiegend die Altersgruppen unterhalb von 55 J. bei den Männern und unterhalb von 70 J. bei den Frauen betrifft, ist bis zum Jahre 1959 eine weitere starke Verringerung der Sterblichkeit eingetreten, die lediglich die höheren Altersgruppen bei den Frauen ausgenommen hat. Die Höchstwerte der Tuberkulose-Sterblichkeit in Frankreich entfallen bei den Männern auf die 70 – 80jährigen, bei den Frauen auf die höchsten Altersklassen.

Im Jahre 1935 sind in Frankreich in 845 Fürsorgestellen 74 364 Neuerkrankungen an Tuberkulose festgestellt worden 180 auf 100 000 E. Darunter befanden sich 10 328 Fälle von extrapulmonaler Tuberkulose = 25 auf 100 000 E. Die Zahl der Patienten mit Primärinfektionen belief sich in diesem Jahr auf 15 049 = 36 auf 100 000 E. Im Jahre 1951 war die Gesamtzahl der Neuerkrankungen auf 62 984 = 149 auf 100 000 zurückgegangen. Bei den Primärinfektionen (Primo-infections pathologiques) war ein Anstieg auf 19411 = 46 auf 100000 festzustellen. Bis zum Jahre 1958 ist ein weiterer Rückgang erfolgt. In 943 Fürsorgestellen wurden 43233 Neuerkrankungen registriert = 97 auf 100000 E. Von diesen waren 14559 (= 32,5 auf 100000) Primärinfektionen und 2050 (= 4,5 auf 100000) extrapulmonale Tuberkulosen. In dem Zeitraum von 1935 – 1958 ist damit die Gesamtzahl der Neuerkrankungen auf knapp die Hälfte des Ausgangswertes gefallen. Die Fälle von extrapulmonalen Tuberkulosen haben sich um rund 80 % verringert, während die Primärinfektionen nur um etwa 10 % abgenommen haben. Im Jahre 1935 waren die Tuberkulose-Erkrankungen der Kinder unter 15 Jahren mit 27,4 % an der Gesamtzahl der Neuerkrankungen beteiligt. Im Jahre 1958 ist ihr Anteil auf 32,5 % angestiegen. In dieser Zeit hat sich die Zahl der Primärinfektionen der Kinder von 132 auf 114 Fälle auf 100000 verringert. Die Neuerkrankungen an pulmonaler Tuberkulose sind von 33 auf 6 je 100000 zurückgegangen, die an extrapulmonaler Tuberkulose von 36 auf 4 auf 100000. In derselben Zeit ist die Zahl der Primärinfektionen der Erwachsenen von 1935 - 1958 von 5 auf 6 auf 100000 leicht angestiegen, die der Neuerkrankungen an pulmonaler Tuberkulose von 147 auf 86 zurückgegangen, während die neuen Fälle an extrapulmonaler Tuberkulose eine Verringerung um 77 % erfahren haben.

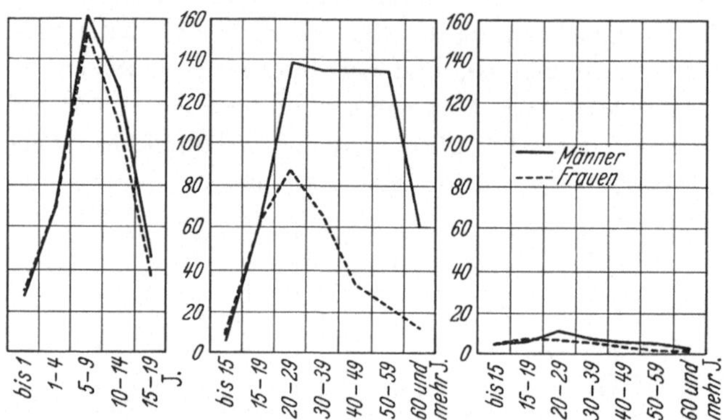

Abb. 79a. Neuerkrankungen an Tuberkulose in den französischen Gesundheitsämtern im Jahre 1958 und Neuerkrankungen an pulmonaler Tuberkulose nach Alter und Geschlecht in Frankreich in den Jahren 1951, 1955 und 1958 auf 100000 M bzw Fr.

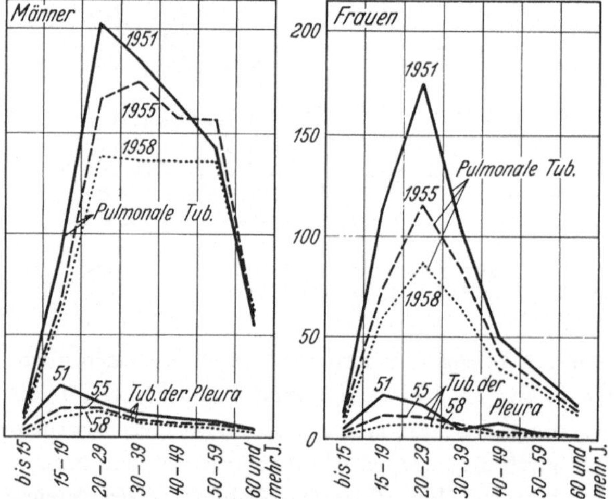

Abb. 79b. Neuerkrankungen an Tuberkulose in den französischen Gesundheitsämtern im Jahre 1958 und Neuerkrankungen an pulmonaler Tuberkulose nach Alter und Geschlecht in Frankreich in den Jahren 1951, 1955 und 1958 auf 100000 M bzw. Fr.

Im Jahre 1958 standen in Sanatorien 30079 Betten für Lungentuberkulöse zur Verfügung. Die Zahl der während des Jahres behandelten Patienten beläuft sich auf 38949. In Präventorien waren 13929 Betten verfügbar; 20504 Tuberkulöse wurden hier während des Jahres 1958 behandelt.

Über die Altersverteilung der Neuerkrankungen in Frankreich in den Jahren 1951, 1955 und 1958 unterrichtet Abb. 79 a u. b.

Es ergeben sich nach dieser Darstellung ähnliche Verhältnisse wie in der Bundesrepublik. Die Masse der Primärinfektionen der Jugendlichen entfällt auf die Altersgruppe der 5 – 10jährigen. Bei den 20 – 30jährigen wiesen die Neuerkrankungen an Lungentuberkulose 1951 ein Maximum auf, das sich inzwischen erheblich verringert hat, aber doch noch nicht ganz verschwunden ist. Bei den Frauen bleibt das Maximum der Tuberkulose-Morbidität im 20. und 30. Lebensjahr erhalten.

An den in Pariser Kliniken wegen aller Ursachen untergebrachten Kranken im Alter von 20 – 40 J. waren die Tuberkulösen mit 20% beteiligt, ihr Anteil sank bis zum Jahre 1958 auf 12% ab. Über die Zahl der in den Jahren 1936 bis 1958 in Pariser Hospitälern behandelten Tuberkulösen unterrichtet Tab. 44.

Tabelle 44. *Stationär behandelte Tuberkulöse* (in den Krankenhäusern der Armenpflege von Paris) *Verteilung nach Alter und Geschlecht*

Jahr	Prozentsatz der Tuberkulösen im Verhältnis zur Gesamtheit der stationär behandelten Personen									
	Männer					Frauen				
	– 1 J.	1–19	20–39	40–59	üb. 60 J.	– 1 J.		20–39	40–59	üb. 60 J.
1936	2	7	20	14	8	2	7	10	8	5
1946	2	8	15	12	6	1	7	8	7	4
1950	1	6	18	12	4	1	6	9	5	2
1955	1	4	14	13	5	1	5	8	6	2
1958	1	4	12	11	5	1	4	5	4	2

Jahr	Stationär behandelte Tuberkulöse auf 100000 E.									
	Männer					Frauen				
	– 1 J.	1–19	20–39	40–59	üb. 60 J.	– 1 J.	1–19	20–39	40–59	üb. 60 J.
1936	405	412	890	848	810	366	362	468	329	280
1946	453	484	640	556	624	278	409	432	284	231
1950	351	354	849	649	463	323	319	466	198	102
1955	184	234	773	844	566	159	232	412	236	152
1958	269	255	714	760	618	211	208	278	162	105

Nach Tab. 44 haben die Altersgruppen der 40 – 60jährigen Männer und die der 20 – 40jährigen Frauen die geringste Abnahme der Zahl an Heilstättenkuren seit 1936 aufzuweisen. Dagegen ist der Rückgang bei den über 60jährigen in diesem Zeitraum recht beträchtlich. Seit 1950 ist jedoch in dieser Hinsicht insofern eine Änderung eingetreten, als der Umfang der stationären Kuren an über 40 J. alten Männern bedeutend angestiegen ist, während die Zahl der Kuren der unter 40jährigen abgenommen hat, bei den Frauen ist lediglich in der Gruppe der über 60jährigen die Zahl der Heilstättenkuren 1958 gegenüber dem Jahre 1950 gleich hoch geblieben.

In der Zeit von 1951 bis zum Jahre 1957 hat der Prozentsatz der tuberkulinpositiven 22jährigen Studenten in Paris von 68 auf 61% abgenommen. Die Rekruten, die aus der Stadt stammen, waren im Jahre 1950 zu 56% tuberkulinpositiv. Die aus Landgebieten Eingezogenen wiesen dagegen nur zu 38% positive Tuberkulinreaktio-

nen auf. Bis zum Jahre 1957 ist der Anteil bei den aus der Stadt stammenden Soldaten auf 46% abgesunken, bei den Rekruten aus der Landbevölkerung wurden im Jahre 1957 noch 35% Tuberkulinpositive ermittelt.
Eine vom Institut National d'Hygiène bei Pariser Kindern durchgeführte Untersuchung zwischen 1934 und 1952 ergab bei den 5jährigen Kindern im Jahre 1934 28% Tuberkulinpositive und 1952/53 noch 13%. Die 6jährigen waren im Jahre 1934 zu 34% tuberkulinpositiv, im Jahre 1952/53 ebenfalls zu 13%. Von 100 Kindern im Alter von 10 Jahren wiesen 42 im Jahre 1934 und im Jahre 1952/53 28 eine positive Tuberkulinreaktion auf.

Nach Lotta contra la Tuberculosi (XXX, 12, 1960) sind in *Italien* im Jahre 1887 62614 Personen = 211 auf 100000 an Tuberkulose aller Formen gestorben. Darunter befanden sich 39123 Sterbefälle, die durch Lungentuberkulose verursacht worden sind = 132 auf 100000. Im Jahre 1887 war die extrapulmonale Tuberkulose mit 37,5% an sämtlichen Tuberkulosesterbefällen beteiligt. Für das Deutsche Reich liegen vergleichbare Werte aus dem Jahre 1892 vor: Damals sind von 100 000 E. 259 an Tuberkulose aller Organe gestorben; auf die extrapulmonale Tuberkulose entfielen 17 Sterbefälle auf 100000 E. = 6,3% Nach dem Bericht erreicht die Tuberkulosesterblichkeit in den Jahren 1888/89 mit 213 auf 100000 E. einen absoluten Höchstwert, dann sank sie ähnlich wie in den übrigen europäischen Ländern allmählich ab. Im Jahre 1959 sind insgesamt 8 804 Personen = 17 auf 100000 E. an Tuberkulose gestorben. 1958 war die Sterblichkeit an extrapulmonaler Tuberkulose mit 1 081 Sterbefällen von 9526 insgesamt mit 10,5% an allen Tuberkulosesterbefällen beteiligt. In der Zeit von 1887 bis zum Jahre 1937 ist die Sterblichkeit an Lungentuberkulose in Italien von 132 auf 67 auf 100000 E. und damit um rund 50% gefallen. In derselben Epoche hat sich die Sterblichkeit an Tuberkulose anderer Organe von 79 auf 18 auf 100000 E. und damit um 77,5% verringert. Von 1937 bis 1958 erfuhr die Sterblichkeit an Lungentuberkulose nochmals eine erhebliche Senkung, und zwar um 74,7%. In diesem Zeitraum sank die Sterblichkeit an extrapulmonaler Tuberkulose um fast 90%. Die Tuberkulosesterblichkeit im Jahre 1959 ist nur unwesentlich höher als in der Bundesrepublik. Nach dem Bericht von CEINO weist Norditalien die höchste Tuberkulosesterblichkeit auf.

In den *Niederlanden* (Tuberculosis control in the Netherlands, Royal Netherlands Tuberculosis Association) wird seit 1926 die BCG-Impfung durchgeführt, und zwar vornehmlich bei Personen und Gruppen, die in höherem Maße einer tuberkulösen Infektion ausgesetzt sind. Eine Massen-BCG-Impfung der gesamten Bevölkerung ist nicht vorgenommen worden. Der Prozentsatz der nicht BCG-geimpften Schulkinder, welche auf kleine Tuberkulindosen reagieren, wird als Tuberkulinindex bezeichnet. Im Jahre 1946 reagierten 17% dieser 7 – 13 J. alten Kinder positiv. Im Jahre 1960 belief sich der Tuberkulinindex auf 3%. Durch den jährlichen Tuberkulintest von Kindern in Mittel- und Oberschulen ist die Röntgenuntersuchung von Kindern unter 15 J. ersetzt worden. Nicht-Reagenten werden jährlich mit Tuberkulin nachgetestet. Reagenten werden jedes Jahr röntgenologisch untersucht und erfahren eine prophylaktische Behandlung, vor allem jene, welche einen hohen Grad von Tuberkulinempfindlichkeit aufweisen. Auf diese Weise ist der Tuberkulintest zu einem wesentlichen Bestandteil der Tuberkulosekontrolle geworden.

In den Niederlanden sind im Jahre 1900 auf 100000 Einwohner 200 Personen an Tuberkulose gestorben. Bis zum Jahre 1910 hat sich die Mortalität auf 150 verringert. Nach kurzer Unterbrechung im ersten Weltkrieg trat bis zum Jahre 1930 ein weiterer Rückgang auf 74 auf 100000 ein. Im Jahre 1946 starben immer noch 44 auf 100000 E., im Jahre 1950 19, im Jahre 1960 nur noch 3. In dieser Zeit hat sich die Zahl der Tuberkulose-Fürsorgestellen von 29 im Jahre 1910 auf 122 im Jahre 1960 vermehrt und der Umfang der Erstuntersuchungen von 16000 im Jahre 1920 auf 215 000 im Jahre 1960 zugenommen.

Zu Beginn des Jahrhunderts standen für die Behandlung von Tuberkulösen 30 Sanatoriumsbetten zur Verfügung. Im Jahre 1920 handelte es sich um 12000 und im Jahre 1950 um 9100, in den folgenden 10 Jahren macht die Entwicklung der Tuberkulose den Abbau von Heilstätten möglich, so daß 1960 nur noch 6000 Betten in den Niederlanden benötigt wurden.

Eine Statistik der Tuberkulose-Morbidität wird in den Niederlanden erst seit 1930 geführt. Einschließlich der Rückfälle waren 1930 120 Neuzugänge auf 100000 E. festgestellt worden. Bis zum Jahre 1940 verringerte sich diese Zahl auf 90, um infolge der Kriegsereignisse bis zum Jahre 1950 auf 160 anzusteigen. Bis zum Jahre 1953 erfolgte eine allmähliche Abnahme auf 120 und von 1953 bis 1959 auf 59 Neuzugänge für je 100 000 E.

Bei einer Bevölkerung von 11,5 Mill. E. werden seit 1949 jährlich 1 ½ – 2 ½ Mill. RRU, und zwar meist von privaten Organisationen durchgeführt. Im Jahre 1950 wurden bei 1,4 Mill. untersuchten Personen 116 bisher unbekannte aktive Tuberkulosen pro 100000 festgestellt. Im Jahre 1954 erstreckten sich die RRU auf 2,2 Mill. Einwohner und ermittelten 61 aktive Tuberkulosen je 100000. Im Jahre 1959 wurden 2,1 Mill. Personen erfaßt, dabei konnten 37 aktive unbekannte Tuberkulosen auf 100000 E. festgestellt werden.

Untersuchungen über die Tuberkulinempfindlichkeit von 18jährigen Rekruten führten zu dem Ergebnis, daß im Jahre 1952 27% dieses Personenkreises positiv reagierten, bis zum Jahre 1960 hat sich der Anteil der Reagenten auf 15% verringert.

Eine Untersuchung über den Tuberkulinindex in den Niederlanden im Jahre 1960 führte zu dem Ergebnis, daß 4,5% der im Jahre 1947 geborenen Kinder zu diesem Zeitpunkt positiv reagierten. Im Mittel weisen 3% der 7 – 13 J. alten Kinder eine positive Tuberkulinreaktion auf.

In den *Niederlanden* sind rund 3 Mill. Rinder registriert, und die jährliche Milchproduktion von 6 Mill. t. bedeutet einen wichtigen Faktor der Volkswirtschaft. Die Rindertuberkulose ist für viele Jahre ein Problem gewesen, bis im Jahre 1951 ein 5-Jahres-Programm für ihre Ausrottung entwickelt wurde. Bis zu diesem Zeitpunkt wurden durch die Regierung und die Landwirte zusammen 5 Mill. Gulden zu diesem Zweck aufgebracht. Der Erfolg rechtfertigte die Maßnahmen: Seit Mai 1956 sind die holländischen Rinderbestände tuberkulosefrei. Die Sanierung der Rinderbestände ist im Hinblick auf die Tuberkuloseverbreitung überhaupt von nicht zu unterschätzender Bedeutung.

Die Rinderbestände weisen im Jahre 1950 20% Reagenten auf. Im Jahre 1955 reagierten noch 2% der Rinder positiv auf Tuberkulin. Im Jahre 1956 war die Rindertuberkulose ausgerottet.

Der Rückgang der Tuberkulose-Mortalität und -Morbidität in *Schottland* (Report of the Department of Health for Scotland 1960, Teil 1, Edinburgh, Cmnd. 1320, 1961) dauert an. Die Sterblichkeit an Tuberkulose der Atmungsorgane ist von 12 auf 100000 im Jahre 1958 auf 10 im Jahre 1959 und auf 9 im Jahre 1960 abgesunken.

In den vergangenen 10 Jahren ist die Sterblichkeit der Männer um 74%, die der Frauen um 85% zurückgegangen. Im Jahre 1959 ereigneten sich nur 12 Sterbefälle in den Altersgruppen von unter 25 J. Dies sind knapp 4% der Gesamtzahl. Verglichen mit den Verhältnissen im Jahre 1949 zeigt sich hierbei eine wesentlich günstigere Entwicklung für die jüngeren Personen, nachdem damals 827 Sterbefälle = 26,7% der Gesamtzahl auf die Personen von 0 – 25 J. entfallen waren.

Im Jahre 1958 waren 5 189 Neuerkrankungen gemeldet worden = 100 auf 100 000. Bis zum Jahre 1959 ist ein Rückgang auf 72 auf 100 000 eingetreten und auf 67 im Jahre 1960. Danach sind die Neuerkrankungen annähernd im selben Ausmaß zurückgegangen wie die Sterbefälle an Tuberkulose. Diese Entwicklung steht im Gegensatz zu früher, als die Morbidität nur sehr langsam abnahm, während die Sterbeziffern sich sehr rasch verringerten, und zwar in erster Linie unter dem Einfluß der neuen Behandlungsmethoden. Nach den Unterlagen für 1959 ergibt sich eine größere Häufigkeit der Neuerkrankungen bei den jüngeren Frauen und den alten Männern.

Auf die extrapulmonale Tuberkulose entfielen in Schottland im Jahre 1960 nur noch 36 Sterbefälle = 0,7 auf 100 000 gegenüber 63 (1,2 auf 100 000) im Jahre 1959. Die extrapulmonalen Tuberkulosen repräsentieren im Jahre 1960 nur noch 7% aller Tuberkulose-Sterbefälle gegenüber 12% im Jahre 1950. Die Zahl der Neuerkrankungen an extrapulmonaler Tuberkulose beträgt 1959 und 1960 11 auf 100 000 E.

Ein weiteres ermutigendes Anzeichen für den Fortschritt in den Maßnahmen zur Ausrottung der Tuberkulose ist die laufende Abnahme des Anteils der Kinder, die bei der Schulentlassung tuberkulinpositiv reagierten. Im Jahre 1953 waren noch über 50% dieser Kinder tuberkulinpositiv. Im Jahre 1959 belief sich deren Anteil auf nur noch 20%; Anzeichen deuten darauf hin, daß sich diese Entwicklung fortsetzt.

Die Bemühungen, durch Mass Radiography bisher unbekannte Tuberkulöse zu ermitteln, beruhen neuerdings mehr auf Maßnahmen bei ausgewählten Personengruppen. Im Jahre 1959 wurden 345 498 Personen untersucht und 621 Fälle von aktiver Tuberkulose ermittelt = 180 auf 100 000. Im Jahre 1959 – ein Jahr vor einer sich über 2 Jahre erstreckenden umfassenden Aktion – wurden 1 788 neue unbekannte Tuberkulosen unter der untersuchten Bevölkerung ermittelt = 500 auf 100 000.

Im Jahre 1959 wurden über 75 000 Personen mit BCG geimpft, womit sich deren Gesamtzahl seit 1953 auf über 400 000 beläuft. In diese Maßnahmen werden Pflegerinnen, Studenten, Kontaktpersonen, Schulentlassene und andere Gruppen einbezogen. Die Schulkinder bilden die größte Einzelgruppe: Im Jahre 1959 sind 46 000 Schulkinder geimpft worden.

Am Ende des Jahres 1960 waren 1 863 Betten mit Tuberkulosekranken belegt gegenüber 4 856 im Jahre 1955.

Die Zahl der Neuerkrankungen an Lungentuberkulose belief sich im Mittel der Jahre 1914 – 1919 auf 8 542 = 177 auf 100 000 E. Sie ermäßigte sich in der Dekade von 1920 – 1929 auf 7 005 = 143 auf 100 000. Im selben Zeitraum wurden 4 661 Neuerkrankungen an extrapulmonaler Tuberkulose pro Jahr festgestellt = 95 auf 100 000. Von 1930 – 1939 ergaben sich im Mittel pro Jahr 5 104 Neuerkrankungen an Lungentuberkulose = 104 auf 100 000 und 3 247 an extrapulmonaler Tuberkulose = 66 auf 100 000. Von 1940 – 1949 stieg die Zahl der Neuerkrankungen an Tuberkulose der Atmungsorgane auf 7 146 = 146 auf 100 000 an, während die Neuerkrankungen an extrapulmonaler Tuberkulose einen weiteren Rückgang von

2 347 = 49 auf 100 000 aufweisen. Im Jahre 1950 wurde der Gipfel der Zahl der Neuerkrankungen erreicht, und zwar handelt es sich um 8 135 Fälle von pulmonaler Tuberkulose = 157 auf 100 000. Die Zahl der Neuzugänge an extrapulmonaler Tuberkulose nahm weiterhin ab und erreichte im Jahre 1950 1 546 Fälle = 30 auf 100 000. Von diesem Zeitpunkt an nahm die Zahl der Neuzugänge an Tuberkulose der Atmungsorgane bis zum Jahre 1956 ständig ab, sie erreichte 115 auf 100 000 E. Im folgenden Jahr 1957 trat im Zusammenhang mit der umfassenden Mass Radiography-Aktion ein Anstieg auf 7 891 = 153 auf 100 000 Personen ein. Dann setzte sich der Rückgang wiederum fort. Im Jahre 1958 wurden lediglich 5 189 Personen mit einer Neuerkrankung an pulmonaler Tuberkulose ermittelt = 100 auf 100 000 E. Im folgenden Jahr erfolgte ein bemerkenswerter Rückgang; 1959 wurden nur noch 3 733 Männer und Frauen mit einer bisher unbekannten Lungentuberkulose registriert = 72 auf 100 000, so daß innerhalb eines Jahres ein Absinken der Neuerkrankungsziffer um 28 % erfolgt ist. Die Neuzugänge an extrapulmonaler Tuberkulose haben sich von 1950 (30 auf 100 000) bis zum Jahre 1959 auf 11 auf 100 000 verringert. Während die Neuzugänge an Lungentuberkulose in diesem Zeitraum eine Abnahme von etwas über 50 % aufzuweisen haben, beläuft sich der Rückgang der Erkrankungen an extrapulmonaler Tuberkulose auf ungefähr 65 %. In der Dekade von 1930 – 1940 sind nur etwa 10 % Frauen weniger an Tuberkulose der Atmungsorgane neuerkrankt als Männer. Dieses Verhältnis bleibt im Zeitraum von 1940 bis 1949 annähernd unverändert bestehen. Im Jahre 1950 beläuft sich die Differenz zwischen den Erkrankungsfällen bei Männern und Frauen auf nur noch 5 %. Dieser Unterschied hält etwa bis zum Jahre 1954 an, und erst von diesem Zeitpunkt an nimmt die Zahl der Neuzugänge an Tuberkulosen der Atmungsorgane der Frauen rascher ab als die der Männer. Im Jahre 1956 liegt die Erkrankungsziffer der Männer bereits um rund 50 % höher als die der Frauen. Dasselbe ist in den Jahren 1957 und 1958 der Fall; im Jahre 1959 sind nur noch 57 Frauen unter 100 000 an einer Tuberkulose der Atmungsorgane neu erkrankt, dagegen 89 auf 100 000 Männer.

Bei den Neuerkrankungen an extrapulmonaler Tuberkulose ist die Entwicklung insofern etwas anders verlaufen als in dem Zeitabschnitt von 1930 – 1939 69 Männer und 63 Frauen auf je 100 000 neu registriert worden sind. Auch in dem folgenden Jahrzehnt ergibt sich noch eine um 10 % höhere Morbidität der Männer. Von 1950 an verschiebt sich die Situation. In diesem Jahr sind 29 Männer und 31 Frauen auf 100 000 mit Neuerkrankungen an extrapulmonaler Tuberkulose registriert worden. Bis zum Jahre 1959 verringert sich die Zahl der Neuzugänge an Männern auf 9, die der Frauen auf 13.

Im Jahre 1949 entfielen 3,7 % der Neuerkrankungen an Tuberkulose der Atmungsorgane der Männer auf die Altersgruppen von über 65 J., bei den Frauen handelte es sich um nur 1,7 %. Im Jahre 1959 dagegen waren die über 65jährigen Männer mit 10,5 %, die gleichaltrigen Frauen mit 5,8 % an der Gesamtzahl der Neuzugänge beteiligt. Bis zum 45. Lebensjahr ist bei beiden Geschlechtern ein bemerkenswerter Rückgang der Erkrankungsfälle eingetreten, der bei den Frauen rund 50 % beträgt. Oberhalb von 45 J. dagegen ist die Zahl der Neuzugänge bei beiden Geschlechtern annähernd konstant geblieben, oberhalb 65 J. sogar geringfügig angestiegen.

Bei den Neuzugängen an extrapulmonaler Tuberkulose macht sich zwischen 1949 und 1959 ein stärkerer Rückgang in den Altersgruppen bis 25 J. bemerkbar. Von 25 – 45 J. weisen nur die Männer eine stärkere Abnahme auf, bei den Frauen ist diese relativ gering. Oberhalb von 45 J. ist die Zahl der Neuzugänge bei den Männern nahezu konstant geblieben, bei den Frauen leicht angestiegen.

Ende 1959 waren in Schottland 50603 Personen mit einer aktiven Lungentuberkulose und 5439 mit einer extrapulmonalen Tuberkulose bekannt. An Lungentuberkulose litten 26780 Männer und 23823 Frauen, an extrapulmonaler Tuberkulose 2365 Männer und 3074 Frauen. Absolut betrachtet wies die Altersgruppe der 25 – 35jährigen die höchste Tuberkulose-Morbidität von allen Altersklassen auf. 23% aller tuberkulosekranken Männer und 35,2% aller Frauen gehörten dieser Altersgruppe an.

Im Jahre 1952 standen für die Behandlung von Personen mit aktiver Lungentuberkulose in Schottland 5697 Betten zur Verfügung, von welchen 5524 belegt waren (=97%). Im Jahre 1959 belief sich die Zahl der Betten auf 4407, davon waren 2864 = 65% belegt.

Von 8843 Schulentlassenen wiesen 56% im Jahre 1952 eine positive Tuberkulinreaktion auf. Bis zum Jahre 1956 hat sich deren Anteil auf 28%, bis zum Jahre 1959 auf 20% verringert.

Die Zahl der BCG-Schutzimpfungen belief sich im Jahre 1953 auf 26070, sie stieg bis zum Jahre 1959 auf 75072 an. Darunter befanden sich im Jahre 1953 und im Jahre 1959 rund 12% Neugeborene und etwa 55% Schulabgänger. Bei den übrigen Personen handelt es sich um Pflegerinnen, Studenten und Kontaktpersonen.

Im Jahre 1945 wurden 34188 Untersuchungen im Rahmen der Mass Miniature Radiography Examination durchgeführt. Dabei wurden 203 = 59,6 unbekannte Tuberkulosen auf 100000 Untersuchte ermittelt. Im Jahre 1949 wurden 122051 Personen durch diese Aktion erfaßt und 601 unbekannte aktive Lungentuberkulosen unter 100000 ausfindig gemacht. Im Rahmen der im Jahre 1957 durchgeführten Großaktion gelangten über 1,3 Mill. Personen zur Untersuchung, unter welchen 3804 unbekannte Tuberkulosen festgestellt werden konnten = 288 auf 100000 Untersuchte. In den folgenden Jahren nahm der Umfang der Röntgenuntersuchungen erheblich ab und erreichte im Jahre 1959 nur noch 345498 Aufnahmen. In diesem Jahre wurden lediglich noch 180 bisher unbekannte Lungentuberkulosen unter 100000 Untersuchten ermittelt.

Nach einem Bericht von KAUFMANN (Blätter gegen die Tuberkulose, *3*, 1961) ist die Erkrankungshäufigkeit an Tuberkulose trotz Abnahme der Tuberkulose-Sterblichkeit in der *Schweiz* immer noch hoch. Im Jahre 1959 mußten 6800 der kranken Erwachsenen in ein Sanatorium neu eintreten und 3100 aus dem Vorjahr dort bleiben. Bezogen auf sämtliche Erwachsenen in der Schweiz handelt es sich dabei um ca. 9000 Neueintritte. Nach KAUFMANN hängt der Rückgang in der Bettenbelegung der Tuberkuloseheilanstalten weniger mit der Abnahme der Patienten zusammen als vielmehr mit der durch die wirksamere Behandlung verkürzten Kurdauer. Die Tuberkulosebekämpfung in der Schweiz kostet zur Zeit noch fast 60 Mill. Franken pro Jahr.

Im Kanton Solothurn waren nach OTT (Blätter gegen die Tuberkulose, *1*, 1961) in der Zeit von 1953 – 1958 rund 500 Personen mit offener Lungentuberkulose amtlich registriert. Unter diesen überwiegen die Altersklassen der 20 – 60jährigen. Auf 100000 Angehörige der einzelnen Altersklassen ergibt sich eine kontinuierliche Zunahme der Offentuberkulösen vom jugendlichen bis zum höchsten Alter. Etwa 25% der Offentuberkulösen sind infolge ihrer beruflichen Tätigkeit als besonders gefährliche Streuungsquellen anzusehen. Unter diesen handelt es sich in erster Linie um Gastwirte, Friseure, Verkäuferinnen, Vertreter und Hausierer, Landwirte, Lehrer, Pflegepersonal usw. Bei der Durchführung der Meldungen hat sich ergeben, daß rund 1/3 der Offentuberkulösen amtlich nicht gemeldet worden sind. Bei einer Überprüfung der Diagnosen der Tuberkulose-Neuerkrankungen durch die Heilstätten-Ärzte hat sich infolge anfänglich unklarer Diagnosen eine Verfälschung der bisherigen Erkrankungshäufigkeit von rund 36% herausgestellt. In der Solothurner Bevölkerung wurde unter Berücksichtigung der Haus- und ambulanten Behandlung sowie der Militär-Patienten und der Fremdarbeiter eine Morbidität von rund 0,2% ermittelt. Dies entspricht etwa 10000 Personen in der gesamten Bevölkerung der Schweiz. Diese Zahl stimmt gut überein mit den Überlegungen, die KAUFMANN angestellt hat.

Im Jahre 1900 waren etwa 75% der Schweizer Bevölkerung natürlich infiziert. Im Jahre 1959 belief sich der Anteil auf etwa 58%. Dieser Rückgang ist bei weitem nicht so eindrucksvoll wie der in der Tuberkulosesterblichkeit. Infolge der Bevölkerungszunahme in diesem Zeitraum ist die Zahl der infizierten Personen im Jahre 1960 absolut betrachtet höher als im Jahre 1900. Nach OTT ist zu empfehlen, das Schulkind, den vor der Schulentlassung stehenden Jugendlichen sowie den jungen Erwachsenen kollektiv BCG zu impfen, und außerdem ist nach seiner Auffassung die kollektive Röntgen-Diagnostik vom Jugendlichen aufwärts bis zum höchsten Alter unbedingt weiter indiziert.

In der Schweiz sind nach „Blätter gegen die Tuberkulose" (*12*, 1960) im Jahre 1957 629269 Schirmbildaufnahmen gemacht worden. Dabei fanden sich 694 neue erstmals behandlungsbedürftige Tuberkulosen = 130 auf 100000. Im Jahre 1958 fand man unter 645084 Aufnahmen 658 derartige Tuberkulosen = 120 auf 100000 Aufnahmen. Im Jahre 1959 wurden 443 neue behandlungsbedürftige Tuberkulosen unter 658000 Aufnahmen festgestellt = 81 auf 100000 Aufnahmen. (Die Angaben beziehen sich nur auf den Teil der untersuchten Personen, von welchem die Untersuchungsergebnisse vorliegen). In der Zeit von 1957 — 1959 ist hinsichtlich der Ergebnisse der Röntgenuntersuchungen ein Rückgang um etwa 30% eingetreten.

Im Jahresbericht 1960 der Tuberkulosekommission Zürich-Stadt berichtet WISSLER über Ergebnisse der Umgebungsuntersuchungen: Zentrifugale Umgebungsuntersuchungen: Die Ermittlung von 143 neu bekanntgewordenen Offentuberkulösen führte zur Untersuchung von 2371 Personen aus deren Umgebung. Dabei wurden 8 Erkrankungen mit Tuberkulose festgestellt, wovon 2 eine stationäre Behandlung erforderlich machten. Zentripetale Umgebungsuntersuchungen: Wegen 112 Personen, die an geschlossener Lungentuberkulose erkrankt waren, erfolgte die Untersuchung von 978 Exponierten. Dabei wurden 4 neue Tuberkulosen ermittelt. Bei einem Patienten handelte es sich um die Infektionsquelle.

Nach einem Bericht der Schweizerischen Vereinigung gegen die Tuberkulose (Blätter gegen die Tuberkulose, *6*, 1961) dürfte im Jahre 1961 die Zahl der ausländischen Arbeitskräfte eine halbe Million erreichen oder übersteigen. Dieses enorme Arbeitskollektiv wird hinsichtlich der Tuberkulose ein bedrohlich zunehmender epidemiologischer Faktor. Bei Erhebung der Neuzugänge wurde im Jahre 1961 in einem Kanton ermittelt, daß die Erkrankungshäufigkeit der Fremdarbeiter diejenige der jugendlichen und erwachsenen Einheimischen um 12% überstieg und bei 24 auf 10000 Personen lag. Am Arbeitsplatz werden viele Fremdarbeiter durch periodische RRU nachuntersucht; die nicht mit Tuberkulose infizierten erhalten z.T. BCG-Schutzimpfung. Diese prophylaktischen Maßnahmen erscheinen jedoch lückenhaft und werden durch Umweltfaktoren (insbesondere ungenügende Unterkunftsverhältnisse) abgeschwächt. Nach Auffassung der Schweizerischen Vereinigung gegen die Tuberkulose sind die Maßnahmen, die der Ermittlung und Behandlung der Tuberkulose dienen, unter den ausländischen Arbeitskräften zu intensivieren. Die Tuberkuloseerkrankungen der Fremdarbeiter sind z.T. durch den Aufbruch inaktiver Herde, ein wesentlicher Teil jedoch durch Erstinfektionen im neuen Arbeitsmilieu bedingt. Seitens der Vereinigung wird die höhere Tuberkulose-Morbidität der ausländischen Arbeiter als eine wachsende Gefahr für die einheimische Bevölkerung angesehen. Sie hat sich deshalb an die Kantonregierungen gewandt und deren Unterstützung durch Empfehlung regelmäßiger RRU, BCG-Schutzimpfungen und obligatorischer Krankenversicherung sowie eine Kontrolle der Unterkünfte und Sanierung unhygienischer Wohnverhältnisse zum Schutz der gesamten Bevölkerung erbeten.

In *Canada* (Annual Report of the Canadian Tuberculosis Association for the year 1959) lag die Sterblichkeit an Tuberkulose im Jahre 1959 erstmals unter 1000, in diesem Jahr waren 959 Personen = 5,5 auf 100 000 an Tuberkulose gestorben. Die niedrigste Sterbeziffer wies die Provinz Ontario mit 2,8 auf 100 000 auf.

Die Zahl der Neuerkrankungen ist von 7 215 im Jahre 1958 auf 6 445 im Jahre 1959 abgesunken = 37,0 auf 100 000 E. Die Zahl der Reaktivierungen lag z.T. höher als die der Neuzugänge.

Während im Jahre 1958 10 830 Patienten wegen Tuberkulose behandelt worden sind, handelte es sich im Jahre 1959 um 9 260. Ein Teil der Sanatoriumsbetten konnte aus diesem Grunde für andere Zwecke zur Verfügung gestellt werden. Zwischen 35 und 50 % der bereitstehenden Betten werden gegenwärtig nicht mehr für die Behandlung von Tuberkulösen benötigt. Je mehr die Dauer der Behandlung abnimmt, um so mehr steigt die Zahl jener Patienten an, welche zu Hause medikamentöse Behandlung durchführen. Festgestellt werden mußte, daß insbesondere aus dieser Gruppe die Verschlechterungen stammen; es wird angenommen, daß die Verschlechterungen in erster Linie darauf zurückzuführen sind, daß verbreitet die Neigung besteht, die medikamentöse Behandlung zu früh zu beenden.

In der Zeit von 1954 – 1959 ist die Sterblichkeit an Tuberkulose in Canada von 1953 (10,4 auf 100 000) kontinuierlich auf 959 (=5,5 auf 100 000) im Jahre 1959 abgesunken. Dies bedeutet einen Rückgang der Tuberkulose-Mortalität in Canada um annähernd 50 % im Zeitraum von 5 Jahren. In demselben Zeitraum nahm die Zahl der Neuerkrankungen von 9 621 = 62 auf 100 000 E. auf 6 445 = 37 auf 100 000 E. ab.

Am 31. 12. 1954 befanden sich 15 222 Patienten in Behandlung. Auch diese Zahl hat ständig abgenommen; am 31. 12. 1959 waren 9 262 Tuberkulöse registriert, welche wegen ihrer Erkrankung stationär behandelt wurden.

Die Dauer der Heilstättenkur belief sich im Mittel auf 372 Tage im Jahre 1954 und auf 285 Tage im Jahre 1959. Im Jahre 1959 wurde in stärkerem Umfange vom Tuberkulintest als einer Maßnahme zur Ermittlung von unbekannten Tuberkulösen Gebrauch gemacht. Röntgenuntersuchungen fanden nur noch bei positiven Reagenten Anwendung. Darüber hinaus erstreckte sich die Suche nach unbekannten Tuberkulösen in erster Linie auf bestimmte Gruppen und geografische Bezirke, welche eine höhere Tuberkulose-Häufigkeit aufzuweisen hatten als andere. Dabei hat sich der Tuberkulintest als eine besonders wertvolle Maßnahme erwiesen.

Bei der Durchführung des Tuberkulintests ergab sich im Jahre 1959, daß 0,18 % der 1jährigen eine positive Reaktion aufzuweisen hatten. Der Prozentsatz stieg bis zu den unter 5jährigen auf 0,55 % an. 1,15 % der 5 – 9jährigen Kinder reagierten positiv und 3,20 % der 10 – 14jährigen. Die 15 – 20jährigen wiesen mit 6,59 % eine immer noch sehr geringe Zahl positiver Tuberkulinreaktionen auf. Erst im Alter von 30 – 35 J. wurden 20 % überschritten und im Alter von 35 – 40 J. 31,09 % erreicht. 41,54 % der 45 – 50jährigen reagierten positiv. Das Maximum, und zwar handelt es sich um 71,85 % der Männer und 53,80 % der Frauen, entfiel auf die 60 – 65jährigen. Oberhalb von 70 J. wurden rund 56 % positiv reagierende Personen festgestellt. Unter 130 000 untersuchten Personen aller Altersklassen wiesen 21,43 % eine positive Tuberkulinreaktion auf.

Nach *Tuberculosis in New York City 1959* ist die National Tuberculosis Association *(USA)* der Auffassung, daß im Jahre 1960 36 Mill. von 178 Mill. Amerikanern mit Tuberkulosebakterien infiziert sind. Das sind rund 20 %. Diese 20 % der amerikanischen Bevölkerung werden nach Auffassung der Nat. Tub. Ass. in den nächsten Jahren 75 % der neuen Erkrankungsfälle stellen.

Im Jahre 1947 wurden in den USA 134 946 Fälle von Tuberkulose festgestellt = 94,1 auf 100 000, bis zum Jahre 1948 trat ein leichter Anstieg der Erkrankungsfälle ein, von 1949 an nahm der Umfang der neuen Fälle von Jahr zu Jahr ab und erreichte im Jahre 1959 75 108 = 42,6 auf 100 000. Unter diesen befanden sich 56 709 = 32,2 auf 100 000 aktive bzw. wahrscheinlich aktive Neuerkrankungen; der Rest von rund 18 400 dürfte inaktive Tuberkulosen umfassen. Der Rückgang der Gesamtzahl an neuermittelten Tuberkulosefällen beläuft sich im Zeitraum von 1947 – 1959 auf 44 %. In derselben Zeit ist die Sterblichkeit an Tuberkulose aller Formen von 48 064 = 33,5 auf 100 000 E. auf 11 730 = 6,7 auf 100 000 E. und damit um über 75 % zurückgegangen.

Im Jahre 1959 wurden in 27 amerikanischen Großstädten mit insgesamt 33 Mill. Einwohnern 23 333 neue Fälle von Tuberkulose und 3 115 Sterbefälle an Tuberkulose festgestellt. Z.T. ist die Zahl der Neuerkrankungen an Tuberkulose, die in diesen Städten ermittelt worden ist, auf Intensivierung der Bemühungen um die Entdeckung dieser Tuberkulösen zurückzuführen, und aus diesem Grunde können die Angaben der einzelnen Jahre aus diesen Städten nicht ohne weiteres miteinander verglichen werden. Sie täuschen mitunter eine Zunahme der Erkrankungsfälle vor, obwohl es sich nur um eine Verbesserung der Erfassungsmethode handelt. Andererseits jedoch beweisen die Angaben der größeren amerikanischen Städte, daß noch recht zahlreiche Tuberkulosen unbekannt sind, und daß es notwendig ist, sich um deren Ermittlung und Behandlung zu bemühen. 8 der 27 Städte weisen einen leichten Anstieg der Sterblichkeit an Tuberkulose auf. Die Einwohnerzahl dieser amerikanischen Großstädte umfaßt 19 % der gesamten amerikanischen Bevölkerung. Diese Städte stellen jedoch 31 % der neuermittelten Tuberkulosen und 27 % der an Tuberkulose Verstorbenen. Die Angaben über die Tuberkulose-Morbidität in den erwähnten 27 Großstädten differieren erheblich. Das Maximum mit 173,7 auf 100 000 E. weist Houston/Texas auf. Die niedrigste Morbiditätsziffer wird von Santiago/Kalifornien mit 20,6 auf 100 000 E. gemeldet. In diesem Zusammenhang ist jedoch festzustellen, daß in Houston im Jahre 1956 mit einer Intensivierung des Erfassungsprogramms begonnen wurde, und es ist anzunehmen, daß in dieser Stadt dadurch mehr Tuberkulöse bekanntgeworden sind als dies in anderen Städten der Fall ist.

Ähnliche Unterschiede ergeben sich hinsichtlich der Mortalität an Tuberkulose. Die Sterblichkeitsziffer in den amerikanischen Großstädten schwankt zwischen 14,9 auf 100 000 in San Antonio/Texas, 14,7 in New Orleans und 3,4 in Santiago/Kalifornien bzw. ebenfalls 3,4 in Seattle/Washington.

In der *Stadt New York* sind im Jahre 1959 4 924 Personen mit Tuberkulose neu festgestellt worden. Die Zahl der bekannten aktiven Tuberkulösen belief sich zu diesem Zeitpunkt auf 16 909, in Überwachung befanden sich 9 270 Personen, während 779 im Jahre 1959 an Tuberkulose gestorben sind.

299 389 Patienten sind bei ihrer Aufnahme in die allemeinen Krankenhäuser geröntgt worden. Dabei wurden 1 589 Fälle von aktiver Lungentuberkulose festgestellt = 532 auf 100 000 Patienten. 4 653 Personen, und damit etwa 50 % der Personen mit aktiver Tuberkulose, wurden in Krankenhäusern und Sanatorien behandelt. 2 770 erfuhren eine Betreuung durch die Fürsorgestellen, 625 befanden sich in privatärztlicher Behandlung. In 1 222 Fällen wurde Überwachung durchgeführt.

Von den 4 924 neu bekanntgewordenen Erkrankungen an Tuberkulose = 63,2 auf 100 000 E. wurde die Masse im Stadtteil Manhattan gefunden, und zwar handelt es sich um 2 290 Fälle = 46,3 %, während die Bevölkerung von Manhattan nur 23 % der gesamten Einwohnerschaft von New York repräsentiert. Manhattan weist eine Erkrankungsrate von 127,6 auf 100 000 E. auf, während in Queens 27,1 und in Richmond 28,3 neue Tuberkuloseerkrankungen unter 100 000 E. ermittelt worden sind.

Von 1950 – 1959 hat die Zahl der Neuzugänge in New York von 7 717 = 98 auf 100 000 E. auf 4 924 = 63 auf 100 000 E. abgenommen, und zwar im Bezirk Manhattan von 197 auf 128, in Broux von 65 auf 51, in Broocklyn von 71 auf 53, in Queens von 55 auf 27 und in Richmond von 62 auf 28. Innerhalb Manhattans weist der Distrikt Lower East Side mit 222 Neuerkrankungen auf 100 000 E. die höchste und Kips Bay-Yorkville mit 44 auf 100 000 E. die niedrigste Erkrankungsziffer im Jahre 1959 auf. 51 % aller neuen Fälle entfallen auf die weiße Bevölkerung (die ca. 90 % der gesamten Einwohnerschaft stellt), 33 % auf Neger, 14 % auf Puerto-Ricaner, der Rest von 2 % auf die übrigen Rassen.

56 % aller Neuerkrankungen sind von Hospitälern, 2 % von Sanatorien gemeldet worden, etwa 25 % wurden in Fürsorgestellen ermittelt und ca. 4 % von Privatärzten. Dieser geringe Prozentsatz ist damit zu erklären, daß auf Tuberkulose verdächtige Patienten von den Hausärzten den Fürsorgestellen zur endgültigen Diagnose überwiesen werden.

Hinsichtlich des Stadiums, in dem sich die Personen mit Lungentuberkulose zum Zeitpunkt ihrer Entdeckung befinden, ist während der letzten 10 Jahre keine bedeutende Änderung eingetreten: Etwa 20 % weisen geringfügige, 80 % mittlere und weit fortgeschrittene Erkrankungsformen auf.

Nach dem Bericht von LOWELL sind im Jahre 1959 20 % der an Tuberkulose Verstorbenen erst zum Zeitpunkt ihres Todes als Tuberkulöse ermittelt worden. Unter diesen Umständen muß damit gerechnet werden, daß noch ein großer Teil der Tuberkulösen unbekannt ist.

Während bei den Weißen ca. 25 % aller Neuerkrankungen an Tuberkulose im Jahre 1959 auf die Frauen entfallen, handelt es sich bei den Negern um rund 40 %, bei den Puerto-Ricanern um 50 %.

Der Bestand an Tuberkulösen belief sich am 31. 12. 1959 auf 9 270 Personen gegenüber 10 153 Ende 1958. Von diesen entfallen 49 % auf den Bezirk Manhattan. 53 % der Personen mit aktiver Tuberkulose sind Weiße, 32 % Neger. Am Bestand sind die Männer mit 70 % beteiligt, die Mehrzahl gehört den Altersgruppen von über 45 J. an.

In der Zeit von 1948 bis 1959 hat sich der Bestand um etwa 50 % verringert. Bis zum 15. Lebensjahr ist die Abnahme relativ gering, sie tritt am stärksten in Erscheinung zwischen 15 und 30 Jahren. Oberhalb 65 J. ist eine leichte Zunahme eingetreten.

Von 1900 – 1904 sind in New York 72 551 neue Tuberkulosefälle ermittelt worden = 396 auf 100 000 E. In diesem Zeitraum starben 40 390 Personen an Tuberkulose = 220 auf 100 000 E. Die Sterblichkeitsrate betrug somit 56 %. In den Jahren 1905 – 1909 stieg die Zahl der Neuerkrankungen auf 109 633 = 508 auf 100 000 E. an. Bei 44 001 Sterbefällen = 204 auf 100 000 belief sich die Sterblichkeitsrate in diesen 5 Jahren auf 40 %. Sie hielt sich mit geringen Schwankungen in dieser Höhe konstant bis 1945/1949 und sank erst 1950 unter dem Einfluß der Chemotherapie auf 33 % ab. 1953, dem Jahre, in dem die Isoniazide zur Anwendung gelangten, betrug die Sterblichkeitsrate nur noch 19 %. Von 1953 – 1959 sind nur noch geringfügige Änderungen eingetreten, so daß sich im Jahre 1959 eine Sterblichkeitsrate von 17 % ergibt. Überträgt man diese Verhältnisse auf die Bundesrepublik, so ergibt sich für das Jahr 1959 eine Sterblichkeitsrate von 12,8 %. Der Unterschied gegenüber New York beruht in erster Linie auf der Tatsache, daß im Bundesgebiet im Jahre 1959 rund 118 Neuzugänge an aktiver Tuberkulose auf 100 000 E. gemeldet wurden gegenüber 54 in New York. Damit liegt die Zahl der Neuzugänge in der Bundesrepublik um über 100 % höher, während die Sterbeziffer in der Bundesrepublik nur um 60 % höher ist. Durch diese Diskrepanz in der Zahl der Neuzugänge ergibt sich der Unterschied in der Größenordnung der Sterblichkeitsrate.

In New York wird die Durchführung von Untersuchungen auf Tuberkulose bei Schülern, welche in die Oberschule eintreten, fortgesetzt. Durch diese Maßnahme sollen alle infrage kommenden Schüler, auch der privaten Höheren Schulen von New York, erfaßt werden. Die positiven Reagenten werden zusätzlich durch Röntgenaufnahmen untersucht. Im Jahre 1959 nahmen 60 375 Schüler oder 66 % der Gesamtzahl an den Tuberkulinuntersuchungen teil. In 56 189 Fällen wurde das Ergebnis festgestellt. Insgesamt ergab sich im Zeitraum von 1958/1959, daß 18,1 % der Schüler positiv reagierten, während in den Jahren 1959/1960 10 % der in die Oberschulen übertretenden Schüler eine positive Reaktion aufweisen. Unter 5 597 Schülern, welche der Röntgenreihenuntersuchung unterzogen wurden, konnten 14 aktive Tuberkulosen ermittelt werden.

Im Jahre 1953 wurden 1 111 Personen in New York mit chemotherapeutischen Mitteln versorgt. Ihre Zahl stieg bis zum Ende des Jahres 1959 auf 5 716 an. Damit erhielten praktisch alle nicht hospitalisierten Tuberkulösen in irgendeiner Form eine medikamentöse Behandlung.

Im Hinblick auf die Aufgabe der Vorbeugung hat man der Durchführung der BCG-Schutzimpfung größere Aufmerksamkeit gewidmet. Im Jahre 1950 wurden in New York 809 solcher Impfungen durchgeführt, bis zum Jahre 1959 stieg ihre Zahl auf 4 075.

Die Behandlung in Heilstätten bildet nach wie vor einen entscheidenden Faktor im Kampf gegen die Tuberkulose in der Stadt New York. Während im Jahre 1940 nur 35,9% der Personen mit aktiver Tuberkulose eine Heilstättenkur durchgeführt haben, stieg der Anteil der stationär behandelten Patienten bis zum Jahre 1952 auf 53% und hat sich bis zum Jahre 1959 mit 51,6 annähernd konstant gehalten.

Die Zahl der Tuberkulosebetten ist von 5 008 im Jahre 1952 auf 2 648 im Jahre 1959 zurückgegangen. Die Zahl der RRU in New York belief sich im Jahre 1950 auf 561 607, sie erreichte im Jahre 1956 mit über 859 000 Aufnahmen einen Höchstwert, dann sank der Umfang der RRU bis auf 512 000 im Jahre 1959 ab. In Ostharlem wurden im Jahre 1959 in 3 Monaten rund 52 000 Personen durch Schirmbildaufnahmen erfaßt. Von diesen wurden 3,2% zu weiteren Untersuchungen aufgefordert. Nur 69% leisteten Folge. Unter diesen 1 148 Personen wurden 55 aktive Lungentuberkulosen ermittelt, von welchen 50 bisher unbekannt waren = 100 auf 100 000 untersuchte Personen. Eine besonders hohe Morbidität wurde bei den Puerto-Ricanern, und zwar unter den Männern, festgestellt. Hier ergaben sich 190 unbekannte Tuberkulosen unter 100 000 der durch die Schirmbildaktion erfaßten Einwohner.

Die Masse der unbekannten Tuberkulösen wird bei den Routineuntersuchungen bei Patienten festgestellt, welche in den allgemeinen Krankenhäusern Aufnahme finden. Im Jahre 1959 wurden in 91 Instituten rund 300 000 Röntgenaufnahmen durchgeführt. Dabei konnten 1 589 aktive Tuberkulose ermittelt werden = 530 auf 100 000.

Jährlich werden Millionen von Dollars für die Bekämpfung und Behandlung der Tuberkulose ausgegeben. Im Jahre 1951 wurden 30,9 Mill. Dollar für Vorbeugung und Behandlung der Tuberkulose verwendet. Bis zum Jahre 1959 sanken die Kosten auf 15,4 Mill., dies ist jedoch nur ein Teil der Ausgaben, die seitens der öffentlichen und privaten Einrichtungen im Kampf gegen die Tuberkulose aufgewandt werden.

Nach The Chest & Heart Bulletin (April 1961) sind auf *Ceylon* 4½ Mill. Personen bisher mit Tuberkulin getestet worden, und 1½ Mill. wurden mit BCG schutzgeimpft. Die Zahl der Tuberkulösen wurde durch ein WHO-Team auf 63 000 geschätzt. Innerhalb der letzten 8 Jahre – nach Beginn der BCG-Schutzimpfung, RRU und der Einrichtung von Tuberkulose-Fürsorgestellen – ist die Sterblichkeit an Tuberkulose um 50% abgesunken.

Im Anhang ist eine Tabelle über die Tuberkulose in verschiedenen Ländern abgedruckt, die dem Bericht von LOWELL entnommen ist. Nach dieser Aufstellung weist *Japan* im Jahre 1959 mit 537,7 auf 100 000 E. die höchste Neuerkrankungsquote auf. Eine ebenfalls sehr große Zahl von Neuzugängen meldet Hongkong mit 500,6 auf 100 000. Nach dem Bericht weisen Australien, Neuseeland, Canada und die USA im Jahre 1959 die niedrigsten Morbiditätsziffern unter den ausgewählten Ländern auf, die voraussichtlich jedoch von Dänemark unterboten werden. Die dortige Morbidität ist zweifellos die geringste, die auf der Erde zur Zeit festgestellt werden kann.

In einem Aufsatz „Tuberculosis Trends in *Hongkong* – A Major Victory for BCG Vaccination (Ind. J. Tub. Vol. VIII No. 2) berichtet A.S. MOODIE über die Entwicklung der Tuberkulose in Hongkong. Im Jahre 1951 sind 20% aller Sterbefälle durch die Tuberkulose verursacht worden; ungefähr 40% der im Alter von unter 5 J. verstorbenen Kinder erlagen der Tuberkulose, und 8% der Gesamtzahl an Sterbefällen betrafen solche an Tuberkulose der Kinder von unter 5 J. Zu diesem Zeitpunkt wiesen 2% der gesamten erwachsenen Bevölkerung von Hongkong eine aktive Tuberkulose auf. Die Zahl der Erkrankungen der Kinder war unbekannt, dürfte jedoch relativ hoch sein. Für die Behandlung der Tuberkulose standen seinerzeit 2 große Kliniken mit ungefähr 500 Betten zur Verfügung. Im Jahre 1959 belief sich der Anteil der an Tuberkulose Verstorbenen auf 10,8% aller Sterbefälle. Von diesen entfielen lediglich 20% auf Kinder unter 5 J. Damit ist der Anteil der durch Tuberkulose verursachten Sterbefälle dieser Kinder von 8% im Jahre 1951 auf 2% im Jahre 1959 gefallen. Der Rückgang der Tuberkulosesterblichkeit in Hongkong umfaßte alle Personengruppen unterhalb von 40 J. Oberhalb 40 J. ist ein leichter Anstieg festzustellen. Von 1954 – 1959 beläuft sich der Rückgang der Tuberkulose-Morbidität in Hongkong bei den Personen von über 5 J. auf 1%, in den Altersklassen unter 5 J. beträgt der Abfall der Erkrankungsziffern 15%. Diese Entwicklung wird von dem Verfasser in erster Linie der Intensivierung der BCG-Schutzimpfung zugeschrieben, die mit Hilfe der WHO in Hongkong durchgeführt wird. Im Jahre 1960 sind 71,5% aller Neugeborenen mit BCG schutzgeimpft worden.

Nach Journal of the National Tuberculosis Association of *Pakistan* wurden bei Untersuchungen von bestimmten Bevölkerungsgruppen in La Hore und Sargodha zwischen 3,5 und 7,2% der Untersuchten als tuberkulös ermittelt. Die Untersuchungen erstreckten sich auf einen Zeitraum von 1954 – 1958. Nach einem Bericht von AWAN belief sich die Erkrankungshäufigkeit unter 5080 Einwohnern von Sargodha im Jahre 1958 auf 4,1%, und zwar wiesen 3,25% der Männer und 6,42% der Frauen eine Erkrankung an Tuberkulose auf. Der Bericht behandelt die Verhältnisse in den Altersklassen 0 – 11, 12 – 18, 18 – 44 und über 44 J. Es zeigt sich in allen Altersklassen eine z.T. beträchtlich höhere Erkrankungshäufigkeit der Frauen, die bei den 12 – 18jährigen über 3mal so hoch ist wie die der Männer. In der Untersuchung von AWAN wird der Versuch gemacht, festzustellen, in welchem Verhältnis das Einkommen zur Tuberkulose-Morbidität steht und ermittelt, daß mit steigendem Einkommen die Tuberkulose-Morbidität abnimmt. Eine ähnliche Beziehung konnte bezüglich des Verhältnisses zwischen zur Verfügung stehendem Wohnraum und Neuerkrankungen von Kontaktpersonen beobachtet werden. Je zahlreicher die zur Verfügung stehenden Wohnräume waren, um so geringer war die Rate der Neuerkrankungen.

Nach dem Bericht der Tub. Association of India vom Mai 1960 ist die Tuberkulosesterblichkeit in *Singapore* von 51,9 auf 100000 im Jahre 1957 auf 39,1 auf 100000 im Jahre 1959 gesunken. Die Tuberkulosesterblichkeit ist jedoch immer noch mit 6,1% an allen Sterbefällen im Jahre 1959 in Singapore beteiligt. Die Sterblichkeit an tuberkulöser Meningitis konnte von 67 im Jahre 1956 auf 22 auf 100000 im Jahre 1958 gesenkt werden. Nach den im Jahre 1958 von HARVEY durchgeführten Untersuchungen muß angenommen werden, daß etwa 3,7% der gesamten Bevölkerung an einer behandlungsbedürftigen aktiven Lungentuberkulose leiden (in der Bundesrepublik 0,7%). Diese Angaben stimmen mit jenen überein, welche vom Tan Tock Send Hospital in Singapore und von der Anti Tub. Ass. gemacht worden sind. Die Zahl der tuberkulinpositiven Schulanfänger beträgt etwa 30% und 70% bei 13 J. alten entlassenen Schülern.

Das erwähnte Hospital hat in den letzten Jahren eine Erweiterung erfahren, so daß für die Behandlung der Tuberkulösen im Jahre 1959 1 026 Betten zur Verfügung standen. Ende 1960 sollen es 1 300 werden.

In einem Bezirk von Singapore mit 24 000 E. sind im Jahre 1959 16 886 Personen von über 14 J. durch RRU erfaßt worden. Dabei wurden 826 Fälle = 4,9 % von aktiver Lungentuberkulose ermittelt; weiter fand man 703 oder 4,2 % mit inaktiver Lungentuberkulose. Ende 1959 befanden sich 4 016 Personen mit Lungentuberkulose in aktiver Behandlung. Während des Jahres 1959 wurden 1 874 Neuerkrankungen von Lungentuberkulose ermittelt und behandelt.

Thailand weist eine Bevölkerung von 24 Mill. Einwohnern auf, von welchen nach der letzten Schätzung im Jahre 1959 12 % in Städten und 88 % auf dem Land leben. Wie in vielen anderen Ländern stellt die Tuberkulose eines der wichtigsten Gesundheitsprobleme dar. Die Angaben über die Sterblichkeit an Tuberkulose liegen zwischen 50 und 60 auf 100 000 im Jahre 1959 für das gesamte Land. Diese Angaben können jedoch nicht als zuverlässig angesehen werden, da exakte Diagnosen fehlen. Vor 1949 existierten in Thailand keinerlei Kontroll- oder Präventivmaßnahmen bezüglich der Tuberkulose, jedoch bestanden entsprechende Einrichtungen auf freiwilliger Basis. Im Jahre 1940 eröffnete die Regierung ein kleines Hospital für Tuberkulöse in einem Außenbezirk von Bangkok. 1947 wurde dies mit einem kleinen Operationsraum ausgerüstet und konnte etwa 50 Patienten aufnehmen. Mit der starken Zunahme der Bevölkerung von Bangkok nach dem vergangenen Krieg und dem Überhandnehmen von unhygienischen Lebensbedingungen ist die Stadt zu einem Reservoir für die Tuberkulose geworden. Röntgenreihenuntersuchungen von einzelnen Bevölkerungsgruppen führten zu einer Schätzung, daß nicht weniger als 5 % der Bevölkerung von Bangkok als tuberkulös anzusehen sind. In den Slums dürfte die Tuberkulose-Morbidität sogar etwa 10 % betragen. Alle aktiven Erkrankungen, welche ermittelt werden, erfahren eine ambulante Behandlung mit Chemotherapeuticis, verbunden mit Gesundheitsmaßnahmen, die sich auf die Familienmitglieder erstrecken. Erkrankungsfälle, die operationsbedürftig sind, werden chemotherapeutisch vorbehandelt und dann ins Hospital aufgenommen. Für diesen Zweck stehen fahrbare Behandlungswagen zur Verfügung und außerdem Fürsorgerinnen und Personen, welche Hausbesuche vornehmen.

Die BCG-Schutzimpfung spielt in der Vorbeugung eine entscheidende Rolle. Sie wurde im Jahre 1953 eingeführt und im Jahre 1955 so weit ausgebaut, daß ungefähr 2 Mill. E. geimpft werden konnten. Es hat sich herausgestellt, daß die Tuberkulinreagenten besonders in den jüngeren Altersgruppen in Bangkok ungefähr doppelt so hoch sind wie in den ländlichen Bezirken. Nach dieser Massenimpfung wird BCG überwiegend bei Kontaktpersonen, Schulkindern und Personen, die besonders gefährdet sind, angewandt.

Neuseeland weist eine Bevölkerung von 2,34 Mill. Einwohnern auf. Unter diesen sind 2,2 Mill. Europäer, der Rest Maoris. Nach einem Bericht von Rona A. DAVIS (Chest & Heart Bulletin 1961) ist die Erkrankungshäufigkeit der Europäer an Tuberkulose im letzten Jahrzehnt von 8,6 auf 4,2 je 10 000 E. gefallen. Im selben Zeitraum ist die Neuerkrankungsziffer der Maoris von 48,6 auf 31,3 für 10 000 dieser Bevölkerungsgruppe zurückgegangen und liegt damit 8mal so hoch wie die Erkrankungshäufigkeit der Europäer. Auch bezüglich der Tuberkulosesterblichkeit befinden sich die Maoris in einer weniger günstigen Situation, obwohl in den letzten

10 Jahren eine allgemeine Besserung eingetreten ist. In dieser Zeit ist die Sterblichkeit der Maoris an Tuberkulose von 217,2 auf 26,6 auf 100 000 abgesunken.

Die Tuberkulose der Atmungsorgane ist in Neuseeland seit 1901 meldepflichtig. Seit dieser Zeit bemüht man sich darum, dem Patienten und seiner Familie jegliche Unterstützung zuteil werden zu lassen, um eine Ausbreitung der Krankheit zu verhindern. Die extrapulmonale Tuberkulose ist seit 1940 meldepflichtig. Hausärzte, Fürsorgestellen und Hospitäler arbeiten mit der Gesundheitsverwaltung in der Kontrolle der Tuberkulose zusammen. Neuerdings werden mehr Patienten zu Hause behandelt, so daß seit 1956 eines der 4 Sanatorien geschlossen werden konnte. Die Gesundheitsverwaltung hat veranlaßt, daß Tuberkulintests bei Kontaktpersonen, Oberschülern, Hospitalangestellten, Fürsorgerinnen und bestimmten Industriegruppen, welche eine erhöhte Morbidität erwarten lassen, durchgeführt werden. Die Untersuchungen während der letzten Jahre lassen erkennen, daß die Infektionsrate der europäischen und Maori-Kinder sich nur wenig unterscheidet. Hinsichtlich der wesentlich größeren Häufigkeit der Erkrankungsfälle und der Sterblichkeit der Maoris ist dies überraschend. Den Personen, welche auf Tuberkulin negativ reagieren, wird BCG-Schutzimpfung vorgeschlagen; im Jahre 1959 konnten 34 669 Kinder zwischen 10 und 14 J. geimpft werden. In diesem Jahr wurden durch RRU rund 256 000 Personen erfaßt und darunter 279 aktive Tuberkulosen ermittelt = 108 auf 100 000 Untersuchte. Durch die RRU sind 23,2% aller Neuerkrankungen an Lungentuberkulose ermittelt worden.

Zusammenfassung

(Tuberkulose im Ausland)

Obwohl die Tuberkulose unter dem Einfluß der modernen Therapie in *allen* Ländern rückläufig ist, bestehen doch noch erhebliche Unterschiede sowohl im Durchseuchungsgrad als auch bezüglich der Morbidität und Mortalität. Allgemein ist festzustellen, daß die hochindustrialisierten Völker Europas und Nordamerikas bedeutend günstigere Verhältnisse aufzuweisen haben, als die jungen emporstrebenden Nationen Südamerikas, Afrikas und Asiens. Der Mangel an Ärzten und Schwestern, an Heilstätten und Medikamenten, die Unzulänglichkeit des Verkehrsnetzes, das Fehlen von ausreichender sozialer Betreuung usw. spielen hierbei eine wichtige Rolle. Trotzdem dürften auch zur Verfügung gestellte ausreichende Geldmittel nicht zu einer raschen Änderung der Verhältnisse führen, da der teilweise hohe Durchseuchungsgrad der Bevölkerung dieser Länder einen nicht zu unterschätzenden Faktor darstellt, der noch für längere Zeit das Tuberkulosegeschehen steuern wird. Diesen jungen Völkern in ihrem Kampf um die Tuberkulose jegliche Unterstützung zuteil werden zu lassen, ist eine Selbstverständlichkeit für all jene Nationen, die die Tuberkulose bereits weitgehend reduzieren konnten.

Summary: Tuberculosis in foreign countries

Although tuberculosis, under the influence of modern therapy is decreasing in *all* countries, there still exist considerable differences both in the rate of incidence and in morbidity and mortality. It is generally established that conditions in the highly industrialized nations of Europe and North America are far more favourable than in the young, struggling nations of South America, Africa and Asia. Lack of physicians and nurses, of hospitals and drugs, inadequacy of the communicating systems, absence of sufficient social care etc. play an important part here. Even sufficiently available funds might not cause a quick change of the conditions, since the high rate of incidence in the population of these countries represents a factor which should not be underrated and which will control the development of tuberculosis for a long time to come. It is a matter of course for all those nations who were already able to reduce tuberculosis extensively to give every possible assistance to these young nations in their fight against tuberculosis.

Résumé: La tuberculose à l'Etranger

La tuberculose est en regression dans tous les pays sous l'effet des thérapeutiques modernes, mais des différences considérables subsistent encore tant dans la densité de l'infestation que dans la morbidité et la mortalité.

Généralement parlant, il y a lieu de constater que les peuples hautement industrialisés de l'Europe et de l'Amérique du Nord présentent une situation beaucoup plus favorable que les jeunes nations qui essaient de se développer en Amérique du Sud, en Afrique et en Asie.

Le manque de médecins et d'infirmières, de sanatorie et de médicaments ainsi que l'insuffisance du réseau des voies de communications et l'insuffisance de l'organisation de l'hygiène sociale y jouent un rôle important.

Néanmoins, même si des moyens financiers suffisants leur étaient rendus disponibles, la situation ne changerait pas rapidement pour autant, puisque la densité, par endroits extrèmement élevée, d'infestation tuberculeuse de la population de ces pays constitue un facteur non-négligeable qui continuera encore pendant un temps assez long d'y influencer l'évolution du fléau.

Aidé par tous les moyens ces jeunes peuples dans la lutte contre la tuberculose constitue un devoir évident pour tous les nations qui ont déjà réussi à réduire chez elles l'infection tuberculeuse dans une large mesure.

Resumen: Tuberculosis en el extranjero

Apesar que la tuberculosis bajo la accuín de la moderna terapia se encuentra en todos los paises en retroceso, existen todavía grandes diferencias en cuanto a la extensión de la enfermedad así como de su morbilidad y mortalidad. En general se comprueba que los paises industrializados de Europa y de América del Norte tienen unas condiciones mucho más favorables que los paises jóvenes en estado de desarrollo de América del Sur, Africa y Asia. La falta de médicos y enfermeras, de sanatorios y medicamentos, el deficiente desarrollo de los medios de comunicación, la falta de la suficiente acción social, etc., son una causa de ello. Sin embargo el disponer de medios económicos suficientes tampoco conducirían a una rápida mejoria de estas condiciones ya que la gran extensión de la enfermedad en estos pueblos es un factor que hay que tener en cuenta, y que es el motivo de que se necesite largo tiempo para dominar la tuberculosis. El apoyo para estas naciones jóvenes en su lucha contra la tuberculosis es lógico para aquellas naciones que han logrado en gran parte dominar la tuberculosis.

V. Der Stand des Tuberkuloseproblems

Der eigentliche Zweck des Tuberkulose-Jahrbuches des Deutschen Zentralkomitees zur Bekämpfung der Tuberkulose ist es, eine Darstellung der Verhältnisse in der Bundesrepublik unter Berücksichtigung der Situation in Mitteldeutschland zu geben und an Hand der Statistiken einen Überblick zu vermitteln über den Gang der Tuberkuloseepidemie seit den Ereignissen, die als Folgen des zweiten Weltkrieges noch einmal gewaltsam in das epidemiologische Geschehen eingegriffen haben.

Wir gehen dabei davon aus, daß die von HOFBAUER geschaffenen und auch international anerkannten Ansichten über das epidemiologische Geschehen bei der Tuberkulose auch heute noch Gültigkeit haben: wir befinden uns in den Jahrzehnten einer abklingenden allgemeinen Tuberkuloseepidemie in Deutschland, wobei wir von dem Begriff Grund- Tuberkulose ausgehen, die repräsentiert wird durch die Zahl der in der Bevölkerung vorhandenen, für Tuberkulose anfälligen und der hinfälligen Personen, für die – je nach der Epidemielage – eine mehr oder minder große Ansteckungsgefährdung besteht. Ist letztere gering, so wird die Epidemiekurve fast gesetzmäßig ablaufen, ist sie groß, so wird die von HOFBAUER als Zusatz-Tuberkulose bezeichnete Erkrankungshäufung auftreten, die wir 1917 bis 1924 und 1944 bis 1948 erlebt und mit unseren gezielten Bekämpfungsmaßnahmen nach Möglichkeit einzudämmen versucht haben.

Die Summe der Zahlen der Grund- und der Zusatztuberkulose ergibt den Bestand an Tuberkulosen ebenso wie den der Neuzugänge, während die Zahl der Todesfälle heute in ganz anderem Maße von den Erfolgen der Therapie abhängig ist als noch vor wenigen Jahrzehnten.

Die mit einem statistischen Unsicherheitsfaktor zu versehenden und sicherlich zu niedrigen Zahlen für das letzte Jahrzehnt lauten für die deutsche Bundesrepublik:

Bestand:		Ia/Ib	Ic	Id
1950:	1 047,1/100 000	288,0	602,1	157,0
1960:	600,1/100 000	163,1	348,6	88,4
Neuzugänge:				
1950:	269,2/100 000	73,1	161,0	35,1
1960:	122,5/100 000	33,0	71,3	18,2
Sterbefälle:				
1951:	36,9/100 000			
1959:	16,4/100 000			

Selbst wenn man berücksichtigt, daß es sich teilweise um das Abklingen einer Nachkriegsepidemie handelt, die man dem Bereich der Zusatztuberkulose zuordnen muß, gewinnt man den Eindruck, daß die Bedeutung der Tuberkulose als einer epidemisch verbreiteten chronischen Infektionskrankheit so erheblich nachgelassen hat, daß vor allem der Laie sich fragt, ob es noch berechtigt ist, solch große Anstrengungen zu machen, um der Seuche vollends Herr zu werden, wenn man doch fast absehen kann, wann ihre bedrohliche Rolle ausgespielt ist. Leider kann dieser optimistische Standpunkt bei genauer Kenntnis des tatsächlichen Geschehens nicht beibehalten werden: Die absoluten Zahlen von 321 579 Tuberkulosekranken, darunter 86 691 mit ansteckender Lungentuberkulose, die Tatsache, daß noch in jeder Stunde in der Bundesrepublik ein Mensch an Tuberkulose stirbt, die mit etwa 7% nachgewiesene Infiziertheit der Kleinkinder, 7 – 10% der Schulanfänger und 20 – 30% der Schulabgänger verraten, daß die Tuberkulose in der Gesamtbevölkerung auch heute noch sehr verbreitet ist. Am meisten kommt das zur praktischen und wirtschaftlichen Auswirkung, wenn seitens der Rentenversicherungsträger i. J. 1960 noch 344 Millionen DM für die Heilbehandlung und wirtschaftliche Betreuung der *sozialversicherten* Tuberkulosekranken und ihrer Familienangehörigen aufgewendet werden mußten.

Bei dieser Lage muß man sagen, daß in Form von infizierten Kindern und Jugendlichen noch eine nicht unerhebliche potentielle Ausbreitungsmöglichkeit der Seuche fortbesteht, und daß die mit 86 691 als Tiefstwert ermittelte Zahl bekannter infektiöser Kranker noch eine erhebliche Ansteckungsmöglichkeit für die gesunde Bevölkerung darstellt. Wenn sich dabei die materielle Notlage im Anschluß an Kriegs- und Nachkriegsereignisse, vor allem bei Berücksichtigung des Flüchtlings- und Wohnungselendes nicht für längere Zeit ausgewirkt hat, so gibt es nur die Erklärung, daß die *Gegenwirkungen das Übergewicht* bekommen haben, so daß die abfallende, als schicksalmäßig empfundene, Epidemiekurve nach verhältnismäßig kurzer Zeit Anschluß an die Kurve vor dem Kriegsausbruch gefunden hat.

Als Gegenwirkung kann eine gewisse Auslese in der Bevölkerung angesehen werden, deren genaue Kenntnis nicht angegeben werden kann. Es steht fest, daß sich die Zahl der tuberkulosehinfälligen Personen, wenn man vom Säuglings- und Kleinkindesalter absieht, allmählich verringert hat, denn die Infektionsquote liegt nach wie vor, wie die Tuberkulinkataster ausweisen, in Deutschland recht hoch: Wenn also ein Jugendlicher an Tuberkulose erkrankt, dann sind seine Chancen teilweise aus einem schicksalbedingten Grund zur Zeit als günstiger anzusehen als noch in dem Jahrzehnt nach dem ersten Weltkrieg. Dazu kommt als zweite Gegenwirkung der Ausbau der Fürsorgeorganisation unter den Stichworten der *Früherkennung* und der *Frühbehandlung* der Tuberkulose: Es wird immer seltener, daß „verbummelte" Fälle in Behandlung kommen, und der einzelne Behandlungsfall wird immer rascher einer Frühbehandlung in gut geleiteten Kliniken und Heilstätten zugeleitet. Diese Faktoren können nicht hoch genug eingeschätzt werden. Hinzu kommen die nicht zu bestreitenden ausgezeichneten Auswirkungen zuerst der verbreiteten Kollaps- und – darauf folgend – die unerwartet großen Fortschritte der Chemotherapie. Nicht umsonst kann man bei Betrachtung der Sterbekurven den Zeitpunkt genau ermitteln, seit dem die Behandlung mit Isonikotinsäurehydrazid (INH) begonnen worden ist, dessen Erfolg in der Behandlung der Tuberkulose nach fast einem Jahrzehnt der Verwendung auch heute noch als unübertroffen gelten kann. Die nächste Gegenwirkung war die

Besserung der Erhährungs- und Wirtschaftslage, die es dem Gros der Bevölkerung gestattet hat, wieder mehr den Grundregeln einer hygienischen Lebensform zu folgen. Diese Wirkungen können indirekt von jeher für den Erfolg der Gesamtbekämpfung der Tuberkulose herangezogen werden.

Bei den indirekten Auswirkungen fehlt in Deutschland namentlich gegenüber den skandinavischen und nordamerikanischen Staaten noch eine nicht zu unterschätzende Maßnahme, nämlich die Erziehung des Volkes in gesundheitlicher Hinsicht. Wir propagieren von oben herab die Anwendung der BCG-Schutzimpfung, Durchführung der Desinfektionsmaßnahmen bei ansteckenden Erkrankungen, Allgemeinkenntnisse über die Bedeutung der Tuberkulose bei Mensch und Tier, aber wir haben es bisher versäumt, das Volk von unten herauf zu einer hygienischen Lebensweise zu erziehen, so daß schon das Kind weiß, weshalb es schutzgeimpft wird, weshalb es keine ungekochte Milch trinken soll, weshalb die Reinhaltung des Körpers die beste Abwehr gegen krankmachende Infektionen darstellt usw. Es sind also auf diesem Gebiet noch Aufgaben zu lösen, deren Bedeutung fortbestehen wird, ob die Tuberkulose zahlenmäßig eine große oder weniger bedeutende Rolle spielt.

Daß daneben die Gestaltung der Epidemiekurve, oder wie man jetzt vielleicht besser sagt, der *Endemiekurve,* eine Änderung unseres bisherigen Verhaltens verlangt, kann aus den Statistiken dieses Buches abgelesen werden:

1. Werden viele Tuberkulosekranke erheblich länger am Leben bleiben als früher, ihre Versorgung hinsichtlich gesundheitlichem Ergehen und wirtschaftlicher Eingliederung wird eine zunehmende Rolle spielen. Während uns früher die Erkrankungs- und Todesziffer der Jugendlichen Probleme zur Lösung aufgab, ist es heute die Frage der Bedeutung der Tuberkulose der Alten bzw. die alt gewordene Tuberkulosekrankheit. In dieser Hinsicht ergeben sich immer neue Gesichtspunkte, deren Inangriffnahme zur Zeit einer Vollbeschäftigung, wie sie heute besteht, keine Schwierigkeit bereitet, die aber früher oder später von großer sozialmedizinischer Bedeutung sein können.

2. Zeigt die Verschiebung der Tuberkuloseerkrankungen in die höheren Altersstufen, daß, wenn wir wirklich ernstlich nach Ansteckungsquellen suchen wollen, gerade diese Bevölkerungsgruppen besondere Beachtung erfordern, um einen schädlichen Kreislauf zu unterbinden, der – von den Angehörigen einer Großelterngeneration ausgehend – eine stärkere Durchseuchung der Jugendgeneration verursachen würde, denn der familiäre Kontakt zwischen diesen Generationen ist unter den heutigen Verhältnissen, da häufig Vater und Mutter zur Arbeit gehen, besonders eng.

3. Bedeutet die Verschiebung der Erkrankungen an Tuberkulose nicht selten an ansteckender Lungentuberkulose, in höhere Altersstufen eine Vermehrung von alleinstehenden Personen, für die aus seuchen-hygienischen und humanitären Gründen in jeder Richtung gesorgt werden müßte, eine Aufgabe, deren Lösung bei dem relativen wirtschaftlichen Wohlstand nicht allzu schwer fallen sollte.
Schließlich wird aus den Kreisen der Tuberkuloseärzte immer wieder die Forderung erhoben, daß die Versorgung von asozialen ansteckenden Tuberkulosekranken als Staatsaufgabe tatkräftig angefaßt werden muß, wobei nachdrücklich Wert auf die erzieherische Seite dieser Maßnahme gelegt werden muß.

4. Aus den gegebenen Zahlen geht auch in diesem Jahre wieder die Bedeutung der Röntgenreihenuntersuchungen klar hervor, welchen aber nur bei Wiederholung in nicht zu großen Abständen und unter dem Schutz von Gesetzen ein voller Erfolg beschieden sein wird. Daß man auch hier die höheren Altersstufen besonders berücksichtigen und Zurückstellungen aus gesundheitlichen Gründen beachten muß, ist natürlich.

Bei *Zusammenfassung* des Überblicks zeigt sich, daß die Tuberkuloseprobleme heute zwar klarer vor uns liegen als ehedem und ihre Lösung als durchführbar zu bezeichnen ist, daß es aber noch verfrüht ist, Prognosen hinsichtlich der Überwindung der Tuberkulose in unserem Volke zu stellen. Die großen Erfolge in einigen unserer Nachbarländer ermutigen zur Nacheiferung, als Vorbedingung hat die Aufrechterhaltung des äußeren und inneren Friedens zu gelten.

The Status of the tuberculosis problem

The actual aims of the German Central Committee for Combating Tuberculosis (Deutsches Zentralkomitee zur Bekämpfung der Tuberkulose) in its *Tuberculosis Yearbook* (Tuberkulose-Jahrbuch) are to present a picture of the situation in the Federal Republic of Germany, considering also the situation in the East German Zone, and to survey the path of the tuberculosis epidemic since conditions resulting from World War II have affected epidemiological occurrence.

Proceeding from the opinion that HOFBAUR's internationally accepted views on the epidemiological occurrence of tuberculosis are still valid: we find ourselves in decades of the decline of the general tuberculosis epidemic in Germany, meaning here basic tuberculosis which is represented by the number of persons in the existing population who may inherit or incur tuberculosis, for whom-according to the circumstances of the epidemic-there is a more or less great danger of infection. If the latter is small, the epidemic curve will be almost regular; if, however, it is great, the mass incurrence of the illness that HOFBAUR calls „supplementary tuberculosis" will appear like that which we experienced from 1917 to 1924 and again from 1944 to 1948 and which we have tried wherever possible to restrict through our specially aimed combating measures.

The total number of basic and supplementary tuberculosis cases shows the amount of tuberculosis victims as well as the number of new cases, while today the number of deaths stands dependent upon the success of therapy in quite different manner than it was true just a few decades ago.

Totals for West Germany for the last decade, although they are to be understood as containing a statistical factor of uncertainty and obviously too low, are as follows:

Total Cases:		Ia/Ib	Ic	Id
1950	1047.1/100000	288.3	602.2	157.4
1960	600.1/100000	163.1	348.6	88.4
New Cases:				
1950	269.2/100000	73.4	161.3	35.4
1960	122.5/100000	33.0	71.3	18.2
Deaths:				
1951	36.9/100000			
1959	16.4/100000			

Even if one remembers that partially the decline of a postwar epidemic which must be classified as supplementary tuberculosis, one realizes that the relative importance of tuberculosis as an epidemically widespread and chronic infectious disease has so diminished that the layman, especially, questions the justification of such great efforts for complete control of the disease when its end can almost be predicted. Unfortunately this optimistic view cannot be shared by anyone with exact knowledge of the actual situation: The all too real numbers of 321 579 tuberculosis victims, 86 691 who have infectious tuberculosis of the lungs; the facts that one person dies of tuberculosis in the Federal Republic of Germany every hour and that there is approximately 7% infection found among infants, 7 – 10% beginning among school children, and 20 – 30% among pupils completing school; such data reveals that tuberculosis is still very widespread through the total population today. This situation is most realized, in its practical and economic effect, when pension insurance agencies in 1960 still had to spend DM 344 million for the treatment and support of socially *insured* tuberculosis patients and their dependents.

In view of these conditions one must say that the potential propagation of the disease in the form of infected children and youth still is far from small, and that the 86 691 given as the lowest possible number of cases known to be contagious, still represent a strong danger of infection for the healthy population. If the economic difficulties in connection with war and postwar conditions, especially considering the refugee and housing problems, did not have long lasting effect, then there is only one explanation: that *counter-influences drew the overhand*, so that the falling epidemic curve, that is felt determined by destiny, found contact with the pre-war curve in a relatively short time.

As counter-effect may be considered a certain group in the population, of whom exact information cannot be given. It is a fact that the number of people who have incurred tuberculosis, if infants and small children are disregarded, has gradually decreased, for the infection quota in Germany, as tuberculosis registrations shows, is once more quite high: should a young person fall victim to tuberculosis, its chances, partially due to destiny, are to be considered more favorable today than even in the decade after the first world war. As second countering influence comes the development of the welfare organization with the mottos *early detection* and *early treatment* of tuberculosis: It is becoming increasingly more seldom that highly advanced cases are brought to initial treatment; individual cases are more rapidly being directed to early treatment in well conducted clinics, hospitals, and sanatoriums. These factors cannot be regarded highly enough. Hereto should be added the doubtlessly excellent effects – first of the now widespread collapse therapy and then of the unexpected – great advances of chemotherapy. With good reason, upon observation of the death curve, one can determine exactly the time when treatment with hydracide of isonicotine acid (INH) has begun; the success of this chemical in the treatment of tuberculosis can be considered as unsurpassed even today after nearly a decade of use. The next counter-influence was the improvement of food and economic conditions which allowed the bulk of the population to follow once more the basic rules for hygienic ways of life. These influences could always have be drawn indirectly for the success of the total control of tuberculosis.

Among the indirect influences one measure, which is not to be underestimated, is missing in Germany as against the Scandinavian and North American countries: The popular health education. From the top down we advocate the use of the BCG preventive inoculation, execution of disinfection measures for infectious illnesses, general knowledge of tuberculosis among men and animals; but until now we have neglected education of the people, from the bottom up, in a hygienic way of living, to the effect that even the child knows why it is inoculated, why it should not drink raw milk, why body cleanliness is pictured as the best weapon against infections that make the child ill, etc. There are still problems to be solved in this area, whether the importance of tuberculosis by number of cases grows larger or smaller.

That, moreover, the shape of the epidemic curve, or better sayed the „*endemic curve*" requires a change in our previous procedure and can be clearly seen from the statistics of this book:

1. Many tuberculosis patients will be kept alive for a considerably longer time than in previous days; their care, with respect to their course of health and inclusion into the economic scheme, will become increasingly important. While formerly the rates of illness and death among young people presented us with problems to solve, it is the que-

stion of the importance of tuberculosis among the aged or among those tubercular victims today who have grown old while being ill. In this connection new viewpoints arise again and again, consideration of which, at a time of full employment as today, causes no difficulty, but which, sooner or later, may be of great socio-medical significance.

2. The extension of tuberculosis incurrence into the higher age levels shows that, if we would really want to search seriously for sources of infection, just these groups of the population must be given special notice in order to prevent harmful circulation which – starting with the families of a grandparent generation – might cause an even greater penetration into the younger generation, for the familiar contact between these generations under present conditions is especially close, as often both father and mother are working.

3. The delay in incurrence of tuberculosis, frequently of infectious tuberculosis of the lungs, often means an increase in the number of persons left alone in higher age levels, who, for hygienic and humanitarian reasons, must be completely cared for a task that should not be too difficult under relatively good economic conditions. Finally, the claim from tuberculosis specialists is constantly heard that care of asocial infectious tuberculosis patients must be energetically seized as a task of the State, where special value must be placed on the educational side of this measure.

4. From the given figures arises in this year also the importance of X-rays mass examinations, which, however, can only reach full success if repeated at not too great intervals and under the protection of laws. Of course, here, too, the higher age levels must receive special consideration, and replacements for reasons of health must be noted.

Upon summarizing the review, the problem of tuberculosis shows itself to us more clearly today then ever before, and its solution is certainly to be considered possible; but it is still too early to prognosticate the complete conquest over tuberculosis in our country. The great successes in several of our neighboring countries encourage us to emulation: the maintenance of both-the external and the internal peace-must be held pre-requisite.

L'etat actuel du probleme de la tuberculose.

L'annuaire de la tuberculose, publié par le Comité Central Allemand pour la lutte contre la tuberculose, a pour but d'exposer l'état actuel du problème en République Fédérale avec mention spéciale pour la zone allemande de l'Est, et de donner, au moyen de statistiques, une vue d'ensemble de l'évolution de l'épidémie tuberculeuse depuis les événements qui, en tant que suites de la deuxième guerre mondiale, sont intervenus une fois de plus violemment dans l'évolution épidémiologique.

Nous partons du fait que les idées émises par HOFBAUER, admises sur le plan international par ailleurs, et portant sur les phénomènes épidémiologiques dans la tuberculose, restent valables aujourd'hui: nous vivons actuellement les décades de décrudescence d'une épidémie généralisée de tuberculose en Allemagne. Nous partons du concept de *tuberculose de base,* représentée au sein d'une population, par le nombre de personnes exposées et de personnes menacées par la tuberculose et pour qui, suivant le stade de l'épidémie, le danger de contagion est plus ou moins grand. Si ce danger est faible, l'épidémie évolue suivant la courbe théorique, s'il est grand, le nombre de personnes atteintes augmente. HOFBAUER appelle ce phénomène *tuberculose supplémentaire.* C'est ce que nous avons pu observer au cours des années 1917 – 1924 et 1944 – 1948 et que nous avons essayé de combattre dans la mesure du possible avec nos moyens de lutte spécifiques.

La somme totale de la tuberculose de base et de la tuberculose supplémentaire représente le nombre de tuberculeux connus ainsi que le nombre de personnes nouvellement atteintes; tandis que le nombre de cas mortels est aujourd'hui bien autrement influencé par les succès thérapeutiques que ce fut le cas quelques décades auparavant.

Voici les chiffres valables pour la République Fédérale Allemande et portant sur la dernière décade. Ils sont à corriger par le facteur d'incertitude statistique et sont sûrement trop bas:

Tuberculeux connus :		Ia/Ib	Ic	Id
1950 :	1 047,1/100 000	288,3	602,2	157,4
1960 :	600,1/100 000	163,1	348,6	88,4
Nouvelles atteintes :				
1950 :	269,2/100 000	73,4	161,3	35,4
1960 :	122,5/100 000	33,0	71,3	18,2
Cas mortels :				
1951 :	36,9/100 000			
1959 :	16,4/100 000			

Même si l'on tient compte du fait qu'il s'agit en partie de la phase de décrudescence d'une épidémie d'après-guerre, donc à ranger parmi les cas de tuberculose supplémentaire, on a l'impression que l'importance de la tuberculose, en tant que maladie infectieuse, chronique et épidémique, a diminué à tel point qu'on se demande, avant tout parmi les non initiés, si tant d'efforts sont encore justifiés pour maîtriser cette épidémie, dont on peut à peu près prédire le jour, où elle cesse d'être menacante. Malheureusement la connaissance exacte de la réalité ne permet pas de garder ce point de vue optimiste. Le chiffre absolu de 321 579 cas de tuberculose, dont 86 691 tuberculoses pulmonaires contagieuses, le fait qu'aujourd' hui encore il meurt par heure une personne de tuberculose en République Fédérale, que 7% des enfants en bas âge, 7 — 10% des scolaires et 20 — 30% des enfants sortant de l'école sont infectés, prouve que même aujourd 'hui la tuberculose reste très répandue parmi notre population. Ceci est illustré particuliérement bien par le fait qu'au cours de l'année 1960, sur le plan pratique et économique, la sécurité sociale a dépensé 344 millions de DM pour le traitement et le secours économique aux *tuberculeux assurés* et aux membres de leur familles.

Devant cette situation on doit dire que le pourcentage d'enfants et d'adolescents infectés représente toujours une posibilité d'extension épidémique, et que le chiffre de 86 691, en tant que chiffre minimal de malades connus, constitue toujours un danger notable de contagion pour le reste de la population. Si dans ce contexte l'influence de la misère matérielle des années de guerre et d'après-guerre, compte tenu avant tout de problème des réfugiés et de l'habitat, ne s'est pas fait sentir plus longtemps, il ne reste qu'une seule explication: les facteurs antagonistes ont pris le dessus à tel point que la courbe épidémique décrudescente, considérée par ailleurs comme inéluctable, a rejoint après un laps de temps relativement court le niveau d'avant-guerre.

Comme facteur antagoniste on peut admettre une certaine sélection parmi la population, il est toutefois impossible d'en estimer exactement l'importance. Il est établi que le nombre de personnes atteintes de tuberculose, abstraction faite des nourrissons et des enfants en bas âge, a diminué progessivement, car le pourcentage de personnes infectées, tel qu'il ressort de la distribution de la tuberculine, est toujours très élevé en Allemagne: si donc un adolescent est atteint de tuberculose, ses chances de guérison sont aujourd'hui bien plus élevées qu'elles ne l'étaient dans la décade qui a suivi immédiatement la première guerre mondiale. Il s'y ajoute comme deuxième facteur antagoniste le développement des organisations de dispensaires sous le slogan de *diagnostic et traitement précoce* de la tuberculose. Il est de plus en plus rare que des cas „négligés" arrivent au traitement. Les cas particuliers sont de plus en plus rapidement dirigés vers le traitement précoce dans des cliniques et des dispensaires bien équipés. On doit souligner toute l'importance de ces facteurs. Il s'y ajoute les incontestables et excellents résultats d'abord de la collapsthérapie qui fut très répandue et ensuite, les immenses et inattendus progrès qu'a réalisé la chimiothérapie. Il est significatif à cet égard que l'étude des courbes de mortalité permet de retrouver exactement le moment où le traitement par l'hydrazide de l'acide isonicotinique (INH) a dé-marré. Le succés de ce traitement, appliqué depuis près d'une décade, n'a pas été surpassé jusqu'à ce jour. Un autre facteur antagoniste est constitué par l'amélioration de l'alimentation et de la situation économique en général, ce qui a permis au gros de la population de revenir de nouveau aux normes d'une vie hygiénique. Ces différents facteurs sont intervenus depuis toujours d'une façon indirecte dans le cadre général de la lutte contre la tuberculose.

Parmi les facteurs indirects il manque en Allemagne, surtout en comparaison avec les Etats Scandinaves et Nord-américains, une mesure d'importance capitale: l'éducation sanitaire de la population. Nous propageons par en haut la vaccination par le BCG, les mésures de désinfection en cas de maladie infectieuse, des notions générales sur l'importance de la tuberculose chez l'homme et chez l'animal, mais jusqu'ici nous avons omis d'éduquer le peuple en partant par le bas, pour lui faire vivre une vie hygiénique, pour faire comprendre à chaque enfant pourquoi il est vacciné, pourquoi il ne doit pas boire du lait non bouilli, pourquoi la propreté du corps est la meilleure défense contre les maladies infectieuses. Il reste donc des besognes à accomplir dans ce domaine, que le rôle de la tuberculose soit numériquement important ou non.

Qu'en plus l'établissement de la courbe épidémique ou mieux, suivant la terminologie actuelle, *la courbe endémique* nécessite un changement d'attitude de notre part, cela ressort sans équivoque des statistiques de ce livre:

1. Si de nombreux tuberculeux vivront beaucoup plus longtemps que naguère, l'organisation des contrôles sanitaires et du reclassement social jouera un rôle croissant. Tandis qu'auparavant la morbidité et la mortalité des jeunes nous donnait des problémes à résoudre, aujourd'hui le problème majeur est constitué par la tuberculose des vieux resp. par les vieilles tuberculoses. Sous ce rapport de nouvelles situations sont sans cesse créées. En des époques de plein emploi, telles que nous la vivons actuellement, on peut y faire face sans difficulté, mais tôt ou tard elles prendront une importance majeure.
2. Le glissement d'âge des tuberculeux montre que, si nous voulons réellement détecter les sources de contagion, nous devons concentrer toute notre attention sur les vieux pour interrompre un cercle vicieux éventuel qui, partant des membres d'une génération de grands-parents, augmenterait le taux des infections parmi les jeunes, car dans la situations actuelle le contact familiaire est particulièrement étroit entre ces deux générations, puisque fréquemment et le père et la mère travaillent au dehors.
3. Le glissement des tuberculeux et, souvent des formes contagieuses, vers les personnes âgées, entraîne une augmentation du nombre des personnes seules, dont la prise en charge s'impose pour des raisons tant humanitaires qu'épidémio-hygiéniques. Cela ne devrait pas s'avérer trop difficile, vu le relatif bien-être économique que nous connaissons actuellement. Enfin, de parmi les phtisiologues s'élève toujours l'exigence que la prise en charge des tuberculeux asociaux et contagieux constitue un devoir de l'Etat et soit conduite vigoureusement, en insistant particulièrement sur le côté éducatif de cette mesure.
4. Cette année encore l'importance des examens radiologiques systématiques ressort clairement des chiffres cités. Le plein succès n'en sera toutefois garanti que s'ils ne sont pas trop espacés et s'ils sont protégés par la loi. Il est naturel qu'ici aussi on doit s'occuper particulièrement des gens âgées et qu'on doit respecter des exemptions pour raison de santé.

Le résumé de cette vue d'ensemble montre que les problèmes posés par la tuberculose sont plus clairement posés qu'auparavant et que les solutions appartiennent au domaine du possible, mais il serait prématuré de faire un pronostic sur la maîtrisation complète de la tuberculose dans notre population. Les grands succès obtenus par certains de nos pays voisins doivent nous inciter à l'imitation, à conditon que la paix dure, tant à l'intérieur qu'à l'extérieur.

Estado del problema de la tuberculosis

El Anuario del la Tuberculosis, publicado por el Comité Central Alemán para la Lucha contra la Tuberculosis, tiene la finalidad fundamental de mostrar la situación actual en la República Federal, teniendo en cuenta la correspondiente a la Zona Oriental Alemana, y de dar, sobre la base de los datos estadisticos, una visión de conjunto sobre el curso de la epidemia tuberculosa a partir de los sucesos consecuentes a la segunda guerra mundial, que de modo violento han influenciado el acontecer epidemiológico.

Nosotros partimos de la base de que los criterios de HOFBAUER, internacionalmente reconocidos, sobre la epidemiología de la tuberculosis, todavía hoy son valideros: nos encontramos en las décadas de una epidemia tuberculosa en fase regresiva en Alemania, respecto de lo que partimos del concepto de „tuberculosis de fondo", que está representada por el número de personas existentes en la población propensas a la tuberculosis y por el las achacosas, para las que existe — según la situación epidemiológica — una amenaza de contagio más o menos grande. Si esta última es pequeña entonces la curva epidémica cursará casi regularmente, y si es grande provoca un aumento de la afección denominado por HOFBAUER „tuberculosis adicional", como hemos podido comprobar en los años de 1917 hasta 1924 y de 1944 hasta 1948, y que intentamos yugular entonces en lo posible por medio de medidas específicas.

La suma de las cifras de „tuberculosis de fondo y adicional" manifiesta la tuberculosis existente, así como la de los casos nuevos, mientras que el número de casos letales depende actualmente de los resultados de la terapéutica en muy otra medida a lo que ocurría hace todavía pocos decenios. Las cifras correspondientes a la República Federal en el último decenio, probablemente demasiado bajas y con un factor de inseguridad estadístico, son las siguientes:

Tuberculosis existente:		Ia/Ib	Ic	Id
1950:	1 047,1/100 000	288,3	602,2	157,4
1960:	600,1/100 000	163,1	348,6	88,4
Casos nuevos:				
1950:	269,2/100 000	73,1	161,3	35,4
1960:	122,5/100 000	33,0	71,3	18,2
Casos letales:				
1951:	36,9/100 000			
1959:	16,4/100 000			

Teniendo en cuenta que se trata en parte de la regresión de una epidemia de la postguerra, agregable al campo de la „tuberculosis adicional", se obtiene la impresión de que la significación de la tuberculosis como enfermedad infecciosa de propagación epidémica crónica ha perdido tanta importancia que sobre todo el lego se pregunta si todavía está justificado el hacer tantos esfuerzos para dominar la enfermedad, si se puede casi prever cuando dejará de ser una amenaza. Pero este punto de vista no se puede mantener cuando se conoce más de cerca la realidad: Las cifras absolutas de 321 579 enfermos tuberculosos, de los cuales 86 691 con forma pulmonar contagiosa; el hecho de que todavía cada hora muere una persona en la República Federal Alemana por tuberculosis; la contagiosidad de alrededor de un 7% comprobada en niños pequeños, de 7—10% en los que empiezan a ir a la escuela y de 20—30% en la edad de abandonarla, denuncian que la tuberculosis todavía está muy extendida actualmente. Las más veces tiene una repercusión práctica y económica cuando, por parte de los beneficiarios del seguro de rentas, todavinse gastaron en el año 1960 344 millones de marcos para el tratamiento y protección económica de los tuberculosos con *seguro social* y de sus familiares.

Ante esta situación hay que decir que, bajo la forma de niños y menores contagiados, persiste todavía una posibilidad de extensión de la epidemia nada desconsiderable, y que la cifra mínima obtenida de 86 691 enfermos contagiosos conocidos representa una fuente de propagación de la enfermedad para la población sana. Si el desastre material de la guerra y la postguerra, sobre todo considerando la miseria de los refugiados y de la vivienda, no ha repercutido por un período de tiempo considerable solo se puede explicar porque las *reacciones han preponderado,* de tal forma que la curva epidémica descendente, tenida de suyo como inevitable, al cabo de un tiempo relativamente corto ha vuelto a unirse con la curva correspondiente a antes del comienzo de la guerra.

Como reacción se puede considerar una cierta selección en la población, cuyo conocimiento exacto no puede ser referido. Se ha visto que ha disminuido poco a poco el número de personas afectas de tuberculosis, si se exceptúan los lactantes y niños pequeños, pues la cuota de infección en Alemania es ahora como antes bastante alta, como muestran los catástros de tuberculina: Cuando enferma un muchacho de tuberculosis sus posibilidades son actualmente, en parte debido a una razón condicionada por el destino, más favorables que lo eran todavía en el decenio subsiguiente a la primera guerra mundial. Como segunda reacción tenemos el desarrollo de la organización de asistencia social bajo el lema del *diagnóstico y tratamiento precoces* de la tuberculosis: Cada vez va siendo más raro que se empiece a tratar casos „despericiados", y el caso aislado de tratamiento se remite siempre con mayor rapized para su tratamiento precoz a clínicas y sanatorios bien dirigidos. Estos factores tienen un valor inestimable. A ello hay que añadir los magníficos e indiscutibies efectos en primer lugar de la difundida terapéutica colapsante y — a continuación — los inesperados grandes progresos de la farmacoterapia. Perfectamente se puede apreciar, viendo las curvas de mortalidad, el momento a partir del que se empezó el tratamiento con hidracida del ácido isonicotínico, cuyo resultado en el tratamiento de la tuberculosis, después de casi un decenio de empleo, todavía hoy se puede considerar como no superado. La siguiente reacción fué el mejoramiento de la situación alimenticia y económica, que ha permitido al grueso de la población seguir de nuevo y más las reglas fundamentales de una vida higiénica. Estos efectos son tenidos indirectamente como beneficiosos para el resultado de la lucha total contra la tuberculosis.

Respecto de los efectos indirectos falta en Alemania, particularmente en comparación con los Estados Escandinavos y Norteamericanos, una valiosa medida como es la educación del pueblo en sentido sanitario. Nosotros propagamos de arriba abajo la vacunación BCG, medidas de desinfección en enfermedades contagiosas, conocimientos generales sobre el significado de la tuberculosis en el hombre y el animal, pero hasta ahora hemos omitido de abajo arriba el educar al pueblo para un modo de vida higiénico, de tal modo que ya el niño sabe porqué se vacuna, porqué no se puede beber leche sin hervir, porqué la limpieza corporal representa la mejor defensa contra las infecciones etc. Hay por tanto en este terreno de cosas todavía tareas que resolver, cuya importancia persistirá juege la tuberculosis numéricamente un papel más o menos importante.

El que junto a todo ello la configuración de la curva epidémica o, como quizás mejor se dice hoy, de la *curva endémica,* pide un cambio de nuestro comportamiento hasta el momento, se puede deducir perfectamente de las estadísticas de este libro:

1. Muchos enfermos tuberculosos verán alargada su vida y su cuidado por lo que respecta al estado sanitario y a la incorporación económica jugará cada vez un mayor papel. Mientras que antes la cifra de enfermos y fallecidos juveniles nos planteó problemas, hoy se trata del de la importancia de la tuberculosis del viejo o del de la enfermedad tuberculosa envejecida. En este sentido hay siempre nuevos puntos de vista, cuyo acometimiento, en un tiempo de total ocupación como existe hoy, no supone dificultad, pero que más pronto o más tarde podrían ser de gran importancia médicosocial.

2. Muestra el desplazamiento de las afecciones tuberculosas hacia las edades más altas, de tal modo que si queremos buscar con rigor fuentes de contagio hay que prestar especial atención a estos grupos de población, para interrumpir un circulo lesivo que, partiendo de la familia de una generación de abuelos, produciría un contagio mayor de la generación jóven, pues el contacto familiar entre estas generaciones es en las condiciones actuales especialmente estrecho, puesto que frecuentemente padre y madre van al trabajo.

3. El desplazamiento de la tuberculosis a las edades mayores, no rara vez tuberculosis pulmonar contagiosa, significa un aumento de las personas que se quedan solas, acerca de las que se debería tener preocupación en todos las sentidos por razones higiénico-epidemiológicas y humanitarias, algo perfectamente realizable dentro del bienestar económico relativo.

Finalmente, desde los circulos médicos especializados, se renueva a menudo la petición de que el cuidado de los enfermos tuberculosos contagiosos se deberia tener como misión del Estado, clando vital importancia a la parte educativa de esta medida.

4. De las cifras dadas se desprende claramente también este año la importancia de los examenes roentgenológicos seriados, que solo alcanzarán plenamente su objetivo repitiéndolos en intervalos de tiempo no demasiado grandes y bajo la protección de la ley. Es natural que también aqui se tenga que prestar espicial consideración a las edades mayores, preocepán-dose de los casos que por razones sanitarias pasen ,,a la reserva''.

Como *resumen* de esta visión de conjunto se ve que los problemas de la tuberculosis son más claros que antaño y su solución es realizable; que sin embargo todavia es prematuro hacer pronósticos acerca de la victoria sobre la tuberculosis en nuestro pueblo. Los magníficos resultados en algunos de nuestros paises vecinos alientan a emularlos, debiéndose dar como condición previa el mantenimiento de la paz externa e interna.

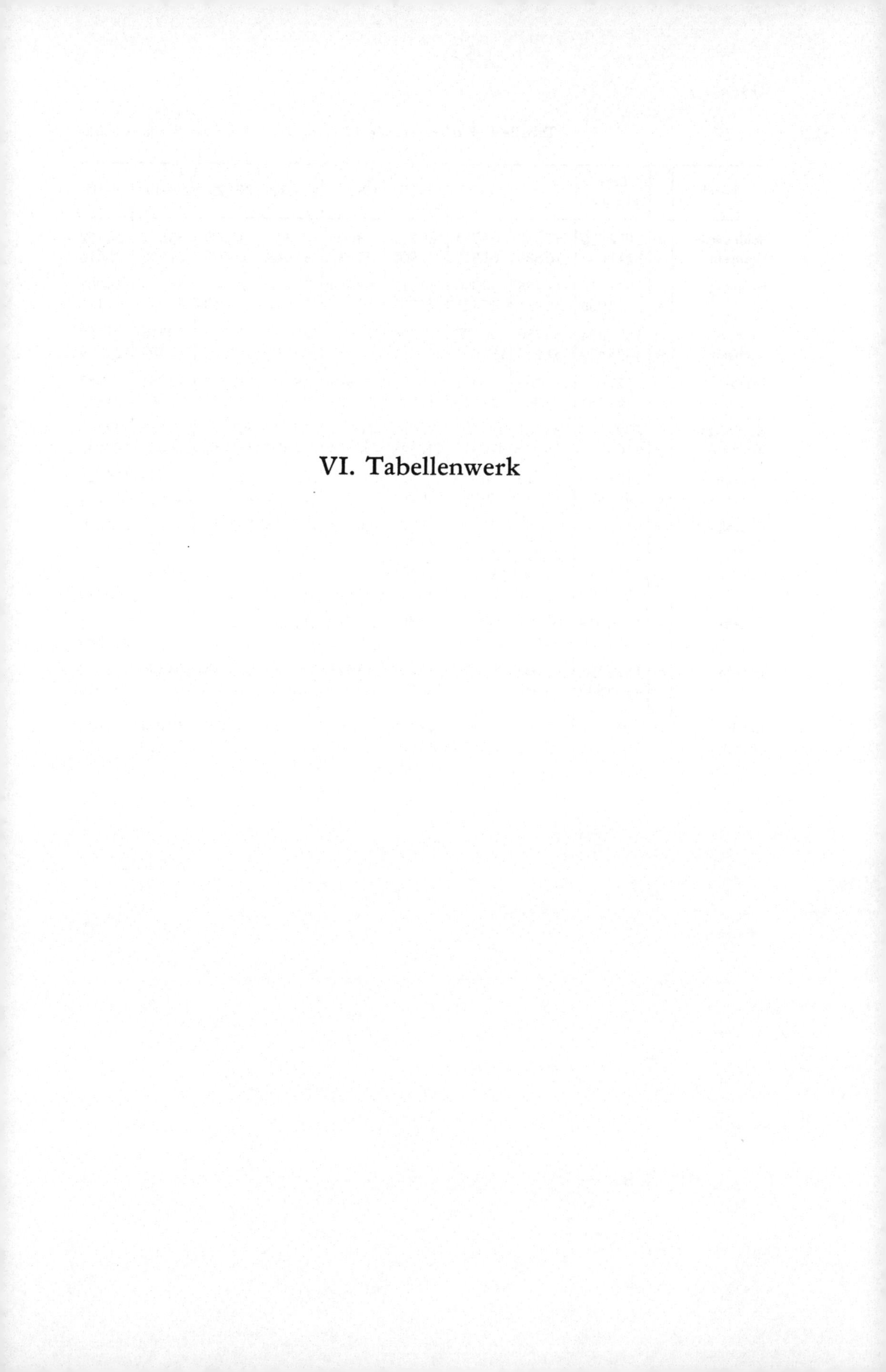

VI. Tabellenwerk

Tabelle I. *Mittlere Wohnbevölkerung der Länder der Bundesrepublik*

Land		Insgesamt	0–1	1–5	5–10	10–15	15–20	20–25	25–30	30–35
Schleswig-	m	1072736	17858	64754	80529	78608	105337	102997	63841	60352
Holstein	w	1211654	16880	61815	77965	75931	97948	89076	61986	71616
Hamburg	m	837654	11456	39980	47212	52608	71670	77665	54442	54005
	w	977960	10811	37741	44753	50874	70732	75969	55731	64177
Nieder-	m	3071854	55786	206507	252044	222959	278376	272732	200316	197980
sachsen	w	3455470	52254	195051	237217	211423	265618	257203	201499	226009
Bremen	m	321667	5168	18311	21080	21483	28344	29596	22681	22158
	w	362284	4864	17518	20099	21081	27720	29155	22663	24833
Nordrhein-	m	7397307	133561	495483	570481	486165	635364	681646	574169	549132
Westfalen	w	8166591	126725	470315	542349	467368	601408	645602	530047	580932
Hessen	m	2191966	37612	138200	166824	151455	183704	186778	149353	154715
	w	2485316	35441	130666	158389	144350	176471	181681	145928	168931
Rheinland-	m	1585009	31296	123229	143707	106353	130046	135053	112725	112856
Pfalz	w	1783416	29477	116410	136742	102742	126618	132599	108925	124534
Saarland	m	493422	46853		44326	32586	39947	43630	36949	36067
	w	537906	44838		42561	31487	37839	42916	35264	38779
Baden-	m	3534049	68783	249687	280403	240019	310422	331291	266544	253928
Württemberg	w	3967560	65040	236990	268158	229002	302877	328975	262510	273883
Bayern	m	4328592	82066	298078	344792	313523	376868	377084	304330	293939
	w	4995840	77648	282996	328006	302244	368636	374886	305908	337076
Berlin	m	938481	9876	34441	48499	52150	87170	80109	52074	50028
(West)	w	1275811	9437	31904	45884	50042	85397	79935	55220	65607

Deutschland und von Berlin (West) nach Alter und Geschlecht im Jahre 1959

35–40	40–45	45–50	50–55	55–60	60–65	65–70	70–75	75–80	80–85	85–90	90 u. mehr
58794	42394	69775	75410	70960	55441	44586	36024	24389	14323	5184	1180
84495	61454	94875	91390	82731	75269	62181	47696	31756	18218	6550	1822
52830	38053	61571	67319	63306	47479	37342	29228	18935	9300	2766	487
73013	51012	78348	80595	73416	68217	56146	40553	26283	13986	4578	1025
178383	125350	204037	215843	204959	152129	113305	86687	57748		46713	
250995	175955	270957	257507	230964	201691	160342	122139	78349		60297	
21208	15205	23816	24395	21371	15022	11758	9451	6269	3210	966	175
28145	19235	28748	27897	24205	20900	17574	13032	8508	4464	1345	298
466856	324961	492611	530634	492377	341340	240228	183437	117948	60798	20116	
621693	431531	637201	629367	548828	453137	353647	257796	159274	80365	29006	
141080	94496	151314	162138	149806	108685	80924	62535	41876	22708	6695	1068
193228	127706	197141	196044	174502	148416	118577	87682	58117	30773	9360	1913
98908	66032	102975	109289	101762	72448	52431	39761	27306	14244	3996	592
134697	89530	134090	132553	118198	98880	77357	56993	36920	19114	5816	1221
32297	21453	31948	35216	32581	21970	14602	11108	7349	3487	915	138
41842	27568	41289	41150	35403	28027	20366	14396	8676	4088	1176	241
222826	147584	239115	244283	221003	157552	112871	88021	59940	30028	8359	1440
298411	199941	304296	290718	253891	214513	168795	127752	83978	42383	12739	2708
269461	184088	293269	300052	282251	209454	153522	115300	76320	40323	11834	2038
383971	258030	389326	371257	338416	292357	230297	170936	108719	55452	16430	3249
46472	39952	72007	86626	82193	64022	51473	40365	25257	11980	3297	490
79180	66425	113821	124337	114345	109203	94958	72898	44629	23334	7561	1694

Tabelle II. *Bestand der an aktiver Tuberkulose Erkrankten in Schleswig-Holstein am 31.12.1959 nach Alter und Geschlecht; absolute und relative Zahlen auf 100000 Einwohner*
(Entnommen und berechnet aus den Länderstatistiken)

Alter	Geschlecht	Tuberkulose der Atmungsorgane								Tuberkulose anderer Organe													
		Ia		Ib		Ic		Ia–Ic		Knochen u.Gelenke		Peripher. Lymphkn.		Haut		Menin-gitis		Uro-genital		Sonstige		Id ges.		Ia–Id gesamt	
		abs.	rel.	abs.	rel.	abs.	rel.	abs.	rel.	abs.	rel.	abs.	rel.	abs.	rel.	abs.	rel.	abs.	rel.	abs.	rel.	abs.	rel.	abs.	rel.
0–1	m	2	*10,9*	–	–	12	*65,2*	14	*76,1*	–	–	–	–	–	–	2	*10,9*	–	–	–	–	2	*10,9*	16	*87,0*
	w	1	*5,7*	–	–	10	*57,2*	11	*63,0*	–	–	–	–	–	–	–	–	–	–	–	–	–	–	11	*63,0*
	zus.	3	*8,4*	–	–	22	*61,3*	25	*69,7*	–	–	–	–	–	–	2	*5,6*	–	–	–	–	2	*5,6*	27	*75,3*
1–5	m	1	*1,2*	1	*1,2*	336	*400,0*	338	*402,3*	8	*9,5*	9	*10,7*	1	*1,2*	12	*14,3*	–	–	5	*6,0*	35	*41,7*	373	*444,0*
	w	3	*3,8*	1	*1,3*	289	*361,4*	293	*366,4*	10	*12,5*	10	*12,5*	–	–	8	*10,0*	–	–	5	*6,3*	33	*41,3*	326	*407,6*
	zus.	4	*2,4*	2	*1,2*	625	*381,1*	631	*384,8*	18	*11,0*	19	*11,6*	1	*0,6*	20	*12,2*	–	–	10	*6,1*	68	*41,5*	699	*426,3*
5–10	m	9	*11,3*	1	*1,3*	445	*557,3*	455	*569,8*	32	*40,1*	24	*30,1*	3	*3,8*	16	*20,0*	2	*2,5*	10	*12,5*	87	*109,0*	542	*678,8*
	w	3	*3,9*	1	*1,3*	433	*560,0*	437	*565,2*	27	*34,9*	32	*41,4*	2	*2,6*	13	*16,8*	1	*1,3*	5	*6,5*	80	*103,5*	517	*668,6*
	zus.	12	*7,6*	2	*1,3*	878	*558,6*	892	*567,5*	59	*37,5*	56	*35,6*	5	*3,2*	29	*18,5*	3	*1,9*	15	*9,5*	167	*106,3*	1 059	*673,8*
10–15	m	9	*11,5*	8	*10,2*	311	*397,6*	328	*419,3*	36	*46,0*	36	*46,0*	6	*7,7*	5	*6,4*	1	*1,3*	12	*15,3*	96	*122,7*	424	*542,1*
	w	13	*17,1*	3	*4,0*	323	*426,0*	339	*447,1*	24	*31,7*	29	*38,2*	5	*6,6*	5	*6,6*	–	–	11	*14,5*	74	*97,6*	413	*544,7*
	zus.	22	*14,3*	11	*7,1*	634	*411,6*	667	*433,0*	60	*39,0*	65	*42,2*	11	*7,1*	10	*6,5*	1	*0,6*	23	*14,9*	170	*110,4*	837	*543,4*
15–20	m	101	*99,2*	36	*35,4*	471	*462,5*	608	*597,0*	51	*50,1*	32	*31,5*	9	*8,8*	9	*8,8*	6	*5,9*	21	*20,7*	128	*125,7*	736	*722,7*
	w	88	*92,9*	31	*32,7*	499	*526,5*	618	*652,1*	31	*32,7*	31	*32,7*	8	*8,4*	9	*9,5*	13	*13,7*	21	*22,2*	113	*119,2*	731	*771,4*
	zus.	189	*96,1*	67	*34,1*	970	*493,4*	1226	*623,6*	82	*41,7*	63	*32,0*	17	*8,6*	18	*9,2*	19	*9,7*	42	*21,4*	241	*122,6*	1 467	*746,2*
20–25	m	202	*187,7*	59	*54,8*	690	*641,2*	951	*883,7*	37	*34,4*	18	*16,7*	9	*8,4*	3	*2,8*	10	*9,3*	23	*21,4*	100	*92,9*	1 051	*976,7*
	w	110	*119,4*	42	*45,5*	631	*685,0*	783	*850,0*	37	*40,2*	45	*48,9*	11	*11,9*	5	*5,4*	23	*25,0*	27	*29,3*	148	*160,7*	931	*1 010,7*
	zus.	312	*156,2*	101	*50,6*	1 321	*661,5*	1 734	*868,2*	74	*37,1*	63	*31,5*	20	*10,0*	8	*4,0*	33	*16,5*	50	*25,0*	248	*124,2*	1 982	*992,4*
25–30	m	145	*223,2*	82	*126,2*	499	*768,2*	726	*1 117,7*	31	*47,7*	14	*21,6*	7	*10,8*	4	*6,2*	13	*20,0*	15	*23,1*	84	*129,3*	810	*1 247,1*
	w	97	*154,4*	41	*65,3*	510	*811,8*	648	*1 031,4*	22	*35,0*	25	*39,8*	8	*12,7*	1	*1,6*	15	*23,9*	29	*46,2*	100	*159,2*	748	*1 190,6*
	zus.	242	*189,4*	123	*96,3*	1 009	*789,7*	1 374	*1 075,3*	53	*41,5*	39	*30,5*	15	*11,7*	5	*3,9*	28	*21,9*	44	*34,4*	184	*144,0*	1 558	*1 219,3*
30–35	m	133	*215,2*	73	*118,1*	606	*980,4*	812	*1 313,6*	26	*42,1*	15	*24,2*	7	*11,3*	–	–	22	*35,6*	9	*14,6*	79	*127,8*	891	*1 441,4*
	w	92	*130,0*	47	*66,4*	460	*650,1*	599	*846,6*	29	*41,0*	19	*26,9*	14	*19,7*	3	*4,3*	23	*32,5*	22	*31,1*	110	*155,5*	709	*1 002,1*
	zus.	225	*169,7*	120	*90,5*	1 066	*804,1*	1 411	*1 064,4*	55	*41,5*	34	*25,6*	21	*15,8*	3	*2,3*	45	*33,9*	31	*23,4*	189	*142,6*	1 600	*1 206,9*

35–40	m	174	293,7	69	116,5	576	972,3	819	1382,4	25	42,2	10	16,9	7	11,8	2	3,4	25	42,2	18	30,4	87	146,9	906	1529,3
	w	67	113,1	47	55,4	482	567,8	596	702,1	21	24,7	20	23,6	7	8,2	–	–	27	31,8	31	36,5	106	124,9	702	826,9
	zus.	241	167,2	116	80,5	1058	734,0	1415	981,7	46	31,9	30	20,8	14	9,7	2	1,4	52	36,1	49	34,0	193	133,9	1608	1115,6
40–45	m	161	394,5	67	164,2	495	1212,8	723	1771,4	25	61,3	7	17,2	9	22,1	1	2,5	16	39,2	17	41,7	75	183,8	798	1955,2
	w	78	131,4	34	57,3	306	515,6	418	704,4	13	21,9	8	13,5	6	10,1	1	1,7	15	25,3	20	33,7	63	106,2	481	810,5
	zus.	239	238,6	101	100,8	801	799,7	1141	1139,2	38	37,9	15	15,0	15	15,0	2	2,0	31	31,0	37	36,9	138	137,8	1279	1277,0
45–50	m	221	322,1	110	160,3	642	935,7	973	1418,1	23	33,5	8	11,7	9	13,1	–	–	18	26,2	12	17,5	70	102,0	1043	1520,1
	w	56	59,4	38	40,3	403	427,7	497	527,4	23	24,4	13	13,8	14	14,9	–	–	23	24,4	14	14,9	87	92,3	584	619,8
	zus.	277	170,1	148	90,9	1045	641,7	1470	902,7	46	28,2	21	12,9	23	14,1	–	–	41	25,2	26	16,0	157	96,4	1627	999,1
50–55	m	248	331,6	113	151,1	683	913,1	1044	1395,7	18	24,1	8	10,7	16	21,4	–	–	19	25,4	13	17,4	74	98,9	1118	1494,7
	w	60	65,2	43	46,7	306	332,4	409	444,3	15	16,3	12	13,0	11	11,9	–	–	7	7,6	12	13,0	57	61,9	466	506,2
	zus.	308	184,6	156	93,5	989	592,7	1453	870,8	33	19,8	20	12,0	27	16,2	–	–	26	15,6	25	15,0	131	78,5	1584	949,3
55–60	m	259	360,2	113	157,2	615	855,3	987	1372,6	19	26,4	2	2,8	14	19,5	3	4,2	14	19,5	18	25,0	70	97,4	1057	1470,0
	w	57	68,2	47	56,3	222	265,8	326	390,3	23	27,5	13	15,6	20	24,0	1	1,2	9	10,8	15	18,0	81	96,9	407	487,2
	zus.	316	203,3	160	102,9	837	538,5	1313	844,7	42	27,0	15	9,6	34	21,9	4	2,6	23	14,8	33	21,2	151	97,1	1464	941,9
60–65	m	186	331,2	116	206,6	407	724,6	709	1262,2	9	16,0	5	8,9	13	23,2	–	–	8	14,2	5	8,9	40	71,2	749	1333,5
	w	54	71,5	23	30,5	208	275,4	285	377,4	14	18,5	13	17,2	21	27,8	–	–	1	1,3	7	9,3	56	74,1	341	451,5
	zus.	240	182,2	139	105,6	615	466,9	994	754,8	23	17,5	18	13,7	34	25,8	–	–	9	6,8	12	9,1	96	72,9	1090	827,7
65–70	m	123	275,2	109	243,9	258	577,3	490	1096,3	13	29,1	6	13,4	6	13,4	–	–	7	15,7	12	26,8	44	98,4	534	1194,8
	w	49	77,6	27	42,8	124	196,5	200	316,9	15	23,8	11	17,4	11	17,4	1	1,6	3	4,8	13	20,6	54	85,6	254	402,5
	zus.	172	159,6	136	126,2	382	354,3	690	640,0	28	26,0	17	15,8	17	15,8	1	0,9	10	9,3	25	23,2	98	90,9	788	730,9
70–75	m	116	321,1	65	179,9	142	393,1	323	894,1	9	24,9	1	2,8	10	27,7	–	–	2	5,5	6	16,6	28	77,5	351	971,6
	w	27	56,0	27	56,0	84	174,3	138	286,3	8	16,6	4	8,3	10	20,8	–	–	–	–	6	12,4	28	58,1	166	344,4
	zus.	143	169,6	92	109,1	226	268,0	461	546,7	17	20,2	5	5,9	20	23,7	–	–	2	2,4	12	14,2	56	66,4	517	613,1
75 und mehr	m	69	152,0	47	103,5	107	235,7	223	491,2	9	19,8	–	–	5	11,0	–	–	1	2,2	3	6,6	18	39,7	241	530,8
	w	40	67,4	30	50,6	83	139,9	153	257,8	18	30,3	5	8,4	8	13,5	–	–	–	–	4	6,7	35	59,0	188	316,8
	zus.	109	104,1	77	73,5	190	181,4	376	358,9	27	25,8	5	4,8	13	12,4	–	–	1	1,0	7	6,7	53	50,6	429	409,5
Insgesamt	m	2159	200,6	1069	99,4	7295	677,9	10523	977,9	371	34,5	195	18,1	131	12,2	57	5,3	164	15,2	199	18,5	1117	103,8	11640	1081,7
	w	895	73,7	482	39,7	5373	442,7	6750	556,1	330	27,2	290	23,9	156	12,9	47	3,9	160	13,2	242	19,9	1225	100,9	7975	657,0
	zus.	3054	133,3	1551	67,7	12668	553,2	17273	754,3	701	30,6	485	21,2	287	12,5	104	4,5	324	14,1	441	19,3	2342	102,3	19615	856,6

Tabelle III. *Bestand der an aktiver Tuberkulose Erkrankten in Hamburg am 31.12.1959 nach Alter und Geschlecht; absolute und relative Zahlen auf 100 000 Einwohner*
(Entnommen und berechnet aus den Länderstatistiken)

Alter	Geschlecht	Tuberkulose der Atmungsorgane								Tuberkulose anderer Organe												Ia – Id gesamt	
		Ia		Ib		Ic		Ia – Ic		Knochen u. Gelenke		Peripher. Lymphkn.		Haut		Menin-gitis		Uro-genital		Sonstige		Id ges.			
		abs.	rel.	abs.	rel.	abs.	rel.	abs.	rel.	abs.	rel.	abs.	rel.	abs.	rel.	abs.	rel.	abs.	rel.	abs.	rel.	abs.	rel.	abs.	rel.
0–1	m	–	–	–	–	10	84,6	10	84,6	–	–	–	–	–	–	–	–	–	–	–	–	–	–	10	84,6
	w	2	17,9	–	–	9	80,3	11	98,1	–	–	1	8,9	–	–	1	8,9	–	–	–	–	2	17,9	13	115,9
	zus.	2	8,7	–	–	19	82,5	21	91,1	–	–	1	4,3	–	–	1	4,3	–	–	–	–	2	8,7	23	99,8
1–5	m	11	26,9	3	7,3	229	560,8	243	595,1	10	24,5	2	4,9	2	4,9	2	4,9	1	2,4	–	–	17	41,6	260	636,7
	w	7	18,2	4	10,4	204	529,4	215	557,9	9	23,4	1	2,6	–	–	–	–	–	–	1	2,6	11	28,5	226	586,4
	zus.	18	22,7	7	8,8	433	545,2	458	577,0	19	23,9	3	3,8	2	2,5	2	2,5	1	1,3	1	1,3	28	35,3	486	612,3
5–10	m	13	27,8	3	6,4	659	1 407,8	675	1 441,9	16	34,2	10	21,4	3	6,4	1	2,1	–	–	4	8,5	34	72,6	709	1 514,6
	w	9	20,3	1	2,3	558	1 257,3	568	1 279,7	22	49,6	12	27,0	3	6,8	1	2,3	–	–	8	18,0	46	103,6	614	1 383,4
	zus.	22	24,1	4	4,4	1 217	1 334,5	1 243	1 363,0	38	41,7	22	24,1	6	6,6	2	2,2	–	–	12	13,2	80	87,7	1 323	1 450,7
10–15	m	11	21,4	–	–	413	802,0	424	823,3	21	40,8	16	31,1	12	23,3	2	3,9	3	5,8	14	27,2	68	132,0	492	955,4
	w	15	30,2	2	4,0	306	616,4	323	650,7	9	18,1	7	14,1	11	22,2	2	4,0	–	–	11	22,2	40	80,6	363	731,2
	zus.	26	25,7	2	2,0	719	710,9	747	738,6	30	29,7	23	22,7	23	22,7	4	4,0	3	3,0	25	24,7	108	106,8	855	845,4
15–20	m	58	81,7	30	42,2	406	571,8	494	695,7	8	11,3	11	15,5	10	14,1	2	2,8	7	9,9	11	15,5	49	69,0	543	764,8
	w	59	84,8	15	21,6	429	616,5	503	722,8	14	20,1	24	34,5	23	33,1	6	8,6	9	12,9	35	50,3	111	159,5	614	882,4
	zus.	117	83,2	45	32,0	835	593,9	997	709,2	22	15,6	35	24,9	33	23,5	8	5,7	16	11,4	46	32,7	160	113,8	1 157	823,0
20–25	m	122	151,7	46	57,2	647	804,4	815	1 013,3	16	19,9	3	3,7	12	14,9	–	–	8	9,9	23	28,6	62	77,1	877	1 090,4
	w	108	138,0	43	55,0	682	871,7	833	1 064,7	24	30,7	22	28,1	28	35,8	1	1,3	19	24,3	26	33,2	120	153,4	953	1 218,1
	zus.	230	145,0	89	56,1	1 329	837,6	1 648	1 038,6	40	25,2	25	15,8	40	25,2	1	0,6	27	17,0	49	30,9	182	114,7	1 830	1 153,3
25–30	m	133	238,0	58	103,8	625	1 118,6	816	1 460,5	19	34,0	8	14,3	12	21,5	1	1,8	10	17,9	15	26,9	65	116,3	881	1 576,8
	w	96	170,1	40	70,9	704	1 247,3	840	1 488,3	19	33,7	15	26,6	30	53,2	–	–	25	44,3	26	46,1	115	203,8	955	1 692,0
	zus.	229	203,9	98	87,3	1 329	1 008,7	1 656	1 474,5	38	33,8	23	20,3	42	37,4	1	0,9	35	31,2	41	36,5	180	160,3	1 836	1 634,7
30–35	m	168	304,2	63	114,1	801	1 450,2	1 032	1 868,4	–	–	4	7,2	12	21,7	–	–	16	29,0	20	36,2	52	94,1	1 084	1 962,5
	w	123	194,0	43	67,8	803	1 266,5	969	1 528,3	4	6,3	22	34,7	24	37,9	3	4,7	25	39,4	34	53,6	112	176,7	1 081	1 705,0
	zus.	291	245,3	106	89,4	1 604	1 352,0	2 001	1 686,7	4	3,4	26	21,9	36	30,3	3	2,5	41	34,6	54	45,5	164	138,2	2165	1 824,9

35–40	m	215	404,9	82	154,4	848	1596,9	1145	2156,1	10	18,8	8	15,1	16	30,1	–	–	16	30,1	18	33,9	68	128,1	1213	2284,3
	w	140	190,5	62	84,4	809	1100,9	1011	1375,7	7	9,5	17	23,1	30	40,8	1	1,4	27	36,7	23	31,3	105	142,9	1116	1518,6
	zus.	355	280,4	144	113,7	1657	1308,9	2156	1703,1	17	13,4	25	19,7	46	36,3	1	0,8	43	34,0	41	32,4	173	136,7	2329	1839,7
40–45	m	176	478,2	63	171,2	583	1584,1	822	2233,5	6	16,3	2	5,4	26	70,6	1	2,7	14	38,0	15	40,8	64	173,9	886	2407,3
	w	97	195,0	42	84,4	439	882,4	578	1162,0	4	8,0	5	10,1	46	92,5	–	–	12	24,1	13	26,1	80	160,8	658	1322,8
	zus.	273	315,4	105	121,3	1022	1180,9	1400	1617,6	10	11,6	7	8,1	72	83,2	1	1,2	26	30,1	28	32,4	144	166,4	1544	1784,0
45–50	m	328	540,5	119	196,1	975	1606,7	1422	2343,3	18	29,7	8	13,2	31	51,1	2	3,3	12	19,8	9	14,8	80	131,8	1502	2475,1
	w	138	177,7	44	56,7	576	741,7	758	976,1	14	18,0	11	14,2	55	70,8	–	–	11	14,2	17	21,9	108	139,1	866	1115,2
	zus.	466	336,9	163	117,8	1551	1121,2	2180	1575,8	32	23,1	19	13,7	86	62,2	2	1,4	23	16,6	26	18,8	188	135,9	2368	1711,7
50–55	m	369	551,6	128	191,3	1012	1512,7	1509	2255,6	11	16,4	2	3,0	31	46,3	3	4,5	8	12,0	20	29,9	74	110,6	1583	2366,3
	w	89	109,6	41	50,4	443	545,3	573	705,4	27	33,2	12	14,8	43	52,9	1	1,2	7	8,6	16	19,7	106	130,5	679	835,9
	zus.	458	309,2	169	114,1	1455	982,2	2082	1405,5	38	25,7	14	9,5	73	49,3	4	2,7	15	10,1	36	24,3	180	121,5	2262	1527,0
55–60	m	399	621,1	175	272,4	936	1457,1	1510	2350,7	19	29,6	2	3,1	27	42,0	–	–	8	12,5	15	23,4	71	110,5	1581	2461,2
	w	78	105,4	42	56,8	351	474,5	471	733,2	–	–	9	12,2	58	78,4	–	–	1	1,4	13	17,6	81	109,5	552	746,2
	zus.	477	345,1	217	157,0	1287	931,2	1981	1433,3	19	13,7	11	8,0	85	61,5	–	–	9	6,5	28	20,3	152	110,0	2133	1543,3
60–65	m	322	668,0	118	244,8	632	1311,0	1072	2223,8	10	20,7	2	4,1	17	35,3	1	2,1	12	24,9	12	24,9	54	112,0	1126	2335,8
	w	74	108,0	42	61,3	264	385,4	380	554,7	2	2,9	11	16,1	50	73,0	–	–	5	7,3	15	21,9	83	121,2	463	675,9
	zus.	396	339,1	160	137,1	896	767,7	1452	1244,1	12	10,3	13	11,1	67	57,4	1	0,9	17	14,6	27	23,1	137	117,4	1589	1361,5
65–70	m	217	582,7	71	190,7	382	1025,8	670	1799,1	4	10,7	–	–	24	64,4	–	–	4	10,7	6	16,1	38	102,0	708	1901,2
	w	58	101,7	26	45,6	152	266,5	236	413,8	6	10,5	3	5,3	32	56,1	–	–	2	3,5	7	12,3	50	87,7	286	501,4
	zus.	275	291,7	97	102,9	534	566,4	906	961,0	10	10,6	3	3,2	56	59,4	–	–	6	6,4	13	13,8	88	93,3	994	1054,3
70–75	m	121	410,3	56	189,9	186	630,8	363	1231,0	7	23,7	2	6,8	13	44,1	–	–	2	6,8	2	6,8	26	88,2	389	1319,2
	w	32	77,1	15	36,1	99	238,6	146	351,8	2	4,8	10	24,0	25	60,2	–	–	1	2,4	4	9,6	42	101,2	188	453,1
	zus.	153	215,5	71	100,0	285	401,5	509	717,0	9	12,7	12	16,9	38	53,5	–	–	3	4,2	6	8,5	68	95,8	577	812,8
75–80	m	61	320,6	22	115,6	80	420,4	163	856,6	3	15,8	–	–	7	36,8	–	–	–	–	1	5,3	11	57,8	174	914,4
	w	29	108,5	21	78,5	52	194,5	102	381,5	2	7,5	1	3,8	21	78,6	–	–	–	–	5	18,7	29	108,4	131	490,0
	zus.	90	196,7	43	94,0	132	288,4	265	579,1	5	10,9	1	2,2	28	61,2	–	–	–	–	6	13,1	40	87,4	305	666,5
80 und mehr	m	30	232,8	13	100,9	27	209,6	70	543,3	1	7,8	1	7,8	3	23,3	–	–	–	–	2	15,5	7	54,3	77	597,6
	w	16	79,3	7	34,7	18	89,2	41	203,3	1	5,0	5	24,8	5	24,8	–	–	–	–	1	5,0	12	59,5	53	262,7
	zus.	46	139,2	20	60,5	45	136,1	111	335,8	2	6,1	6	18,2	8	24,2	–	–	–	–	3	9,1	19	57,5	130	393,3
Ins-gesamt	m	2754	327,0	1050	124,7	9451	1122,4	13255	1574,1	179	21,3	81	9,6	257	30,5	15	1,8	121	14,4	187	22,2	840	99,8	14095	1673,8
	w	1170	119,2	490	49,9	6898	702,8	8558	871,9	166	16,9	188	19,2	484	49,3	16	1,7	144	14,7	255	26,0	1253	127,7	9811	999,6
	zus.	3924	215,2	1540	84,4	16349	896,5	21813	1196,2	345	18,9	269	14,8	741	40,6	31	1,7	265	14,5	442	24,2	2093	114,8	23906	1311,0

Tabelle IV. *Bestand der an aktiver Tuberkulose Erkrankten in Niedersachsen am 31.12.1959 nach Alter und Geschlecht; absolute und relative Zahlen auf 100 000 Einwohner*
(Entnommen und berechnet aus den Länderstatistiken)

Alter	Geschlecht	Tuberkulose der Atmungsorgane								Tuberkulose anderer Organe													
		Ia		Ib		Ic		Ia – Ic		Knochen u. Gelenke		Peripher. Lymphkn.		Haut		Meningitis		Urogenital		Sonstige		Id ges.		Ia – Id gesamt	
		abs.	rel.	abs.	rel.	abs.	rel.	abs.	rel.	abs.	rel.	abs.	rel.	abs.	rel.	abs.	rel.	abs.	rel.	abs.	rel.	abs.	rel.	abs.	rel.
0–1	m	1	1,7	–	–	12	21,0	13	22,7	–	–	–	–	–	–	–	–	–	–	–	–	–	–	13	22,7
	w	–	–	–	–	12	22,4	12	22,4	1	1,9	1	1,9	–	–	–	–	–	–	1	1,9	3	5,6	15	28,0
	zus.	1	0,9	–	–	24	21,6	25	22,5	1	0,9	1	0,9	–	–	–	–	–	–	1	0,9	3	2,7	28	25,3
1–5	m	6	2,9	–	–	403	193,5	409	196,4	4	1,9	14	6,7	2	1,0	21	10,1	–	–	1	0,5	42	20,2	451	216,5
	w	7	3,6	–	–	356	181,3	363	184,9	4	2,0	16	8,2	–	–	16	8,2	1	0,5	2	1,0	39	19,9	402	204,8
	zus.	13	3,2	–	–	759	187,6	772	190,8	8	2,0	30	7,4	2	0,5	37	9,1	1	0,2	3	0,7	81	20,0	853	210,8
5–10	m	13	5,2	5	2,0	820	327,5	838	334,7	39	15,6	40	16,0	4	1,6	28	11,2	–	–	14	5,6	125	49,9	963	384,6
	w	6	2,5	2	0,9	759	321,2	767	324,6	31	13,1	53	22,4	2	0,8	24	10,2	–	–	4	1,7	114	48,2	881	372,9
	zus.	19	3,9	7	1,4	1 579	324,5	1 605	329,8	70	14,4	93	19,1	6	1,2	52	10,7	–	–	18	3,7	239	49,1	1 844	378,9
10–15	m	17	7,6	3	1,3	477	212,4	497	221,3	75	33,4	47	20,9	7	3,1	19	8,5	6	2,7	25	11,1	179	79,7	676	301,1
	w	22	10,4	4	1,9	463	218,4	489	230,6	66	31,1	62	29,2	15	7,1	14	6,6	2	0,9	20	9,4	179	84,4	668	315,0
	zus.	39	8,9	7	1,6	940	215,3	986	225,8	141	32,3	109	25,0	22	5,0	33	7,6	8	1,8	45	10,3	358	82,0	1 344	307,8
15–20	m	132	48,9	17	6,3	570	211,1	719	266,3	99	36,7	46	17,0	15	5,6	11	4,1	10	3,7	32	11,9	213	78,9	932	345,2
	w	104	40,5	21	8,2	570	221,8	695	270,4	58	22,6	66	25,7	15	5,8	8	3,1	22	8,6	40	15,6	209	81,3	904	351,7
	zus.	236	44,8	38	7,2	1 140	216,3	1 414	268,3	157	29,8	112	21,3	30	5,7	19	3,6	32	6,1	72	13,7	422	80,1	1 836	348,4
20–25	m	319	113,9	35	12,5	927	330,9	1 281	457,3	73	26,1	46	16,4	6	2,1	7	2,5	23	8,2	43	15,4	198	70,7	1 479	528,0
	w	206	78,7	23	8,8	951	363,1	1 180	450,6	56	21,4	87	33,2	15	5,7	8	3,1	69	26,3	44	16,8	279	106,5	1 459	557,1
	zus.	525	96,9	58	10,7	1 878	346,5	2 461	454,0	129	23,7	133	24,5	21	3,9	15	2,8	92	17,0	87	16,1	477	88,0	2 938	542,0
25–30	m	388	190,9	49	24,1	998	491,2	1 435	706,2	105	51,7	25	12,3	11	5,4	3	1,5	56	27,6	33	16,2	233	114,7	1 668	820,9
	w	230	113,5	35	17,3	994	490,8	1 259	621,6	61	30,1	51	25,2	24	11,9	5	2,5	108	53,3	70	34,6	319	157,5	1 578	779,1
	zus.	618	152,3	84	20,7	1 992	491,0	2 694	664,0	166	40,9	76	18,7	35	8,6	8	2,0	164	40,4	103	25,4	552	136,1	3 246	800,0
30–35	m	589	292,8	61	30,3	1 218	605,6	1 868	928,8	102	50,7	30	14,9	18	8,9	5	2,5	117	58,2	51	25,4	323	160,6	2 191	1 089,4
	w	287	128,6	47	21,1	1 142	511,9	1 476	661,6	73	32,7	44	19,7	27	12,1	6	2,7	120	53,8	72	32,2	342	153,3	1 818	814,9
	zus.	876	206,5	108	25,5	2 360	556,3	3 344	788,2	175	41,3	74	17,4	45	10,6	11	2,6	237	55,9	123	29,0	665	156,8	4 009	945,0

35—40	m	525	290,8	71	39,3	1 179	653,0	1 775	983,1	82	45,4	25	13,8	15	8,3	2	1,1	86	47,6	55	30,5	265	146,8	2 040	1 129,9
	w	320	126,5	45	17,8	1 044	412,6	1 409	556,9	71	28,1	39	15,4	36	14,2	2	0,8	95	37,5	62	24,5	305	120,5	1 714	677,4
	zus.	845	195,9	116	26,8	2 223	512,7	3 184	734,4	153	35,3	64	14,8	51	11,8	4	0,9	181	41,7	117	27,0	570	131,5	3 754	865,8
40—45	m	478	395,5	67	55,4	836	691,8	1 381	1 142,8	56	46,3	13	10,8	22	18,2	1	0,8	58	48,0	34	28,1	184	152,3	1 565	1 295,0
	w	196	115,6	30	17,7	678	400,0	904	533,3	50	29,5	31	18,3	37	21,8	1	0,6	48	28,3	37	21,8	204	120,4	1 108	653,7
	zus.	674	232,1	97	33,4	1 514	521,4	2 285	787,0	106	36,5	44	15,2	59	20,3	2	0,7	106	36,5	71	24,5	388	133,6	2 673	920,6
45—50	m	704	351,3	98	49,0	1 232	664,7	2 034	1 015,1	65	32,4	18	9,0	26	13,0	—	—	59	29,4	54	26,9	222	110,8	2 256	1 125,9
	w	245	90,9	44	16,3	687	254,8	976	362,0	60	22,3	42	15,6	48	17,8	—	—	64	23,8	51	18,9	265	98,3	1 241	460,3
	zus.	949	201,9	142	30,2	1 919	408,3	3 010	640,5	125	26,6	60	12,8	74	15,7	—	—	123	26,2	105	22,3	487	103,6	3 497	744,1
50—55	m	905	422,0	106	49,4	1 214	566,1	2 225	1 037,6	72	33,6	10	4,7	48	22,4	1	0,5	66	30,8	42	19,6	239	111,5	2 464	1 149,0
	w	206	79,4	49	18,9	584	225,1	839	323,4	56	21,6	25	9,6	59	22,7	—	—	34	13,1	43	16,6	217	83,6	1 056	407,0
	zus.	1 111	234,4	155	32,7	1 798	379,4	3 064	646,6	128	27,0	35	7,4	107	22,6	1	0,2	100	21,1	85	17,9	456	96,2	3 520	742,8
55—60	m	900	434,3	116	56,0	1 188	573,2	2 204	1 063,5	53	25,6	12	5,8	29	14,0	—	—	51	24,6	29	14,0	174	84,0	2 378	1 147,4
	w	192	82,5	39	16,8	444	190,8	675	290,0	49	21,1	25	10,7	56	24,1	2	0,9	25	10,7	36	15,5	193	82,9	868	372,9
	zus.	1 092	248,2	155	35,2	1 632	370,9	2 879	654,3	102	23,2	37	8,4	85	19,3	2	0,5	76	17,3	65	14,8	367	83,4	3 246	737,7
60—65	m	708	454,8	93	59,7	913	586,5	1 714	1 101,0	45	28,9	8	5,1	34	21,8	1	0,7	39	25,1	25	16,1	152	97,6	1 866	1 198,7
	w	195	95,5	51	25,0	363	177,8	609	298,3	54	26,5	33	16,2	63	30,9	—	—	22	10,8	22	10,8	194	95,0	807	395,3
	zus.	903	251,0	144	40,0	1 276	354,6	2 323	645,7	99	27,5	41	11,4	97	27,0	1	0,3	61	17,0	47	13,1	346	96,2	2 673	742,9
65—70	m	481	422,2	80	70,2	520	456,5	1 081	948,9	22	19,3	9	7,9	20	17,6	—	—	12	10,6	13	11,4	76	66,7	1 157	1 015,6
	w	162	99,9	46	28,4	301	185,7	509	314,0	40	24,7	22	13,6	46	28,4	—	—	12	7,4	21	13,0	141	87,0	650	401,0
	zus.	643	233,0	126	45,6	821	297,4	1 590	576,0	62	22,5	31	11,2	66	23,9	—	—	24	8,7	34	12,3	217	78,6	1 807	654,7
70—75	m	346	397,7	67	77,0	322	370,1	735	844,8	19	21,8	8	9,2	8	9,2	—	—	15	17,2	4	4,6	54	62,1	789	906,9
	w	157	126,5	30	24,2	215	173,1	402	323,8	27	21,7	23	18,5	36	29,0	—	—	3	2,4	13	10,5	102	82,2	504	406,0
	zus.	503	238,2	97	45,9	537	254,3	1 137	538,5	46	21,8	31	14,7	44	20,8	—	—	18	8,5	17	8,1	156	73,9	1 293	612,4
75—80	m	192	332,0	42	72,6	203	351,0	437	755,6	12	20,7	3	5,2	8	13,8	—	—	4	6,9	7	12,1	34	58,8	471	814,4
	w	94	118,5	24	30,2	114	143,7	232	292,4	20	25,2	10	12,6	24	30,2	—	—	3	3,8	6	7,6	63	79,4	295	371,8
	zus.	286	208,5	66	48,1	317	231,1	669	487,7	32	23,3	13	9,5	32	23,3	—	—	7	5,1	13	9,5	97	70,7	766	558,4
80 und mehr	m	73	154,4	24	50,8	86	181,9	183	387,1	10	21,2	2	4,2	6	12,7	—	—	2	4,2	4	8,5	24	50,8	207	437,9
	w	63	102,4	16	26,0	59	95,9	138	224,3	14	22,8	8	13,0	15	24,4	—	—	1	1,6	1	1,6	39	63,4	177	287,7
	zus.	136	125,0	40	36,8	145	133,3	321	295,0	24	22,1	10	9,2	21	19,4	—	—	3	2,8	5	4,6	63	57,9	384	352,9
Insgesamt	m	6 777	220,0	934	30,3	13 118	425,9	20 829	676,3	933	30,3	356	11,6	279	9,3	99	3,2	604	19,6	466	15,1	2 737	88,9	23 566	765,1
	w	2 692	77,8	506	14,6	9 740	281,6	12 938	374,1	791	22,9	638	18,4	518	15,0	86	2,5	629	18,2	545	15,8	3 207	92,7	16 145	466,8
	zus.	9 469	144,8	1 440	22,0	22 858	349,6	33 767	516,4	1 724	26,4	994	15,2	797	12,2	185	2,8	1 233	18,9	1 011	15,5	5 944	90,9	39 711	607,3

Tabelle V. *Bestand der an aktiver Tuberkulose Erkrankten in Bremen am 31.12.1959 nach Alter und Geschlecht; absolute und relative Zahlen auf 100000 Einwohner*
(Entnommen und berechnet aus den Länderstatistiken)

Alter	Geschlecht	Tuberkulose der Atmungsorgane								Tuberkulose anderer Organe													
		Ia		Ib		Ic		Ia–Ic		Knochen u.Gelenke		Peripher. Lymphkn.		Haut		Menin-gitis		Uro-genital		Sonstige		Id ges.		Ia–Id gesamt	
		abs.	rel.	abs.	rel.	abs.	rel.	abs.	rel.	abs.	rel.	abs.	rel.	abs.	rel.	abs.	rel.	abs.	rel.	abs.	rel.	abs.	rel.	abs.	rel.
0–1	m	–	–	–	–	–	–	–	–	–	–	–	–	–	–	–	–	–	–	–	–	–	–	–	–
	w	–	–	–	–	5	*99,6*	5	*99,6*	–	–	–	–	–	–	–	–	–	–	–	–	–	–	5	*99,6*
	zus.	–	–	–	–	5	*48,4*	5	*48,4*	–	–	–	–	–	–	–	–	–	–	–	–	–	–	5	*48,4*
1–5	m	2	*10,6*	–	–	58	*307,6*	60	*318,3*	1	*5,3*	1	*5,3*	–	–	2	*10,6*	–	–	1	*5,3*	5	*26,5*	65	*344,8*
	w	1	*5,6*	1	*5,6*	60	*333,4*	62	*344,5*	1	*5,6*	3	*16,7*	–	–	3	*16,7*	–	–	–	–	7	*38,9*	69	*383,4*
	zus.	3	*8,1*	1	*2,7*	118	*320,2*	122	*331,1*	2	*5,4*	4	*10,9*	–	–	5	*13,6*	–	–	1	*2,7*	12	*32,6*	134	*363,6*
5–10	m	5	*23,7*	–	–	152	*719,2*	157	*742,9*	5	*23,7*	2	*9,5*	1	*4,7*	6	*28,4*	1	*4,7*	4	*18,9*	19	*89,9*	176	*832,8*
	w	2	*9,9*	3	*14,9*	106	*526,3*	111	*551,2*	2	*9,9*	6	*29,8*	–	–	3	*14,9*	–	–	5	*24,8*	16	*79,4*	127	*630,6*
	zus.	7	*17,0*	3	*7,3*	258	*625,1*	268	*649,3*	7	*17,0*	8	*19,4*	1	*2,4*	9	*21,8*	1	*2,4*	9	*21,8*	35	*84,8*	303	*734,1*
10–15	m	7	*32,7*	–	–	110	*514,2*	117	*546,9*	15	*70,1*	2	*9,3*	–	–	6	*28,0*	–	–	3	*14,0*	26	*121,5*	143	*668,4*
	w	5	*23,9*	4	*19,1*	64	*305,8*	73	*348,8*	12	*57,3*	5	*23,9*	–	–	6	*28,7*	–	–	5	*23,9*	28	*133,8*	101	*482,6*
	zus.	12	*28,4*	4	*9,5*	174	*411,1*	190	*448,9*	27	*63,8*	7	*16,5*	–	–	12	*28,4*	–	–	8	*18,9*	54	*127,6*	244	*576,5*
15–20	m	17	*59,7*	6	*21,1*	122	*428,6*	145	*509,4*	18	*63,2*	8	*28,1*	2	*7,0*	2	*7,0*	6	*21,1*	4	*14,1*	40	*140,5*	185	*649,9*
	w	19	*69,3*	3	*10,9*	144	*525,0*	166	*605,3*	14	*51,0*	9	*32,8*	–	–	3	*10,9*	5	*18,2*	9	*32,8*	40	*145,8*	206	*751,1*
	zus.	36	*64,4*	9	*16,1*	266	*475,9*	311	*556,4*	32	*57,3*	17	*30,4*	2	*3,6*	5	*8,9*	11	*19,7*	13	*23,3*	80	*143,1*	391	*699,6*
20–25	m	38	*123,1*	12	*38,9*	180	*583,2*	230	*745,3*	14	*45,4*	4	*13,0*	–	–	3	*9,7*	8	*25,9*	8	*25,9*	37	*119,9*	267	*865,1*
	w	25	*83,3*	9	*30,0*	204	*679,9*	238	*793,3*	15	*50,0*	12	*40,0*	1	*3,3*	1	*3,3*	12	*40,0*	10	*33,3*	51	*170,0*	289	*963,2*
	zus.	63	*103,5*	21	*34,5*	384	*630,9*	468	*768,9*	29	*47,6*	16	*26,3*	1	*1,6*	4	*6,6*	20	*32,9*	18	*29,6*	88	*144,6*	556	*913,5*
25–30	m	58	*249,0*	16	*68,7*	242	*1038,8*	316	*1356,4*	17	*73,0*	9	*38,6*	1	*4,3*	3	*12,9*	10	*42,9*	8	*34,3*	48	*206,0*	364	*1562,4*
	w	32	*138,1*	10	*43,1*	217	*936,4*	259	*1117,6*	15	*64,7*	12	*51,8*	3	*12,9*	1	*4,3*	21	*90,2*	11	*47,5*	63	*271,8*	322	*1389,4*
	zus.	90	*193,7*	26	*55,9*	459	*987,7*	575	*1237,3*	32	*68,9*	21	*45,2*	4	*8,6*	4	*8,6*	31	*66,7*	19	*40,9*	111	*238,9*	686	*1476,2*
30–35	m	74	*323,2*	17	*74,2*	273	*1192,2*	364	*1589,6*	16	*69,9*	4	*17,5*	2	*8,7*	–	–	15	*65,5*	9	*39,3*	46	*200,9*	410	*1790,5*
	w	41	*165,0*	16	*64,4*	228	*917,4*	285	*1146,8*	10	*40,2*	12	*48,3*	3	*12,1*	1	*4,0*	15	*60,4*	14	*56,3*	55	*221,3*	340	*1368,1*
	zus.	115	*240,8*	33	*69,1*	501	*1049,2*	649	*1359,1*	26	*54,4*	16	*33,5*	5	*10,5*	1	*2,1*	30	*62,8*	23	*48,2*	101	*211,5*	750	*1570,6*
35–40	m	70	*326,2*	16	*74,6*	280	*1305,0*	366	*1705,8*	13	*60,6*	6	*28,0*	2	*9,3*	2	*9,3*	15	*69,9*	16	*74,6*	54	*251,6*	420	*1957,5*
	w	36	*126,9*	16	*56,4*	199	*701,5*	251	*884,8*	7	*24,7*	10	*35,2*	3	*10,6*	–	–	18	*63,4*	12	*42,3*	50	*176,2*	301	*1061,0*
	zus.	106	*212,7*	32	*64,2*	479	*961,4*	617	*1238,3*	20	*40,1*	16	*32,1*	5	*10,0*	2	*4,0*	33	*66,2*	28	*56,2*	104	*208,7*	721	*1447,1*

40–45	m	49	330,8	12	81,0	245	1654,1	306	2065,9	9	60,8	1	6,8	4	27,0	1	6,8	9	60,8	5	33,8	29	195,8	335	2261,7
	w	26	138,1	6	31,9	164	871,2	196	1041,2	13	59,1	9	47,8	3	15,9	–	–	6	31,9	11	58,4	42	223,1	238	1264,3
	zus.	75	223,0	18	53,5	409	1215,9	502	1492,4	22	65,4	10	29,7	7	20,8	1	3,0	15	44,6	16	47,6	71	211,1	573	1703,5
45–50	m	69	291,6	17	71,9	241	1018,6	327	1382,1	8	33,8	3	12,7	1	4,2	–	–	5	21,1	11	46,5	28	118,3	355	1500,5
	w	38	132,2	9	31,3	161	559,9	208	723,4	14	48,7	3	10,4	11	38,3	–	–	11	38,3	13	45,2	52	180,9	260	904,3
	zus.	107	204,2	26	49,6	402	767,0	535	1020,8	22	42,0	6	11,4	12	22,9	–	–	16	30,5	24	45,8	80	152,6	615	1173,4
50–55	m	91	372,8	22	90,1	238	974,9	351	1437,8	6	24,6	1	4,1	4	16,4	1	4,1	9	36,9	6	24,6	27	110,6	378	1548,4
	w	27	95,0	12	42,2	130	457,5	169	594,7	4	14,1	2	7,0	5	17,6	1	3,5	4	14,1	4	14,1	20	70,4	189	665,1
	zus.	118	223,4	34	64,4	368	696,6	520	984,3	10	18,9	3	5,7	9	17,0	2	3,8	13	24,6	10	18,9	47	89,0	567	1073,3
55–60	m	108	494,3	20	91,5	187	855,9	315	1441,8	7	32,0	2	9,2	2	9,2	–	–	10	45,7	5	22,9	26	119,0	341	1560,8
	w	22	89,5	5	20,4	96	390,7	123	500,6	6	24,4	3	12,2	4	16,3	–	–	6	24,4	7	28,5	26	105,8	149	606,5
	zus.	130	280,1	25	53,9	283	609,7	438	943,6	13	28,0	5	10,8	6	12,9	–	–	16	34,5	12	25,9	52	112,0	490	1055,6
60–65	m	80	518,0	17	110,1	84	543,9	181	1172,1	7	45,3	2	13,0	1	6,5	–	–	4	25,9	2	13,0	16	103,6	197	1275,7
	w	26	122,7	3	14,2	52	245,5	81	382,4	4	18,9	2	9,4	4	18,9	–	–	1	4,7	5	23,6	16	75,5	97	457,9
	zus.	106	289,4	20	54,6	136	371,3	262	715,3	11	30,0	4	10,9	5	13,7	–	–	5	13,7	7	19,1	32	87,4	294	802,7
65–70	m	49	417,1	16	136,2	67	570,3	132	1123,5	7	59,6	–	–	2	17,0	–	–	3	25,5	2	17,0	14	119,2	146	1242,7
	w	17	95,1	2	11,2	52	290,8	71	397,0	5	28,0	1	5,6	6	33,6	–	–	–	–	3	16,8	15	83,9	86	480,9
	zus.	66	222,7	18	60,7	119	401,6	203	685,1	12	40,5	1	3,4	8	27,0	–	–	3	10,1	5	16,9	29	97,9	232	783,0
70–75	m	51	537,7	12	126,5	55	579,9	118	1244,2	2	21,1	3	31,6	1	10,5	–	–	3	31,6	2	21,1	11	116,0	129	1360,2
	w	9	67,5	3	22,5	41	307,6	53	397,7	3	22,5	1	7,5	2	15,0	–	–	1	7,5	1	7,5	8	60,0	61	457,7
	zus.	60	263,0	15	65,8	96	420,8	171	749,6	5	21,9	4	17,5	3	13,2	–	–	4	17,5	3	13,2	19	83,3	190	832,9
75–80	m	14	220,9	2	31,6	35	552,2	51	804,7	3	47,3	–	–	1	15,8	–	–	1	15,8	1	15,8	6	94,7	57	899,3
	w	8	92,6	1	11,6	7	81,0	16	185,2	1	11,6	3	34,7	1	11,6	–	–	–	–	1	11,6	6	69,4	22	254,7
	zus.	22	146,9	3	20,0	42	280,5	67	447,4	4	26,7	3	20,0	2	13,4	–	–	1	6,7	2	13,4	12	80,1	79	527,5
80–85	m	4	122,4	2	61,2	19	581,6	25	765,2	1	30,6	–	–	–	–	–	–	2	61,2	–	–	3	91,8	28	857,1
	w	5	109,0	1	21,8	5	109,0	11	239,8	1	21,8	–	–	–	–	–	–	–	–	–	–	1	21,8	12	261,6
	zus.	9	114,6	3	38,2	24	305,6	36	458,4	2	25,5	–	–	–	–	–	–	2	25,5	–	–	4	50,9	40	509,3
85 und mehr	m	–	–	–	–	4	343,3	4	343,3	–	–	–	–	–	–	–	–	–	–	–	–	–	–	4	343,3
	w	–	–	–	–	2	118,3	2	118,3	1	59,1	–	–	–	–	–	–	–	–	–	–	1	59,1	3	177,4
	zus.	–	–	–	–	6	210,1	6	210,1	1	35,0	–	–	–	–	–	–	–	–	–	–	1	35,0	7	245,1
Insgesamt	m	786	241,2	187	57,4	2592	795,4	3565	1094,0	149	45,7	48	14,7	24	7,4	26	8,0	101	31,0	87	26,7	435	133,5	4000	1227,5
	w	339	92,7	104	28,4	1937	529,6	2380	650,7	128	35,0	93	25,4	46	12,6	19	5,2	100	27,3	111	30,3	497	135,9	2877	786,5
	zus.	1125	162,7	291	42,1	4529	654,8	5945	859,6	277	40,0	141	20,4	70	10,1	45	6,5	201	29,1	198	28,6	932	134,8	6877	994,3

Tabelle VI. *Bestand der an aktiver Tuberkulose Erkrankten in Nordrhein-Westfalen am 31.12.1959 nach Alter und Geschlecht; absolute und relative Zahlen auf 100000 Einwohner*
(Entnommen und berechnet aus den Länderstatistiken)

Alter	Geschlecht	Tuberkulose der Atmungsorgane								Tuberkulose anderer Organe															
		Ia		Ib		Ic		Ia–Ic		Knochen u.Gelenke		Peripher. Lymphkn.		Haut		Menin-gitis		Uro-genital		Sonstige		Id ges.		Ia–Id gesamt	
		abs.	rel.	abs.	rel.	abs.	rel.	abs.	rel.	abs.	rel.	abs.	rel.	abs.	rel.	abs.	rel.	abs.	rel.	abs.	rel.	abs.	rel.	abs.	rel.
0–1	m	3	2,2	–	–	141	103,1	144	105,3	8	5,8	–	–	–	–	4	2,9	–	–	8	5,8	20	14,6	164	119,9
	w	–	–	1	0,8	107	82,3	108	83,0	6	4,6	2	1,5	–	–	3	2,3	–	–	13	10,0	24	18,5	132	101,5
	zus.	3	1,1	1	0,4	248	92,9	252	94,4	14	5,2	2	0,7	–	–	7	2,6	–	–	21	7,9	44	16,5	296	110,9
1–5	m	33	6,6	12	2,4	1941	387,0	1986	396,0	32	6,4	48	9,6	4	0,8	49	9,8	–	–	26	5,2	159	31,7	2145	427,6
	w	18	3,8	14	2,9	1960	411,5	1992	418,3	35	7,3	47	9,9	3	0,6	43	9,0	–	–	39	8,2	167	35,1	2159	453,3
	zus.	51	5,2	26	2,7	3901	398,9	3978	406,8	67	6,9	95	9,7	7	0,7	92	9,4	–	–	65	6,6	326	33,3	4304	440,2
5–10	m	22	3,8	28	4,9	3144	546,8	3194	555,5	135	23,5	155	27,0	11	1,9	56	9,7	1	0,2	47	8,2	405	70,4	3599	625,9
	w	20	3,7	20	3,7	2685	491,5	2725	498,8	128	23,4	129	23,6	23	4,2	49	9,0	2	0,4	59	10,8	390	71,4	3115	570,2
	zus.	42	3,7	48	4,3	5829	519,8	5919	527,9	263	23,5	284	25,3	34	3,0	105	9,4	3	0,3	106	9,5	795	70,9	6714	598,8
10–15	m	54	11,0	43	8,8	1700	346,6	1797	366,3	171	34,9	194	39,5	18	3,7	45	9,2	9	1,8	72	14,7	509	103,8	2306	470,1
	w	78	16,6	32	6,8	1588	337,3	1698	360,6	165	35,0	211	44,8	29	6,2	42	8,9	9	1,9	90	19,1	546	116,0	2244	476,6
	zus.	132	13,7	75	7,8	3288	342,0	3495	363,5	336	34,9	405	42,1	47	4,9	87	9,0	18	1,9	162	16,9	1055	109,7	4550	473,3
15–20	m	415	67,4	82	13,3	2015	327,5	2512	408,2	258	41,9	184	29,9	33	5,4	32	5,2	44	7,2	104	16,9	655	106,5	3167	514,7
	w	363	62,0	108	18,5	1963	335,4	2434	415,9	223	38,1	227	38,8	54	9,2	25	4,3	42	7,2	158	27,0	729	124,6	3163	540,5
	zus.	778	64,8	190	15,8	3978	331,4	4946	412,0	481	40,1	411	34,2	87	7,2	57	4,7	86	7,2	262	21,8	1384	115,3	6330	527,3
20–25	m	920	133,2	170	24,6	2751	398,4	3841	556,2	275	39,8	171	24,8	46	6,7	18	2,6	92	13,3	160	23,2	762	110,3	4603	666,6
	w	569	86,7	162	24,7	2759	420,4	3490	531,7	190	28,9	262	39,9	97	14,8	30	4,6	108	16,5	230	35,0	917	139,7	4407	671,4
	zus.	1489	110,6	332	24,6	5510	409,1	7331	544,3	465	34,5	433	32,1	143	10,6	48	3,6	200	14,8	390	29,0	1679	124,7	9010	669,0
25–30	m	1156	199,6	252	43,5	2866	494,9	4274	738,1	266	45,9	123	21,2	52	9,0	10	1,7	130	22,4	152	26,2	733	126,6	5007	864,6
	w	775	144,6	170	31,7	2775	517,8	3720	694,1	247	46,1	242	45,2	85	15,9	15	2,8	229	42,7	246	45,9	1064	198,5	4784	892,7
	zus.	1931	173,2	422	37,8	5641	505,9	7994	717,0	513	46,0	365	32,7	137	12,3	25	2,2	359	32,2	398	35,7	1797	161,1	9791	878,1
30–35	m	1487	263,5	310	54,9	3111	551,2	4908	869,6	235	41,6	111	19,7	83	14,7	10	1,8	217	38,4	153	27,1	809	143,3	5717	1012,9
	w	837	145,0	236	40,9	2621	453,9	3694	639,8	269	46,6	210	36,4	133	23,0	27	4,7	265	45,9	239	41,4	1143	198,0	4837	837,7
	zus.	2324	203,5	546	47,8	5732	502,0	8602	753,4	504	44,1	321	28,1	216	18,9	37	3,2	482	42,2	392	34,3	1952	171,0	10554	924,3

35–40	m	1656 *348,8*	291 *61,3*	2850 *600,2*	4797 *1010,3*	196 *41,3*	103 *21,7*	88 *18,5*	7 *1,5*	205 *43,2*	164 *34,5*	763 *160,7*	5560 *1171,0*
	w	826 *130,6*	219 *34,6*	2360 *373,1*	3405 *538,3*	251 *39,7*	177 *28,0*	129 *20,4*	12 *1,9*	227 *35,9*	212 *33,5*	1008 *159,4*	4413 *697,7*
	zus.	2482 *224,1*	510 *46,1*	5210 *470,5*	8202 *740,7*	447 *40,4*	280 *25,3*	217 *19,6*	19 *1,7*	432 *39,0*	376 *34,0*	1771 *159,9*	9973 *900,6*
40–45	m	1317 *416,1*	241 *76,1*	2377 *750,9*	3935 *1243,1*	213 *67,3*	79 *25,0*	71 *22,4*	8 *2,5*	154 *48,7*	121 *38,2*	646 *204,1*	4581 *1447,2*
	w	614 *146,4*	179 *42,7*	1634 *389,5*	2427 *578,5*	173 *41,2*	139 *33,1*	132 *31,5*	10 *2,4*	161 *38,4*	190 *45,3*	805 *192,3*	3232 *770,4*
	zus.	1931 *262,3*	420 *57,1*	4011 *544,9*	6362 *863,3*	386 *52,4*	218 *29,6*	203 *27,6*	18 *2,4*	315 *42,8*	311 *42,3*	1451 *197,1*	7813 *1061,5*
45–50	m	1881 *386,4*	300 *61,6*	3004 *617,2*	5185 *1065,2*	182 *37,4*	63 *12,9*	106 *21,8*	3 *0,6*	171 *35,1*	177 *36,4*	702 *144,2*	5887 *1209,5*
	w	576 *90,7*	144 *22,7*	1654 *260,4*	2374 *373,8*	176 *27,7*	120 *18,9*	172 *27,1*	5 *0,8*	157 *24,7*	199 *31,3*	829 *130,5*	3203 *504,3*
	zus.	2457 *219,0*	444 *39,6*	4658 *415,2*	7559 *673,8*	358 *31,9*	183 *16,3*	273 *24,8*	8 *0,7*	328 *29,2*	376 *33,5*	1531 *136,5*	9090 *810,2*
50–55	m	2251 *426,8*	419 *79,4*	3477 *659,3*	6147 *1165,5*	177 *33,6*	51 *9,7*	115 *21,8*	5 *0,9*	139 *26,4*	135 *25,6*	622 *117,9*	6769 *1283,4*
	w	476 *74,9*	156 *24,5*	1302 *204,8*	1934 *304,3*	139 *21,9*	94 *14,8*	170 *26,7*	5 *0,8*	113 *17,8*	167 *26,3*	688 *108,2*	2622 *412,5*
	zus.	2727 *234,5*	575 *49,4*	4779 *410,9*	8081 *694,8*	316 *27,2*	145 *12,5*	285 *24,5*	10 *0,9*	252 *21,7*	302 *26,0*	1310 *112,6*	9391 *807,5*
55–60	m	2168 *433,4*	371 *74,2*	3180 *635,7*	5719 *1143,2*	163 *32,6*	41 *8,2*	99 *19,8*	2 *0,4*	99 *19,8*	86 *17,2*	490 *97,9*	6209 *1241,1*
	w	433 *77,7*	121 *21,7*	1008 *180,8*	1562 *280,2*	150 *26,9*	84 *15,1*	153 *29,2*	1 *0,2*	65 *11,7*	147 *26,4*	610 *109,4*	2172 *389,6*
	zus.	2601 *245,9*	492 *46,5*	4188 *395,9*	7281 *688,3*	313 *29,6*	125 *11,8*	252 *24,8*	3 *0,3*	164 *15,5*	233 *22,0*	1100 *104,0*	8381 *792,3*
60–65	m	1661 *472,0*	333 *94,6*	2240 *636,5*	4234 *1203,2*	103 *29,3*	29 *8,2*	100 *28,4*	1 *0,3*	75 *21,3*	58 *16,5*	366 *104,0*	4600 *1307,2*
	w	388 *84,3*	120 *26,1*	745 *161,8*	1253 *272,1*	93 *20,2*	78 *16,9*	142 *30,8*	2 *0,4*	41 *8,9*	87 *18,9*	443 *96,2*	1696 *368,3*
	zus.	2049 *252,2*	453 *55,8*	2985 *367,4*	5487 *675,4*	196 *24,1*	107 *13,2*	242 *29,7*	3 *0,4*	116 *14,3*	145 *17,8*	809 *99,6*	6296 *775,0*
65–70	m	933 *386,4*	199 *82,4*	1203 *498,2*	2335 *967,0*	80 *33,1*	21 *8,7*	58 *24,0*	— —	32 *13,3*	33 *13,7*	224 *92,8*	2559 *1059,7*
	w	248 *69,1*	88 *24,5*	602 *167,7*	938 *261,2*	74 *20,6*	41 *11,4*	89 *24,8*	1 *0,3*	20 *5,6*	54 *15,0*	279 *77,7*	1217 *338,9*
	zus.	1181 *196,7*	287 *47,8*	1805 *300,6*	3273 *545,0*	154 *25,6*	62 *10,3*	147 *24,4*	1 *0,2*	52 *8,7*	87 *14,5*	503 *83,8*	3776 *628,8*
70–75	m	582 *315,9*	96 *52,1*	767 *416,3*	1445 *784,3*	53 *28,8*	10 *5,4*	32 *17,4*	— —	14 *7,6*	14 *7,6*	123 *66,8*	1568 *851,1*
	w	231 *87,7*	49 *18,6*	419 *159,1*	699 *265,4*	73 *27,7*	35 *13,3*	86 *32,6*	— —	10 *3,8*	37 *14,1*	241 *91,5*	940 *356,9*
	zus.	813 *181,6*	145 *32,4*	1186 *264,9*	2144 *479,0*	126 *28,2*	45 *10,1*	118 *26,4*	— —	24 *5,4*	51 *11,4*	364 *81,3*	2508 *560,3*
75–80	m	265 *223,5*	60 *50,6*	336 *283,3*	661 *557,4*	40 *33,7*	7 *5,9*	27 *22,8*	— —	9 *7,6*	6 *5,1*	89 *75,0*	750 *632,4*
	w	102 *62,9*	37 *22,8*	202 *124,6*	341 *210,4*	52 *32,1*	19 *11,7*	42 *25,9*	— —	7 *4,3*	11 *6,8*	131 *80,8*	472 *291,2*
	zus.	367 *130,8*	97 *34,6*	538 *191,7*	1002 *357,0*	92 *32,8*	26 *9,3*	69 *24,6*	— —	16 *5,7*	17 *6,1*	220 *78,4*	1222 *435,4*
80 und mehr	m	98 *119,0*	25 *30,4*	124 *150,5*	247 *299,9*	13 *15,8*	4 *4,9*	12 *14,6*	— —	5 *6,1*	3 *3,6*	37 *44,9*	284 *344,8*
	w	45 *40,1*	14 *12,5*	57 *50,8*	116 *103,3*	30 *26,7*	5 *4,5*	25 *22,3*	— —	6 *5,3*	9 *8,0*	75 *66,8*	191 *170,1*
	zus.	143 *73,5*	39 *20,0*	181 *93,0*	363 *186,5*	43 *22,1*	9 *4,7*	37 *19,0*	— —	11 *5,7*	12 *6,2*	112 *57,5*	475 *244,0*
Insgesamt	m	16902 *227,3*	3232 *43,5*	37227 *500,5*	57361 *771,2*	2600 *35,0*	1394 *18,7*	955 *12,8*	250 *3,4*	1396 *18,8*	1519 *20,4*	8114 *109,1*	65475 *880,3*
	w	6599 *80,3*	1870 *22,8*	26441 *321,8*	34910 *424,9*	2474 *30,1*	2122 *25,8*	1574 *19,2*	270 *3,3*	1462 *17,8*	2187 *26,6*	10089 *122,8*	44999 *547,7*
	zus.	23501 *150,1*	5102 *32,6*	63668 *406,7*	92271 *589,5*	5074 *32,4*	3516 *22,5*	2529 *16,2*	520 *3,3*	2858 *18,3*	3706 *23,7*	18203 *116,3*	110474 *705,8*

Tabelle VII. *Bestand der an aktiver Tuberkulose Erkrankten in Hessen am 31.12.1959 nach Alter und Geschlecht; absolute und relative Zahlen auf 100000 Einwohner*
(Entnommen und berechnet aus den Länderstatistiken)

Alter	Geschlecht	Tuberkulose der Atmungsorgane								Tuberkulose anderer Organe													
		Ia		Ib		Ic		Ia–Ic		Knochen u. Gelenke		Peripher. Lymphkn.		Haut		Menin-gitis		Uro-genital		Sonstige		Id ges.		Ia–Id gesamt	
		abs.	rel.	abs.	rel.	abs.	rel.	abs.	rel.	abs.	rel.	abs.	rel.	abs.	rel.	abs.	rel.	abs.	rel.	abs.	rel.	abs.	rel.	abs.	rel.
0–1	m	–	–	–	–	8	*20,8*	8	*20,8*	–	–	–	–	–	–	–	–	–	–	–	–	–	–	8	*20,8*
	w	–	–	–	–	7	*19,3*	7	*19,3*	1	*2,8*	–	–	–	–	–	–	–	–	–	–	1	*2,8*	8	*22,0*
	zus.	–	–	–	–	15	*20,1*	15	*20,1*	1	*1,3*	–	–	–	–	–	–	–	–	–	–	1	*1,3*	16	*21,4*
1–5	m	5	*3,6*	–	–	244	*174,5*	249	*178,1*	4	*2,9*	11	*7,9*	1	*0,7*	9	*6,4*	–	–	15	*10,7*	40	*28,6*	289	*206,7*
	w	3	*2,3*	–	–	235	*177,6*	238	*179,9*	5	*3,8*	6	*4,5*	–	–	7	*5,3*	2	*1,5*	6	*4,5*	26	*19,7*	264	*199,6*
	zus.	8	*2,9*	–	–	479	*176,0*	487	*179,0*	9	*3,3*	17	*6,3*	1	*0,4*	16	*5,9*	2	*0,7*	21	*7,7*	66	*24,3*	553	*203,2*
5–10	m	5	*3,0*	–	–	416	*250,8*	421	*253,8*	25	*15,1*	32	*19,3*	1	*0,6*	19	*11,5*	1	*0,6*	5	*3,0*	83	*50,0*	504	*303,8*
	w	12	*7,6*	–	–	363	*230,3*	375	*237,9*	18	*11,4*	28	*17,8*	1	*0,6*	9	*5,7*	2	*1,3*	7	*4,4*	65	*41,2*	440	*279,2*
	zus.	17	*5,3*	–	–	779	*240,8*	796	*246,1*	43	*13,3*	60	*18,5*	2	*0,6*	28	*8,7*	3	*0,9*	12	*3,7*	148	*45,7*	944	*291,8*
10–15	m	6	*3,9*	3	*2,0*	269	*176,0*	278	*181,9*	35	*22,9*	35	*22,9*	1	*0,7*	10	*6,5*	5	*3,3*	10	*6,5*	96	*62,8*	374	*244,7*
	w	10	*6,9*	2	*1,4*	192	*132,1*	204	*140,3*	25	*17,2*	37	*25,4*	5	*3,4*	16	*11,0*	1	*0,7*	12	*8,3*	96	*66,0*	300	*206,3*
	zus.	16	*5,4*	5	*1,7*	461	*154,6*	482	*161,6*	60	*20,1*	72	*24,1*	6	*2,0*	26	*8,7*	6	*2,0*	22	*7,4*	192	*64,4*	674	*226,0*
15–20	m	77	*42,8*	7	*3,9*	281	*156,2*	365	*202,9*	41	*22,8*	25	*13,9*	3	*1,7*	12	*6,7*	6	*3,3*	19	*10,6*	106	*58,9*	471	*261,8*
	w	60	*34,8*	13	*7,5*	261	*151,4*	334	*193,8*	42	*24,4*	53	*30,8*	12	*7,0*	6	*3,5*	8	*4,6*	35	*20,3*	156	*90,5*	490	*284,3*
	zus.	137	*38,9*	20	*5,7*	542	*153,9*	699	*198,4*	83	*23,6*	78	*22,1*	15	*4,3*	18	*5,1*	14	*4,0*	54	*15,3*	262	*74,4*	961	*272,8*
20–25	m	217	*112,6*	27	*14,0*	505	*261,9*	749	*388,5*	45	*23,3*	21	*10,9*	9	*4,7*	9	*4,7*	17	*8,8*	34	*17,6*	135	*70,0*	884	*458,5*
	w	135	*72,3*	30	*16,1*	489	*261,9*	654	*350,3*	36	*19,3*	52	*27,9*	10	*5,4*	3	*1,6*	25	*13,4*	38	*20,4*	164	*87,8*	818	*438,1*
	zus.	352	*92,7*	57	*14,3*	994	*261,9*	1403	*369,7*	81	*21,3*	73	*19,2*	19	*5,0*	12	*3,2*	42	*11,1*	72	*19,0*	299	*78,8*	1702	*448,5*
25–30	m	224	*148,4*	30	*19,9*	560	*371,1*	814	*539,4*	39	*25,8*	21	*13,9*	10	*6,6*	2	*1,3*	28	*18,6*	32	*21,3*	132	*87,5*	946	*626,9*
	w	145	*98,9*	21	*14,3*	507	*345,7*	673	*458,9*	33	*22,5*	36	*24,5*	13	*8,9*	7	*4,8*	47	*32,0*	58	*39,5*	194	*132,2*	867	*591,1*
	zus.	369	*124,0*	51	*17,1*	1067	*358,6*	1487	*499,7*	72	*24,2*	57	*19,2*	23	*7,7*	9	*3,0*	75	*25,2*	90	*30,2*	326	*109,6*	1813	*609,2*
30–35	m	354	*223,9*	35	*22,1*	724	*458,0*	1113	*704,0*	54	*34,2*	22	*13,9*	10	*6,3*	2	*1,3*	66	*41,7*	43	*27,2*	197	*124,6*	1310	*828,7*
	w	211	*126,4*	28	*16,8*	581	*348,0*	820	*491,1*	39	*23,4*	31	*18,6*	14	*8,4*	4	*2,4*	83	*49,7*	57	*34,1*	228	*136,5*	1048	*627,6*
	zus.	565	*173,8*	63	*19,4*	1305	*401,5*	1933	*594,6*	93	*28,6*	53	*16,3*	24	*7,4*	6	*1,8*	149	*45,8*	100	*30,7*	425	*130,7*	2358	*730,0*
35–40	m	355	*247,8*	42	*29,3*	692	*482,9*	1089	*760,0*	59	*41,2*	13	*9,1*	10	*7,0*	–	–	66	*46,1*	55	*38,4*	203	*141,7*	1292	*901,7*
	w	179	*91,6*	35	*17,9*	617	*315,7*	831	*425,2*	57	*29,2*	37	*18,9*	23	*11,8*	1	*0,5*	67	*34,3*	65	*33,3*	250	*127,9*	1081	*553,1*
	zus.	534	*157,6*	77	*22,7*	1309	*386,4*	1920	*566,8*	116	*34,2*	50	*14,8*	33	*9,7*	1	*0,3*	133	*39,3*	120	*35,4*	453	*133,7*	2373	*700,5*

40–45	m	265	*287,9*	27	*29,3*	487	*529,2*	779	*846,4*	30	*32,6*	10	*10,9*	13	*14,1*	–	–	47	*51,1*	43	*46,7*	143	*155,4*	922	*1 001,8*
	w	109	*87,6*	20	*16,1*	339	*272,4*	468	*376,0*	29	*23,3*	26	*20,9*	13	*10,4*	1	*0,8*	33	*26,5*	56	*45,0*	158	*126,9*	626	*503,0*
	zus.	374	*172,8*	47	*21,7*	826	*381,5*	1 247	*576,0*	59	*27,3*	36	*16,6*	26	*12,1*	1	*0,5*	80	*37,0*	99	*45,7*	301	*139,0*	1 548	*715,0*
45–50	m	430	*288,4*	56	*37,6*	692	*464,2*	1 178	*790,2*	45	*30,2*	14	*9,4*	21	*14,1*	5	*3,4*	34	*22,8*	43	*28,8*	162	*108,7*	1 340	*898,9*
	w	126	*64,3*	11	*5,6*	340	*173,5*	477	*243,4*	42	*21,4*	29	*14,8*	40	*20,4*	2	*1,0*	26	*13,3*	50	*25,5*	189	*96,4*	666	*339,8*
	zus.	556	*161,1*	67	*19,4*	1 032	*299,1*	1 655	*479,6*	87	*25,2*	43	*12,5*	61	*17,7*	7	*2,0*	60	*17,4*	93	*26,9*	351	*101,7*	2 006	*581,3*
50–55	m	508	*314,0*	60	*37,1*	710	*438,8*	1 278	*789,9*	52	*32,2*	10	*6,2*	21	*13,0*	–	–	38	*23,5*	48	*29,7*	169	*104,5*	1 447	*894,4*
	w	130	*65,8*	25	*12,6*	297	*183,6*	452	*228,6*	39	*19,7*	25	*12,6*	39	*19,7*	–	–	18	*9,1*	53	*26,8*	174	*88,0*	626	*316,6*
	zus.	638	*177,5*	85	*23,6*	1 007	*280,1*	1 730	*481,2*	91	*25,3*	35	*9,7*	60	*16,7*	–	–	56	*15,6*	101	*28,1*	343	*95,4*	2 073	*576,6*
55–60	m	557	*366,4*	62	*40,8*	717	*471,7*	1 336	*878,9*	33	*21,7*	9	*5,9*	24	*15,8*	3	*2,0*	34	*22,4*	40	*26,3*	143	*94,1*	1 479	*973,0*
	w	109	*61,7*	23	*13,0*	245	*138,6*	377	*213,3*	45	*25,5*	32	*18,1*	45	*25,5*	–	–	14	*7,9*	48	*27,2*	184	*104,1*	561	*317,4*
	zus.	666	*202,6*	85	*25,9*	962	*292,6*	1 713	*521,1*	78	*23,7*	41	*12,5*	69	*21,0*	3	*0,9*	48	*14,6*	88	*26,8*	327	*99,5*	2 040	*620,6*
60–65	m	454	*406,3*	69	*61,8*	568	*508,4*	1 091	*976,5*	30	*26,9*	7	*6,3*	22	*19,7*	–	–	23	*20,6*	31	*27,7*	113	*101,1*	1 204	*1 077,6*
	w	108	*71,6*	18	*11,9*	201	*133,3*	327	*216,9*	19	*12,6*	23	*15,3*	42	*27,9*	–	–	11	*7,3*	29	*19,2*	124	*82,3*	451	*299,2*
	zus.	562	*214,1*	87	*33,1*	769	*293,0*	1 418	*540,2*	49	*18,7*	30	*11,4*	64	*24,4*	–	–	34	*13,0*	60	*22,9*	237	*90,3*	1 655	*630,5*
65–70	m	282	*346,7*	60	*73,8*	303	*372,5*	645	*793,0*	24	*29,5*	11	*13,5*	17	*20,9*	1	*1,2*	11	*13,5*	9	*11,1*	73	*89,8*	718	*882,8*
	w	118	*98,3*	17	*14,2*	160	*133,3*	295	*245,8*	21	*17,5*	27	*22,5*	43	*35,8*	–	–	8	*6,7*	22	*18,3*	121	*100,8*	416	*346,6*
	zus.	400	*198,7*	77	*38,2*	463	*229,9*	940	*466,9*	45	*22,3*	38	*18,9*	60	*29,8*	1	*0,5*	19	*9,4*	31	*15,4*	194	*96,4*	1 134	*563,2*
70–75	m	158	*250,6*	31	*49,2*	170	*269,7*	359	*569,5*	18	*28,5*	5	*7,9*	9	*14,3*	–	–	7	*11,1*	10	*15,9*	49	*77,7*	408	*647,2*
	w	78	*87,2*	17	*19,0*	100	*111,7*	195	*217,9*	23	*25,7*	21	*23,5*	24	*26,8*	–	–	2	*2,2*	15	*16,8*	85	*95,0*	280	*312,9*
	zus.	236	*154,7*	48	*31,5*	270	*170,0*	554	*363,2*	41	*26,8*	26	*17,0*	33	*21,6*	–	–	9	*5,9*	25	*16,4*	134	*87,9*	688	*451,1*
75–80	m	64	*152,1*	20	*47,5*	87	*206,7*	171	*406,3*	12	*28,5*	3	*7,2*	6	*14,3*	–	–	3	*7,2*	5	*11,9*	29	*68,9*	200	*475,2*
	w	52	*88,4*	8	*13,6*	75	*127,5*	135	*229,6*	16	*27,2*	8	*13,6*	12	*20,4*	–	–	1	*1,7*	8	*13,6*	45	*76,5*	180	*306,1*
	zus.	116	*115,0*	28	*27,8*	162	*160,6*	306	*303,3*	28	*27,8*	11	*10,9*	13	*17,8*	–	–	4	*4,0*	13	*12,9*	74	*73,3*	380	*376,6*
80–85	m	32	*140,1*	14	*61,3*	51	*223,2*	97	*424,5*	12	*52,5*	1	*4,4*	4	*17,5*	–	–	–	–	–	–	17	*74,4*	114	*498,9*
	w	20	*63,6*	6	*19,1*	32	*101,8*	58	*184,5*	9	*28,6*	–	–	7	*22,3*	–	–	–	–	4	*12,7*	20	*63,6*	78	*248,1*
	zus.	52	*95,7*	20	*36,8*	83	*152,9*	155	*285,5*	21	*38,6*	1	*1,8*	11	*20,3*	–	–	–	–	4	*7,4*	37	*68,2*	192	*353,7*
85 und mehr	m	6	*75,0*	4	*50,0*	8	*100,0*	18	*225,1*	2	*25,0*	–	–	–	–	–	–	–	–	–	–	2	*25,0*	20	*250,1*
	w	4	*34,2*	1	*8,5*	7	*59,8*	12	*102,5*	1	*8,5*	–	–	3	*25,6*	–	–	–	–	1	*8,5*	5	*42,7*	17	*145,2*
	zus.	10	*50,8*	5	*25,4*	15	*76,1*	30	*152,3*	3	*15,2*	–	–	3	*15,2*	–	–	–	–	1	*5,1*	7	*35,5*	37	*187,8*
Insgesamt	m	3 999	*181,3*	547	*24,8*	7 492	*339,6*	12 038	*545,7*	560	*25,4*	250	*11,3*	182	*8,3*	72	*3,3*	386	*17,5*	442	*20,0*	1 892	*85,8*	13 930	*631,5*
	w	1 609	*64,5*	275	*11,0*	5 048	*202,2*	6 932	*277,6*	500	*20,0*	471	*18,9*	346	*13,9*	56	*2,2*	348	*13,9*	564	*22,6*	2 285	*91,5*	9 217	*369,1*
	zus.	5 608	*119,2*	822	*17,5*	12 540	*266,6*	18 970	*403,4*	1 060	*22,5*	721	*15,3*	523	*11,2*	128	*2,7*	734	*15,6*	1 006	*21,4*	4 177	*88,8*	23 147	*492,2*

Tabelle VIII. *Bestand der an aktiver Tuberkulose Erkrankten in Rheinland-Pfalz am 31.12.1959 nach Alter und Geschlecht; absolute und relative Zahlen auf 100000 Einwohner*
(Entnommen und berechnet aus den Länderstatistiken)

Alter	Geschlecht	Tuberkulose der Atmungsorgane								Tuberkulose anderer Organe												Ia–Id gesamt	
		Ia		Ib		Ic		Ia–Ic		Knochen u. Gelenke		Peripher. Lymphkn.		Haut		Menin-gitis		Uro-genital		Sonstige		Id ges.			
		abs.	rel.	abs.	rel.	abs.	rel.	abs.	rel.	abs.	rel.	abs.	rel.	abs.	rel.	abs.	rel.	abs.	rel.	abs.	rel.	abs.	rel.	abs.	rel.
0–1	m	–	–	–	–	14	*44,0*	14	*44,0*	–	–	–	–	–	–	–	–	–	–	–	–	–	–	14	*44,0*
	w	–	–	–	–	14	*46,8*	14	*46,8*	–	–	–	–	–	–	–	–	–	–	–	–	–	–	14	*46,8*
	zus.	–	–	–	–	28	*45,3*	28	*45,3*	–	–	–	–	–	–	–	–	–	–	–	–	–	–	28	*45,3*
1–5	m	4	*3,2*	6	*4,9*	405	*328,8*	415	*336,9*	12	*9,7*	25	*20,3*	3	*2,4*	14	*11,4*	–	–	5	*4,1*	59	*47,9*	474	*384,8*
	w	3	*2,6*	1	*0,9*	345	*296,2*	349	*300,4*	11	*9,4*	27	*23,2*	–	–	14	*12,0*	1	*0,9*	5	*4,3*	58	*49,8*	407	*349,9*
	zus.	7	*2,9*	7	*2,9*	750	*313,0*	764	*318,8*	23	*9,6*	52	*21,7*	3	*1,3*	28	*11,7*	1	*0,4*	10	*4,2*	117	*48,8*	881	*367,6*
5–10	m	–	–	7	*4,8*	709	*490,7*	716	*495,5*	31	*21,5*	56	*38,8*	6	*4,2*	13	*9,0*	1	*0,7*	12	*8,3*	119	*82,4*	835	*577,8*
	w	1	*0,7*	7	*5,1*	585	*426,3*	593	*432,1*	37	*27,0*	58	*42,3*	2	*1,5*	14	*10,2*	3	*2,2*	19	*13,9*	133	*96,9*	726	*529,0*
	zus.	1	*0,4*	14	*5,0*	1294	*459,3*	1309	*464,6*	68	*24,1*	114	*40,5*	8	*2,8*	27	*9,6*	4	*1,4*	31	*11,0*	252	*89,4*	1561	*554,1*
10–15	m	5	*4,6*	12	*11,0*	458	*420,5*	475	*436,1*	52	*47,7*	73	*67,0*	7	*6,4*	7	*6,4*	2	*1,8*	21	*19,3*	162	*148,7*	637	*584,8*
	w	7	*6,6*	4	*3,8*	429	*407,5*	440	*418,0*	43	*40,8*	58	*55,1*	10	*9,5*	10	*9,5*	1	*0,9*	15	*14,2*	137	*130,1*	577	*548,1*
	zus.	12	*5,6*	16	*7,5*	887	*414,1*	915	*427,2*	95	*44,4*	131	*61,2*	17	*7,9*	17	*7,9*	3	*1,4*	36	*16,9*	299	*139,6*	1214	*566,8*
15–20	m	64	*51,0*	42	*33,5*	308	*245,3*	414	*329,8*	48	*38,2*	39	*31,1*	6	*4,8*	5	*4,0*	7	*5,6*	11	*8,8*	116	*92,4*	530	*422,2*
	w	53	*43,4*	23	*18,8*	297	*243,2*	373	*304,4*	35	*28,7*	45	*36,8*	14	*11,5*	9	*7,4*	16	*13,1*	20	*16,4*	139	*113,8*	512	*419,2*
	zus.	117	*47,2*	65	*26,2*	605	*244,3*	787	*317,7*	83	*33,5*	84	*33,9*	20	*8,1*	14	*5,7*	23	*9,3*	31	*12,5*	255	*103,0*	1042	*420,7*
20–25	m	172	*125,5*	84	*61,3*	517	*377,2*	773	*564,0*	54	*39,4*	23	*16,8*	10	*7,3*	6	*4,4*	26	*19,0*	21	*15,3*	140	*102,2*	913	*666,2*
	w	93	*68,9*	51	*37,8*	493	*365,4*	637	*472,2*	46	*34,1*	50	*37,1*	20	*14,8*	6	*4,4*	39	*28,9*	34	*25,2*	195	*144,6*	832	*616,7*
	zus.	265	*97,4*	135	*49,7*	1010	*371,4*	1410	*518,5*	100	*36,8*	73	*26,8*	30	*11,0*	12	*4,4*	65	*23,9*	55	*20,2*	335	*123,2*	1745	*641,7*
25–30	m	264	*234,3*	125	*111,0*	574	*509,5*	963	*854,8*	63	*55,9*	30	*26,6*	11	*9,8*	2	*1,8*	36	*32,0*	31	*27,5*	173	*153,6*	1136	*1008,4*
	w	131	*120,4*	77	*34,8*	560	*514,9*	768	*706,1*	40	*36,8*	53	*48,7*	30	*27,6*	6	*5,5*	51	*46,9*	32	*29,4*	212	*194,9*	980	*901,1*
	zus.	395	*178,4*	202	*91,2*	1134	*512,2*	1731	*781,8*	103	*46,5*	83	*37,5*	41	*18,5*	8	*3,6*	87	*39,3*	63	*28,5*	385	*173,9*	2116	*955,6*
30–35	m	336	*292,4*	171	*148,8*	739	*643,1*	1246	*1084,4*	56	*48,7*	29	*25,2*	10	*8,7*	8	*7,0*	68	*59,2*	30	*26,1*	201	*174,9*	1447	*1259,3*
	w	149	*121,4*	88	*71,7*	581	*473,5*	818	*666,7*	52	*42,4*	44	*35,9*	27	*22,0*	5	*4,1*	73	*59,5*	53	*43,2*	254	*207,7*	1072	*873,7*
	zus.	485	*204,1*	259	*109,0*	1320	*555,6*	2064	*868,7*	108	*45,5*	73	*30,7*	37	*15,6*	13	*5,5*	141	*59,3*	83	*34,9*	455	*191,5*	2519	*1060,2*
35–40	m	341	*341,1*	139	*139,1*	750	*750,3*	1230	*1230,5*	64	*64,0*	22	*22,0*	22	*22,0*	2	*2,0*	67	*67,0*	44	*44,0*	221	*221,1*	1451	*1451,6*
	w	165	*120,6*	72	*52,6*	594	*434,2*	831	*607,4*	45	*32,9*	32	*23,4*	26	*19,0*	3	*2,2*	68	*49,7*	43	*31,4*	217	*158,6*	1048	*766,0*
	zus.	506	*213,7*	211	*89,1*	1344	*567,6*	2061	*870,5*	109	*46,0*	54	*22,8*	48	*20,3*	5	*2,1*	135	*57,0*	87	*36,7*	438	*185,0*	2499	*1055,5*

40–45	m	289	*450,9*	111	*173,2*	568	*886,3*	968	*1 510,4*	32	*49,9*	12	*18,7*	11	*17,2*	3	*4,7*	46	*71,8*	29	*45,2*	133	*207,5*	1 101	*1 717,9*
	w	113	*130,0*	58	*66,7*	393	*452,1*	564	*648,8*	35	*40,3*	33	*38,0*	39	*44,9*	2	*2,3*	51	*58,7*	36	*41,4*	196	*225,6*	760	*874,3*
	zus.	402	*266,2*	169	*111,9*	961	*636,4*	1 532	*1 014,5*	67	*44,4*	45	*29,8*	50	*33,1*	5	*3,3*	97	*64,2*	65	*43,0*	329	*217,9*	1 861	*1 232,4*
45–50	m	384	*378,9*	158	*155,9*	706	*696,6*	1 248	*1 231,3*	44	*43,4*	9	*8,9*	19	*18,7*	1	*1,0*	41	*40,5*	29	*28,6*	143	*141,1*	1 391	*1 372,4*
	w	125	*93,7*	54	*40,5*	402	*301,2*	581	*435,3*	45	*33,7*	22	*16,5*	35	*26,2*	4	*3,0*	30	*22,5*	31	*23,2*	167	*125,1*	748	*560,4*
	zus.	509	*216,8*	212	*90,0*	1 108	*471,9*	1 829	*778,9*	89	*37,9*	31	*13,2*	54	*23,0*	5	*2,1*	71	*30,2*	60	*25,6*	310	*132,0*	2 139	*910,9*
50–55	m	464	*427,6*	180	*165,9*	693	*638,7*	1 337	*1 232,2*	37	*34,1*	12	*11,1*	26	*24,0*	2	*1,8*	48	*44,2*	37	*34,1*	162	*149,3*	1 499	*1 381,5*
	w	84	*63,0*	61	*45,8*	328	*246,0*	473	*354,8*	47	*35,3*	22	*16,5*	38	*28,5*	1	*0,8*	39	*29,3*	34	*25,5*	181	*135,8*	654	*602,7*
	zus.	548	*226,6*	241	*99,7*	1 021	*422,2*	1 810	*748,5*	84	*34,7*	34	*14,1*	64	*26,5*	3	*1,2*	87	*36,0*	71	*29,4*	343	*141,8*	2 153	*890,3*
55–60	m	509	*494,7*	223	*216,7*	619	*601,6*	1 351	*1 313,0*	28	*27,2*	12	*11,7*	26	*25,3*	–	–	37	*36,0*	23	*22,4*	126	*122,5*	1 477	*1 435,4*
	w	75	*62,8*	50	*41,9*	253	*211,8*	378	*316,5*	33	*27,6*	15	*12,6*	55	*46,0*	–	–	18	*15,1*	24	*20,1*	145	*121,4*	523	*437,9*
	zus.	584	*262,7*	273	*122,8*	872	*392,2*	1 729	*777,6*	61	*27,4*	27	*12,1*	81	*36,4*	–	–	55	*24,7*	47	*21,1*	271	*121,9*	2 000	*899,5*
60–65	m	385	*515,8*	155	*207,7*	470	*629,7*	1 010	*1 353,1*	28	*37,5*	7	*9,4*	17	*22,8*	1	*1,3*	19	*25,5*	20	*26,8*	92	*123,3*	1 102	*1 476,3*
	w	63	*62,7*	42	*41,8*	202	*201,0*	307	*305,5*	28	*27,9*	15	*14,9*	29	*28,9*	–	–	8	*8,0*	30	*29,8*	110	*109,4*	417	*414,9*
	zus.	448	*255,8*	197	*112,5*	672	*383,7*	1 317	*751,9*	56	*32,0*	22	*12,6*	46	*26,3*	1	*0,6*	27	*15,4*	50	*28,5*	202	*115,3*	1 519	*867,2*
65–70	m	230	*435,6*	100	*189,4*	256	*484,9*	586	*1 109,9*	18	*34,1*	4	*7,6*	11	*20,8*	–	–	5	*9,5*	5	*9,5*	43	*81,4*	629	*1 191,4*
	w	53	*67,6*	31	*39,5*	129	*164,5*	213	*271,5*	25	*31,9*	10	*12,7*	31	*39,5*	–	–	8	*10,2*	11	*14,0*	85	*108,4*	298	*379,9*
	zus.	283	*215,6*	131	*99,8*	385	*293,4*	799	*608,8*	43	*32,8*	14	*10,7*	42	*32,0*	–	–	13	*9,9*	16	*12,2*	128	*97,5*	927	*706,3*
70–75	m	124	*312,1*	59	*148,5*	123	*309,6*	306	*770,2*	10	*25,2*	4	*10,1*	–	–	–	–	2	*5,0*	7	*17,6*	23	*57,9*	329	*828,1*
	w	44	*75,8*	20	*34,4*	60	*103,3*	124	*213,5*	12	*20,7*	8	*13,8*	22	*37,9*	–	–	3	*5,2*	6	*10,3*	51	*87,8*	175	*301,3*
	zus.	168	*171,8*	79	*80,8*	183	*187,1*	430	*439,6*	22	*22,5*	12	*12,3*	22	*22,5*	–	–	5	*5,1*	13	*13,3*	74	*75,7*	504	*515,3*
75–80	m	55	*201,6*	19	*69,6*	46	*168,6*	120	*439,8*	8	*29,3*	–	–	5	*18,3*	–	–	2	*7,3*	3	*11,0*	18	*66,0*	138	*505,7*
	w	25	*66,9*	14	*37,4*	23	*61,5*	62	*165,8*	9	*24,1*	5	*13,4*	10	*26,8*	–	–	2	*5,3*	1	*2,7*	27	*72,2*	89	*238,0*
	zus.	80	*123,7*	33	*51,0*	69	*106,7*	182	*281,4*	17	*26,3*	5	*7,7*	15	*23,2*	–	–	4	*6,2*	4	*6,2*	45	*69,6*	227	*351,0*
80–85	m	13	*91,1*	2	*14,0*	16	*112,1*	31	*217,2*	1	*7,0*	–	–	–	–	–	–	1	*7,0*	–	–	2	*14,0*	33	*231,3*
	w	7	*36,1*	5	*25,8*	4	*20,6*	16	*82,4*	6	*30,9*	2	*10,3*	2	*10,3*	–	–	2	*10,3*	–	–	12	*61,9*	28	*144,3*
	zus.	20	*59,4*	7	*20,8*	20	*59,4*	47	*139,6*	7	*20,8*	2	*5,9*	2	*5,9*	–	–	3	*8,9*	–	–	14	*41,6*	61	*181,2*
85 und mehr	m	2	*47,9*	3	*71,8*	1	*23,9*	6	*143,7*	–	–	–	–	1	*23,9*	–	–	–	–	–	–	1	*23,9*	7	*167,6*
	w	1	*16,6*	–	–	1	*16,6*	2	*33,2*	1	*16,6*	1	*16,6*	–	–	–	–	–	–	–	–	2	*33,2*	4	*66,4*
	zus.	3	*29,4*	3	*29,4*	2	*19,6*	8	*78,5*	1	*9,8*	1	*9,8*	1	*9,8*	–	–	–	–	–	–	3	*29,4*	11	*107,8*
Insgesamt	m	3641	*229,2*	1 596	*100,4*	7 972	*501,7*	13209	*831,3*	586	*36,9*	357	*22,5*	191	*12,0*	65	*4,1*	408	*25,7*	328	*20,6*	1 935	*121,8*	15144	*953,1*
	w	1192	*66,6*	658	*36,8*	5 693	*318,3*	7543	*421,8*	550	*30,8*	500	*28,0*	390	*21,8*	75	*4,2*	413	*23,1*	394	*22,0*	2 322	*129,8*	9 865	*551,6*
	zus.	4 833	*143,1*	2254	*66,7*	13665	*404,7*	20752	*614,5*	1 136	*33,6*	857	*25,4*	581	*17,2*	140	*4,1*	821	*24,3*	722	*21,4*	4257	*126,0*	25 009	*740,5*

Tabelle IX. *Bestand der an aktiver Tuberkulose Erkrankten im Saarland am 31.12.1959 nach Alter und Geschlecht; absolute und relative Zahlen auf 100000 Einwohner*
(Entnommen und berechnet aus den Länderstatistiken)

Alter	Geschlecht	Tuberkulose der Atmungsorgane								Tuberkulose anderer Organe															
		Ia		Ib		Ic		Ia–Ic		Knochen u. Gelenke		Peripher. Lymphkn.		Haut		Menin- gitis		Uro- genital		Sonstige		Id ges.		Ia–Id gesamt	
		abs.	rel.	abs.	rel.	abs.	rel.	abs.	rel.	abs.	rel.	abs.	rel.	abs.	rel.	abs.	rel.	abs.	rel.	abs.	rel.	abs.	rel.	abs.	rel.
0–5	m	2	4,2	2	4,2	144	302,4	148	310,8	2	4,2	5	10,5	–	–	4	8,4	1	2,1	–	–	12	25,2	160	336,0
	w	1	2,2	–	–	112	245,4	113	247,5	3	6,6	3	6,6	–	–	6	13,2	–	–	1	2,2	13	28,5	126	276,6
	zus.	3	3,2	2	2,1	256	274,8	261	280,1	5	5,4	8	8,6	–	–	10	10,7	1	1,1	1	1,1	25	26,8	286	306,9
5–10	m	1	2,3	1	2,3	195	440,1	197	444,6	5	11,3	10	22,6	–	–	1	2,3	–	–	5	11,3	21	47,4	218	492,0
	w	2	4,7	–	–	152	355,3	154	359,9	8	18,7	17	39,7	–	–	4	9,3	–	–	2	4,7	31	72,5	185	432,4
	zus.	3	3,4	1	1,1	347	398,4	351	403,0	13	14,9	27	31,0	–	–	5	5,7	–	–	7	8,0	52	59,7	403	462,7
10–15	m	–	–	1	3,0	72	213,5	73	216,5	4	11,9	12	35,6	–	–	2	5,9	–	–	1	3,0	19	56,3	92	272,9
	w	4	12,3	2	6,1	67	205,9	73	224,3	7	21,5	24	73,7	–	–	3	9,2	–	–	6	18,4	40	122,9	113	347,2
	zus.	4	6,0	3	4,5	139	209,8	146	220,3	11	16,6	36	54,3	–	–	5	7,5	–	–	7	10,6	59	89,0	205	309,4
15–20	m	25	65,0	12	31,2	124	322,3	161	418,5	16	41,6	17	44,2	1	2,6	1	2,6	1	2,6	3	7,8	39	101,4	200	519,9
	w	12	32,8	10	27,4	106	290,2	128	350,4	12	32,8	13	35,6	–	–	–	–	1	2,7	9	24,6	35	95,8	163	446,2
	zus.	37	49,3	22	29,3	230	306,7	289	385,3	28	37,3	30	40,0	1	1,3	1	1,3	2	2,6	12	16,0	74	98,7	363	484,0
20–25	m	59	130,0	20	44,1	140	308,5	219	482,6	10	22,0	6	13,2	–	–	–	–	4	8,8	4	8,8	24	52,9	243	535,5
	w	30	68,1	27	61,3	160	363,4	217	492,8	12	27,3	17	38,6	2	4,5	3	6,8	3	6,8	14	31,8	51	115,8	268	608,7
	zus.	89	99,6	47	52,6	300	335,6	436	487,7	22	24,6	23	25,7	2	2,2	3	3,4	7	7,8	18	20,1	75	83,9	511	571,6
25–30	m	60	160,7	20	53,6	154	412,4	234	626,6	6	16,1	9	24,1	1	2,7	2	5,4	5	13,4	8	21,4	31	83,0	265	709,6
	w	39	109,9	13	36,6	117	329,7	169	476,2	18	50,7	8	22,5	1	2,8	–	–	10	28,2	11	31,0	48	135,3	217	611,5
	zus.	99	135,9	33	45,3	271	372,1	403	553,3	24	33,0	17	23,3	2	2,7	2	2,7	15	20,6	19	26,1	79	108,5	482	681,8
30–35	m	58	157,4	23	62,4	171	464,0	252	683,8	17	46,1	7	19,0	5	13,6	–	–	8	21,7	13	35,3	50	135,7	302	819,4
	w	28	73,0	33	86,1	107	279,1	168	438,2	14	36,5	8	20,9	–	–	–	–	8	20,9	12	31,3	42	109,5	210	547,7
	zus.	86	114,4	56	74,5	278	369,7	420	558,5	31	41,2	15	19,9	5	6,6	–	–	16	21,3	25	33,2	92	122,3	512	680,9
35–40	m	62	186,4	40	120,3	130	390,9	232	697,6	13	39,1	1	3,0	1	3,0	–	–	9	27,1	13	39,1	37	111,6	269	808,9
	w	35	81,2	26	60,3	95	220,4	156	361,9	15	34,8	9	20,9	2	4,6	1	2,3	5	11,6	12	27,8	44	102,1	200	464,0
	zus.	97	127,0	66	86,4	225	294,7	388	508,1	28	36,7	10	13,1	3	3,9	1	1,3	14	18,3	25	32,7	81	106,1	469	614,2

40–45	m	57	*272,7*	24	*114,8*	122	*583,7*	203	*971,2*	9	*43,1*	–	–	3	*14,4*	1	*4,8*	2	*9,6*	12	*57,4*	27	*129,2*	230	*1 100,4*
	w	24	*89,7*	10	*37,4*	45	*168,2*	79	*295,3*	12	*44,9*	4	*15,0*	4	*15,0*	–	–	3	*11,2*	11	*41,1*	34	*127,1*	113	*422,4*
	zus.	81	*170,0*	34	*71,3*	167	*350,4*	282	*591,7*	21	*44,1*	4	*8,4*	7	*14,7*	1	*2,1*	5	*10,5*	23	*48,3*	61	*127,9*	343	*719,7*
45–50	m	97	*307,1*	63	*199,4*	148	*468,6*	308	*975,1*	9	*28,5*	2	*6,3*	3	*9,5*	–	–	6	*19,0*	13	*41,2*	33	*104,5*	341	*1 079,6*
	w	27	*65,8*	16	*39,0*	50	*121,9*	93	*226,7*	13	*31,7*	6	*14,6*	3	*7,3*	–	–	3	*7,3*	13	*31,7*	38	*92,6*	131	*319,3*
	zus.	124	*170,8*	79	*108,8*	198	*272,7*	401	*552,3*	22	*30,3*	8	*11,0*	6	*8,3*	–	–	9	*12,4*	26	*35,8*	71	*97,8*	472	*650,1*
50–55	m	190	*545,9*	66	*189,6*	184	*528,6*	440	*1264,1*	7	*20,1*	3	*8,6*	–	–	1	*2,9*	4	*11,5*	17	*48,8*	32	*91,9*	472	*1 356,0*
	w	21	*50,5*	12	*28,9*	55	*132,3*	88	*211,6*	16	*38,5*	8	*19,2*	4	*9,6*	–	–	2	*4,8*	8	*19,2*	38	*91,4*	126	*303,0*
	zus.	211	*276,2*	78	*102,1*	239	*312,9*	528	*691,2*	23	*30,1*	11	*14,4*	4	*5,2*	1	*1,3*	6	*7,9*	25	*32,7*	70	*91,6*	598	*782,8*
55–60	m	194	*586,4*	73	*220,7*	155	*468,6*	422	*1275,6*	10	*30,2*	2	*6,0*	3	*9,1*	–	–	4	*12,1*	12	*36,3*	31	*93,7*	453	*1 369,3*
	w	13	*36,1*	20	*55,5*	49	*135,9*	82	*227,5*	7	*19,4*	6	*16,6*	2	*5,5*	–	–	1	*2,8*	9	*25,0*	25	*69,3*	107	*296,8*
	zus.	207	*299,4*	93	*134,5*	204	*295,1*	504	*729,0*	17	*24,6*	8	*11,6*	5	*7,2*	–	–	5	*7,2*	21	*30,4*	56	*81,0*	560	*810,0*
60–65	m	104	*458,6*	45	*198,4*	93	*410,1*	242	*1 067,2*	2	*8,8*	–	–	1	*4,4*	1	*4,4*	1	*4,4*	6	*26,5*	11	*48,5*	253	*1 115,7*
	w	14	*45,4*	20	*69,9*	23	*80,4*	57	*199,3*	3	*10,5*	4	*14,0*	4	*14,0*	–	–	–	–	5	*17,5*	16	*55,9*	73	*255,2*
	zus.	118	*230,1*	65	*126,7*	116	*226,2*	299	*583,1*	5	*9,7*	4	*7,8*	5	*9,7*	1	*1,9*	1	*1,9*	11	*21,4*	27	*52,6*	326	*635,7*
65–70	m	61	*415,1*	30	*204,1*	43	*292,6*	134	*911,8*	3	*20,4*	3	*20,4*	–	–	–	–	1	*6,8*	2	*13,6*	9	*61,2*	143	*973,1*
	w	22	*105,6*	10	*48,0*	24	*115,2*	56	*268,7*	4	*19,2*	3	*14,4*	3	*14,4*	–	–	1	*4,8*	3	*14,6*	14	*67,2*	70	*335,9*
	zus.	83	*233,6*	40	*112,6*	67	*188,6*	190	*534,7*	7	*19,7*	6	*16,9*	3	*8,4*	–	–	2	*5,6*	5	*14,1*	23	*64,7*	213	*599,4*
70–75	m	42	*378,9*	19	*171,4*	28	*252,6*	89	*802,9*	3	*27,1*	–	–	–	–	–	–	3	*27,1*	1	*9,0*	7	*63,1*	96	*866,0*
	w	7	*47,9*	9	*61,6*	8	*54,7*	24	*164,2*	2	*13,7*	2	*13,7*	3	*20,5*	–	–	–	–	2	*13,7*	9	*61,6*	33	*225,8*
	zus.	49	*190,6*	28	*108,9*	36	*140,1*	113	*439,7*	5	*19,5*	2	*7,8*	3	*11,7*	–	–	3	*11,7*	3	*11,7*	16	*62,3*	129	*502,0*
75–80	m	20	*272,2*	8	*108,9*	16	*217,8*	44	*598,9*	1	*13,6*	–	–	1	*13,6*	–	–	–	–	–	–	2	*27,2*	46	*626,1*
	w	8	*91,1*	2	*22,7*	4	*45,6*	14	*159,5*	1	*11,4*	–	–	2	*22,7*	–	–	–	–	–	–	3	*34,2*	17	*193,6*
	zus.	28	*173,6*	10	*62,0*	20	*124,0*	58	*359,7*	2	*12,4*	–	–	3	*18,6*	–	–	–	–	–	–	5	*31,0*	63	*390,7*
80–85	m	6	*168,0*	7	*196,0*	3	*83,9*	16	*447,9*	1	*28,0*	–	–	–	–	–	–	–	–	–	–	1	*28,0*	17	*475,9*
	w	–	–	2	*47,7*	2	*47,7*	4	*95,4*	1	*23,8*	–	–	–	–	–	–	–	–	–	–	1	*23,8*	5	*119,2*
	zus.	6	*77,3*	9	*115,9*	5	*64,4*	20	*257,6*	2	*25,7*	–	–	–	–	–	–	–	–	–	–	2	*25,7*	22	*283,3*
85 und mehr	m	–	–	–	–	–	–	–	–	–	–	–	–	–	–	–	–	–	–	–	–	–	–	–	–
	w	–	–	–	–	–	–	–	–	–	–	–	–	1	*68,9*	–	–	–	–	–	–	1	*68,9*	1	*68,9*
	zus.	–	–	–	–	–	–	–	–	–	–	–	–	1	*39,8*	–	–	–	–	–	–	1	*39,8*	1	*39,8*
Insgesamt	m	1 038	*208,5*	454	*91,2*	1 922	*386,1*	3 414	*685,8*	118	*23,7*	77	*15,5*	19	*3,8*	13	*2,6*	49	*9,8*	110	*22,1*	386	*77,5*	3 800	*763,4*
	w	287	*52,9*	212	*39,0*	1 176	*216,8*	1675	*308,9*	148	*27,3*	132	*24,3*	31	*5,7*	17	*3,2*	37	*6,8*	118	*21,8*	483	*89,1*	2 158	*397,9*
	zus.	1 325	*127,4*	666	*64,0*	3 098	*297,9*	5 089	*489,3*	265	*25,6*	209	*20,1*	50	*4,8*	30	*2,9*	86	*8,3*	228	*21,9*	869	*83,5*	5 958	*572,8*

Tabelle X. *Bestand der an aktiver Tuberkulose Erkrankten in Baden-Württemberg am 31.12.1959 nach Alter und Geschlecht; absolute und relative Zahlen auf 100 000 Einwohner*
(Entnommen und berechnet aus den Länderstatistiken)

Alter	Geschlecht	Tuberkulose der Atmungsorgane								Tuberkulose anderer Organe													
		Ia		Ib		Ic		Ia–Ic		Knochen u. Gelenke		Peripher. Lymphkn.		Haut		Menin-gitis		Uro-genital		Son-stige*)		Id ges.		Ia–Id gesamt	
		abs.	rel.	abs.	rel.	abs.	rel.	abs.	rel.	abs.	rel.	abs.	rel.	abs.	rel.	abs.	rel.	abs.	rel.	abs.	rel.	abs.	rel.	abs.	rel.
0–1	m	1	*1,4*	–	–	14	*19,9*	15	*21,3*	–	–	–	–	–	–	–	–	–	–	–	–	–	–	15	*21,3*
	w	1	*1,5*	–	–	10	*15,0*	11	*16,5*	–	–	–	–	–	–	–	–	–	–	1	*1,5*	1	*1,5*	12	*17,1*
	zus.	2	*1,5*	–	–	24	*17,5*	26	*19,0*	–	–	–	–	–	–	–	–	–	–	1	*0,7*	1	*0,7*	27	*19,7*
1–5	m	12	*3,7*	1	*0,3*	548	*168,9*	561	*172,9*	8	*2,5*	12	*3,7*	–	–	16	*4,9*	–	–	6	*1,8*	42	*12,9*	603	*185,8*
	w	11	*3,6*	–	–	470	*152,7*	481	*156,3*	8	*2,6*	17	*5,5*	–	–	14	*4,5*	–	–	3	*1,0*	42	*13,6*	523	*169,9*
	zus.	23	*3,6*	≈ 1	*0,2*	1 018	*161,1*	1 042	*164,9*	16	*2,6*	29	*4,6*	–	–	30	*4,7*	–	–	9	*1,4*	84	*13,3*	1 126	*178,1*
5–10	m	9	*3,2*	–	–	936	*332,2*	945	*335,4*	47	*16,7*	63	*22,4*	2	*0,7*	21	*7,5*	–	–	18	*6,4*	151	*53,6*	1 096	*389,0*
	w	11	*4,1*	2	*0,7*	845	*313,3*	858	*318,1*	27	*10,0*	60	*22,2*	6	*2,2*	17	*6,3*	–	–	22	*8,2*	132	*48,9*	990	*367,0*
	zus.	20	*3,6*	2	*0,4*	1 781	*323,0*	1 803	*326,9*	74	*13,4*	123	*22,3*	8	*1,5*	38	*6,9*	–	–	40	*7,3*	283	*51,3*	2 086	*378,3*
10–15	m	15	*6,2*	–	–	522	*216,1*	537	*222,3*	45	*18,6*	45	*18,6*	7	*2,9*	10	*4,1*	–	–	31	*12,8*	138	*57,1*	675	*279,4*
	w	25	*10,8*	6	*2,6*	507	*219,9*	538	*233,3*	46	*19,9*	55	*23,9*	3	*1,3*	12	*5,2*	–	–	27	*11,7*	143	*62,0*	681	*295,3*
	zus.	40	*8,5*	6	*1,3*	1 029	*217,9*	1 075	*227,7*	91	*19,3*	100	*21,2*	10	*2,1*	22	*4,7*	–	–	58	*12,3*	281	*59,5*	1 356	*287,2*
15–20	m	154	*50,9*	12	*4,0*	647	*213,7*	813	*268,6*	56	*18,5*	39	*12,9*	3	*1,0*	9	*3,0*	–	–	53	*17,5*	160	*52,9*	973	*321,4*
	w	133	*45,2*	18	*6,1*	680	*231,2*	831	*282,6*	61	*20,7*	67	*22,8*	11	*3,7*	12	*4,1*	–	–	67	*22,8*	218	*74,1*	1 049	*356,7*
	zus.	287	*48,1*	30	*5,0*	1 327	*222,3*	1 644	*275,5*	117	*19,6*	106	*17,8*	14	*2,3*	21	*3,5*	–	–	120	*20,1*	378	*63,3*	2 022	*338,8*
20–25	m	402	*117,2*	51	*14,9*	1 175	*342,7*	1 628	*474,8*	69	*20,1*	49	*14,3*	9	*2,6*	10	*2,9*	–	–	102	*29,7*	239	*69,7*	1 867	*544,5*
	w	248	*73,5*	36	*10,7*	1 245	*369,2*	1 529	*453,4*	52	*15,4*	78	*23,1*	16	*4,7*	7	*2,1*	–	–	147	*43,6*	300	*89,0*	1 829	*542,3*
	zus.	650	*95,6*	87	*12,8*	2 420	*355,9*	3 157	*464,2*	121	*17,8*	127	*18,6*	25	*3,7*	17	*2,5*	–	–	249	*36,6*	539	*79,2*	3 696	*543,4*
25–30	m	458	*169,1*	37	*13,7*	1 118	*412,9*	1 613	*595,7*	58	*21,4*	40	*18,1*	9	*3,3*	6	*2,2*	–	–	112	*41,4*	225	*83,1*	1 838	*678,7*
	w	245	*92,1*	35	*13,2*	1 129	*424,5*	1 409	*529,8*	54	*20,3*	74	*27,8*	17	*6,4*	6	*2,3*	–	–	192	*72,2*	343	*129,0*	1 752	*658,7*
	zus.	703	*130,0*	72	*13,4*	2 247	*418,6*	3 022	*563,0*	112	*20,9*	114	*21,2*	26	*4,8*	12	*2,3*	–	–	304	*56,6*	568	*105,8*	3 590	*668,8*
30–35	m	573	*219,0*	66	*25,2*	1 249	*477,3*	1 888	*721,5*	84	*32,1*	35	*13,4*	8	*3,1*	4	*1,5*	–	–	193	*73,8*	324	*123,8*	2 212	*845,4*
	w	306	*111,9*	30	*11,0*	1 132	*414,1*	1 468	*537,0*	72	*26,3*	58	*21,2*	19	*7,0*	2	*0,7*	–	–	186	*68,0*	337	*123,3*	1 805	*660,3*
	zus.	879	*164,3*	96	*17,9*	2 381	*445,0*	3 356	*627,3*	156	*29,2*	93	*17,4*	27	*5,0*	6	*1,1*	–	–	379	*70,8*	661	*123,5*	4 017	*750,8*

35–40	m	612	270,5	63	27,8	1142	504,8	1817	803,2	79	34,9	23	10,2	11	4,9	–	–	–	–	193	85,3	306	135,3	2123	938,5
	w	282	93,5	44	14,6	1047	347,3	1373	455,4	71	23,6	72	23,9	32	10,6	1	0,3	–	–	213	70,7	389	129,0	1762	584,5
	zus.	894	169,4	107	20,3	2189	414,8	3190	604,5	150	28,4	95	18,0	43	8,1	1	0,2	–	–	406	76,9	695	131,7	3885	736,2
40–45	m	377	261,3	53	36,7	820	568,3	1250	866,3	51	35,3	12	8,3	11	7,6	3	2,1	–	–	106	73,5	183	126,8	1433	993,1
	w	178	91,3	37	19,0	587	301,0	802	411,3	47	24,1	30	15,4	26	13,3	2	1,0	–	–	110	56,4	215	110,3	1017	521,5
	zus.	555	163,6	90	26,5	1407	414,7	2052	604,8	98	28,9	42	12,4	37	10,9	5	1,5	–	–	216	63,7	398	117,3	2450	722,1
45–50	m	752	318,1	97	41,0	1142	483,1	1991	842,3	76	32,2	18	7,6	20	8,5	1	0,4	–	–	140	59,2	255	107,9	2246	950,2
	w	225	74,0	51	16,8	715	235,1	991	325,9	65	21,4	37	12,2	32	10,5	1	0,3	–	–	132	43,4	267	87,8	1258	413,7
	zus.	977	180,8	148	27,4	1857	343,6	2982	551,8	141	26,1	55	10,2	52	9,6	2	0,4	–	–	272	50,3	522	96,6	3504	648,4
50–55	m	886	363,2	124	50,7	1214	496,2	2224	909,1	75	30,7	10	4,1	26	10,6	1	0,4	–	–	134	54,7	246	100,6	2470	1009,7
	w	213	72,4	45	15,3	551	187,3	809	275,0	51	17,3	50	17,0	33	11,2	1	0,3	–	–	116	39,4	251	85,3	1060	360,1
	zus.	1099	204,0	169	31,4	1765	327,6	3033	562,9	126	23,4	60	11,1	59	10,9	2	0,4	–	–	250	46,4	497	92,2	3530	655,1
55–60	m	915	408,7	140	62,5	1189	531,0	2244	1002,2	72	32,2	13	5,8	25	11,2	–	–	–	–	85	38,0	195	87,1	2439	1089,3
	w	163	63,4	32	12,4	431	167,7	626	243,5	46	17,9	31	12,1	50	19,5	–	–	–	–	88	34,2	215	83,6	841	327,2
	zus.	1078	224,1	172	35,8	1620	336,8	2870	596,7	118	24,5	44	9,1	75	15,6	–	–	–	–	173	36,0	410	85,2	3280	682,0
60–65	m	687	421,9	137	84,1	898	551,5	1722	1057,5	29	17,8	12	7,4	21	12,9	–	–	–	–	56	34,4	118	72,5	1840	1130,0
	w	145	66,5	52	23,9	363	166,6	560	257,0	42	19,3	32	14,7	27	12,4	–	–	–	–	70	32,1	171	78,5	731	335,5
	zus.	832	218,5	189	49,6	1261	331,2	2282	599,4	71	18,6	44	11,6	48	12,6	–	–	–	–	126	33,1	289	75,9	2571	675,3
65–70	m	428	377,3	73	64,3	498	439,0	999	880,6	30	26,4	8	7,1	9	7,9	–	–	–	–	34	30,0	81	71,4	1080	952,0
	w	132	76,9	45	26,2	272	158,5	449	261,6	48	28,0	24	14,0	23	13,4	–	–	–	–	37	21,6	132	76,9	581	338,5
	zus.	560	196,4	118	41,4	770	270,1	1448	507,9	78	27,4	32	11,2	32	11,2	–	–	–	–	71	24,9	213	74,7	1661	582,6
70–75	m	301	341,5	60	68,1	300	340,4	661	750,0	22	25,0	3	3,5	10	11,3	1	1,1	–	–	24	27,2	60	68,1	721	818,1
	w	106	81,8	36	27,8	204	157,4	346	266,9	46	35,5	13	10,0	19	14,7	–	–	–	–	26	20,1	104	80,2	450	347,1
	zus.	407	186,9	96	44,1	504	231,5	1007	462,2	68	31,2	16	7,3	29	13,3	1	0,5	–	–	50	23,0	164	75,3	1171	537,8
75–80	m	158	262,8	33	54,9	172	286,1	363	603,8	16	26,6	2	3,3	2	3,3	–	–	–	–	10	16,6	30	49,9	393	653,7
	w	77	90,4	20	23,7	129	151,4	226	265,2	20	23,5	12	14,0	18	21,1	–	–	–	–	16	18,8	66	77,5	292	342,7
	zus.	235	161,7	53	36,5	301	207,1	589	405,3	36	24,8	14	9,6	20	13,8	–	–	–	–	26	17,9	96	66,1	685	471,3
80 und mehr	m	72	177,8	17	42,0	95	234,6	184	454,5	11	27,2	1	2,5	5	12,3	–	–	–	–	4	9,9	21	51,9	205	506,3
	w	48	80,7	15	25,2	72	121,1	135	227,1	21	35,3	6	10,1	4	6,7	–	–	–	–	7	11,8	38	63,9	173	291,0
	zus.	120	120,1	32	32,0	167	167,1	319	319,2	32	32,0	7	7,0	9	9,0	–	–	–	–	11	11,0	59	59,0	378	378,3
Insgesamt	m	6812	191,0	964	27,0	13679	383,6	21455	601,6	828	23,2	385	10,8	178	5,0	82	2,3	–	–	1301	36,5	2774	77,8	24229	679,4
	w	2549	63,8	504	12,6	10389	260,1	13442	336,5	777	19,5	716	17,9	336	8,4	75	1,9	–	–	1460	36,6	3364	84,2	16306	420,7
	zus.	9361	123,8	1468	19,4	24068	318,3	34897	461,6	1605	21,2	1101	14,6	514	6,8	157	2,1	–	–	2761	36,6	6138	81,2	41035	542,7

*) einschl. Urogenital-Tbk.

Tabelle XI. *Bestand der an aktiver Tuberkulose Erkrankten in Bayern am 31.12.1959 nach Alter und Geschlecht; absolute und relative Zahlen auf 100000 Einwohner*
(Entnommen und berechnet aus den Länderstatistiken)

Alter	Geschlecht	Tuberkulose der Atmungsorgane								Tuberkulose anderer Organe															
		Ia		Ib		Ic		Ia–Ic		Knochen u. Gelenke		Peripher. Lymphkn.		Haut		Meningitis		Urogenital		Sonstige		Id ges.		Ia–Id gesamt	
		abs.	rel.	abs.	rel.	abs.	rel.	abs.	rel.	abs.	rel.	abs.	rel.	abs.	rel.	abs.	rel.	abs.	rel.	abs.	rel.	abs.	rel.	abs.	rel.
0–1	m	1	*1,2*	–	–	24	*28,6*	25	*29,8*	–	–	1	*1,2*	–	–	1	*1,2*	–	–	–	–	2	*2,4*	27	*32,2*
	w	–	–	–	–	14	*17,7*	14	*17,7*	–	–	–	–	–	–	–	–	–	–	–	–	–	–	14	*17,7*
	zus.	1	*0,6*	–	–	38	*23,3*	39	*23,9*	–	–	1	*0,6*	–	–	1	*0,6*	–	–	–	–	2	*1,2*	41	*25,2*
1–5	m	4	*1,3*	1	*0,3*	831	*274,6*	836	*276,2*	15	*5,0*	52	*17,2*	4	*1,3*	25	*8,3*	–	–	4	*1,3*	100	*33,0*	936	*309,3*
	w	3	*1,0*	–	–	837	*291,5*	840	*292,5*	20	*7,0*	40	*13,9*	1	*0,3*	22	*7,7*	1	*0,3*	5	*1,7*	89	*31,0*	929	*323,5*
	zus.	7	*1,2*	1	*0,2*	1 668	*282,7*	1 676	*284,1*	35	*5,9*	92	*15,6*	5	*0,8*	47	*8,0*	1	*0,2*	9	*1,5*	189	*32,0*	1 865	*316,1*
5–10	m	2	*0,6*	4	*1,2*	1 241	*359,0*	1 247	*360,7*	70	*20,2*	114	*33,0*	6	*1,7*	27	*7,8*	1	*0,3*	7	*2,0*	225	*65,1*	1 472	*425,8*
	w	2	*0,6*	2	*0,6*	1 082	*329,4*	1 086	*330,6*	60	*18,3*	90	*27,4*	3	*0,9*	23	*7,0*	–	–	6	*1,8*	182	*55,4*	1 268	*386,0*
	zus.	4	*0,6*	6	*0,9*	2 323	*344,6*	2 333	*346,0*	130	*19,3*	204	*30,3*	9	*1,3*	50	*7,4*	1	*0,1*	13	*1,9*	407	*60,4*	2 740	*406,4*
10–15	m	14	*4,4*	3	*1,0*	557	*176,7*	574	*182,1*	92	*29,2*	76	*24,1*	7	*2,2*	7	*2,2*	5	*1,6*	12	*3,8*	199	*63,1*	773	*245,2*
	w	15	*4,9*	7	*2,3*	581	*191,4*	603	*198,7*	70	*23,1*	71	*23,4*	8	*2,6*	13	*4,3*	5	*1,6*	15	*4,9*	182	*60,0*	785	*258,7*
	zus.	29	*4,7*	10	*1,6*	1 138	*183,9*	1 177	*190,3*	162	*26,2*	147	*23,8*	15	*2,4*	20	*3,2*	10	*1,6*	27	*4,4*	381	*61,6*	1 558	*251,8*
15–20	m	146	*39,9*	21	*5,7*	571	*156,1*	738	*201,7*	57	*15,6*	29	*7,9*	13	*3,6*	9	*2,5*	19	*5,2*	12	*3,3*	139	*38,0*	877	*239,8*
	w	173	*48,5*	33	*9,3*	591	*165,7*	797	*223,6*	46	*12,9*	56	*15,7*	7	*2,0*	5	*1,4*	14	*3,9*	10	*2,8*	138	*38,7*	935	*262,3*
	zus.	319	*44,2*	54	*7,5*	1 162	*160,9*	1 535	*212,5*	103	*14,3*	85	*11,8*	20	*2,8*	14	*1,9*	33	*4,6*	22	*3,0*	277	*38,4*	1 812	*250,9*
20–25	m	358	*91,6*	69	*17,7*	872	*223,0*	1 299	*332,3*	54	*13,8*	23	*5,9*	9	*2,3*	4	*1,0*	32	*8,2*	12	*3,1*	134	*34,3*	1 433	*366,6*
	w	285	*73,7*	52	*13,5*	962	*248,9*	1 299	*336,1*	47	*12,2*	58	*15,0*	17	*4,4*	6	*1,6*	44	*11,4*	34	*8,8*	206	*53,3*	1 505	*389,4*
	zus.	643	*82,7*	121	*15,6*	1 834	*235,9*	2 598	*334,2*	101	*13,0*	81	*10,4*	26	*3,3*	10	*1,3*	76	*9,8*	46	*5,9*	340	*43,8*	2 938	*377,9*
25–30	m	487	*158,2*	86	*27,9*	948	*308,0*	1 521	*494,1*	63	*20,5*	24	*7,8*	10	*3,2*	5	*1,6*	45	*14,6*	16	*5,2*	163	*53,0*	1 684	*547,1*
	w	318	*103,5*	55	*17,9*	974	*317,0*	1 347	*438,4*	52	*16,9*	50	*16,3*	9	*2,9*	5	*1,6*	56	*18,2*	25	*8,1*	197	*64,1*	1 544	*502,5*
	zus.	805	*130,9*	141	*22,9*	1 922	*312,5*	2 868	*466,3*	115	*18,7*	74	*12,0*	19	*3,1*	10	*1,6*	101	*16,4*	41	*6,7*	360	*58,5*	3 228	*524,8*
30–35	m	638	*212,4*	122	*40,6*	1 219	*405,8*	1 979	*658,8*	75	*25,0*	22	*7,3*	12	*4,0*	1	*0,3*	89	*29,6*	23	*7,7*	222	*73,9*	2 201	*732,6*
	w	360	*108,0*	87	*26,1*	1 178	*353,5*	1 625	*487,7*	45	*13,5*	54	*16,2*	20	*6,0*	3	*0,9*	80	*24,0*	27	*8,1*	229	*68,7*	1 854	*556,4*
	zus.	998	*157,5*	209	*33,0*	2 397	*378,3*	3 604	*568,8*	120	*18,9*	76	*12,0*	32	*5,0*	4	*0,6*	169	*26,7*	50	*7,9*	451	*71,2*	4 055	*640,0*

35–40	m	804	*295,1*	141	*51,8*	1 319	*484,1*	2264	*831,0*	80	*29,4*	26	*9,5*	18	*6,6*	1	*0,4*	98	*36,0*	19	*7,0*	242	*88,8*	2 506	*919,8*
	w	371	*95,7*	100	*25,8*	1 187	*306,2*	1658	*427,6*	51	*13,2*	46	*11,9*	28	*7,2*	1	*0,3*	85	*21,9*	38	*9,8*	249	*64,2*	1 907	*491,9*
	zus.	1 175	*178,0*	241	*36,5*	2 506	*379,6*	3922	*594,1*	131	*19,8*	72	*10,9*	46	*7,0*	2	*0,3*	183	*27,7*	57	*8,6*	491	*74,4*	4 413	*668,5*
40–45	m	587	*327,3*	129	*71,9*	951	*530,2*	1667	*929,4*	33	*18,4*	13	*7,2*	14	*7,8*	2	*1,1*	55	*30,7*	20	*11,2*	137	*76,4*	1 804	*1 005,8*
	w	264	*104,8*	64	*25,4*	747	*296,6*	1075	*426,8*	55	*21,8*	28	*11,1*	27	*10,7*	–	–	35	*13,9*	27	*10,7*	172	*68,3*	1 247	*425,1*
	zus.	851	*197,3*	193	*44,8*	1 698	*393,7*	2742	*635,8*	88	*20,4*	41	*9,5*	41	*9,5*	2	*0,5*	90	*20,9*	47	*10,9*	309	*71,7*	3 051	*707,5*
45–50	m	1 171	*403,7*	228	*78,6*	1 577	*543,7*	2976	*1 026,1*	79	*27,2*	15	*5,2*	20	*6,9*	3	*1,0*	49	*16,9*	31	*10,7*	197	*67,9*	3 173	*1 091,4*
	w	298	*76,9*	95	*24,5*	887	*228,8*	1280	*330,2*	70	*18,1*	29	*7,5*	47	*12,1*	6	*1,5*	37	*9,5*	40	*10,3*	229	*59,1*	1 509	*389,2*
	zus.	1 469	*216,8*	323	*47,7*	2 464	*363,6*	4256	*628,0*	149	*22,0*	44	*5,5*	67	*9,9*	9	*1,3*	86	*12,7*	71	*10,5*	426	*62,9*	4682	*690,9*
50–55	m	1 320	*441,8*	300	*100,4*	1 834	*613,8*	3454	*1 156,0*	63	*21,1*	15	*5,0*	22	*7,4*	3	*1,0*	56	*18,7*	29	*9,7*	188	*62,9*	3642	*1 218,9*
	w	310	*82,9*	87	*23,3*	858	*229,4*	1255	*335,5*	65	*17,4*	39	*10,4*	66	*17,6*	1	*0,3*	34	*9,1*	29	*7,8*	234	*62,6*	1 489	*398,1*
	zus.	1630	*242,3*	387	*57,5*	2 692	*400,1*	4709	*699,9*	128	*19,0*	54	*8,0*	88	*13,1*	4	*0,6*	90	*13,4*	58	*8,6*	422	*62,7*	5 131	*762,6*
55–60	m	1 511	*529,6*	347	*121,6*	1 847	*647,4*	3705	*1 298,7*	73	*25,6*	11	*3,9*	29	*10,2*	3	*1,1*	51	*17,9*	15	*5,3*	182	*63,8*	3 887	*1 362,5*
	w	328	*96,1*	111	*32,5*	843	*247,0*	1282	*375,6*	78	*22,9*	32	*9,4*	60	*19,3*	5	*1,5*	34	*10,0*	26	*7,6*	235	*68,9*	1 517	*444,5*
	zus.	1 839	*293,5*	458	*73,1*	2 690	*429,3*	4987	*795,9*	151	*24,1*	43	*6,9*	89	*14,2*	8	*1,3*	85	*13,6*	41	*6,5*	417	*66,5*	5 404	*862,4*
60–65	m	1 203	*559,1*	310	*144,1*	1 424	*661,8*	2937	*1 365,0*	65	*30,2*	11	*5,1*	32	*14,9*	1	*0,5*	33	*15,3*	13	*6,0*	155	*72,0*	3 092	*1 437,1*
	w	306	*103,2*	125	*42,2*	728	*245,7*	1159	*391,2*	84	*28,3*	20	*6,7*	53	*17,9*	1	*0,3*	24	*8,1*	21	*7,1*	203	*68,5*	1 362	*459,6*
	zus.	1 509	*295,0*	435	*85,0*	2 152	*420,7*	4096	*800,8*	149	*29,1*	31	*6,1*	85	*16,6*	2	*0,4*	57	*11,1*	34	*6,6*	358	*70,0*	4 454	*870,8*
65–70	m	709	*458,2*	219	*141,5*	831	*537,0*	1 759	*1 136,7*	36	*23,3*	7	*4,5*	12	*7,8*	–	–	11	*7,1*	2	*1,3*	68	*43,9*	1 827	*1 180,7*
	w	253	*108,2*	109	*46,6*	566	*242,0*	928	*396,7*	53	*22,7*	27	*11,5*	40	*17,1*	3	*1,3*	7	*3,0*	13	*5,6*	143	*61,1*	1 071	*457,8*
	zus.	962	*247,5*	328	*84,4*	1 397	*359,4*	2687	*691,3*	89	*22,9*	34	*8,7*	52	*13,4*	3	*0,8*	18	*4,6*	15	*3,9*	211	*54,2*	2 898	*745,6*
70–75	m	446	*385,6*	173	*149,6*	560	*484,1*	1 179	*1 019,4*	30	*25,9*	7	*6,1*	16	*13,8*	–	–	11	*9,5*	3	*2,6*	67	*57,9*	1 246	*1 077,2*
	w	211	*121,8*	109	*62,9*	433	*249,9*	753	*434,6*	49	*28,3*	9	*5,2*	34	*19,6*	2	*1,2*	7	*4,0*	13	*7,5*	114	*65,8*	867	*500,4*
	zus.	657	*227,4*	282	*97,6*	993	*343,7*	1 932	*668,6*	79	*27,3*	16	*5,5*	50	*17,3*	2	*0,7*	18	*6,2*	16	*5,5*	181	*62,6*	2 113	*731,3*
75–80	m	247	*322,4*	132	*172,3*	292	*381,1*	671	*875,7*	17	*22,2*	2	*2,6*	12	*15,7*	–	–	2	*2,6*	6	*7,8*	39	*50,9*	710	*926,6*
	w	121	*109,4*	73	*66,0*	255	*230,6*	449	*406,0*	25	*22,6*	8	*7,2*	25	*22,6*	–	–	2	*1,8*	5	*4,5*	65	*58,8*	514	*464,8*
	zus.	368	*196,6*	205	*109,5*	547	*292,2*	1 120	*598,3*	42	*22,4*	10	*5,3*	37	*19,8*	–	–	4	*2,1*	11	*5,9*	104	*55,6*	1224	*653,8*
80 und mehr	m	101	*187,6*	61	*113,3*	138	*256,4*	300	*557,3*	8	*14,9*	1	*1,9*	4	*7,4*	–	–	5	*9,3*	1	*1,9*	19	*35,3*	319	*592,6*
	w	54	*72,2*	35	*46,8*	100	*133,6*	189	*252,5*	13	*17,3*	6	*8,0*	11	*14,7*	–	–	2	*2,7*	1	*1,3*	33	*44,1*	222	*296,6*
	zus.	155	*120,5*	96	*74,6*	238	*185,0*	489	*380,1*	21	*16,3*	7	*5,4*	15	*11,7*	–	–	7	*5,4*	2	*1,6*	52	*40,4*	541	*420,5*
Insgesamt	m	9749	*223,8*	2346	*53,9*	17 036	*391,1*	29131	*668,8*	910	*20,9*	449	*10,3*	240	*5,5*	92	*2,1*	562	*12,9*	225	*5,2*	2 478	*56,9*	31 609	*725,7*
	w	3672	*73,2*	1144	*22,8*	12 823	*255,7*	17639	*351,7*	883	*17,6*	663	*13,2*	456	*9,1*	96	*1,9*	467	*9,3*	335	*6,7*	2 900	*57,8*	20 539	*409,5*
	zus.	13421	*143,2*	3490	*37,2*	29859	*318,6*	46770	*499,1*	1 793	*19,1*	1 112	*11,9*	696	*7,4*	188	*2,0*	1 029	*11,0*	560	*6,0*	5378	*57,4*	52148	*556,5*

Tabelle XII. *Bestand der an aktiver Tuberkulose Erkrankten in Berlin (West) am 31.12.1959 nach Alter und Geschlecht; absolute und relative Zahlen auf 100000 Einwohner*
(Entnommen und berechnet aus den Länderstatistiken)

Alter	Geschlecht	Tuberkulose der Atmungsorgane								Tuberkulose anderer Organe															
		Ia		Ib		Ic		Ia–Ic		Knochen u. Gelenke		Peripher. Lymphkn.		Haut		Menin-gitis		Uro-genital		Sonstige		Id ges.		Ia–Id gesamt	
		abs.	rel.	abs.	rel.	abs.	rel.	abs.	rel.	abs.	rel.	abs.	rel.	abs.	rel.	abs.	rel.	abs.	rel.	abs.	rel.	abs.	rel.	abs.	rel.
0–5	m	17	*37,6*	9	*19,9*	242	*535,0*	268	*592,5*	1	*2,2*	9	*19,9*	–	–	5	*11,1*	–	–	3	*6,6*	18	*39,8*	286	*632,4*
	w	11	*26,0*	4	*9,5*	224	*530,4*	239	*565,9*	1	*2,4*	7	*16,6*	1	*2,4*	3	*7,1*	–	–	5	*11,8*	17	*40,3*	256	*606,2*
	zus.	28	*32,0*	13	*14,9*	466	*532,8*	507	*579,7*	2	*2,3*	16	*18,3*	1	*1,1*	8	*9,1*	–	–	8	*9,1*	35	*40,0*	542	*619,7*
5–15	m	26	*26,7*	10	*10,3*	555	*570,2*	591	*607,2*	42	*43,2*	40	*41,1*	6	*6,2*	9	*9,2*	2	*2,1*	26	*26,7*	125	*128,4*	716	*735,7*
	w	24	*25,9*	16	*17,3*	549	*593,2*	589	*636,4*	32	*34,6*	50	*54,0*	4	*4,3*	23	*24,8*	–	–	39	*42,1*	148	*159,9*	737	*796,3*
	zus.	50	*26,3*	26	*13,7*	1104	*581,4*	1180	*621,4*	74	*39,0*	90	*47,4*	10	*5,3*	32	*16,9*	2	*1,1*	65	*34,2*	273	*143,8*	1453	*765,2*
15–20	m	91	*105,3*	10	*11,6*	377	*436,2*	478	*553,0*	42	*48,6*	23	*26,6*	4	*4,6*	8	*9,3*	4	*4,6*	11	*12,7*	92	*106,4*	570	*659,4*
	w	104	*123,7*	18	*21,4*	495	*588,9*	617	*734,0*	28	*33,3*	15	*17,8*	7	*8,3*	2	*2,4*	4	*4,8*	16	*19,0*	72	*85,7*	689	*819,7*
	zus.	195	*114,4*	28	*16,4*	872	*511,5*	1095	*642,2*	70	*41,1*	38	*22,3*	11	*6,5*	10	*5,9*	8	*4,7*	27	*15,8*	164	*96,2*	1259	*738,4*
20–25	m	193	*234,7*	26	*31,6*	689	*837,9*	908	*1104,2*	26	*31,6*	8	*9,7*	4	*4,9*	1	*1,2*	7	*8,5*	10	*12,2*	56	*68,1*	964	*1172,3*
	w	169	*207,1*	21	*25,7*	839	*1028,1*	1029	*1260,9*	19	*23,3*	17	*20,8*	8	*9,8*	–	–	13	*15,9*	19	*23,3*	76	*93,1*	1105	*1354,0*
	zus.	362	*220,9*	47	*28,7*	1528	*932,6*	1937	*1182,3*	45	*27,5*	25	*15,3*	12	*7,3*	1	*0,6*	20	*12,2*	29	*17,7*	132	*80,6*	2069	*1262,8*

25–30	m	234	*437,8*	15	*28,0*	766	*1 432,8*	1 015	*1 898,6*	17	*31,8*	10	*18,7*	3	*5,6*	2	*3,7*	12	*22,4*	8	*15,0*	52	*97,3*	1 067	*1 995,8*
	w	189	*337,5*	25	*44,6*	910	*1 624,9*	1 124	*2 007,1*	19	*33,9*	17	*30,4*	7	*12,5*	–	–	30	*53,6*	13	*23,2*	86	*153,5*	1 210	*2 160,6*
	zus.	423	*386,4*	40	*36,5*	1 676	*1 531,1*	2 139	*1 954,1*	36	*32,9*	27	*24,7*	10	*9,1*	2	*1,8*	42	*38,4*	21	*19,2*	138	*126,1*	2 277	*2 080,2*
30–40	m	657	*680,9*	45	*46,6*	1 692	*1 753,6*	2 394	*2 481,2*	29	*30,1*	9	*9,3*	6	*6,2*	3	*3,1*	42	*43,5*	17	*17,6*	106	*109,9*	2 500	*2 591,1*
	w	554	*389,6*	55	*38,7*	2 021	*1 421,1*	2 630	*1 849,3*	42	*29,5*	27	*19,0*	24	*16,9*	1	*0,7*	48	*33,8*	37	*26,0*	179	*125,9*	2 809	*1 975,2*
	zus.	1 211	*507,3*	100	*41,9*	3 713	*1 555,5*	5 024	*2 104,7*	71	*29,7*	36	*15,1*	30	*12,6*	4	*1,7*	90	*37,7*	54	*22,6*	285	*119,4*	5 309	*2 224,1*
40–50	m	871	*807,5*	53	*49,1*	1 895	*1 756,9*	2 819	*2 613,5*	34	*31,5*	9	*8,3*	14	*13,0*	1	*0,9*	28	*26,0*	24	*22,3*	110	*102,0*	2 929	*2 715,5*
	w	504	*287,2*	34	*19,4*	1 595	*908,8*	2 133	*1 215,4*	36	*20,5*	29	*16,5*	36	*20,5*	–	–	27	*15,4*	23	*13,1*	151	*86,0*	2 284	*1 301,5*
	zus.	1 375	*485,2*	87	*30,7*	3 490	*1 231,6*	4 952	*1 747,6*	70	*24,7*	38	*13,4*	50	*17,6*	1	*0,4*	55	*19,4*	47	*16,6*	261	*92,1*	5 213	*1 839,7*
50–60	m	1 613	*957,7*	89	*52,8*	2 754	*1 635,2*	4 456	*2 645,8*	49	*29,1*	6	*3,6*	19	*11,3*	–	–	33	*19,6*	24	*14,3*	131	*77,8*	4 587	*2 723,5*
	w	435	*181,4*	33	*13,8*	1 459	*608,4*	1 927	*803,6*	61	*25,4*	28	*11,7*	54	*22,5*	2	*0,8*	28	*11,7*	35	*14,6*	208	*86,7*	2 135	*890,3*
	zus.	2 048	*507,7*	122	*29,8*	4 213	*1 032,1*	6 383	*1 563,6*	110	*26,9*	34	*8,3*	73	*17,9*	2	*0,5*	61	*14,9*	59	*14,5*	339	*83,0*	6 722	*1 646,6*
60 und mehr	m	1 570	*792,4*	112	*56,5*	2 477	*1 250,2*	4 159	*2 099,2*	40	*20,2*	7	*3,5*	24	*12,1*	–	–	33	*16,7*	24	*12,1*	128	*64,6*	4 287	*2 163,8*
	w	554	*154,6*	54	*15,1*	1 333	*371,9*	1 941	*541,6*	92	*25,7*	31	*8,6*	73	*20,4*	2	*0,6*	20	*5,6*	50	*13,9*	268	*74,8*	2 209	*616,3*
	zus.	2 124	*381,6*	166	*29,8*	3 810	*684,6*	6 100	*1 096,0*	132	*23,7*	38	*6,8*	97	*17,4*	2	*0,4*	53	*9,5*	74	*13,3*	396	*71,2*	6 496	*1 167,2*
Insgesamt	m	5 272	*563,6*	369	*39,4*	11 447	*1 223,5*	17 088	*1 826,5*	280	*29,9*	121	*12,9*	30	*8,6*	29	*3,1*	161	*17,2*	147	*15,7*	818	*87,4*	17 906	*1 913,9*
	w	2 544	*199,9*	260	*20,4*	9 425	*740,7*	12 229	*961,1*	330	*25,9*	221	*17,4*	214	*16,8*	33	*2,6*	170	*13,4*	237	*18,6*	1 205	*94,7*	13 434	*1 055,8*
	zus.	7 816	*354,0*	629	*28,5*	20 872	*945,3*	29 317	*1 327,8*	610	*27,6*	342	*15,5*	294	*13,3*	62	*2,8*	331	*15,0*	384	*17,4*	2 023	*91,6*	31 340	*1 419,4*

Tabelle XIII. *Bestand der an aktiver Tuberkulose Erkrankten am 31. Dezember 1959 im Bundesgebiet ohne Berlin nach Alter und Geschlecht; absolute und relative Zahlen auf 100000 Einwohner*
(Entnommen und berechnet aus den Länderstatistiken)

Alter	Geschlecht	Tuberkulose der Atmungsorgane						Tuberkulose anderer Organe											
		Ia		Ib		Ic		Knochen u. Gelenke		Peripher. Lymphkn.		Haut		Menin-gitis		Urogenital und Sonstige		Id gesamt	
		abs.	rel.	abs.	rel.	abs.	rel.	abs.	rel.	abs.	rel.	abs.	rel.	abs.	rel.	abs.	rel.	abs.	rel.
0–1	m	8	1,7	–	–	243	52,3												
	w	4	0,9	1	0,2	193	43,9												
	m							104	4,9	180	8,5	17	0,8	161	7,6	73	3,4	535	25,2
	w							114	5,7	174	8,6	4	0,2	137	6,8	87	4,3	516	25,6
1–5	m	80	4,7	26	1,5	5131	303,2												
	w	57	3,6	21	1,3	4863	303,1												
5–10	m	79	4,0	49	2,5	8717	445,7	405	20,7	506	25,9	37	1,9	188	9,6	133	6,8	1269	65,0
	w	68	3,7	38	2,0	7568	406,8	360	19,4	485	26,1	42	2,3	157	8,5	145	7,8	1189	64,0
10–15	m	138	8,0	73	4,2	4889	284,4	546	32,0	536	31,4	65	3,8	113	6,6	232	13,6	1492	87,4
	w	194	11,8	66	4,0	4520	274,5	467	28,5	559	34,2	86	5,3	123	7,5	230	14,1	1465	89,5
15–20	m	1189	56,6	265	12,6	5515	262,7	652	30,2	430	19,9	95	4,4	92	4,3	376	17,4	1645	76,1
	w	1064	52,8	275	13,6	5540	274,8	536	25,8	591	28,5	144	6,9	83	4,0	534	25,7	1888	90,9
20–25	m	2809	122,2	573	24,9	8404	365,7	647	28,9	364	16,3	110	4,9	60	2,7	650	29,1	1831	81,8
	w	1809	82,0	475	21,5	8576	388,6	515	23,9	683	31,7	217	10,1	70	3,2	946	43,9	2431	112,8
25–30	m	3373	187,0	755	41,9	8584	475,9	667	37,4	303	17,0	124	7,0	38	2,1	755	42,3	1887	105,8
	w	2108	120,9	497	28,5	8487	486,9	561	32,5	566	32,7	220	12,7	46	2,7	1262	73,0	2655	153,6

30–35	m	4410	*248,4*	941	*53,0*	10111	*569,5*	665	*38,4*	279	*16,1*	167	*9,6*	30	*1,7*	1162	*67,0*	2303	*132,9*
	w	2434	*128,6*	655	*34,6*	8833	*466,7*	607	*31,8*	502	*26,3*	281	*14,7*	54	*2,8*	1408	*73,7*	2852	*149,4*
35–40	m	4814	*307,9*	954	*61,0*	9766	*624,6*	621	*40,3*	237	*15,4*	190	*12,3*	16	*1,0*	1182	*76,7*	2246	*145,7*
	w	2421	*113,3*	666	*31,2*	8434	*394,8*	596	*28,2*	459	*21,8*	316	*15,0*	22	*1,0*	1330	*63,0*	2723	*129,0*
40–45	m	3756	*364,5*	794	*77,1*	7484	*726,3*	464	*43,8*	149	*14,1*	184	*17,4*	21	*2,0*	803	*75,8*	1621	*153,0*
	w	1699	*121,2*	480	*34,2*	5332	*380,3*	431	*29,9*	313	*21,7*	333	*23,1*	17	*1,2*	875	*60,7*	1969	*136,5*
45–50	m	6037	*366,1*	1246	*75,6*	10359	*628,2*	549	*32,9*	158	*9,5*	256	*15,3*	15	*0,9*	914	*54,7*	1892	*113,2*
	w	1854	*85,5*	506	*23,3*	5875	*271,0*	522	*24,0*	312	*14,3*	457	*21,0*	18	*0,8*	922	*42,4*	2231	*102,5*
50–55	m	7232	*411,6*	1518	*86,4*	11259	*640,8*	518	*29,3*	122	*6,9*	308	*17,4*	17	*1,0*	868	*49,2*	1833	*103,8*
	w	1616	*75,6*	531	*24,8*	4854	*227,0*	459	*21,7*	289	*13,6*	468	*22,1*	10	*0,5*	740	*34,9*	1966	*92,8*
55–60	m	7520	*452,1*	1640	*98,6*	10633	*639,2*	477	*29,1*	106	*6,5*	278	*15,9*	11	*0,7*	636	*38,8*	1508	*91,9*
	w	1470	*77,2*	490	*25,7*	3942	*207,1*	437	*23,2*	250	*13,3*	513	*27,3*	9	*0,5*	586	*31,2*	1795	*95,4*
60–65	m	5790	*476,5*	1393	*114,7*	7729	*636,1*	328	*27,7*	83	*7,0*	258	*21,8*	6	*0,5*	442	*37,4*	1117	*94,5*
	w	1373	*84,5*	496	*30,5*	3153	*194,1*	343	*21,4*	231	*14,4*	435	*27,2*	3	*0,2*	404	*25,2*	1416	*88,4*
65–70	m	3513	*405,4*	957	*110,4*	4361	*503,3*	237	*27,5*	69	*8,0*	159	*18,4*	1	*0,1*	204	*23,7*	670	*77,7*
	w	1112	*86,6*	401	*31,2*	2382	*185,4*	291	*23,0*	169	*13,4*	324	*25,6*	5	*0,4*	245	*19,4*	1034	*81,7*
70 und mehr	m	3869	*272,0*	1195	*84,0*	4599	*323,3*	354	*25,0*	70	*5,0*	208	*14,7*	1	*0,7*	225	*15,9*	858	*60,7*
	w	1721	*85,8*	647	*32,3*	2966	*147,9*	508	*25,8*	230	*11,7*	497	*25,2*	2	*1,0*	257	*13,1*	1494	*75,9*
Insgesamt	m	54617	*218,7*	12379	*49,6*	117784	*471,6*	7234	*29,1*	3592	*14,5*	2456	*9,9*	770	*3,1*	8655	*34,9*	22707	*91,5*
	w	21004	*74,8*	6245	*22,2*	85518	*304,6*	6747	*24,1*	5813	*20,8*	4337	*15,5*	756	*2,7*	9971	*35,7*	27625	*98,9*

Tabelle XIV. *Bestätigte Neuzugänge an aktiver Tuberkulose in Schleswig-Holstein im Jahre 1959 nach Alter und Geschlecht; absolute und relative Zahlen auf 100000 Einwohner*
(Entnommen und berechnet aus den Länderstatistiken)

Alter	Geschlecht	Tuberkulose der Atmungsorgane								Tuberkulose anderer Organe															
		Ia		Ib		Ic		Ia–Ic		Knochen u.Gelenke		Peripher. Lymphkn.		Haut		Menin-gitis		Uro-genital		Sonstige		Id ges.		Ia–Id gesamt	
		abs.	rel.	abs.	rel.	abs.	rel.	abs.	rel.	abs.	rel.	abs.	rel.	abs.	rel.	abs.	rel.	abs.	rel.	abs.	rel.	abs.	rel.	abs.	rel.
0–1	m	2	*11,2*	–	–	5	*28,0*	7	*39,2*	–	–	–	–	–	–	2	*11,2*	–	–	–	–	2	*11,2*	9	*50,4*
	w	1	*5,9*	1	*5,9*	3	*17,8*	5	*29,6*	–	–	1	*5,9*	–	–	–	–	–	–	–	–	1	*5,9*	6	*35,5*
	zus.	3	*8,6*	1	*2,9*	8	*23,0*	12	*34,5*	–	–	1	*2,9*	–	–	2	*5,8*	–	–	–	–	3	*8,6*	15	*43,2*
1–5	m	–	–	–	–	100	*121,0*	100	*121,0*	1	*1,2*	4	*4,8*	–	–	3	*3,6*	–	–	1	*1,2*	9	*10,9*	109	*131,9*
	w	1	*1,3*	1	*1,3*	85	*108,0*	87	*110,6*	4	*5,1*	3	*3,8*	–	–	2	*2,5*	–	–	2	*2,5*	11	*14,0*	98	*124,5*
	zus.	1	*0,6*	1	*0,6*	185	*114,7*	187	*115,9*	5	*3,1*	7	*4,3*	–	–	5	*3,1*	–	–	3	*1,9*	20	*12,4*	207	*128,3*
5–10	m	4	*5,0*	1	*1,2*	132	*163,9*	137	*170,1*	3	*3,7*	10	*12,4*	1	*1,2*	3	*3,7*	1	*1,2*	2	*2,5*	20	*24,8*	157	*195,0*
	w	1	*1,3*	–	–	124	*159,0*	125	*160,3*	5	*6,4*	11	*14,1*	–	–	1	*1,3*	–	–	–	–	17	*21,8*	142	*182,1*
	zus.	5	*3,2*	1	*0,6*	256	*161,5*	262	*165,3*	8	*5,0*	21	*13,2*	1	*0,6*	4	*2,5*	1	*0,6*	2	*1,3*	37	*23,3*	299	*188,7*
10–15	m	4	*5,1*	–	–	90	*114,5*	94	*119,5*	7	*8,9*	14	*17,8*	–	–	2	*2,5*	–	–	2	*2,5*	25	*31,8*	119	*151,8*
	w	1	*1,3*	–	–	60	*79,0*	61	*80,3*	1	*1,3*	11	*14,5*	–	–	1	*1,3*	–	–	3	*4,0*	16	*21,1*	77	*101,4*
	zus.	5	*3,2*	–	–	150	*97,0*	155	*100,3*	8	*5,2*	25	*16,2*	–	–	3	*1,9*	–	–	5	*3,2*	41	*26,5*	196	*126,8*
15–20	m	27	*25,6*	11	*10,4*	97	*92,1*	135	*128,2*	9	*8,5*	16	*15,2*	1	*0,9*	2	*1,9*	2	*1,9*	3	*2,8*	33	*31,3*	168	*159,5*
	w	21	*21,4*	6	*6,1*	90	*91,9*	117	*119,5*	9	*9,2*	13	*13,3*	–	–	2	*2,0*	7	*7,1*	10	*10,2*	41	*41,8*	158	*161,3*
	zus.	48	*23,6*	17	*8,4*	187	*92,0*	252	*124,0*	18	*8,9*	29	*14,3*	1	*0,5*	4	*2,0*	9	*4,4*	13	*6,4*	74	*36,4*	326	*160,4*
20–25	m	36	*35,0*	20	*19,4*	135	*131,1*	191	*185,4*	5	*4,9*	5	*4,9*	1	*1,0*	1	*1,0*	4	*3,9*	7	*6,8*	23	*22,3*	214	*207,8*
	w	31	*34,8*	17	*19,1*	139	*156,0*	187	*209,9*	3	*3,4*	13	*14,6*	1	*1,1*	–	–	9	*10,2*	11	*12,4*	37	*41,5*	224	*251,5*
	zus.	67	*34,9*	37	*19,3*	274	*142,7*	378	*196,8*	8	*4,2*	18	*9,4*	2	*1,1*	1	*0,5*	13	*6,8*	18	*9,4*	60	*31,2*	438	*228,0*
25–30	m	28	*43,9*	12	*18,8*	91	*142,5*	131	*205,2*	1	*1,6*	2	*3,1*	2	*3,1*	–	–	2	*3,1*	7	*11,0*	14	*21,9*	145	*227,1*
	w	15	*24,2*	6	*9,7*	93	*150,0*	114	*183,9*	1	*1,6*	5	*8,1*	1	*1,6*	–	–	9	*14,5*	6	*9,7*	22	*35,4*	136	*219,5*
	zus.	43	*34,2*	18	*14,3*	184	*146,2*	245	*194,7*	2	*1,6*	7	*5,6*	3	*2,4*	–	–	11	*8,7*	13	*10,3*	36	*28,6*	281	*223,3*
30–35	m	34	*56,3*	14	*23,2*	80	*132,6*	128	*212,1*	4	*6,6*	8	*13,3*	1	*1,7*	–	–	7	*11,6*	2	*3,4*	22	*36,5*	150	*248,5*
	w	16	*22,3*	11	*15,4*	89	*124,3*	116	*162,0*	4	*5,6*	7	*9,8*	4	*5,6*	–	–	6	*8,4*	6	*8,4*	27	*37,7*	143	*199,7*
	zus.	50	*37,9*	25	*18,9*	169	*128,1*	244	*184,9*	8	*6,1*	15	*11,4*	5	*3,8*	–	–	13	*9,9*	8	*6,1*	49	*37,1*	293	*222,0*

35–40	m	35	*59,5*	11	*18,7*	79	*134,4*	125	*212,6*	2	*3,4*	1	*1,7*	1	*1,7*	1	*1,7*	6	*10,2*	5	*8,5*	16	*27,2*	141	*239,8*
	w	23	*27,2*	6	*7,1*	70	*82,9*	99	*117,2*	4	*4,7*	7	*8,3*	–	–	–	–	11	*13,0*	8	*9,5*	30	*35,5*	129	*152,7*
	zus.	58	*40,5*	17	*11,9*	149	*104,0*	224	*156,3*	6	*4,2*	8	*5,6*	1	*0,7*	1	*0,7*	17	*11,9*	13	*9,1*	46	*32,1*	270	*188,4*
40–45	m	34	*80,2*	9	*21,2*	51	*120,3*	94	*221,7*	5	*11,8*	–	–	1	*2,4*	–	–	3	*7,1*	2	*4,7*	11	*25,9*	105	*247,7*
	w	14	*22,8*	6	*9,8*	38	*61,8*	58	*94,4*	1	*1,6*	2	*3,3*	1	*1,6*	–	–	5	*8,1*	1	*1,6*	10	*16,3*	68	*110,7*
	zus.	48	*46,2*	15	*14,4*	89	*85,7*	152	*146,4*	6	*5,8*	2	*1,9*	2	*1,9*	–	–	8	*7,7*	3	*2,9*	21	*20,2*	173	*166,6*
45–50	m	43	*61,6*	22	*31,5*	83	*119,0*	148	*212,1*	1	*1,4*	2	*2,9*	3	*4,3*	–	–	3	*2,9*	1	*1,4*	10	*14,3*	158	*226,4*
	w	9	*9,5*	5	*5,3*	46	*48,5*	60	*63,2*	2	*2,1*	2	*2,1*	1	*1,1*	–	–	6	*6,3*	6	*6,3*	17	*17,9*	77	*81,2*
	zus.	52	*31,6*	27	*16,4*	129	*78,3*	208	*126,3*	3	*1,8*	4	*2,4*	4	*2,4*	–	–	9	*5,5*	7	*4,3*	27	*16,3*	235	*142,7*
50–55	m	45	*59,7*	19	*25,1*	87	*115,4*	151	*200,2*	3	*4,0*	2	*2,7*	3	*4,0*	–	–	3	*4,0*	1	*1,3*	12	*15,9*	163	*216,2*
	w	13	*14,2*	4	*4,4*	41	*44,9*	58	*63,5*	3	*3,3*	2	*2,2*	1	*1,1*	–	–	2	*2,2*	3	*3,3*	11	*12,0*	69	*75,5*
	zus.	58	*34,8*	23	*13,8*	128	*76,7*	209	*125,3*	6	*3,6*	4	*2,4*	4	*2,4*	–	–	5	*3,0*	4	*2,4*	23	*13,8*	232	*139,1*
55–60	m	62	*87,4*	20	*28,1*	103	*145,2*	185	*260,8*	4	*5,6*	2	*2,8*	2	*2,8*	–	–	4	*5,6*	5	*7,0*	17	*24,0*	202	*284,7*
	w	17	*20,5*	4	*4,8*	45	*54,4*	66	*79,8*	7	*8,5*	3	*3,6*	6	*7,3*	–	–	2	*2,4*	4	*4,8*	22	*26,6*	88	*106,4*
	zus.	79	*51,4*	24	*15,6*	148	*96,3*	251	*163,3*	11	*7,2*	5	*3,3*	8	*5,2*	–	–	6	*3,9*	9	*5,9*	39	*25,4*	290	*188,7*
60–65	m	39	*70,3*	17	*30,6*	66	*119,0*	122	*220,1*	2	*3,6*	3	*5,4*	1	*1,8*	–	–	2	*3,6*	3	*5,4*	11	*19,8*	133	*239,9*
	w	15	*19,9*	2	*2,7*	20	*26,6*	37	*49,2*	4	*5,3*	2	*2,7*	2	*2,7*	–	–	–	–	2	*2,7*	10	*13,3*	47	*62,4*
	zus.	54	*41,3*	19	*14,5*	86	*65,8*	159	*121,6*	6	*4,6*	5	*3,8*	3	*2,3*	–	–	2	*1,5*	5	*3,8*	21	*16,0*	180	*137,7*
65–70	m	28	*62,8*	8	*17,9*	35	*78,5*	71	*159,2*	–	–	1	*2,2*	1	*2,2*	–	–	2	*4,5*	2	*4,5*	6	*13,5*	77	*172,7*
	w	18	*28,9*	7	*11,3*	24	*38,6*	49	*78,8*	2	*3,2*	5	*8,0*	–	–	1	*1,6*	2	*3,2*	3	*4,8*	13	*20,9*	62	*99,7*
	zus.	46	*43,1*	15	*14,0*	59	*55,3*	120	*112,4*	2	*1,9*	6	*5,6*	1	*0,9*	1	*0,9*	4	*3,8*	5	*4,7*	19	*17,8*	139	*130,2*
70–75	m	27	*75,0*	4	*11,1*	17	*47,2*	48	*133,2*	1	*2,8*	–	–	2	*5,6*	–	–	–	–	1	*2,8*	4	*11,1*	52	*144,4*
	w	10	*21,0*	5	*10,5*	12	*25,2*	27	*56,6*	1	*2,1*	–	–	1	*2,1*	–	–	2	*4,2*	2	*4,2*	6	*12,6*	33	*69,2*
	zus.	37	*44,2*	9	*10,8*	29	*34,6*	75	*89,6*	2	*2,4*	–	–	3	*3,6*	–	–	2	*2,4*	3	*3,6*	10	*11,9*	85	*101,5*
75 und mehr	m	18	*39,9*	5	*11,1*	9	*20,0*	32	*71,0*	1	*2,2*	–	–	–	–	–	–	1	*2,2*	1	*2,2*	3	*6,7*	35	*77,6*
	w	25	*42,9*	7	*12,0*	10	*17,1*	42	*72,0*	3	*5,1*	1	*1,7*	–	–	–	–	–	–	1	*1,7*	5	*8,6*	47	*80,6*
	zus.	43	*41,6*	12	*11,6*	19	*18,4*	74	*71,6*	4	*3,9*	1	*1,0*	–	–	–	–	1	*1,0*	2	*1,9*	8	*7,7*	82	*79,3*
Insgesamt	m	466	*43,4*	173	*16,1*	1260	*117,5*	1899	*177,0*	49	*4,6*	70	*6,5*	20	*1,9*	14	*1,3*	40	*3,7*	45	*4,2*	238	*22,2*	2137	*199,2*
	w	231	*19,1*	88	*7,3*	989	*81,6*	1308	*108,0*	54	*4,5*	88	*7,3*	18	*1,5*	7	*0,6*	61	*5,0*	68	*5,6*	296	*24,4*	1604	*132,4*
	zus.	697	*30,5*	261	*11,4*	2249	*98,5*	3207	*140,4*	103	*4,6*	158	*6,9*	38	*1,7*	21	*0,9*	101	*4,4*	113	*4,9*	534	*23,4*	3741	*163,8*

Tabelle XV. *Bestätigte Neuzugänge an aktiver Tuberkulose in Hamburg im Jahre 1959 nach Alter und Geschlecht; absolute und relative Zahlen auf 100000 Einwohner*
(Entnommen und berechnet aus den Länderstatistiken)

Alter	Geschlecht	Tuberkulose der Atmungsorgane								Tuberkulose anderer Organe															
		Ia		Ib		Ic		Ia–Ic		Knochen u. Gelenke		Peripher. Lymphkn.		Haut		Menin-gitis		Uro-genital		Sonstige		Id ges.		Ia–Id gesamt	
		abs.	rel.	abs.	rel.	abs.	rel.	abs.	rel.	abs.	rel.	abs.	rel.	abs.	rel.	abs.	rel.	abs.	rel.	abs.	rel.	abs.	rel.	abs.	rel.
0–1	m	–	–	–	–	9	78,5	9	78,5	–	–	–	–	–	–	–	–	–	–	–	–	–	–	9	78,5
	w	1	9,2	–	–	12	111,0	13	120,2	–	–	1	9,2	–	–	1	9,2	–	–	–	–	2	18,5	15	138,7
	zus.	1	4,5	–	–	21	94,3	22	98,8	–	–	1	4,5	–	–	1	4,5	–	–	–	–	2	9,0	24	107,8
1–5	m	1	2,5	–	–	115	287,6	116	290,1	2	5,0	1	2,5	1	2,5	1	2,5	1	2,5	–	–	6	15,0	122	305,2
	w	–	–	–	–	97	257,0	97	257,0	–	–	1	2,6	–	–	1	2,6	–	–	1	2,6	3	7,9	100	264,9
	zus.	1	1,3	–	–	212	272,8	213	274,1	2	2,6	2	2,6	1	1,3	2	2,6	1	1,3	1	1,3	9	11,6	222	285,6
5–10	m	4	8,5	2	4,2	212	449,0	218	461,7	1	2,1	1	2,1	–	–	1	2,1	–	–	1	2,1	4	8,5	222	470,3
	w	1	2,2	1	2,2	190	424,6	192	429,0	1	2,2	6	13,4	–	–	1	2,2	–	–	2	4,5	10	22,3	202	451,4
	zus.	5	5,4	3	3,3	402	437,1	410	445,8	2	2,2	7	7,6	–	–	2	2,2	–	–	3	3,3	14	15,2	424	461,0
10–15	m	5	9,5	–	–	156	296,5	161	306,0	1	1,9	6	11,4	1	1,9	–	–	1	1,9	2	3,8	11	20,9	172	326,9
	w	6	11,8	1	2,0	81	159,2	88	173,0	2	3,9	3	5,9	–	–	–	–	–	–	5	9,8	10	19,7	98	192,6
	zus.	11	10,6	1	1,0	237	229,0	249	240,6	3	2,9	9	8,7	1	1,0	–	–	1	1,0	7	6,8	21	20,3	270	260,9
15–20	m	21	29,3	5	7,0	158	220,5	184	256,7	1	1,4	2	2,8	–	–	–	–	2	2,8	3	4,2	8	11,2	192	267,9
	w	12	16,9	10	14,1	124	175,3	146	206,4	3	4,2	8	11,3	5	7,1	1	1,4	5	7,1	12	16,9	34	48,1	180	254,5
	zus.	33	23,2	15	10,5	282	198,0	330	231,7	4	2,8	10	7,0	5	3,5	1	0,7	7	4,9	15	10,5	42	29,5	372	261,2
20–25	m	35	45,1	11	14,2	154	198,3	200	257,5	3	3,9	2	2,6	–	–	1	1,3	4	5,2	4	5,2	14	18,0	214	275,5
	w	30	39,5	13	17,1	150	197,4	193	254,1	3	3,9	3	3,9	1	1,3	–	–	6	7,9	6	7,9	19	25,0	212	279,1
	zus.	65	42,3	24	15,6	304	197,9	393	255,8	6	3,9	5	3,3	1	0,7	1	0,7	10	6,5	10	6,5	33	21,5	426	277,3
25–30	m	31	56,9	14	25,7	109	200,2	154	282,9	–	–	1	1,8	1	1,8	–	–	2	3,7	3	5,5	7	12,9	161	295,7
	w	17	30,5	6	10,8	101	181,2	124	222,5	4	7,2	4	7,2	1	1,8	–	–	8	14,4	7	12,6	24	43,1	148	265,6
	zus.	48	43,6	20	18,2	210	190,7	278	252,4	4	3,6	5	4,5	2	1,8	–	–	10	9,1	10	9,1	31	28,1	309	280,5
30–35	m	38	70,4	11	20,4	96	177,8	145	268,5	–	–	1	1,9	–	–	–	–	4	7,4	8	14,8	13	24,1	158	292,6
	w	13	20,3	5	7,8	91	141,8	109	169,8	1	1,6	–	–	–	–	2	3,1	7	10,9	3	4,7	13	20,3	122	190,1
	zus.	51	79,5	16	13,5	187	158,2	254	214,9	1	0,8	1	0,8	–	–	2	1,7	11	9,3	11	9,3	26	22,0	280	236,9

35–40	m	35	66,3	10	18,9	129	244,2	174	329,4	3	5,7	3	5,7	–	–	–	–	4	7,6	5	9,5	15	28,4	189	357,8
	w	19	26,0	11	15,1	117	160,2	147	201,3	1	1,4	4	5,5	2	2,7	1	1,4	6	8,2	6	8,2	20	27,4	167	228,7
	zus.	54	42,9	21	16,7	246	195,5	321	255,1	4	3,2	7	5,6	2	1,6	1	0,8	10	7,9	11	8,7	35	27,8	356	282,9
40–45	m	15	39,4	13	34,2	84	220,7	112	294,4	–	–	1	2,6	–	–	1	2,6	5	13,1	1	2,6	8	21,0	120	315,3
	w	24	47,0	3	5,9	63	70,7	90	176,4	–	–	–	–	–	–	–	–	1	2,0	5	9,8	6	11,8	96	188,2
	zus.	39	43,8	16	18,0	147	165,0	202	226,8	–	–	1	1,1	–	–	1	1,1	6	6,7	6	6,7	14	15,7	216	242,5
45–50	m	56	91,0	22	35,7	138	224,1	216	350,8	3	4,9	1	1,6	–	–	1	1,6	1	1,6	4	6,5	10	16,2	226	367,1
	w	24	30,6	11	14,0	64	81,7	99	126,4	5	6,4	7	8,9	–	–	–	–	5	6,4	6	7,7	23	29,4	122	155,7
	zus.	80	57,2	33	23,6	202	144,4	315	225,1	8	5,7	8	5,7	–	–	1	0,7	6	4,3	10	7,1	33	23,6	348	248,7
50–55	m	52	77,2	23	34,2	163	242,1	238	353,5	2	3,0	–	–	–	–	2	3,0	1	1,5	2	3,0	7	10,4	245	364,0
	w	12	14,9	4	5,0	67	83,1	83	103,0	5	6,2	4	5,0	–	–	1	1,2	2	2,5	3	3,7	15	18,6	98	121,6
	zus.	64	43,3	27	18,3	230	155,5	321	217,0	7	4,7	4	2,7	–	–	3	2,0	3	2,0	5	3,4	22	14,9	343	231,9
55–60	m	66	104,3	19	30,1	154	243,3	239	377,5	4	6,3	–	–	–	–	–	–	2	3,2	2	3,2	8	12,6	247	390,2
	w	8	10,9	4	5,4	64	87,2	76	103,5	1	1,4	2	2,7	3	4,1	–	–	1	1,4	4	5,4	11	15,0	87	118,5
	zus.	74	54,1	23	16,8	218	159,4	315	230,4	5	3,7	2	1,5	3	2,2	–	–	3	2,2	6	4,4	19	13,9	334	244,3
60–65	m	35	73,7	15	31,5	101	212,7	151	318,0	3	6,3	–	–	–	–	–	–	4	8,4	2	4,2	9	19,0	160	337,0
	w	10	14,7	2	3,0	42	61,6	54	79,2	–	–	4	5,9	2	2,9	–	–	1	1,5	3	4,4	10	14,7	64	93,8
	zus.	45	38,9	17	14,7	143	123,6	205	177,2	3	2,6	4	3,5	2	1,7	–	–	5	4,3	5	4,3	19	16,4	224	193,6
65–70	m	31	83,0	12	32,1	62	166,0	105	281,2	2	5,4	1	2,7	–	–	–	–	2	5,4	–	–	5	13,4	110	294,6
	w	10	17,8	1	1,8	27	48,1	38	67,7	–	–	2	3,6	2	3,6	–	–	1	1,8	1	1,8	6	10,7	44	78,4
	zus.	41	43,9	13	13,9	89	95,2	143	153,0	2	2,1	3	3,2	2	2,1	–	–	3	3,2	1	1,1	11	11,8	154	164,7
70–75	m	22	75,3	5	17,1	32	109,5	59	201,9	3	10,3	–	–	–	–	–	–	–	–	1	3,4	4	13,7	63	215,6
	w	10	24,7	2	4,9	27	66,6	39	96,2	–	–	4	9,9	–	–	–	–	1	2,5	2	4,9	7	17,3	46	113,4
	zus.	32	45,9	7	10,0	59	84,6	98	140,4	3	4,3	4	5,7	–	–	–	–	1	1,5	3	4,3	11	15,8	109	156,2
75–80	m	16	84,5	5	26,4	21	110,9	42	221,8	–	–	–	–	1	5,3	–	–	–	–	1	5,3	2	10,6	44	232,4
	w	8	30,4	2	10,3	7	26,6	17	64,7	–	–	–	–	–	–	–	–	–	–	1	3,8	1	3,8	18	68,5
	zus.	24	53,1	7	15,9	28	61,9	59	130,5	–	–	–	–	1	2,2	–	–	–	–	2	4,4	3	6,6	62	137,1
80 und mehr	m	13	103,6	2	15,9	10	79,6	25	199,2	–	–	–	–	–	–	–	–	–	–	–	–	–	–	25	199,2
	w	4	20,4	–	–	4	20,4	8	40,8	–	–	–	–	–	–	–	–	–	–	–	–	–	–	8	40,8
	zus.	17	52,9	2	6,2	14	43,6	33	102,7	–	–	–	–	–	–	–	–	–	–	–	–	–	–	33	102,7
Insgesamt	m	476	56,8	169	20,1	1 903	227,2	2 548	304,2	28	3,3	20	2,4	4	0,5	7	0,8	33	3,9	39	4,7	131	15,6	2 679	319,8
	w	209	21,4	76	7,8	1 328	164,9	1 613	165,0	26	2,7	53	5,4	16	1,6	8	0,8	44	4,5	67	6,9	214	21,9	1 827	186,8
	zus.	685	37,7	245	13,5	3 231	178,0	4 161	229,2	54	3,0	73	4,0	20	1,1	15	0,8	77	4,2	106	5,8	345	19,0	4 506	248,2

Tabelle XVI. *Bestätigte Neuzugänge an aktiver Tuberkulose in Niedersachsen im Jahre 1959 nach Alter und Geschlecht; absolute und relative Zahlen auf 100000 Einwohner*
(Entnommen und berechnet aus den Länderstatistiken)

Alter	Geschlecht	Tuberkulose der Atmungsorgane								Tuberkulose anderer Organe															
		Ia		Ib		Ic		Ia–Ic		Knochen u. Gelenke		Peripher. Lymphkn.		Haut		Menin-gitis		Uro-genital		Sonstige		Id ges.		Ia–Id gesamt	
		abs.	rel.	abs.	rel.	abs.	rel.	abs.	rel.	abs.	rel.	abs.	rel.	abs.	rel.	abs.	rel.	abs.	rel.	abs.	rel.	abs.	rel.	abs.	rel.
0–1	m	–	–	–	–	22	39,4	22	39,4	–	–	–	–	–	–	1	1,8	–	–	–	–	1	1,8	23	41,2
	w	1	1,9	–	–	13	24,9	14	26,8	–	–	–	–	–	–	–	–	–	–	2	3,8	2	3,8	16	30,6
	zus.	1	0,9	–	–	35	32,4	36	33,3	–	–	–	–	–	–	1	0,9	–	–	2	1,9	3	2,8	39	36,1
1–5	m	3	1,5	–	–	208	100,7	211	102,2	3	1,5	8	3,9	1	0,5	9	4,4	–	–	–	–	21	10,2	232	112,3
	w	2	1,0	2	1,0	183	93,8	187	95,9	3	1,5	6	3,1	–	–	2	1,0	–	–	–	–	11	5,6	198	101,5
	zus.	5	1,2	2	0,5	391	97,4	398	99,1	6	1,5	14	3,5	1	0,2	11	2,7	–	–	–	–	32	8,0	430	107,1
5–10	m	4	1,6	–	–	347	137,7	351	139,3	5	2,0	15	6,0	1	0,4	9	3,6	2	0,8	4	1,6	36	14,3	387	153,5
	w	1	0,4	2	0,8	295	124,4	298	125,6	5	2,1	16	6,7	1	0,4	7	3,0	–	–	2	0,8	31	13,1	329	138,7
	zus.	5	1,0	2	0,4	642	131,2	649	132,6	10	2,0	31	6,3	2	0,4	16	3,3	2	0,4	6	1,2	67	13,7	716	146,3
10–15	m	5	2,2	4	1,8	151	67,7	160	71,8	13	5,8	9	4,0	4	1,8	5	2,2	1	0,4	4	1,8	36	16,1	196	87,9
	w	21	9,9	3	1,4	100	47,3	124	58,7	10	4,7	7	3,3	1	0,5	2	0,9	1	0,5	5	2,4	26	12,3	150	70,9
	zus.	26	6,0	7	1,6	251	57,8	284	65,4	23	5,3	16	3,7	5	1,2	7	1,6	2	0,5	9	2,1	62	14,3	346	79,6
15–20	m	57	20,5	13	4,7	241	86,6	311	111,7	13	4,7	15	5,4	2	0,7	2	0,7	3	1,1	8	2,9	43	15,4	354	127,2
	w	29	10,9	10	3,8	207	77,9	246	92,6	10	3,8	25	9,4	2	0,8	3	1,1	11	4,1	13	4,9	64	24,1	310	116,7
	zus.	86	15,8	23	4,2	448	82,4	557	102,4	23	4,2	40	7,4	4	0,7	5	0,9	14	2,6	21	3,9	107	19,7	664	122,1
20–25	m	102	37,4	24	8,8	266	97,5	392	143,7	20	7,3	15	5,5	2	0,7	2	0,7	7	2,6	12	4,4	58	21,3	450	165,0
	w	59	23,0	21	8,2	234	91,0	314	122,1	11	4,3	30	11,7	3	1,2	1	0,4	18	7,0	24	9,3	87	33,8	401	155,9
	zus.	161	30,4	45	8,5	500	94,4	706	133,2	31	5,9	45	8,5	5	0,9	3	0,6	25	4,7	36	6,8	145	27,3	851	160,6
25–30	m	91	45,4	17	8,5	180	89,9	288	143,8	10	5,0	5	2,5	1	0,5	1	0,5	14	7,0	8	4,0	40	20,0	328	163,7
	w	45	22,3	10	5,0	189	93,8	244	121,1	9	4,5	12	6,0	2	1,0	–	–	34	16,9	13	6,5	70	34,7	314	155,8
	zus.	136	33,8	27	6,7	369	91,8	532	132,4	19	4,7	17	4,2	3	0,7	1	0,2	48	11,9	21	5,2	110	27,4	642	159,8
30–35	m	84	42,4	25	12,6	183	92,4	292	147,5	11	5,6	6	3,0	4	2,0	1	0,5	28	14,1	8	4,0	58	29,3	350	176,8
	w	49	21,7	16	7,1	163	72,1	228	100,9	10	4,4	9	4,0	2	0,9	–	–	21	9,3	20	8,8	62	27,4	290	128,3
	zus.	133	31,4	41	9,7	346	81,6	520	122,6	21	5,0	15	3,5	6	1,4	1	0,2	49	11,6	28	6,6	120	28,3	640	150,9

35–40	m	83	46,5	20	11,3	153	85,8	256	143,5	9	5,0	9	5,0	2	1,1	1	0,6	24	13,5	13	7,3	58	32,5	314	176,0
	w	49	19,5	17	6,8	150	59,7	216	86,1	5	2,0	10	4,0	3	1,2	–	–	25	10,0	15	6,0	58	23,1	274	109,2
	zus.	132	30,7	37	8,6	303	70,5	472	109,9	14	3,3	19	4,4	5	1,2	1	0,2	49	11,4	28	6,5	116	27,0	588	136,9
40–45	m	63	50,3	19	15,2	118	94,1	200	159,6	5	4,0	–	–	–	–	–	–	13	10,4	5	4,0	23	18,3	223	177,9
	w	30	17,0	5	2,8	89	50,6	124	70,4	7	4,0	8	4,5	1	0,6	–	–	13	7,4	8	4,5	37	21,0	161	91,5
	zus.	93	30,9	24	8,0	207	68,7	324	107,5	12	4,0	8	2,7	1	0,3	–	–	26	8,6	13	4,3	60	19,9	384	127,4
45–50	m	109	53,4	32	15,7	212	103,9	353	173,0	4	2,0	4	2,0	1	0,5	–	–	15	7,4	18	8,8	42	20,6	395	193,6
	w	36	13,3	2	0,7	118	43,5	156	57,6	5	1,8	9	3,3	4	1,5	–	–	13	4,8	12	4,4	43	15,7	199	73,4
	zus.	145	30,5	34	7,2	330	69,5	509	107,2	9	1,9	13	2,7	5	1,1	–	–	28	5,9	30	6,3	85	17,9	594	125,1
50–55	m	142	65,8	37	17,1	222	102,9	401	185,8	6	2,8	2	0,9	5	2,3	–	–	16	7,4	9	4,2	41	19,0	442	204,8
	w	42	16,3	8	3,1	91	35,3	141	54,8	9	3,5	13	5,0	4	1,6	–	–	7	2,7	11	4,3	41	15,9	182	70,7
	zus.	184	38,9	45	9,5	313	66,1	542	114,5	15	3,2	15	3,2	9	1,9	–	–	23	4,9	20	4,2	82	17,3	624	131,8
55–60	m	137	66,8	43	21,0	225	109,8	405	197,6	9	4,4	2	1,0	8	3,9	–	–	13	6,3	5	2,4	37	18,1	442	215,7
	w	44	19,1	6	2,6	83	35,9	133	57,6	10	4,3	10	4,3	4	1,7	–	–	7	3,0	7	3,0	38	16,5	171	74,0
	zus.	181	41,5	49	11,2	308	70,7	538	123,4	19	4,4	12	2,8	12	2,8	–	–	20	4,6	12	2,8	75	17,2	613	140,6
60–65	m	121	79,5	24	15,8	160	105,2	305	200,5	4	2,6	1	0,7	3	2,0	2	1,3	5	3,3	6	3,9	21	13,8	326	214,3
	w	38	18,8	14	6,9	81	40,2	133	65,9	3	1,5	17	8,4	3	1,5	–	–	3	1,5	4	2,0	30	14,9	163	80,8
	zus.	159	44,9	38	10,7	241	68,1	438	123,8	7	2,0	18	5,1	6	1,7	2	0,6	8	2,3	10	2,8	51	14,4	489	138,2
65–70	m	78	68,8	21	18,5	96	84,7	195	172,1	2	1,8	1	0,9	2	1,8	–	–	5	4,4	1	0,9	11	9,7	206	181,8
	w	37	23,1	7	4,3	47	29,3	91	56,8	5	3,1	9	5,6	4	2,5	2	1,2	2	1,2	5	3,1	27	16,8	118	73,6
	zus.	115	42,0	28	10,2	143	52,3	286	104,5	7	2,6	10	3,7	6	2,2	2	0,7	7	2,6	6	2,2	38	13,9	324	118,4
70–75	m	67	77,3	20	23,1	55	63,4	142	163,8	2	2,3	1	1,2	–	–	–	–	4	4,6	2	2,3	9	10,4	151	174,2
	w	45	36,8	6	4,9	47	38,5	98	80,2	4	3,3	9	7,4	4	3,3	–	–	2	1,6	4	3,3	23	18,8	121	99,1
	zus.	112	53,6	26	12,5	102	48,8	240	114,9	6	2,9	10	4,8	4	1,9	–	–	6	2,9	6	2,9	32	15,3	272	130,3
75–80	m	37	64,1	14	24,2	30	51,9	81	140,3	3	5,2	1	1,7	1	1,7	–	–	–	–	–	–	5	8,7	86	148,9
	w	36	45,9	5	6,4	21	26,8	62	79,1	7	8,9	3	3,8	–	–	–	–	2	2,6	3	3,8	15	19,1	77	98,3
	zus.	73	53,6	19	14,0	51	37,5	143	105,1	10	7,3	4	2,9	1	0,7	–	–	2	1,5	3	2,2	20	14,7	163	119,8
80 und mehr	m	24	51,4	9	19,3	13	27,8	46	98,5	4	8,6	1	2,1	–	–	–	–	1	2,1	1	2,1	7	15,0	53	113,5
	w	16	26,5	2	3,3	11	18,3	29	48,0	2	3,3	8	13,3	1	1,7	–	–	1	1,7	–	–	12	19,9	41	68,0
	zus.	40	37,4	11	10,3	24	22,4	75	70,1	6	5,6	9	8,4	1	0,9	–	–	2	1,9	1	0,9	19	17,8	94	87,9
Insgesamt	m	1207	39,3	322	10,5	2882	93,8	4411	143,6	127	4,1	95	3,1	37	1,2	33	1,1	151	4,9	104	3,4	547	17,8	4958	161,4
	w	580	16,8	136	3,9	2122	61,4	2838	82,1	112	3,2	201	5,8	39	1,1	17	0,5	160	4,6	148	4,3	677	19,6	3515	101,7
	zus.	1787	27,4	458	7,0	5004	76,7	7249	111,1	239	3,7	296	4,5	76	1,2	50	0,8	311	4,8	252	3,9	1224	18,8	8473	129,8

Tabelle XVII. *Bestätigte Neuzugänge an aktiver Tuberkulose in Bremen im Jahre 1959 nach Alter und Geschlecht; absolute und relative Zahlen auf 100000 Einwohner*
(Entnommen und berechnet aus den Länderstatistiken)

Alter	Geschlecht	Tuberkulose der Atmungsorgane								Tuberkulose anderer Organe															
		Ia		Ib		Ic		Ia–Ic		Knochen u. Gelenke		Peripher. Lymphkn.		Haut		Menin-gitis		Uro-genital		Sonstige		Id ges.		Ia–Id gesamt	
		abs.	rel.	abs.	rel.	abs.	rel.	abs.	rel.	abs.	rel.	abs.	rel.	abs.	rel.	abs.	rel.	abs.	rel.	abs.	rel.	abs.	rel.	abs.	rel.
0–1	m	–	–	–	–	1	*19,4*	1	*19,4*	–	–	–	–	–	–	–	–	–	–	–	–	–	–	1	*19,4*
	w	–	–	–	–	2	*41,1*	2	*41,1*	–	–	–	–	–	–	–	–	–	–	–	–	–	–	2	*41,1*
	zus.	–	–	–	–	3	*29,9*	3	*29,9*	–	–	–	–	–	–	–	–	–	–	–	–	–	–	3	*29,9*
1–5	m	–	–	–	–	18	*98,3*	18	*98,3*	2	*10,9*	–	–	–	–	1	*5,5*	–	–	–	–	3	*16,4*	21	*114,7*
	w	–	–	–	–	22	*125,6*	22	*125,6*	–	–	1	*5,7*	–	–	–	–	–	–	–	–	1	*5,7*	23	*131,3*
	zus.	–	–	–	–	40	*111,6*	40	*111,6*	2	*5,6*	1	*2,8*	–	–	1	*2,8*	–	–	–	–	4	*11,2*	44	*122,8*
5–10	m	–	–	–	–	27	*128,1*	27	*128,1*	1	*4,7*	2	*9,5*	–	–	–	–	–	–	–	–	3	*14,2*	30	*142,3*
	w	–	–	–	–	21	*104,5*	21	*104,5*	2	*10,0*	2	*10,0*	–	–	–	–	–	–	–	–	4	*19,9*	25	*124,4*
	zus.	–	–	–	–	48	*116,6*	48	*116,6*	3	*7,3*	4	*9,7*	–	–	–	–	–	–	–	–	7	*17,0*	55	*133,6*
10–15	m	–	–	–	–	13	*60,5*	13	*60,5*	–	–	–	–	–	–	–	–	–	–	2	*9,3*	2	*9,3*	15	*69,8*
	w	–	–	–	–	9	*42,7*	9	*42,7*	2	*9,5*	1	*4,7*	–	–	–	–	–	–	1	*4,7*	4	*19,0*	13	*61,7*
	zus.	–	–	–	–	22	*51,7*	22	*51,7*	2	*4,7*	1	*2,3*	–	–	–	–	–	–	3	*7,0*	6	*14,1*	28	*65,8*
15–20	m	1	*3,5*	2	*7,1*	23	*81,1*	26	*91,7*	5	*17,6*	2	*7,1*	–	–	1	*3,5*	4	*14,1*	–	–	12	*42,3*	38	*134,1*
	w	4	*14,4*	1	*3,6*	19	*68,6*	24	*86,6*	1	*3,6*	4	*14,4*	1	*3,6*	–	–	–	–	1	*3,6*	7	*25,3*	31	*111,8*
	zus.	5	*8,9*	3	*5,4*	42	*74,9*	50	*89,2*	6	*10,7*	6	*10,7*	1	*1,8*	1	*1,8*	4	*7,1*	1	*1,8*	19	*33,9*	69	*123,1*
20–25	m	10	*33,8*	8	*27,0*	28	*94,6*	46	*155,4*	2	*6,8*	2	*6,8*	1	*3,4*	1	*3,4*	3	*10,1*	1	*3,4*	10	*33,8*	56	*189,2*
	w	4	*13,7*	2	*6,9*	25	*85,8*	31	*106,3*	1	*3,4*	6	*20,6*	–	–	1	*3,4*	2	*6,9*	–	–	10	*34,3*	41	*140,6*
	zus.	14	*23,8*	10	*17,0*	53	*90,2*	77	*131,1*	3	*5,1*	8	*13,6*	1	*1,7*	2	*3,4*	5	*8,5*	1	*1,7*	20	*34,0*	97	*165,1*
25–30	m	13	*57,3*	4	*17,6*	22	*97,0*	39	*172,0*	4	*17,6*	2	*8,8*	–	–	1	*4,4*	3	*13,2*	–	–	10	*44,1*	49	*216,0*
	w	6	*26,5*	2	*8,8*	22	*97,1*	30	*132,4*	2	*8,8*	–	–	1	*4,4*	1	*4,4*	4	*17,6*	–	–	8	*35,3*	38	*167,7*
	zus.	19	*41,9*	6	*13,2*	44	*97,0*	69	*152,2*	6	*13,2*	2	*4,4*	1	*2,2*	2	*4,4*	7	*15,4*	–	–	18	*39,7*	87	*191,9*
30–35	m	6	*27,1*	3	*13,5*	21	*94,8*	30	*135,4*	–	–	1	*4,5*	2	*9,0*	–	–	2	*9,0*	1	*4,5*	6	*27,1*	36	*162,5*
	w	3	*12,1*	3	*12,1*	19	*76,5*	25	*100,7*	–	–	1	*4,0*	1	*4,0*	3	*12,1*	3	*12,1*	–	–	8	*32,2*	33	*132,9*
	zus.	9	*19,2*	6	*12,8*	40	*85,1*	55	*117,0*	–	–	2	*4,3*	3	*6,4*	3	*6,4*	5	*10,6*	1	*2,1*	14	*29,8*	69	*146,8*
35–40	m	9	*42,4*	2	*9,4*	21	*99,0*	32	*150,9*	2	*9,4*	1	*4,7*	1	*4,7*	–	–	2	*9,4*	–	–	6	*28,3*	38	*179,2*
	w	2	*7,1*	2	*7,1*	23	*81,7*	27	*95,9*	–	–	1	*3,6*	–	–	–	–	3	*10,7*	1	*3,6*	5	*17,8*	32	*113,7*
	zus.	11	*22,3*	4	*8,1*	44	*89,2*	59	*119,6*	2	*4,1*	2	*4,1*	1	*2,0*	–	–	5	*10,1*	1	*2,0*	11	*22,2*	70	*141,8*

40–45	m	5	32,9	3	19,7	15	98,7	23	151,3	–	–	–	–	2	13,2	–	–	2	13,2	–	–	4	26,3	27	177,6
	w	2	10,4	1	5,2	13	67,6	16	83,1	–	–	1	5,2	1	5,2	1	5,2	1	5,2	–	–	4	20,8	20	104,0
	zus.	7	20,3	4	11,6	28	81,3	39	113,2	–	–	1	2,9	3	8,7	1	2,9	3	8,7	–	–	8	23,2	47	136,5
45–50	m	8	33,6	3	12,6	24	100,8	35	147,0	4	16,8	1	4,2	–	–	–	–	2	8,4	1	4,2	8	33,6	43	180,6
	w	4	13,9	2	7,0	17	59,1	23	80,0	–	–	2	7,0	–	–	2	7,0	1	3,5	–	–	5	17,4	28	97,4
	zus.	12	22,8	5	9,5	41	78,0	58	110,3	4	7,6	3	5,7	–	–	2	3,8	3	5,7	1	1,9	13	24,7	71	135,1
50–55	m	10	41,0	6	24,6	19	77,9	35	143,5	3	12,3	1	4,1	–	–	–	–	4	16,4	2	8,2	10	41,0	45	184,4
	w	4	14,3	–	–	14	50,2	18	64,5	–	–	2	6,7	–	–	–	–	2	6,7	–	–	4	14,3	22	78,9
	zus.	14	26,8	6	11,5	33	57,4	53	101,4	3	5,7	3	5,7	–	–	–	–	6	11,5	2	3,8	14	26,8	67	128,1
55–60	m	11	51,5	4	18,7	14	65,5	29	135,6	–	–	–	–	1	4,7	–	–	3	14,0	–	–	4	18,7	33	154,4
	w	3	12,4	–	–	6	24,8	9	37,2	2	8,3	–	–	–	–	2	8,3	1	4,1	1	4,1	6	24,8	15	62,0
	zus.	14	30,7	4	8,8	20	43,9	38	83,4	2	4,4	–	–	1	2,2	2	4,4	4	8,8	1	2,2	10	21,9	48	105,3
60–65	m	6	39,9	2	13,3	9	59,9	17	123,2	1	6,7	–	–	–	–	–	–	1	6,7	–	–	2	13,3	19	126,5
	w	2	9,6	3	14,4	6	28,7	11	52,6	1	4,8	2	9,6	–	–	2	9,6	–	–	1	4,8	6	28,7	17	81,3
	zus.	8	22,3	5	13,9	15	41,8	28	77,9	2	5,6	2	5,6	–	–	2	5,6	1	2,8	1	2,8	8	22,3	36	100,2
65–70	m	3	25,5	1	8,5	5	42,5	9	76,5	–	–	–	–	–	–	–	–	1	8,5	1	8,5	2	17,0	11	93,6
	w	1	5,7	1	5,7	6	34,1	8	45,6	1	5,7	2	11,4	1	5,7	1	5,7	1	5,7	–	–	6	34,1	14	79,7
	zus.	4	13,6	2	6,8	11	37,5	17	58,0	1	3,4	2	6,8	1	3,4	1	3,4	2	6,8	1	3,4	8	27,3	25	85,2
70–75	m	5	52,9	2	21,2	3	31,7	10	105,8	1	10,6	–	–	–	–	–	–	–	–	–	–	1	10,6	11	116,4
	w	3	23,0	–	–	7	53,7	10	76,7	1	7,8	–	–	1	7,8	1	7,8	–	–	1	7,8	4	30,7	14	107,4
	zus.	8	35,6	2	8,9	10	44,5	20	89,0	2	8,9	–	–	1	4,4	1	4,4	–	–	1	4,4	5	22,2	25	111,2
75–80	m	5	79,8	1	16,0	6	95,7	12	191,4	–	–	–	–	–	–	–	–	–	–	–	–	–	–	12	191,4
	w	4	47,0	–	–	2	23,5	6	70,5	–	–	1	11,8	1	11,8	–	–	1	11,8	–	–	3	35,3	9	105,8
	zus.	9	60,9	1	6,8	8	54,1	18	121,8	–	–	1	6,8	1	6,8	–	–	1	6,8	–	–	3	20,3	21	142,1
80–85	m	3	93,5	–	–	3	93,5	6	186,9	–	–	–	–	–	–	–	–	–	–	–	–	–	–	6	186,9
	w	3	67,2	–	–	2	44,8	5	112,0	1	22,4	1	22,4	–	–	–	–	–	–	–	–	2	44,8	7	156,8
	zus.	6	78,2	–	–	5	65,2	11	143,3	1	13,0	1	13,0	–	–	–	–	–	–	–	–	2	26,0	13	169,3
85 und mehr	m	1	87,6	–	–	–	–	1	87,6	–	–	–	–	–	–	–	–	–	–	–	–	–	–	1	87,6
	w	–	–	–	–	–	–	–	–	–	–	–	–	–	–	–	–	–	–	–	–	–	–	–	–
	zus.	1	35,9	–	–	–	–	1	35,9	–	–	–	–	–	–	–	–	–	–	–	–	–	–	1	35,9
Insgesamt	m	96	29,8	41	12,7	272	84,6	409	127,2	25	7,8	12	3,7	7	2,2	4	1,3	27	8,4	8	2,5	83	25,9	492	153,1
	w	45	12,4	17	4,7	235	64,9	297	82,0	14	3,9	27	7,5	7	1,9	14	3,9	19	5,2	6	1,6	87	24,0	384	106,0
	zus.	141	20,6	58	8,5	507	74,1	706	103,2	39	5,7	39	5,7	14	2,0	18	2,6	46	6,7	14	2,0	170	24,7	876	127,9

Tabelle XVIII. *Bestätigte Neuzugänge an aktiver Tuberkulose in Nordrhein-Westfalen im Jahre 1959 nach Alter und Geschlecht; absolute und relative Zahlen auf 100000 Einwohner*
(Entnommen und berechnet aus den Länderstatistiken)

Alter	Geschlecht	Tuberkulose der Atmungsorgane								Tuberkulose anderer Organe													
		Ia		Ib		Ic		Ia–Ic		Knochen u. Gelenke		Peripher. Lymphkn.		Haut		Menin-gitis		Uro-genital		Sonstige		Id ges.		Ia–Id gesamt	
		abs.	rel.	abs.	rel.	abs.	rel.	abs.	rel.	abs.	rel.	abs.	rel.	abs.	rel.	abs.	rel.	abs.	rel.	abs.	rel.	abs.	rel.	abs.	rel.
0–1	m	2	*1,5*	2	*1,5*	67	*50,2*	71	*53,2*	–	–	2	*1,5*	–	–	5	*3,7*	–	–	3	*2,2*	10	*7,5*	81	*60,6*
	w	1	*0,8*	2	*1,6*	62	*48,9*	65	*51,3*	–	–	1	*0,8*	–	–	2	*1,6*	1	*0,8*	–	–	4	*3,2*	69	*54,4*
	zus.	3	*1,2*	4	*1,5*	129	*49,6*	136	*52,3*	–	–	3	*1,2*	–	–	7	*2,7*	1	*0,4*	3	*1,2*	14	*5,4*	150	*57,6*
1–5	m	9	*1,8*	8	*1,6*	668	*134,8*	685	*138,2*	10	*2,0*	19	*3,8*	2	*0,4*	22	*4,4*	1	*0,2*	6	*1,2*	60	*12,1*	745	*150,4*
	w	6	*1,3*	5	*1,1*	659	*140,1*	670	*142,5*	8	*1,7*	11	*2,3*	3	*0,6*	20	*4,3*	1	*0,2*	7	*1,5*	50	*10,6*	720	*153,1*
	zus.	15	*1,6*	13	*1,3*	1 327	*137,4*	1 355	*140,3*	18	*1,9*	30	*3,1*	5	*0,5*	42	*4,3*	2	*0,2*	13	*1,3*	110	*11,4*	1 465	*151,7*
5–10	m	9	*1,6*	9	*1,6*	735	*128,8*	753	*132,0*	21	*3,7*	35	*6,1*	2	*0,4*	20	*3,5*	–	–	7	*1,2*	85	*14,9*	838	*146,9*
	w	8	*1,5*	5	*0,9*	599	*110,4*	612	*112,8*	24	*4,4*	33	*6,1*	4	*0,7*	16	*3,0*	–	–	12	*2,2*	89	*16,4*	701	*129,3*
	zus.	17	*1,5*	14	*1,3*	1 334	*119,9*	1 365	*122,7*	45	*4,0*	68	*6,1*	6	*0,5*	36	*3,2*	–	–	19	*1,7*	174	*15,6*	1 539	*138,3*
10–15	m	19	*3,9*	5	*1,0*	312	*64,2*	336	*69,1*	26	*5,3*	27	*5,6*	3	*0,6*	10	*2,1*	2	*0,4*	7	*1,4*	75	*15,4*	411	*84,5*
	w	20	*4,3*	6	*1,3*	265	*56,7*	291	*62,3*	25	*5,3*	26	*5,6*	3	*0,6*	7	*1,5*	1	*0,2*	9	*1,9*	71	*15,2*	362	*77,5*
	zus.	39	*4,1*	11	*1,2*	577	*60,5*	627	*65,8*	51	*5,3*	53	*5,6*	6	*0,6*	17	*1,8*	3	*0,3*	16	*1,7*	146	*15,3*	773	*81,1*
15–20	m	162	*25,5*	27	*4,2*	433	*68,1*	622	*97,9*	40	*6,3*	18	*2,8*	4	*0,6*	7	*1,1*	6	*0,9*	17	*2,7*	92	*14,4*	714	*112,4*
	w	125	*20,8*	37	*6,2*	427	*71,0*	589	*97,9*	27	*4,5*	48	*8,0*	10	*1,7*	8	*1,3*	12	*2,0*	23	*3,8*	128	*21,3*	717	*119,2*
	zus.	287	*23,2*	64	*5,2*	860	*69,5*	1 211	*97,9*	67	*5,4*	66	*5,3*	14	*1,1*	15	*1,2*	18	*1,5*	40	*3,2*	220	*17,8*	1 431	*115,7*
20–25	m	292	*42,8*	49	*7,2*	538	*78,9*	879	*129,0*	31	*4,5*	33	*4,8*	5	*0,7*	6	*0,9*	26	*3,8*	28	*4,1*	129	*18,9*	1 008	*147,9*
	w	172	*26,6*	37	*5,7*	517	*80,1*	726	*112,5*	27	*4,2*	52	*8,1*	8	*1,2*	7	*1,1*	47	*7,3*	41	*6,4*	182	*28,2*	908	*140,6*
	zus.	464	*35,0*	86	*6,5*	1 055	*79,5*	1605	*120,9*	58	*4,4*	85	*6,4*	13	*1,0*	13	*1,0*	73	*5,5*	69	*5,2*	311	*23,4*	1 916	*144,4*
25–30	m	291	*50,7*	47	*8,2*	459	*79,9*	797	*138,8*	46	*8,0*	23	*4,0*	7	*1,2*	2	*0,3*	42	*7,3*	25	*4,4*	145	*25,3*	942	*164,1*
	w	147	*27,7*	23	*4,3*	462	*87,2*	632	*119,2*	24	*4,5*	36	*6,8*	5	*0,9*	5	*0,9*	62	*11,7*	41	*7,7*	173	*32,6*	805	*151,9*
	zus.	438	*39,7*	70	*6,3*	921	*83,4*	1 429	*129,4*	70	*6,3*	59	*5,3*	12	*1,1*	7	*0,6*	104	*9,4*	66	*6,0*	318	*28,8*	1 747	*158,2*
30–35	m	329	*59,9*	48	*8,7*	440	*80,1*	817	*148,8*	37	*6,7*	22	*4,0*	4	*0,7*	2	*0,4*	53	*9,7*	23	*4,2*	141	*25,7*	958	*174,5*
	w	190	*32,7*	35	*6,0*	391	*67,3*	616	*106,0*	24	*4,1*	33	*5,7*	9	*1,5*	6	*1,0*	71	*12,2*	48	*8,3*	191	*32,9*	807	*138,9*
	zus.	519	*45,9*	83	*7,3*	831	*73,5*	1 433	*126,8*	61	*5,4*	55	*4,9*	13	*1,2*	8	*0,7*	124	*11,0*	71	*6,3*	332	*29,4*	1 765	*156,2*

35–40	m	301	64,5	49	10,5	368	78,8	718	153,8	18	3,9	19	4,1	6	1,3	–	–	35	7,5	29	6,2	107	22,9	825	176,7
	w	173	27,8	28	4,5	340	54,7	541	87,0	28	4,5	27	4,3	12	1,9	–	–	53	8,5	27	4,3	147	23,7	688	110,7
	zus.	474	43,5	77	7,1	708	65,0	1 259	115,7	46	4,2	46	4,2	18	1,7	–	–	88	8,1	56	5,1	254	23,3	1 513	139,0
40–45	m	218	67,1	31	9,5	324	99,7	573	176,3	15	4,6	5	1,5	3	0,9	3	0,9	29	8,9	12	3,7	67	20,6	640	196,9
	w	112	26,0	25	5,8	224	51,9	361	83,7	17	3,9	20	4,6	7	1,6	2	0,5	29	6,7	22	5,1	97	22,5	458	106,1
	zus.	330	43,6	56	7,4	548	72,4	934	123,5	32	4,2	25	3,3	10	1,3	5	0,7	58	7,7	34	4,5	164	21,7	1 098	145,1
45–50	m	362	73,5	53	10,8	464	94,2	879	178,4	20	4,1	6	1,2	3	0,6	2	0,4	46	9,3	18	3,7	95	19,3	974	197,7
	w	89	14,0	12	1,9	254	39,9	355	55,7	18	2,8	9	1,4	9	1,4	3	0,5	37	5,8	36	5,6	112	17,5	467	73,3
	zus.	451	39,9	65	5,8	718	63,6	1 234	109,2	38	3,4	15	1,3	12	1,1	5	0,4	83	7,3	54	4,8	207	18,3	1 441	127,5
50–55	m	472	89,0	90	17,0	610	115,0	1 172	220,9	32	6,0	4	0,8	8	1,5	2	0,4	31	5,8	17	3,2	94	17,7	1 266	238,6
	w	80	12,7	18	2,9	197	31,3	295	46,9	16	2,5	17	2,7	5	0,8	3	0,5	23	3,7	21	3,3	85	13,5	380	60,4
	zus.	552	47,6	108	9,3	807	69,6	1 467	126,4	48	4,1	21	1,8	13	1,1	5	0,4	54	4,7	38	3,3	179	15,4	1 646	141,9
55–60	m	483	98,1	87	17,7	582	118,2	1 152	234,0	35	7,1	2	0,4	6	1,2	3	0,6	30	6,1	11	2,2	87	17,7	1 239	251,6
	w	78	14,2	18	3,3	166	30,2	262	47,7	19	3,5	20	3,6	13	2,4	1	0,2	16	2,9	17	3,1	86	15,7	348	63,4
	zus.	561	53,9	105	10,1	748	71,8	1 414	135,8	54	5,2	22	2,1	19	1,8	4	0,4	46	4,4	28	2,7	173	16,6	1 587	152,4
60–65	m	357	104,6	59	17,3	387	113,4	803	235,2	19	5,6	8	2,3	6	1,8	–	–	23	6,7	6	1,8	62	18,2	865	253,4
	w	83	18,3	15	3,3	113	24,9	211	46,6	11	2,4	15	3,3	12	2,6	–	–	9	2,0	8	1,8	55	12,1	266	58,7
	zus.	440	55,4	74	9,3	500	62,9	1 014	127,6	30	3,8	23	2,9	18	2,3	–	–	32	4,0	14	1,8	117	14,7	1 131	142,4
65–70	m	216	89,9	38	15,8	161	67,0	415	172,8	6	2,5	3	1,2	1	0,4	–	–	5	2,1	2	0,8	17	7,1	432	179,8
	w	68	19,2	13	3,7	92	26,0	173	48,9	10	2,8	14	4,0	9	2,5	1	0,3	3	0,8	8	2,3	45	12,7	218	61,6
	zus.	284	47,8	51	8,6	253	42,6	588	99,0	16	2,7	17	2,9	10	1,7	1	0,2	8	1,3	10	1,7	62	10,4	650	109,5
70–75	m	173	94,3	26	14,2	88	48,0	287	156,5	14	7,6	2	1,1	5	2,7	–	–	5	2,7	3	1,6	29	15,8	316	172,3
	w	74	28,7	15	5,8	58	22,5	147	57,0	10	3,9	6	2,3	6	2,3	–	–	4	1,6	5	1,9	31	12,0	178	69,0
	zus.	247	56,0	41	9,3	146	33,1	434	98,4	24	5,4	8	1,8	11	2,5	–	–	9	2,0	8	1,8	60	13,6	494	112,0
75–80	m	88	74,6	13	11,0	54	45,8	155	131,4	4	3,4	2	1,7	1	0,8	–	–	6	5,1	2	1,7	15	12,7	170	144,1
	w	46	28,9	2	1,3	33	20,7	81	50,9	10	6,3	7	4,4	3	1,9	–	–	–	–	3	1,9	23	14,4	104	65,3
	zus.	134	48,3	15	5,4	87	31,4	236	85,1	14	5,1	9	3,2	4	1,4	–	–	6	2,2	5	1,8	38	13,7	274	98,8
80 und mehr	m	29	35,8	4	4,9	15	18,5	48	59,3	3	3,7	1	1,2	–	–	–	–	2	2,5	4	4,9	10	12,4	58	71,7
	w	22	20,1	2	1,8	12	11,0	36	32,9	5	4,6	2	1,8	1	0,9	–	–	1	0,9	2	1,8	11	10,1	47	43,0
	zus.	51	26,8	6	3,2	27	14,2	84	44,2	8	4,2	3	1,5	1	0,5	–	–	3	1,6	6	3,2	21	11,0	105	55,2
Insgesamt	m	3 812	51,5	645	8,7	6 705	90,6	11 162	150,9	377	5,1	231	3,1	66	0,9	84	1,1	342	4,6	220	3,0	1 320	17,8	12 482	168,7
	w	1 494	18,3	298	3,6	4 871	59,6	6 663	81,6	303	3,7	377	4,6	119	1,5	81	1,0	370	4,5	330	4,0	1 580	19,3	8 243	100,9
	zus.	5 306	34,1	943	6,1	11 576	74,4	17 825	114,5	680	4,4	608	3,9	185	1,2	165	1,0	712	4,6	550	3,5	2 900	18,6	20 725	133,2

Tabelle XIX. *Bestätigte Neuzugänge an aktiver Tuberkulose in Hessen im Jahre 1959 nach Alter und Geschlecht; absolute und relative Zahlen auf 100000 Einwohner*
(Entnommen und berechnet aus den Länderstatistiken)

Alter	Geschlecht	Tuberkulose der Atmungsorgane								Tuberkulose anderer Organe															
		Ia		Ib		Ic		Ia–Ic		Knochen u. Gelenke		Peripher. Lymphkn.		Haut		Menin-gitis		Uro-genital		Son-stige*)		Id ges.		Ia–Id gesamt	
		abs.	rel.	abs.	rel.	abs.	rel.	abs.	rel.	abs.	rel.	abs.	rel.	abs.	rel.	abs.	rel.	abs.	rel.	abs.	rel.	abs.	rel.	abs.	rel.
0–15	m	6	*1,2*	1	*0,2*	363	*73,5*	370	*74,9*	22	*4,5*	33	*6,7*	1	*0,2*	14	*2,8*	–	–	12	*2,4*	82	*16,6*	452	*91,5*
	w	7	*1,5*	2	*0,4*	312	*66,5*	321	*68,5*	23	*4,9*	26	*5,5*	4	*0,9*	8	*1,7*	–	–	13	*2,8*	74	*15,8*	395	*84,2*
	zus.	13	*1,4*	3	*0,3*	675	*70,1*	691	*71,8*	45	*4,7*	59	*6,1*	5	*0,5*	22	*2,3*	–	–	25	*2,6*	156	*16,2*	847	*88,0*
15 und mehr	m	743	*43,8*	218	*12,8*	1063	*62,6*	2024	*119,2*	75	*4,4*	34	*2,0*	34	*2,0*	9	*0,5*	–	–	217	*12,8*	372	*21,9*	2396	*141,1*
	w	318	*15,8*	106	*5,3*	720	*35,7*	1144	*56,7*	74	*3,7*	104	*5,2*	53	*2,6*	8	*0,4*	–	–	233	*11,6*	472	*23,4*	1616	*80,1*
	zus.	1061	*28,6*	324	*8,7*	1783	*48,0*	3168	*85,3*	149	*4,0*	138	*3,7*	90	*2,4*	17	*0,5*	–	–	450	*12,1*	844	*22,7*	4012	*108,0*
Ins-gesamt	m	749	*34,2*	219	*10,0*	1426	*65,1*	2394	*109,2*	97	*4,4*	67	*3,1*	38	*1,7*	23	*1,0*	–	–	229	*10,4*	454	*20,7*	2848	*129,9*
	w	325	*13,1*	108	*4,4*	1032	*41,5*	1465	*58,9*	97	*3,9*	130	*5,2*	57	*2,3*	16	*0,6*	–	–	246	*9,9*	546	*22,0*	2011	*80,9*
	zus.	1074	*23,0*	327	*7,0*	2458	*52,6*	3859	*82,5*	194	*4,1*	197	*4,2*	95	*2,0*	39	*0,8*	–	–	475	*10,2*	1000	*21,4*	4859	*103,9*

*) einschl. Urogenital-Tbk.

Tabelle XX. *Bestätigte Neuzugänge an aktiver Tuberkulose in Rheinland-Pfalz in Jahre 1959 nach Alter und Geschlecht; absolute und relative Zahlen auf 100 000 Einwohner*
(Entnommen und berechnet aus den Länderstatistiken)

Alter	Geschlecht	Tuberkulose der Atmungsorgane								Tuberkulose anderer Organe													
		Ia		Ib′		Ic		Ia–Ic		Knochen u. Gelenke		Peripher. Lymphkn.		Haut		Menin-gitis		Uro-genital		Sonstige		Id ges.		Ia–Id gesamt	
		abs.	rel.	abs.	rel.	abs.	rel.	abs.	rel.	abs.	rel.	abs.	rel.	abs.	rel.	abs.	rel.	abs.	rel.	abs.	rel.	abs.	rel.	abs.	rel.
0–15	m	–	–	–	–	–	–	–	–	–	–	–	–	–	–	–	–	–	–	–	–	–	–	–	–
	w	–	–	–	–	–	–	–	–	–	–	–	–	–	–	–	–	–	–	–	–	–	–	–	–
	zus.	11	*1,4*	19	*2,4*	922	*116,7*	952	*120,5*	28	*3,5*	66	*8,4*	6	*0,8*	23	*2,9*	3	*0,4*	24	*3,0*	150	*19,0*	1 102	*139,6*
15 und mehr	m	696	*59,0*	167	*14,1*	797	*67,5*	1 660	*140,6*	68	*5,8*	47	*4,0*	29	*2,5*	6	*0,5*	81	*6,9*	67	*5,7*	298	*25,2*	1 958	*165,9*
	w	272	*19,5*	81	*5,8*	549	*39,3*	902	*64,5*	68	*4,9*	101	*7,2*	37	*2,6*	12	*0,9*	93	*6,7*	89	*6,4*	400	*28,6*	1 302	*93,1*
	zus.	968	*37,5*	248	*9,6*	1 346	*52,2*	2 562	*99,4*	136	*5,3*	148	*5,7*	66	*2,6*	18	*0,7*	174	*6,8*	156	*6,1*	698	*27,1*	3 260	*126,4*
Ins-gesamt	m	–	–	–	–	–	–	–	–	–	–	–	–	–	–	–	–	–	–	–	–	–	–	–	–
	w	–	–	–	–	–	–	–	–	–	–	–	–	–	–	–	–	–	–	–	–	–	–	–	–
	zus.	979	*29,1*	267	*7,9*	2 268	*67,3*	3 514	*104,3*	164	*4,9*	214	*6,4*	72	*2,1*	41	*1,2*	177	*5,3*	180	*5,3*	848	*25,2*	4 362	*129,5*

Tabelle XXI. *Bestätigte Neuzugänge an aktiver Tuberkulose im Saarland im Jahre 1959 nach Alter und Geschlecht; absolute und relative Zahlen auf 100000 Einwohner*
(Entnommen und berechnet aus den Länderstatistiken)

Alter	Geschlecht	Tuberkulose der Atmungsorgane								Tuberkulose anderer Organe														
		Ia		Ib		Ic		Ia–Ic		Knochen u. Gelenke		Peripher. Lymphkn.		Haut		Menin-gitis		Uro-genital		Sonstige		Id ges.		Ia–Id gesamt	
		abs.	rel.	abs.	rel.	abs.	rel.	abs.	rel.	abs.	rel.	abs.	rel.	abs.	rel.	abs.	rel.	abs.	rel.	abs.	rel.	abs.	rel.	abs.	rel.
0–5	m	1	*2,1*	–	–	64	*136,6*	65	*138,7*	1	*2,1*	2	*4,3*	–	–	1	*2,1*	–	–	–	–	4	*8,5*	69	*147,3*
	w	–	–	–	–	60	*133,8*	60	*133,8*	1	*2,2*	1	*2,2*	–	–	1	*2,2*	–	–	–	–	3	*6,7*	63	*140,5*
	zus.	1	*1,1*	–	–	124	*135,2*	125	*136,3*	2	*2,2*	3	*3,3*	–	–	2	*2,2*	–	–	–	–	7	*7,6*	132	*144,0*
5–10	m	–	–	1	*2,3*	64	*144,4*	65	*146,6*	–	–	5	*11,3*	–	–	1	*2,3*	–	–	5	*11,3*	11	*24,8*	75	*169,2*
	w	1	*2,3*	–	–	70	*164,5*	71	*166,8*	1	*2,3*	7	*16,4*	–	–	–	–	–	–	–	–	8	*18,8*	79	*185,6*
	zus.	1	*1,2*	1	*1,2*	134	*154,2*	136	*156,5*	1	*1,2*	12	*13,8*	–	–	1	*1,2*	–	–	5	*5,8*	19	*21,9*	154	*177,2*
10–15	m	–	–	1	*3,1*	40	*122,8*	41	*125,8*	–	–	5	*15,3*	–	–	1	*3,1*	–	–	1	*3,1*	7	*21,5*	48	*147,3*
	w	–	–	1	*3,2*	36	*114,3*	37	*117,5*	1	*3,2*	6	*19,1*	–	–	1	*3,2*	1	*3,2*	–	–	9	*28,6*	46	*146,1*
	zus.	–	–	2	*3,1*	76	*118,6*	78	*121,7*	1	*1,6*	11	*17,2*	–	–	2	*3,1*	1	*1,6*	1	*1,6*	16	*25,0*	94	*146,7*
15–20	m	10	*25,0*	2	*5,0*	62	*155,2*	74	*185,2*	1	*2,5*	8	*20,0*	–	–	–	–	–	–	–	–	9	*22,5*	83	*207,8*
	w	3	*7,9*	4	*10,6*	41	*108,4*	48	*126,9*	7	*18,5*	12	*31,7*	–	–	–	–	2	*5,3*	4	*10,6*	25	*66,1*	73	*192,9*
	zus.	13	*16,7*	6	*7,7*	103	*132,4*	122	*156,8*	8	*10,3*	20	*25,7*	–	–	–	–	2	*2,7*	4	*5,2*	34	*43,7*	156	*200,6*
20–25	m	29	*66,5*	6	*13,8*	49	*112,3*	84	*192,5*	2	*4,6*	3	*6,9*	–	–	1	*2,3*	4	*9,2*	–	–	10	*22,9*	94	*215,4*
	w	7	*16,3*	3	*7,0*	36	*83,9*	46	*107,2*	3	*7,0*	7	*16,3*	–	–	–	–	2	*4,7*	2	*4,7*	14	*32,6*	60	*139,8*
	zus.	36	*41,6*	9	*10,4*	85	*98,2*	130	*150,2*	5	*5,8*	10	*11,6*	–	–	1	*1,2*	6	*6,9*	2	*2,3*	24	*27,7*	154	*177,9*
25–30	m	18	*48,7*	2	*5,4*	46	*124,5*	66	*178,6*	2	*5,4*	3	*8,1*	–	–	–	–	3	*8,1*	3	*8,1*	11	*29,8*	77	*208,4*
	w	4	*11,3*	2	*5,7*	23	*65,2*	29	*82,2*	2	*5,7*	4	*11,3*	–	–	–	–	8	*22,7*	6	*17,0*	20	*56,7*	49	*139,0*
	zus.	22	*30,5*	4	*5,5*	69	*95,6*	95	*131,6*	4	*5,5*	7	*9,7*	–	–	–	–	11	*15,2*	9	*12,5*	31	*42,9*	126	*174,5*
30–35	m	12	*33,3*	9	*25,0*	37	*102,6*	58	*160,8*	2	*5,5*	–	–	2	*5,5*	–	–	3	*8,3*	–	–	7	*19,4*	65	*180,2*
	w	11	*28,4*	5	*12,9*	23	*59,3*	39	*100,6*	4	*10,3*	1	*2,6*	–	–	–	–	5	*12,9*	1	*2,6*	11	*28,4*	50	*128,9*
	zus.	23	*30,7*	14	*18,7*	60	*80,2*	97	*129,6*	6	*8,0*	1	*1,4*	2	*2,7*	–	–	8	*10,7*	1	*1,4*	18	*24,0*	115	*153,6*
35–40	m	12	*37,2*	7	*21,7*	47	*145,5*	66	*204,4*	4	*12,4*	–	–	–	–	–	–	3	*9,3*	2	*6,2*	9	*27,7*	75	*232,2*
	w	10	*23,9*	2	*4,8*	12	*28,7*	24	*57,4*	3	*7,2*	4	*9,6*	–	–	–	–	3	*7,2*	6	*14,3*	16	*38,2*	40	*95,6*
	zus.	22	*29,7*	9	*12,1*	59	*79,6*	90	*121,4*	7	*9,4*	4	*5,4*	–	–	–	–	6	*8,1*	8	*10,8*	25	*33,7*	115	*155,1*

40–45	m	7	*32,6*	6	*28,0*	25	*116,5*	38	*177,1*	1	*4,7*	–	–	–	–	–	–	–	–	4	*18,6*	5	*23,3*	43	*200,4*
	w	4	*14,5*	–	–	8	*29,0*	12	*43,5*	1	*3,6*	–	–	–	–	–	–	3	*10,9*	–	–	4	*14,5*	16	*58,0*
	zus.	11	*22,4*	6	*12,2*	33	*67,3*	50	*102,0*	2	*4,1*	–	–	–	–	–	–	3	*6,1*	4	*8,2*	9	*18,4*	59	*120,4*
45–50	m	28	*87,6*	9	*28,2*	34	*106,4*	71	*222,2*	1	*3,1*	–	–	–	–	–	–	1	*3,1*	1	*3,1*	3	*9,4*	74	*231,6*
	w	4	*9,7*	2	*4,8*	12	*29,1*	18	*43,6*	1	*2,4*	1	*2,4*	–	–	–	–	1	*2,4*	5	*12,1*	8	*19,4*	26	*63,0*
	zus.	32	*43,6*	11	*15,0*	46	*62,8*	89	*121,5*	2	*2,7*	1	*1,4*	–	–	–	–	2	*2,7*	6	*8,2*	11	*15,0*	100	*136,5*
50–55	m	49	*139,1*	8	*22,7*	36	*102,2*	93	*264,1*	2	*5,7*	–	–	–	–	–	–	3	*8,5*	6	*17,0*	11	*31,2*	104	*295,3*
	w	3	*7,3*	–	–	9	*21,9*	12	*29,2*	4	*9,7*	3	*7,3*	1	*2,4*	–	–	3	*7,3*	–	–	11	*26,7*	23	*55,9*
	zus.	52	*68,1*	8	*10,5*	45	*58,9*	105	*137,5*	6	*7,9*	3	*3,9*	1	*1,3*	–	–	6	*7,9*	6	*7,9*	22	*28,8*	127	*166,3*
55–60	m	43	*132,0*	10	*30,7*	38	*116,6*	91	*279,3*	–	–	–	–	1	*3,1*	–	–	1	*3,1*	7	*21,5*	9	*27,6*	100	*306,9*
	w	5	*14,1*	2	*5,6*	9	*25,4*	16	*45,2*	–	–	–	–	–	–	–	–	2	*5,6*	4	*11,3*	6	*16,9*	22	*62,1*
	zus.	48	*70,6*	12	*17,7*	47	*69,1*	107	*157,4*	–	–	–	–	1	*1,5*	–	–	3	*4,4*	11	*16,2*	15	*22,1*	122	*179,5*
60–65	m	27	*122,9*	6	*27,3*	16	*72,8*	49	*223,0*	–	–	–	–	–	–	–	–	–	–	–	–	–	–	49	*223,0*
	w	3	*10,7*	1	*3,6*	4	*14,3*	8	*28,5*	1	*3,6*	3	*10,7*	–	–	–	–	1	*3,6*	1	*3,6*	6	*21,4*	14	*50,0*
	zus.	30	*60,0*	7	*14,0*	20	*40,0*	57	*114,0*	1	*2,0*	3	*6,0*	–	–	–	–	1	*2,0*	1	*2,0*	6	*12,0*	63	*126,0*
65–70	m	17	*116,4*	2	*13,7*	6	*41,1*	25	*171,2*	–	–	–	–	–	–	–	–	–	–	–	–	–	–	25	*171,2*
	w	6	*29,5*	1	*4,9*	2	*9,8*	9	*44,2*	–	–	–	–	–	–	–	–	–	–	–	–	–	–	9	*44,2*
	zus.	23	*65,8*	3	*8,6*	8	*22,9*	34	*97,2*	–	–	–	–	–	–	–	–	–	–	–	–	–	–	34	*97,2*
70–75	m	11	*99,0*	3	*27,0*	6	*54,0*	20	*180,1*	–	–	–	–	–	–	–	–	1	*9,0*	–	–	1	*9,0*	21	*189,1*
	w	2	*13,9*	–	–	2	*13,9*	4	*27,8*	–	–	–	–	–	–	–	–	–	–	–	–	–	–	4	*27,8*
	zus.	13	*51,0*	3	*11,8*	8	*31,4*	24	*94,1*	–	–	–	–	–	–	–	–	1	*3,9*	–	–	1	*3,9*	25	*98,0*
75–80	m	8	*108,9*	–	–	4	*54,4*	12	*163,3*	–	–	–	–	–	–	–	–	–	–	–	–	–	–	12	*163,3*
	w	4	*46,1*	–	–	3	*34,6*	7	*80,7*	–	–	–	–	–	–	–	–	–	–	–	–	–	–	7	*80,7*
	zus.	12	*74,9*	–	–	7	*43,7*	19	*118,6*	–	–	–	–	–	–	–	–	–	–	–	–	–	–	19	*118,6*
80 und mehr	m	3	*86,0*	1	*28,7*	–	–	4	*114,7*	–	–	–	–	–	–	–	–	–	–	1	*28,7*	1	*28,7*	5	*143,4*
	w	–	–	–	–	–	–	–	–	–	–	–	–	–	–	–	–	–	–	–	–	–	–	–	–
	zus.	3	*39,6*	1	*13,2*	–	–	4	*52,8*	–	–	–	–	–	–	–	–	–	–	1	*13,2*	1	*13,2*	5	*66,0*
Insgesamt	m	275	*55,7*	73	*14,8*	574	*116,3*	922	*186,9*	16	*3,2*	26	*5,3*	3	*0,6*	4	*0,8*	19	*3,9*	30	*6,1*	98	*19,9*	1 020	*206,8*
	w	67	*12,5*	23	*4,3*	350	*65,1*	440	*81,8*	29	*5,4*	49	*9,1*	1	*0,2*	2	*0,4*	31	*5,8*	29	*5,4*	141	*26,2*	581	*108,0*
	zus.	342	*33,2*	96	*9,3*	924	*89,6*	1 362	*132,1*	45	*4,4*	75	*7,3*	4	*0,4*	6	*0,6*	50	*4,8*	59	*5,7*	239	*23,2*	1601	*155,2*

Tabelle XXII. *Bestätigte Neuzugänge an aktiver Tuberkulose in Baden-Württemberg im Jahre 1959 nach Alter und Geschlecht; absolute und relative Zahlen auf 100000 Einwohner*
(Entnommen und berechnet aus den Länderstatistiken)

Alter	Geschlecht	Tuberkulose der Atmungsorgane								Tuberkulose anderer Organe																	
		Ia		Ib		Ic		Ia–Ic		Knochen u.Gelenke		Peripher. Lymphkn.		Haut		Menin-gitis		Uro-genital		Son-stige*)		Id ges.		Ia–Id gesamt	
		abs.	rel.	abs.	rel.	abs.	rel.	abs.	rel.	abs.	rel.	abs.	rel.	abs.	rel.	abs.	rel.	abs.	rel.	abs.	rel.	abs.	rel.	abs.	rel.
0–15	m	11	*1,2*	–	–	950	*104,7*	961	*105,9*	32	*3,5*	58	*6,4*	3	*0,3*	20	*2,2*	–	–	24	*2,6*	137	*15,1*	1098	*121,0*
	w	9	*1,0*	5	*0,6*	780	*90,3*	794	*91,9*	27	*3,1*	53	*6,1*	–	–	22	*2,5*	–	–	17	*2,0*	119	*13,8*	913	*105,6*
	zus.	20	*1,1*	5	*0,3*	1730	*97,6*	1755	*99,0*	59	*3,3*	111	*6,3*	3	*0,2*	42	*2,4*	–	–	41	*2,3*	256	*14,4*	2011	*113,5*
15 und mehr	m	1213	*45,0*	274	*10,2*	2659	*98,7*	4146	*153,9*	165	*6,1*	111	*4,1*	32	*1,2*	13	*0,5*	–	–	325	*12,1*	646	*24,0*	4792	*177,9*
	w	545	*17,2*	126	*4,0*	1998	*63,1*	2669	*84,3*	157	*5,0*	242	*7,6*	53	*1,7*	15	*0,5*	–	–	380	*12,0*	847	*26,8*	3516	*111,1*
	zus.	1758	*30,0*	400	*6,8*	4657	*79,5*	6815	*116,3*	322	*5,5*	353	*6,0*	85	*1,5*	28	*0,5*	–	–	705	*12,1*	1493	*25,5*	8308	*141,8*
Ins-gesamt	m	1224	*34,6*	274	*7,8*	3609	*102,1*	5107	*144,5*	197	*5,6*	169	*4,8*	35	*1,0*	33	*0,9*	–	–	349	*9,9*	783	*22,2*	5890	*166,7*
	w	554	*14,0*	131	*3,3*	2778	*70,0*	3463	*87,3*	184	*4,6*	295	*7,4*	53	*1,3*	37	*0,9*	–	–	397	*10,0*	966	*24,3*	4429	*111,6*
	zus.	1778	*23,7*	405	*5,4*	6387	*85,1*	8570	*114,2*	381	*5,1*	464	*6,2*	88	*1,2*	70	*0,9*	–	–	746	*10,0*	1749	*23,3*	10319	*137,6*

*) einschl. Urogenital-Tbk.

Tabelle XXIII. *Bestätigte Neuzugänge an aktiver Tuberkulose in Bayern im Jahre 1959 nach Alter und Geschlecht; absolute und relative Zahlen auf 100000 Einwohner*
(Entnommen und berechnet aus den Länderstatistiken)

Alter	Geschlecht	Tuberkulose der Atmungsorgane								Tuberkulose anderer Organe															
		Ia		Ib		Ic		Ia–Ic		Knochen u. Gelenke		Peripher. Lymphkn.		Haut		Menin- gitis		Uro- genital		Sonstige		Id ges.		Ia–Id gesamt	
		abs.	rel.	abs.	rel.	abs.	rel.	abs.	rel.	abs.	rel.	abs.	rel.	abs.	rel.	abs.	rel.	abs.	rel.	abs.	rel.	abs.	rel.	abs.	rel.
0–15	m	7	*0,6*	6	*0,5*	1220	*109,6*	1233	*110,8*	40	*3,6*	111	*10,0*	10	*0,9*	34	*3,1*	–	–	10	*0,9*	205	*18,4*	1438	*129,2*
	w	9	*0,8*	2	*0,2*	1191	*110,5*	1202	*111,5*	33	*3,1*	79	*7,3*	6	*0,6*	30	*2,8*	2	*0,2*	15	*1,4*	165	*15,3*	1367	*126,9*
	zus.	16	*0,7*	8	*0,4*	2411	*109,2*	2435	*110,2*	73	*3,3*	190	*8,6*	16	*0,7*	64	*2,9*	2	*0,1*	25	*1,1*	370	*16,8*	2805	*127,0*
15 und mehr	m	1837	*55,5*	685	*20,7*	3334	*100,8*	5856	*177,0*	167	*5,0*	76	*2,3*	46	*1,4*	15	*0,5*	145	*4,4*	64	*1,9*	513	*15,5*	6369	*192,5*
	w	738	*18,4*	342	*8,5*	2412	*60,0*	3492	*86,9*	179	*4,5*	175	*4,4*	65	*1,6*	22	*0,5*	147	*3,7*	100	*2,5*	688	*17,1*	4180	*104,1*
	zus.	2575	*35,2*	1027	*14,0*	5746	*78,4*	9348	*127,6*	346	*4,7*	251	*3,4*	111	*1,5*	37	*0,5*	292	*4,0*	164	*2,2*	1201	*16,4*	10549	*144,0*
Ins- gesamt	m	1844	*42,3*	691	*15,9*	4554	*104,6*	7089	*162,8*	207	*4,8*	187	*4,3*	56	*1,3*	49	*1,1*	145	*3,3*	74	*1,7*	718	*16,5*	7807	*179,2*
	w	747	*14,9*	344	*6,9*	3603	*71,8*	4694	*93,6*	212	*4,2*	254	*5,1*	71	*1,4*	52	*1,0*	149	*3,0*	115	*2,3*	853	*17,0*	5547	*110,6*
	zus.	2591	*27,6*	1035	*11,0*	8157	*87,0*	11783	*125,7*	419	*4,5*	441	*4,7*	127	*1,4*	101	*1,0*	294	*3,1*	189	*2,0*	1571	*16,8*	13354	*142,5*

Tabelle XXIV. *Bestätigte Neuzugänge an aktiver Tuberkulose in Berlin (West) im Jahre 1959 nach Alter und Geschlecht; absolute und relative Zahlen auf 100000 Einwohner*
(Entnommen und berechnet aus den Länderstatistiken)

Alter	Geschlecht	Tuberkulose der Atmungsorgane								Tuberkulose anderer Organe														Ia–Id gesamt	
		Ia		Ib		Ic		Ia–Ic		Knochen u. Gelenke		Peripher. Lymphkn.		Haut		Menin- gitis		Uro- genital		Sonstige		Id ges.			
		abs.	rel.	abs.	rel.	abs.	rel.	abs.	rel.	abs.	rel.	abs.	rel.	abs.	rel.	abs.	rel.	abs.	rel.	abs.	rel.	abs.	rel.	abs.	rel.
0–1	m	–	–	1	*10,1*	9	*91,1*	10	*101,3*	–	–	–	–	–	–	–	–	–	–	–	–	–	–	10	*101,3*
	w	–	–	–	–	7	*74,2*	7	*74,2*	–	–	1	*10,6*	–	–	–	–	–	–	1	*10,6*	2	*21,2*	9	*95,4*
	zus.	–	–	1	*5,2*	16	*82,8*	17	*88,0*	–	–	1	*5,2*	–	–	–	–	–	–	1	*5,2*	2	*10,4*	19	*98,4*
1–5	m	3	*8,7*	3	*8,7*	138	*400,7*	144	*418,1*	2	*5,8*	3	*8,7*	–	–	2	*5,8*	–	–	1	*2,9*	8	*23,3*	152	*441,3*
	w	–	–	5	*15,7*	125	*391,8*	130	*407,5*	1	*3,1*	1	*3,1*	–	–	3	*9,4*	–	–	–	–	5	*15,7*	135	*423,1*
	zus.	3	*4,5*	8	*12,1*	263	*396,4*	274	*413,0*	3	*4,5*	4	*6,0*	–	–	5	*7,5*	–	–	1	*1,5*	13	*19,6*	287	*432,6*
5–10	m	2	*4,2*	2	*4,2*	148	*305,2*	152	*313,5*	2	*4,2*	8	*16,5*	–	–	–	–	–	–	3	*6,2*	13	*26,8*	165	*340,2*
	w	–	–	3	*6,5*	141	*307,3*	144	*313,8*	1	*2,2*	6	*13,1*	–	–	1	*2,2*	–	–	4	*8,7*	12	*26,2*	156	*340,0*
	zus.	2	*2,1*	5	*5,3*	289	*306,2*	296	*313,6*	3	*3,2*	14	*14,8*	–	–	1	*1,1*	–	–	7	*7,4*	25	*26,5*	321	*340,1*
10–15	m	4	*7,7*	2	*3,9*	63	*120,8*	69	*132,3*	3	*5,8*	5	*9,6*	2	*3,9*	2	*3,9*	–	–	4	*7,7*	16	*30,7*	85	*163,0*
	w	3	*6,0*	4	*8,0*	54	*107,9*	61	*121,9*	4	*8,0*	8	*16,0*	2	*4,0*	2	*4,0*	–	–	–	–	16	*32,0*	77	*153,9*
	zus.	7	*6,8*	6	*5,9*	117	*114,5*	130	*127,2*	7	*6,8*	13	*12,7*	4	*3,9*	4	*3,9*	–	–	4	*3,9*	32	*31,3*	162	*158,5*
15–20	m	31	*35,6*	17	*19,5*	118	*135,4*	166	*190,4*	2	*2,3*	5	*5,7*	2	*2,3*	3	*3,4*	1	*1,1*	5	*5,7*	18	*20,6*	184	*211,1*
	w	25	*29,3*	15	*17,6*	123	*144,0*	163	*190,9*	4	*4,7*	7	*8,2*	2	*2,3*	–	–	1	*1,2*	5	*5,9*	19	*22,2*	182	*213,2*
	zus.	56	*32,5*	32	*18,5*	241	*139,7*	329	*190,7*	6	*3,5*	12	*7,0*	4	*2,3*	3	*1,7*	2	*1,2*	10	*5,8*	37	*21,4*	366	*212,0*
20–25	m	61	*76,1*	24	*30,0*	115	*143,6*	200	*249,7*	–	–	3	*3,7*	1	*1,2*	–	–	4	*5,0*	2	*2,5*	10	*12,5*	210	*262,1*
	w	34	*42,4*	13	*16,3*	152	*190,2*	199	*249,0*	2	*2,5*	4	*5,0*	–	–	–	–	3	*3,8*	6	*7,5*	15	*18,8*	214	*267,7*
	zus.	95	*59,4*	37	*23,1*	267	*166,8*	399	*249,3*	2	*1,2*	7	*4,4*	1	*0,6*	–	–	7	*4,4*	8	*5,0*	25	*15,6*	424	*264,9*
25–30	m	38	*73,0*	16	*30,7*	88	*169,0*	142	*272,7*	2	*3,8*	2	*3,8*	2	*3,8*	–	–	3	*5,8*	1	*1,9*	10	*19,2*	152	*291,9*
	w	23	*41,6*	12	*21,7*	106	*192,0*	141	*255,3*	4	*7,2*	4	*7,2*	1	*1,8*	–	–	7	*12,7*	3	*5,4*	19	*34,4*	160	*289,8*
	zus.	61	*56,9*	28	*26,1*	194	*180,8*	283	*263,8*	6	*5,6*	6	*5,6*	3	*2,8*	–	–	10	*9,3*	4	*3,7*	29	*27,0*	312	*290,8*
30–35	m	49	*97,9*	16	*32,0*	100	*199,9*	165	*329,8*	4	*8,0*	1	*2,0*	1	*2,0*	–	–	5	*10,0*	2	*4,0*	13	*26,0*	178	*355,8*
	w	36	*54,9*	18	*27,4*	107	*163,1*	161	*245,4*	2	*3,0*	3	*4,6*	–	–	–	–	7	*10,7*	5	*7,6*	17	*25,9*	178	*271,3*
	zus.	85	*73,5*	34	*29,4*	207	*179,0*	326	*281,9*	6	*5,2*	4	*6,1*	1	*0,9*	–	–	12	*10,4*	7	*6,1*	30	*25,9*	356	*307,9*

35—40	m	34	*73,2*	14	*30,1*	99	*213,0*	147	*316,3*	—	—	1	*2,2*	—	—	—	—	4	*8,6*	2	*4,3*	7	*15,1*	154	*331,4*
	w	38	*48,0*	13	*16,4*	120	*151,6*	171	*216,0*	—	—	2	*2,5*	2	*2,5*	—	—	6	*7,6*	3	*3,8*	13	*16,4*	184	*232,4*
	zus.	72	*57,3*	27	*21,5*	219	*174,3*	318	*253,1*	—	—	3	*2,4*	2	*1,6*	—	—	10	*8,0*	5	*4,0*	20	*15,9*	338	*269,0*
40—45	m	27	*67,6*	8	*20,0*	76	*190,2*	111	*277,8*	1	*2,5*	—	—	—	—	—	—	2	*5,0*	1	*2,5*	4	*10,0*	115	*287,8*
	w	24	*36,1*	4	*6,0*	82	*123,4*	110	*165,4*	2	*3,0*	—	—	6	*9,0*	—	—	2	*3,0*	1	*1,5*	11	*16,6*	121	*182,2*
	zus.	51	*47,9*	12	*11,3*	158	*148,5*	221	*207,8*	3	*2,8*	—	—	6	*5,6*	—	—	4	*3,8*	2	*1,9*	15	*14,1*	236	*221,9*
45—50	m	63	*87,5*	23	*31,9*	122	*169,4*	208	*288,9*	4	*5,6*	2	*2,8*	4	*5,6*	1	*1,4*	3	*4,2*	4	*5,6*	18	*25,0*	226	*313,9*
	w	26	*22,8*	9	*7,9*	116	*101,9*	151	*132,7*	2	*1,8*	9	*7,9*	3	*2,6*	—	—	3	*2,6*	2	*1,8*	19	*16,7*	170	*149,4*
	zus.	89	*47,9*	32	*17,2*	238	*128,1*	359	*193,2*	6	*3,2*	11	*5,9*	7	*3,8*	1	*0,5*	6	*3,2*	6	*3,2*	37	*19,9*	396	*213,1*
50—55	m	96	*110,8*	32	*36,9*	172	*198,6*	300	*346,3*	2	*2,3*	1	*1,2*	3	*3,5*	1	*1,2*	8	*9,2*	2	*2,3*	17	*19,6*	317	*365,9*
	w	35	*28,1*	9	*7,2*	114	*91,7*	158	*127,1*	2	*1,6*	4	*3,2*	2	*1,6*	2	*1,6*	—	—	1	*0,8*	11	*8,8*	169	*135,9*
	zus.	131	*62,1*	41	*19,4*	286	*135,6*	458	*217,1*	4	*1,9*	5	*2,4*	5	*2,4*	3	*1,4*	8	*3,8*	3	*1,4*	28	*13,3*	486	*230,4*
55—60	m	109	*132,6*	32	*38,9*	173	*210,5*	314	*382,0*	3	*3,6*	1	*1,2*	4	*4,9*	1	*1,2*	5	*6,1*	2	*2,4*	16	*19,5*	330	*401,5*
	w	17	*14,9*	9	*7,9*	98	*85,7*	124	*108,4*	4	*3,5*	8	*7,0*	3	*2,6*	1	*0,9*	4	*3,5*	—	—	20	*17,5*	144	*125,9*
	zus.	126	*64,1*	41	*20,9*	271	*137,9*	438	*222,9*	7	*3,6*	9	*4,6*	7	*3,6*	2	*1,0*	9	*4,6*	2	*1,0*	36	*18,3*	474	*241,2*
60—65	m	86	*134,3*	15	*23,4*	116	*181,2*	217	*338,9*	4	*6,2*	1	*1,6*	1	*1,6*	—	—	5	*7,8*	1	*1,6*	12	*18,7*	229	*357,7*
	w	27	*24,7*	11	*10,1*	58	*53,1*	96	*87,9*	1	*0,9*	3	*2,7*	3	*2,7*	—	—	3	*2,7*	5	*4,6*	15	*13,7*	111	*101,6*
	zus.	113	*65,2*	26	*15,0*	174	*100,4*	313	*180,7*	5	*2,9*	4	*2,3*	4	*2,3*	—	—	8	*4,6*	6	*3,5*	27	*15,6*	340	*196,3*
65—70	m	58	*112,7*	13	*25,3*	73	*141,8*	144	*279,8*	2	*3,9*	—	—	1	*1,9*	—	—	2	*3,9*	1	*1,9*	6	*11,7*	150	*291,4*
	w	25	*26,3*	2	*2,1*	49	*51,6*	76	*80,0*	4	*4,2*	3	*3,2*	3	*3,2*	1	*1,1*	1	*1,1*	3	*3,2*	15	*15,8*	91	*95,8*
	zus.	83	*56,7*	15	*10,2*	122	*83,3*	220	*150,2*	6	*4,1*	3	*2,0*	4	*2,7*	1	*0,7*	3	*2,0*	4	*2,7*	21	*14,3*	241	*164,6*
70—75	m	55	*136,3*	17	*42,1*	54	*133,8*	126	*312,2*	1	*2,5*	—	—	—	—	—	—	1	*2,5*	—	—	2	*5,0*	128	*317,1*
	w	18	*24,7*	3	*4,1*	32	*43,9*	53	*72,7*	2	*2,7*	1	*1,4*	2	*2,7*	—	—	—	—	1	*1,4*	6	*8,2*	59	*80,9*
	zus.	73	*64,5*	20	*17,7*	86	*75,9*	179	*158,0*	3	*2,6*	1	*0,9*	2	*1,8*	—	—	1	*0,9*	1	*0,9*	8	*7,1*	187	*165,1*
75—80	m	29	*114,8*	6	*23,8*	22	*87,1*	57	*225,7*	3	*11,9*	—	—	—	—	—	—	1	*4,0*	1	*4,0*	5	*19,8*	62	*245,5*
	w	14	*31,4*	2	*4,5*	18	*40,3*	34	*76,2*	—	—	1	*2,2*	3	*6,7*	—	—	1	*2,2*	2	*4,5*	7	*15,7*	41	*91,9*
	zus.	43	*61,5*	8	*11,4*	40	*57,2*	91	*130,2*	3	*4,3*	1	*1,4*	3	*4,3*	—	—	2	*2,9*	3	*4,3*	12	*17,2*	103	*147,4*
80 und mehr	m	13	*82,5*	6	*38,1*	11	*69,8*	30	*190,3*	—	—	—	—	—	—	—	—	—	—	2	*12,7*	2	*12,7*	32	*203,0*
	w	17	*52,1*	2	*6,1*	9	*27,6*	28	*85,9*	1	*3,1*	1	*3,1*	—	—	—	—	—	—	—	—	2	*6,1*	30	*92,1*
	zus.	30	*62,0*	8	*16,5*	20	*41,4*	58	*119,9*	1	*2,1*	1	*2,1*	—	—	—	—	—	—	2	*4,1*	4	*8,3*	62	*128,2*
Insgesamt	m	758	*80,8*	247	*26,3*	1697	*180,8*	2702	*287,9*	35	*3,7*	33	*3,5*	21	*2,2*	10	*1,1*	44	*4,7*	34	*3,6*	177	*18,9*	2879	*306,8*
	w	362	*28,4*	134	*10,5*	1511	*118,4*	2007	*157,3*	36	*2,8*	66	*5,2*	32	*2,5*	10	*0,8*	38	*3,0*	42	*3,3*	224	*17,6*	2231	*174,9*
	zus.	1120	*50,6*	381	*17,2*	3208	*144,9*	4709	*212,7*	71	*3,2*	99	*4,5*	53	*2,4*	20	*0,9*	82	*3,7*	76	*3,4*	401	*18,1*	5110	*230,8*

Tabelle XXV. *Bestätigte Neuzugänge an aktiver Tuberkulose in Schleswig-Holstein, Hamburg, Niedersachsen, Bremen, Nordrhein-Westfalen im Jahre 1955 nach Alter und Geschlecht; absolute und relative Zahlen auf 100000 Einwohner*
(Entnommen und berechnet aus den Länderstatistiken)

Alter	Geschlecht	Tuberkulose der Atmungsorgane								Tuberkulose anderer Organe													
		Ia		Ib		Ic		Ia–Ic		Knochen u. Gelenke		Peripher. Lymphkn.		Haut		Menin-gitis		Sonstige incl. Urogenital		Id ges.		Ia–Id gesamt	
		abs.	rel.	abs.	rel.	abs.	rel.	abs.	rel.	abs.	rel.	abs.	rel.	abs.	rel.	abs.	rel.	abs.	rel.	abs.	rel.	abs.	rel.
0–5	m	18	*1,9*	11	*1,2*	2048	*215,2*	2077	*218,3*	33	*3,5*	67	*7,0*	7	*0,7*	81	*8,5*	31	*3,3*	219	*23,0*	2296	*241,3*
	w	18	*2,0*	14	*1,6*	1773	*196,8*	1805	*200,3*	27	*3,0*	35	*3,9*	3	*0,3*	75	*8,3*	41	*4,6*	181	*20,1*	1986	*220,4*
	zus.	36	*1,9*	25	*1,3*	3821	*206,2*	3882	*209,5*	60	*3,2*	102	*5,5*	10	*0,5*	156	*8,4*	72	*3,9*	400	*21,6*	4282	*231,1*
5–10	m	17	*1,9*	10	*1,1*	2004	*228,7*	2031	*231,8*	58	*6,6*	138	*15,7*	5	*0,6*	41	*4,7*	32	*3,7*	274	*31,3*	2305	*263,1*
	w	13	*1,6*	11	*1,3*	1732	*207,8*	1756	*210,7*	42	*5,0*	120	*14,4*	9	*1,1*	42	*5,0*	28	*3,4*	241	*28,9*	1997	*239,6*
	zus.	30	*1,8*	21	*1,2*	3736	*218,5*	3787	*221,5*	100	*5,8*	258	*15,1*	14	*0,8*	83	*4,9*	60	*3,5*	515	*30,1*	4302	*251,6*
10–15	m	40	*4,0*	22	*2,2*	1160	*116,4*	1222	*122,6*	74	*7,4*	110	*11,0*	12	*1,2*	34	*3,4*	45	*4,5*	275	*27,6*	1497	*150,2*
	w	53	*5,6*	26	*2,7*	1022	*107,1*	1101	*115,4*	56	*5,9*	125	*13,1*	19	*2,0*	22	*2,3*	51	*5,3*	273	*28,6*	1374	*144,0*
	zus.	93	*4,8*	48	*2,5*	2182	*111,9*	2323	*119,1*	130	*6,7*	235	*12,0*	31	*1,6*	56	*2,9*	96	*4,9*	548	*28,1*	2871	*147,2*
15–20	m	354	*30,0*	109	*9,2*	1292	*109,6*	1755	*148,9*	105	*8,9*	104	*8,8*	18	*1,5*	26	*2,2*	92	*7,8*	345	*29,3*	2100	*178,1*
	w	306	*27,3*	109	*9,7*	1416	*126,4*	1831	*163,4*	93	*8,3*	161	*14,4*	23	*2,1*	18	*1,6*	140	*12,5*	435	*38,8*	2266	*202,2*
	zus.	660	*28,7*	218	*9,5*	2708	*117,8*	3586	*155,9*	198	*8,6*	265	*11,5*	41	*1,8*	44	*1,9*	232	*10,1*	780	*33,9*	4366	*189,9*
20–25	m	585	*60,8*	173	*18,0*	1364	*141,8*	2122	*220,5*	93	*9,7*	74	*7,7*	14	*1,5*	11	*1,1*	96	*10,0*	288	*29,9*	2410	*250,5*
	w	451	*50,0*	136	*15,1*	1484	*164,5*	2071	*229,5*	88	*9,8*	136	*15,1*	30	*3,3*	22	*2,4*	234	*25,9*	510	*56,5*	2581	*286,1*
	zus.	1036	*55,6*	309	*16,6*	2848	*152,8*	4193	*224,9*	181	*9,7*	210	*11,3*	44	*2,4*	33	*1,8*	330	*17,7*	798	*42,8*	4991	*267,7*
25–30	m	676	*71,9*	177	*18,8*	1318	*140,2*	2171	*231,0*	90	*9,6*	57	*6,1*	10	*1,1*	11	*1,2*	137	*14,6*	305	*32,5*	2476	*263,5*
	w	470	*49,5*	130	*13,7*	1452	*152,9*	2052	*216,1*	55	*5,8*	110	*11,6*	35	*3,7*	16	*1,7*	241	*25,4*	457	*48,1*	2509	*264,1*
	zus.	1146	*60,6*	307	*16,2*	2770	*146,6*	4223	*223,5*	145	*7,7*	167	*8,8*	45	*2,4*	27	*1,4*	378	*20,0*	762	*40,3*	4985	*263,8*
30–35	m	589	*73,4*	161	*20,1*	978	*121,9*	1728	*215,3*	64	*8,0*	41	*5,1*	16	*2,0*	4	*0,5*	124	*15,5*	249	*31,0*	1977	*246,4*
	w	434	*41,1*	135	*12,8*	1139	*107,8*	1708	*161,7*	58	*5,5*	76	*7,2*	28	*2,7*	13	*1,2*	204	*19,3*	379	*35,9*	2087	*197,5*
	zus.	1023	*55,0*	296	*15,9*	2117	*113,9*	3436	*184,8*	122	*6,6*	117	*6,3*	44	*2,4*	17	*0,9*	328	*17,6*	628	*33,8*	4064	*218,6*

35–40	m	426	*76,8*	96	*17,3*	694	*125,2*	1216	*219,3*	36	*6,5*	24	*4,3*	10	*1,8*	7	*1,3*	93	*16,8*	170	*30,7*	1386	*250,0*
	w	237	*32,0*	75	*10,1*	640	*86,5*	952	*128,7*	35	*4,7*	42	*5,7*	35	*4,7*	2	*0,3*	117	*15,8*	231	*31,2*	1183	*159,9*
	zus.	663	*51,2*	171	*13,2*	1334	*103,1*	2168	*167,5*	71	*5,5*	66	*5,1*	45	*3,5*	9	*0,7*	210	*16,2*	401	*31,0*	2569	*198,5*
40–45	m	669	*81,2*	177	*21,5*	1110	*134,8*	1956	*237,5*	49	*6,0*	20	*2,4*	24	*2,9*	8	*1,0*	108	*13,1*	209	*25,4*	2165	*262,9*
	w	272	*25,4*	67	*6,3*	741	*69,3*	1080	*101,0*	37	*3,5*	49	*4,6*	28	*2,6*	8	*0,7*	126	*11,8*	248	*23,2*	1328	*124,2*
	zus.	941	*49,7*	244	*12,9*	1851	*97,8*	3036	*160,4*	86	*4,5*	69	*3,6*	52	*2,7*	16	*0,8*	234	*12,4*	457	*24,1*	3493	*184,6*
45–50	m	679	*74,1*	201	*21,9*	1123	*122,5*	2003	*218,4*	49	*5,3*	16	*1,7*	22	*2,4*	4	*0,4*	91	*9,9*	182	*19,8*	2185	*238,3*
	w	182	*16,5*	50	*4,5*	583	*53,0*	815	*74,1*	38	*3,5*	29	*2,6*	42	*3,8*	2	*0,2*	92	*8,4*	203	*18,5*	1018	*92,5*
	zus.	861	*42,7*	251	*12,4*	1706	*84,6*	2818	*139,7*	87	*4,3*	45	*2,2*	64	*3,2*	6	*0,3*	183	*9,1*	385	*19,1*	3203	*158,8*
50–55	m	839	*91,7*	203	*22,2*	1332	*145,7*	2374	*259,6*	47	*5,1*	24	*2,6*	24	*2,6*	5	*0,5*	83	*9,1*	183	*20,0*	2557	*279,6*
	w	187	*18,9*	62	*6,3*	485	*48,9*	734	*74,1*	48	*4,8*	27	*2,7*	48	*4,8*	6	*0,6*	78	*7,9*	207	*20,9*	941	*94,9*
	zus.	1026	*53,8*	265	*13,9*	1817	*95,3*	3108	*163,1*	95	*5,0*	51	*2,7*	72	*3,8*	11	*0,6*	161	*8,4*	390	*20,5*	3498	*183,6*
55–60	m	733	*103,4*	187	*26,4*	1040	*146,7*	1960	*276,5*	42	*5,9*	13	*1,8*	26	*3,7*	10	*1,4*	55	*7,8*	146	*20,6*	2106	*297,1*
	w	160	*18,4*	32	*3,7*	390	*44,9*	582	*67,0*	28	*3,2*	33	*3,8*	27	*3,1*	–	–	66	*7,6*	154	*17,7*	736	*84,7*
	zus.	893	*56,6*	219	*13,9*	1430	*90,6*	2542	*161,1*	70	*4,4*	46	*2,9*	53	*3,4*	10	*0,6*	121	*7,7*	300	*19,0*	2842	*180,1*
60–65	m	462	*87,9*	113	*21,5*	665	*126,5*	1240	*235,8*	24	*4,6*	12	*2,3*	14	*2,7*	3	*0,6*	34	*6,5*	87	*16,5*	1327	*252,4*
	w	150	*20,8*	58	*8,1*	268	*37,2*	476	*66,1*	41	*5,7*	26	*3,6*	34	*4,7*	4	*0,6*	45	*6,2*	150	*20,8*	626	*86,9*
	zus.	612	*49,1*	171	*13,7*	933	*74,9*	1716	*137,7*	65	*5,2*	38	*3,0*	48	*3,9*	7	*0,6*	79	*6,3*	237	*19,0*	1953	*156,7*
65–70	m	358	*81,9*	88	*20,1*	381	*87,2*	827	*189,2*	26	*5,9*	7	*1,6*	10	*2,3*	3	*0,7*	25	*5,7*	71	*16,2*	898	*205,5*
	w	159	*27,6*	52	*9,0*	202	*35,1*	413	*71,8*	33	*5,7*	26	*4,5*	26	*4,5*	–	–	20	*3,5*	105	*18,2*	518	*90,0*
	zus.	517	*51,1*	140	*13,8*	583	*57,6*	1240	*122,5*	59	*5,8*	33	*3,3*	36	*3,6*	3	*0,3*	45	*4,4*	176	*17,4*	1416	*139,9*
70 und mehr	m	472	*68,0*	142	*20,5*	400	*57,7*	1014	*146,2*	34	*4,9*	14	*2,0*	23	*3,3*	1	*0,1*	37	*5,3*	109	*15,7*	1123	*161,9*
	w	276	*31,5*	82	*9,4*	272	*31,1*	628	*71,8*	47	*5,4*	36	*4,1*	31	*3,5*	3	*0,3*	33	*3,8*	150	*17,1*	778	*88,9*
	zus.	748	*47,7*	224	*14,3*	672	*42,8*	1642	*104,7*	81	*5,2*	50	*3,2*	54	*3,4*	4	*0,2*	70	*4,5*	259	*16,5*	1901	*121,2*
Insgesamt	m	6917	*56,3*	1870	*15,2*	16909	*137,7*	25696	*209,2*	824	*6,7*	721	*5,9*	235	*1,9*	249	*2,0*	1083	*8,8*	3112	*25,3*	28808	*234,5*
	w	3368	*24,7*	1039	*7,6*	13597	*99,6*	18004	*131,8*	726	*5,3*	1031	*7,5*	418	*3,1*	233	*1,7*	1516	*11,1*	3924	*28,7*	21928	*160,6*
	zus.	10285	*39,6*	2909	*11,2*	30506	*117,6*	43700	*168,5*	1550	*6,0*	1752	*6,8*	653	*2,5*	482	*1,9*	2599	*10,0*	7036	*27,1*	50736	*195,6*

Tabelle XXVI. *Bestätigte Neuzugänge an aktiver Tuberkulose in Schleswig-Holstein, Hamburg, Niedersachsen, Bremen, Nordrhein-Westfalen im Jahre 1957 nach Alter und Geschlecht; absolute und relative Zahlen auf 100 000 Einwohner*
(Entnommen und berechnet aus den Länderstatistiken)

Alter	Geschlecht	Tuberkulose der Atmungsorgane								Tuberkulose anderer Organe													
		Ia		Ib		Ic		Ia–Ic		Knochen u. Gelenke		Peripher. Lymphkn.		Haut		Menin-gitis		Uro-genital		Sonstige		Id gesamt		Ia–Id gesamt	
		abs.	rel.	abs.	rel.	abs.	rel.	abs.	rel.	abs.	rel.	abs.	rel.	abs.	rel.	abs.	rel.	abs.	rel.	abs.	rel.	abs.	rel.	abs.	rel.
0–5	m	34	3,4	11	1,1	1 593	160,9	1 638	165,5	32	3,2	40	4,0	3	0,3	71	7,2	1	0,1	18	1,8	165	16,7	1 803	182,1
	w	16	1,7	12	1,3	1 409	150,2	1 437	153,2	17	1,8	47	5,0	2	0,2	49	5,2	2	0,2	20	2,1	137	14,6	1 574	167,8
	zus.	50	2,6	23	1,2	3 002	155,7	3 075	159,5	49	2,5	87	4,5	5	0,3	120	6,2	3	0,2	38	2,0	302	15,7	3 377	175,2
5–10	m	22	2,3	8	0,8	1 972	208,9	2 002	212,1	43	4,6	107	11,3	4	0,4	33	3,5	1	0,1	19	2,0	207	21,9	2 209	234,0
	w	13	1,5	11	1,2	1 562	174,3	1 586	177,0	30	3,3	101	11,3	17	1,9	25	2,8	3	0,3	25	2,8	201	22,4	1 787	199,4
	zus.	35	1,9	19	1,0	3 534	192,1	3 588	195,0	73	4,0	208	11,3	21	1,1	58	3,2	4	0,2	44	2,4	408	22,2	3 996	217,2
10–15	m	23	2,6	15	1,7	921	106,0	959	110,4	53	6,1	77	8,9	4	0,5	17	2,0	2	0,2	21	2,4	174	20,0	1 133	130,4
	w	49	5,9	24	2,9	776	92,8	849	101,6	45	5,4	78	9,3	15	1,8	18	2,2	4	0,5	28	3,3	188	22,5	1 037	124,0
	zus.	72	4,2	39	2,3	1 697	99,5	1 808	106,0	98	5,7	155	9,1	19	1,1	35	2,1	6	0,4	49	2,9	362	21,2	2 170	127,3
15–20	m	310	26,0	98	8,2	1 140	95,7	1 548	130,0	84	7,1	73	6,1	13	1,1	13	1,1	25	2,1	63	5,3	271	22,8	1 819	152,7
	w	256	22,5	100	8,8	1 169	102,9	1 525	134,2	57	5,0	103	9,1	22	1,9	16	1,4	34	3,0	67	5,9	299	26,3	1 824	169,6
	zus.	566	24,3	198	8,5	2 309	99,2	3 073	132,1	141	6,1	176	7,6	35	1,5	29	1,2	59	2,5	130	5,6	570	24,5	3 643	156,6
20–25	m	520	51,7	145	14,4	1 183	117,7	1 848	183,9	71	7,1	58	5,8	5	0,5	4	0,4	48	4,8	57	5,7	243	24,2	2 091	208,1
	w	392	40,7	113	11,7	1 277	132,7	1 782	185,2	58	6,0	94	9,8	20	2,1	12	1,2	72	7,5	120	12,5	376	39,1	2 158	224,3
	zus.	912	46,4	258	13,1	2 460	125,1	3 630	184,5	129	6,6	152	7,7	25	1,3	16	0,8	120	6,1	177	9,0	619	31,5	4 249	216,0
25–30	m	525	57,1	136	14,8	1 067	116,1	1 728	188,0	54	5,9	40	4,4	12	1,3	12	1,3	66	7,2	57	6,2	241	26,2	1 969	214,3
	w	372	41,8	98	11,0	1 063	119,3	1 533	172,1	70	7,9	76	8,5	27	3,0	8	0,9	93	10,4	126	14,1	400	44,9	1 933	216,9
	zus.	897	49,6	234	12,9	2 130	117,7	3 261	180,2	124	6,9	116	6,4	39	2,2	20	1,1	159	8,8	183	10,1	641	35,4	3 902	215,6
30–35	m	522	65,8	116	14,6	939	118,4	1 577	198,9	53	6,7	25	3,2	8	1,0	5	0,6	73	9,2	64	8,1	228	28,8	1 805	227,6
	w	322	32,5	73	7,4	979	98,8	1 374	138,6	74	7,5	72	7,3	20	2,0	5	0,5	115	11,6	115	11,6	401	40,5	1 775	179,1
	zus.	844	47,3	189	10,6	1 918	107,5	2 951	165,4	127	7,1	97	5,4	28	1,6	10	0,6	188	10,5	179	10,0	629	35,3	3 580	200,7

35–40	m	446	66,9	108	16,2	766	114,8	1 320	197,9	42	6,3	12	1,8	7	1,0	1	0,1	59	8,8	48	7,2	169	25,3	1 489	223,2
	w	245	27,0	81	8,9	724	79,8	1 050	115,8	39	4,3	53	5,8	12	1,3	2	0,2	69	7,6	78	8,6	253	27,9	1 303	143,7
	zus.	691	43,9	189	12,0	1 490	94,7	2 370	150,6	81	5,1	65	4,1	19	1,2	3	0,2	128	8,1	126	8,0	422	26,8	2 792	177,4
40–45	m	469	68,9	114	16,7	872	128,0	1 455	213,7	33	4,8	8	1,2	16	2,3	1	0,1	43	6,3	51	7,5	152	22,3	1 607	236,0
	w	211	23,2	64	7,0	584	64,1	859	94,3	31	3,4	31	3,4	24	2,6	5	0,5	45	4,9	56	6,1	192	21,0	1 051	115,4
	zus.	680	42,7	178	11,2	1 456	91,5	2 314	145,4	64	4,0	39	2,4	40	2,5	6	0,4	88	5,5	107	6,7	344	21,6	2 658	167,0
45–50	m	617	70,0	165	18,7	1 019	115,5	1 801	204,2	43	4,9	10	1,1	17	1,9	4	0,5	46	5,2	47	5,3	167	18,9	1 968	223,1
	w	194	17,4	65	5,8	571	51,3	830	74,6	38	3,4	30	2,7	29	2,6	2	0,2	45	4,0	55	4,9	199	17,9	1 029	92,5
	zus.	811	50,8	230	14,4	1 590	99,7	2 631	164,9	81	5,1	40	2,5	46	2,9	6	0,4	91	5,7	102	6,4	366	22,9	2 997	187,9
50–55	m	801	87,1	190	20,7	1 259	136,8	2 250	244,6	46	5,0	9	1,0	18	2,0	2	0,2	38	4,1	56	6,1	169	18,4	2 419	262,9
	w	157	15,2	47	4,5	452	43,7	656	63,4	45	4,3	21	2,0	26	2,5	2	0,2	32	3,1	38	3,7	164	15,8	820	79,2
	zus.	958	49,0	237	12,1	1 711	87,5	2 906	148,6	91	4,7	30	1,5	44	2,3	4	0,2	70	3,6	94	4,8	333	17,0	3 239	165,7
55–60	m	788	99,5	198	25,0	1 161	146,6	2 147	271,1	40	5,1	6	9,8	19	2,4	2	0,3	25	3,2	29	3,7	121	15,3	2 268	286,4
	w	148	16,2	45	4,9	370	40,4	563	61,5	38	4,2	31	2,4	24	2,6	1	0,1	25	2,7	35	3,8	154	16,8	717	78,4
	zus.	936	54,8	243	14,2	1 531	89,7	2 710	158,8	78	4,6	37	2,2	43	2,5	3	0,2	50	2,7	64	3,7	275	16,1	2 985	174,9
60–65	m	548	98,4	142	25,5	737	132,3	1 427	256,2	35	6,3	3	0,5	7	1,3	3	0,5	20	3,6	19	3,4	87	15,6	1 514	271,8
	w	130	16,9	45	5,8	295	38,3	470	61,0	33	4,3	32	4,2	35	4,5	1	0,1	12	1,6	34	4,4	147	19,1	617	80,1
	zus.	678	51,1	187	14,1	1 032	77,8	1 897	143,0	68	5,1	35	2,6	42	3,2	4	0,3	32	2,4	53	4,0	234	17,6	2 131	160,6
65–70	m	362	82,1	87	19,7	411	93,2	860	195,0	12	2,7	15	3,4	10	2,3	–	–	9	2,0	15	3,4	61	13,8	921	208,9
	w	172	28,2	48	7,9	220	36,0	440	72,0	13	2,1	13	2,1	20	3,3	1	0,2	7	1,6	16	3,6	70	11,5	510	83,5
	zus.	534	50,8	135	12,8	631	60,0	1 300	123,6	25	2,4	28	2,7	30	2,9	1	0,1	16	1,5	31	2,9	131	12,5	1 431	136,0
70 und mehr	m	442	60,3	130	17,7	430	58,7	1 002	136,7	37	5,0	17	2,3	16	2,2	1	0,1	11	1,5	10	1,4	92	12,6	1 094	149,2
	w	278	29,7	56	6,0	238	25,5	572	61,2	48	5,1	28	3,0	26	2,8	–	–	2	0,2	18	1,9	122	13,0	694	74,2
	zus.	720	43,2	186	11,2	668	40,0	1 574	94,4	85	5,1	45	2,7	42	2,5	1	0,1	13	0,8	28	1,7	214	12,8	1 788	107,2
Insgesamt	m	6 429	52,0	1 663	13,4	15 470	125,1	23 562	190,5	678	5,5	500	4,0	159	1,3	169	1,4	467	3,8	574	4,6	2 547	20,6	26 109	211,1
	w	2 955	21,3	882	6,4	11 689	84,4	15 526	112,1	636	4,6	810	5,9	319	2,3	147	1,1	560	4,0	831	6,0	3 303	23,9	18 829	136,0
	zus.	9 384	35,8	2 545	9,7	27 159	103,6	39 088	149,1	1 314	5,0	1 310	5,0	478	1,8	316	1,2	1 027	3,9	1 405	5,4	5 850	22,3	44 938	171,4

Tabelle XXVII. *Bestätigte Neuzugänge an aktiver Tuberkulose in Schleswig-Holstein, Hamburg, Niedersachsen, Bremen, Saarland, Nordrhein-Westfalen im Jahre 1959 nach Alter und Geschlecht; absolute und relative Zahlen auf 100000 Einwohner*
(Entnommen und berechnet aus den Länderstatistiken)

Alter	Geschlecht	Tuberkulose der Atmungsorgane								Tuberkulose anderer Organe															
		Ia		Ib		Ic		Ia–Ic		Knochen u. Gelenke		Peripher. Lymphkn.		Haut		Menin-gitis		Uro-genital		Sonstige		Id ges.		Ia–Id gesamt	
		abs.	rel.	abs.	rel.	abs.	rel.	abs.	rel.	abs.	rel.	abs.	rel.	abs.	rel.	abs.	rel.	abs.	rel.	abs.	rel.	abs.	rel.	abs.	rel.
0–5	m	18	1,6	10	0,9	1277	116,5	1305	119,1	19	1,7	36	3,3	4	0,4	45	4,1	2	0,2	10	0,9	116	10,6	1421	129,7
	w	13	1,3	11	1,1	1198	115,3	1222	117,7	16	1,5	26	2,5	3	0,3	29	2,8	2	0,2	12	1,2	88	8,5	1310	126,1
	zus.	31	1,5	21	1,0	2475	116,0	2527	118,4	35	1,6	62	2,9	7	0,3	74	3,5	4	0,2	22	1,0	204	9,6	2731	127,9
5–10	m	21	2,1	13	1,3	1517	149,4	1551	152,7	31	3,1	68	6,7	4	0,4	34	3,3	3	0,3	19	1,9	159	15,7	1710	168,4
	w	12	1,2	8	0,8	1299	134,6	1319	136,7	38	3,9	75	7,8	5	0,5	25	2,6	–	–	16	1,6	159	16,5	1478	153,2
	zus.	33	1,7	21	1,1	2816	142,2	2870	144,9	69	3,5	143	7,2	9	0,5	59	3,0	3	0,2	35	1,8	318	16,1	3188	161,0
10–15	m	33	3,7	10	1,1	762	85,2	805	90,0	47	5,3	61	6,8	8	0,9	18	2,0	4	0,4	18	2,0	156	17,4	961	107,4
	w	48	5,6	11	1,3	551	64,2	610	71,1	41	4,8	54	6,3	4	0,5	11	1,3	3	0,3	23	2,7	136	15,8	746	86,9
	zus.	81	4,6	21	1,2	1313	74,9	1415	80,7	88	5,0	115	6,6	12	0,7	29	1,7	7	0,4	41	2,3	292	16,7	1707	97,4
15–20	m	278	24,0	59	5,1	1014	87,5	1351	116,6	69	6,0	61	5,3	7	0,6	12	1,0	17	1,5	31	2,7	197	17,0	1548	133,6
	w	194	17,6	71	6,4	908	82,5	1173	106,5	57	5,2	110	10,0	18	1,6	14	1,3	37	3,4	63	5,7	299	27,2	1472	133,7
	zus.	472	20,9	130	5,8	1922	85,0	2524	111,7	126	5,6	171	7,6	25	1,1	26	1,2	54	2,4	94	4,2	496	21,9	3020	133,6
20–25	m	504	41,7	120	9,9	1170	96,8	1794	148,4	63	5,2	60	5,0	9	0,7	12	1,0	48	4,0	52	4,3	244	20,2	2038	168,7
	w	303	26,6	95	8,3	1101	96,6	1499	131,5	48	4,2	111	9,7	13	1,1	9	0,8	84	7,4	84	7,4	349	30,6	1848	162,1
	zus.	807	34,4	215	9,2	2271	96,7	3293	140,2	111	4,7	171	7,3	22	0,9	21	0,9	132	5,6	136	5,8	593	25,3	3886	165,5
25–30	m	472	49,6	105	11,0	907	95,2	1484	155,8	63	6,6	36	3,8	11	1,2	4	0,4	66	6,9	46	4,8	226	23,7	1710	179,5
	w	234	25,8	53	5,8	890	98,1	1177	129,8	42	4,6	61	6,7	10	1,1	6	0,7	125	13,8	73	8,0	317	34,9	1494	164,7
	zus.	706	38,0	158	8,5	1797	96,6	2661	143,1	105	5,6	97	5,2	21	1,1	10	0,5	191	10,3	119	6,4	543	29,2	3204	172,3
30–35	m	503	54,7	113	12,3	857	93,2	1473	160,2	54	5,9	38	4,1	13	1,4	3	0,3	97	10,5	42	4,6	247	26,9	1720	187,0
	w	282	28,0	75	7,5	776	77,1	1133	112,6	43	4,3	51	5,1	16	1,6	11	1,1	113	11,2	78	7,8	312	31,0	1445	143,6
	zus.	785	40,8	188	9,8	1633	84,8	2606	135,3	97	5,0	89	4,6	29	1,5	14	0,7	210	10,9	120	6,2	559	29,0	3165	164,3

35–40	m	475	58,6	106	13,1	797	98,4	1 378	170,0	38	4,7	33	4,1	10	1,2	2	0,2	74	9,1	54	6,7	211	26,0	1 589	196,1
	w	276	25,1	66	6,0	712	64,7	1 054	95,8	41	3,7	53	4,8	17	1,5	1	0,1	101	9,2	63	5,7	276	25,1	1 330	120,9
	zus.	751	39,3	172	9,0	1 509	79,0	2 432	127,3	79	4,1	86	4,5	27	1,4	3	0,2	175	9,2	117	6,1	487	25,5	2 919	152,8
40–45	m	342	60,3	83	14,6	617	108,7	1 042	183,7	26	4,6	6	1,1	6	1,1	4	0,7	52	9,2	24	4,2	118	20,8	1 160	204,4
	w	186	24,3	41	5,3	435	56,7	662	86,3	26	3,4	31	4,0	10	1,3	3	0,4	52	6,8	36	4,7	158	20,6	820	106,9
	zus.	528	39,6	124	9,3	1 052	78,9	1 704	127,7	52	3,9	37	2,8	16	1,2	7	0,5	104	7,8	60	4,5	276	20,7	1 980	148,4
45–50	m	606	68,6	141	16,0	955	108,1	1 702	192,6	33	3,7	14	1,6	7	0,8	3	0,3	68	7,7	43	4,9	168	19,0	1 870	211,6
	w	166	14,4	34	3,0	511	44,4	711	61,7	31	2,7	30	2,6	14	1,2	5	0,4	63	5,5	65	5,6	208	18,1	919	79,8
	zus.	772	37,9	175	8,6	1 466	72,0	2 413	118,6	64	3,1	44	2,2	21	1,0	8	0,4	131	6,4	108	5,3	376	18,5	2 789	137,0
50–55	m	770	81,2	183	19,3	1 137	120,0	2 090	220,3	48	5,1	9	1,0	16	1,7	4	0,4	58	6,1	37	3,9	172	18,1	2 262	239,5
	w	154	13,7	34	3,0	419	37,1	607	53,8	37	3,3	41	3,6	11	1,0	4	0,4	39	3,5	38	3,4	167	14,8	774	68,6
	zus.	924	44,5	217	10,4	1 556	74,9	2 697	129,9	85	4,1	50	2,4	27	1,3	8	0,4	97	4,7	75	3,6	339	16,3	3 036	146,2
55–60	m	802	90,6	183	20,7	1 116	126,1	2 101	237,3	52	5,9	6	0,7	18	2,0	3	0,3	53	6,0	30	3,4	162	18,3	2 263	255,5
	w	155	15,6	34	3,4	373	37,5	562	56,5	39	3,9	35	3,5	26	2,6	3	0,3	29	2,9	37	3,7	169	17,0	731	73,4
	zus.	957	50,9	217	11,5	1 489	79,2	2 663	141,6	91	4,8	41	2,2	44	2,3	6	0,3	82	4,4	67	3,6	331	17,6	2 994	159,2
60–65	m	585	92,4	123	19,4	739	116,7	1 447	228,5	29	4,6	12	1,9	10	1,6	2	0,3	35	5,5	17	2,7	105	16,6	1 552	245,0
	w	151	17,8	37	4,4	266	31,4	454	53,6	20	2,4	43	5,1	19	2,2	2	0,2	14	1,7	19	2,2	117	13,8	571	67,4
	zus.	736	49,7	160	10,8	1 005	67,9	1 901	128,4	49	3,3	55	3,7	29	2,0	4	0,3	49	3,3	36	2,4	222	15,0	2 123	143,4
65–70	m	373	80,8	82	17,8	365	79,0	820	177,6	10	2,2	6	1,3	4	0,9	–	–	15	3,2	6	1,3	41	8,9	861	186,4
	w	140	20,9	30	4,5	198	29,5	368	54,9	18	2,7	32	4,8	16	2,4	5	0,7	9	1,3	17	2,5	97	14,5	465	69,4
	zus.	513	45,3	112	9,9	563	49,7	1 188	104,9	28	2,5	38	3,4	20	1,8	5	0,4	24	2,1	23	2,0	138	12,2	1 326	117,1
70 und mehr	m	550	72,5	114	15,0	366	48,3	1 030	135,8	36	4,7	8	1,1	10	1,3	–	–	20	2,6	17	2,2	91	12,0	1 121	147,8
	w	312	30,1	48	4,6	258	24,9	618	59,7	44	4,2	42	4,1	18	1,7	1	0,1	14	1,4	24	2,3	143	13,8	761	73,5
	zus.	862	48,0	162	9,0	624	34,8	1 648	91,8	80	4,5	50	2,8	28	1,6	1	0,1	34	1,9	41	2,3	234	13,1	1 882	104,9
Insgesamt	m	6 332	48,0	1 445	11,0	13 596	103,0	21 373	162,0	618	4,7	454	3,4	137	1,0	146	1,1	612	4,6	446	3,4	2 413	18,3	23 786	180,3
	w	2 626	17,8	648	4,4	9 895	67,3	13 169	89,5	541	3,7	795	5,4	200	1,4	129	0,9	685	4,7	648	4,4	2 995	20,4	16 164	109,9
	zus.	8 958	32,1	2 093	7,5	23 491	84,2	34 542	123,8	1 159	4,2	1 249	4,5	337	1,2	275	1,0	1 297	4,6	1 094	3,9	5 408	19,4	39 950	143,2

Tabelle XXVIII. *Allgemeine Sterblichkeit und Sterblichkeit an Tuberkulose in Schleswig-Holstein im Jahre 1959*

Nr. des dtsch. T.U.V. 1950	Todesursachen	G	Insgesamt		0–1		1–5		5–10	
			abs.	rel.	abs.	rel.	abs.	rel.	abs.	rel.
00,01	Tuberkulose der Atmungsorgane	m	228	*21,3*	1	*5,6*	1	*1,2*	–	–
		w	108	*8,9*	1	*5,9*	–	–	–	–
		zus.	336	*14,7*	2	*5,8*	1	*0,6*	–	–
02	Tuberkulose der Hirnhäute und des ZNS	m	3	*0,3*	1	*5,6*	–	–	–	–
		w	3	*0,2*	–	–	1	*1,3*	–	–
		zus.	6	*0,3*	1	*2,9*	1	*0,6*	–	–
03	Tuberkulose anderer Organe	m	11	*1,0*	–	–	–	–	–	–
		w	10	*0,8*	–	–	–	–	–	–
		zus.	21	*0,9*	–	–	–	–	–	–
02+03	Tuberkulose der Hirnhäute usw. + Tbk. anderer Organe	m	14	*1,3*	1	*5,6*	–	–	–	–
		w	13	*1,1*	–	–	1	*1,3*	–	–
		zus.	27	*1,2*	1	*2,9*	1	*0,6*	–	–
00–03	Tuberkulose insgesamt	m	242	*22,6*	2	*11,2*	1	*1,2*	–	–
		w	121	*10,0*	1	*5,9*	1	*1,3*	–	–
		zus.	363	*15,9*	3	*8,6*	2	*1,2*	–	–
0–9	Allgemeine Todesursachen insgesamt	m	13490	*1257,5*	654	*3662,2*	101	*122,3*	52	*64,6*
		w	12589	*1039,0*	510	*3021,3*	89	*113,1*	21	*26,9*
		zus.	26079	*1141,6*	1164	*3350,8*	190	*117,8*	73	*46,1*

Tabelle XXVIII

Nr. des dtsch. T.U.V. 1950	Todesursachen	G	45–50		50–55		55–60		60–65	
			abs.	rel.	abs.	rel.	abs.	rel.	abs.	rel.
00,01	Tuberkulose der Atmungsorgane	m	10	*14,3*	21	*27,8*	29	*40,9*	30	*54,1*
		w	6	*6,3*	10	*11,0*	3	*3,6*	6	*8,0*
		zus.	16	*9,7*	31	*18,6*	32	*20,8*	36	*27,5*
02	Tuberkulose der Hirnhäute und des ZNS	m	–	–	1	*1,3*	–	–	–	–
		w	–	–	–	–	–	–	–	–
		zus.	–	–	1	*0,6*	–	–	–	–
03	Tuberkulose anderer Organe	m	2	*2,9*	1	*1,3*	1	*1,4*	1	*1,8*
		w	–	–	–	–	3	*3,6*	1	*1,3*
		zus.	2	*1,2*	1	*0,6*	4	*2,6*	2	*1,5*
02+03	Tuberkulose der Hirnhäute usw. + Tbk. anderer Organe	m	2	*2,9*	2	*2,7*	1	*1,4*	1	*1,8*
		w	–	–	–	–	3	*3,6*	1	*1,3*
		zus.	2	*1,2*	2	*1,2*	4	*2,6*	2	*1,5*
00–03	Tuberkulose insgesamt	m	12	*17,2*	23	*30,5*	30	*42,3*	31	*55,9*
		w	6	*6,3*	10	*11,0*	6	*7,3*	7	*9,3*
		zus.	18	*10,9*	33	*19,8*	36	*23,4*	38	*29,1*
0–9	Allgemeine Todesursachen insgesamt	m	325	*465,8*	656	*869,9*	983	*1385,3*	1205	*2173,5*
		w	324	*341,5*	460	*503,3*	634	*766,4*	926	*1230,3*
		zus.	649	*394,2*	1116	*669,1*	1617	*1052,1*	2131	*1630,3*

nach Alter und Geschlecht; absolute und relative Zahlen auf 100 000 Einwohner
(Angaben des Statistischen Landesamtes)

10–15		15–20		20–25		25–30		30–35		35–40		40–45	
abs.	rel.	abs.	rel.	abs.	rel.	abs.	rel.	abs.	rel.	abs.	rel.	abs.	rel.
2	*2,5*	–	–	1	*1,0*	7	*11,0*	12	*19,9*	9	*15,3*	10	*23,6*
–	–	1	*1,1*	3	*3,4*	3	*4,8*	9	*12,6*	11	*13,0*	9	*14,6*
2	*1,3*	1	*0,5*	4	*2,1*	10	*7,9*	21	*15,9*	20	*14,0*	19	*18,3*
1	*1,3*	–	–	–	–	–	–	–	–	–	–	–	–
–	–	–	–	–	–	1	*1,6*	–	–	–	–	–	–
1	*0,6*	–	–	–	–	1	*0,8*	–	–	–	–	–	–
–	–	–	–	1	*1,0*	–	–	–	–	–	–	1	*2,4*
–	–	–	–	–	–	–	–	1	*1,4*	–	–	–	–
–	–	–	–	1	*0,5*	–	–	1	*0,8*	–	–	1	*1,0*
1	*1,3*	–	–	1	*1,0*	–	–	–	–	–	–	1	*2,4*
–	–	–	–	–	–	1	*1,6*	1	*1,4*	–		–	–
1	*0,6*	–	–	1	*0,5*	1	*0,8*	1	*0,8*	–	–	1	*1,0*
3	*3,8*	–	–	2	*1,9*	7	*11,0*	12	*19,9*	9	*15,3*	11	*25,9*
–	–	1	*1,1*	3	*3,4*	4	*6,5*	10	*14,0*	11	*13,0*	9	*14,6*
3	*1,9*	1	*0,5*	5	*2,6*	11	*8,7*	22	*16,7*	20	*14,0*	20	*19,3*
40	*50,9*	121	*114,9*	160	*155,3*	106	*166,0*	103	*170,7*	125	*213,6*	131	*309,0*
27	*35,6*	45	*45,9*	72	*80,8*	58	*93,6*	75	*104,7*	155	*183,4*	143	*232,7*
67	*43,4*	166	*81,7*	232	*120,8*	164	*130,3*	178	*134,9*	280	*195,4*	274	*263,8*

(Fortsetzung)

65–70		70–75		75–80		80–85		85–90		90 und mehr	
abs.	rel.	abs.	rel.	abs.	rel.	abs.	rel.	abs.	rel.	abs.	rel.
34	*76,3*	19	*52,7*	23	*94,3*	15	*104,7*	3	*57,9*	1	*85,7*
14	*22,5*	14	*29,4*	5	*15,7*	10	*54,9*	3	*45,8*	–	–
48	*45,0*	33	*39,4*	28	*49,9*	25	*76,8*	6	*51,1*	1	*33,3*
–	–	–	–	–	–	–	–	–	–	–	–
1	*1,6*	–	–	–	–	–	–	–	–	–	–
1	*0,9*	–	–	–	–	–	–	–	–	–	–
1	*2,2*	2	*5,6*	1	*4,1*	–	–	–	–	–	–
–	–	3	*6,3*	–	–	2	*11,0*	–	–	–	–
1	*0,9*	5	*6,0*	1	*1,8*	2	*6,1*	–	–	–	–
1	*2,2*	2	*5,6*	1	*4,1*	–	–	–	–	–	–
1	*1,6*	3	*6,3*	–	–	2	*11,0*	–	–	–	–
2	*1,9*	5	*6,0*	1	*1,8*	2	*6,1*	–	–	–	–
35	*78,5*	21	*58,3*	24	*98,4*	15	*104,7*	3	*57,9*	1	*85,7*
15	*24,1*	17	*35,6*	5	*15,7*	12	*65,9*	3	*45,8*	–	–
50	*46,8*	38	*45,8*	29	*51,7*	27	*83,0*	6	*51,1*	1	*33,3*
1523	*3415,9*	1845	*5121,6*	2014	*8257,8*	1915	*13370,1*	1054	*20331,8*	377	*31949,2*
1278	*2055,3*	1831	*3838,9*	2150	*6770,4*	2107	*11565,5*	1186	*18106,9*	498	*27332,6*
2801	*2623,5*	3676	*4390,8*	4164	*7416,5*	4022	*12359,8*	2240	*19089,8*	875	*29147,2*

Tabelle XXIX. *Allgemeine Sterblichkeit und Sterblichkeit an Tuberkulose in Hamburg im Jahre 1959*

Nr. des dtsch. T.U.V. 1950	Todesursachen	G	Insgesamt		0–1		1–5		5–10	
			abs.	rel.	abs.	rel.	abs.	rel.	abs.	rel.
00,01	Tuberkulose der Atmungsorgane	m	235	*28,1*	–	–	–	–	–	–
		w	70	*7,2*	–	–	–	–	–	–
		zus.	305	*16,8*	–	–	–	–	–	–
02	Tuberkulose der Hirnhäute und des ZNS	m	2	*0,2*	–	–	–	–	–	–
		w	5	*0,5*	–	–	–	–	–	–
		zus.	7	*0,4*	–	–	–	–	–	–
03	Tuberkulose anderer Organe	m	7	*0,8*	–	–	–	–	–	–
		w	7	*0,7*	–	–	–	–	–	–
		zus.	14	*0,8*	–	–	–	–	–	–
02+03	Tuberkulose der Hirnhäute usw.+ Tbk. anderer Organe	m	9	*1,1*	–	–	–	–	–	–
		w	12	*1,2*	–	–	–	–	–	–
		zus.	21	*1,2*	–	–	–	–	–	–
00–03	Tuberkulose insgesamt	m	244	*29,1*	–	–	–	–	–	–
		w	82	*8,4*	–	–	–	–	–	–
		zus.	326	*18,0*	–	–	–	–	–	–
0–9	Allgemeine Todesursachen insgesamt	m	11479	*1370,3*	338	*2950,4*	40	*100,1*	26	*55,1*
		w	10467	*1070,3*	269	*2488,2*	32	*84,5*	17	*38,0*
		zus.	21946	*1208,7*	607	*2726,0*	72	*92,6*	43	*46,8*

Tabelle XXIX

Nr. des dtsch. T.U.V. 1950	Todesursachen	G	40–45		45–50		50–55		55–60	
			abs.	rel.	abs.	rel.	abs.	rel.	abs.	rel.
00,01	Tuberkulose der Atmungsorgane	m	3	*7,9*	16	*26,0*	19	*28,2*	43	*67,9*
		w	2	*3,9*	5	*6,4*	8	*9,9*	7	*9,5*
		zus.	5	*5,6*	21	*15,0*	27	*18,3*	50	*36,6*
02	Tuberkulose der Hirnhäute und des ZNS	m	–	–	–	–	1	*1,5*	–	–
		w	–	–	1	*1,3*	–	–	–	–
		zus.	–	–	1	*0,7*	1	*0,7*	–	–
03	Tuberkulose anderer Organe	m	–	–	1	*1,6*	2	*3,0*	–	–
		w	–	–	–	–	–	–	–	–
		zus.	–	–	1	*0,7*	2	*1,4*	–	–
02+03	Tuberkulose der Hirnhäute usw. + Tbk. anderer Organe	m	–	–	1	*1,6*	3	*4,5*	–	–
		w	–	–	1	*1,3*	–	–	–	–
		zus.	–	–	2	*1,4*	3	*2,0*	–	–
00–03	Tuberkulose insgesamt	m	3	*7,9*	17	*27,6*	22	*32,7*	43	*67,9*
		w	2	*3,9*	6	*7,7*	8	*9,9*	7	*9,5*
		zus.	5	*5,6*	23	*16,4*	30	*20,3*	50	*36,6*
0–9	Allgemeine Todesursachen insgesamt	m	119	*312,7*	305	*495,4*	594	*882,4*	1022	*1614,4*
		w	112	*219,6*	272	*347,2*	396	*491,3*	606	*825,4*
		zus.	231	*259,4*	577	*412,4*	990	*669,3*	1628	*1190,7*

nach Alter und Geschlecht; absolute und relative Zahlen auf 100 000 Einwohner
(Angaben des Statistischen Landesamtes)

10–15		15–20		20–25		25–30		30–35		35–40	
abs.	rel.	abs.	rel.	abs.	rel.	abs.	rel.	abs.	rel.	abs.	rel.
–	–	–	–	3	3,9	3	5,5	1	1,9	10	18,9
–	–	1	1,4	2	2,6	1	1,8	5	7,8	5	6,8
–	–	1	0,7	5	3,3	4	3,6	6	5,1	15	11,9
–	–	–	–	–	–	–	–	–	–	–	–
–	–	–	–	–	–	–	–	1	1,6	1	1,4
–	–	–	–	–	–	–	–	1	0,8	1	0,8
–	–	–	–	–	–	–	–	–	–	–	–
–	–	–	–	–	–	–	–	–	–	–	–
–	–	–	–	–	–	–	–	–	–	–	–
–	–	–	–	–	–	–	–	–	–	–	–
		–	–	–	–	–	–	1	1,6	1	1,4
–	–	–	–	–	–	–	–	1	0,8	1	0,8
–	–	–	–	3	3,9	3	5,5	1	1,9	10	18,9
–	–	1	1,4	2	2,6	1	1,8	6	9,3	6	8,2
–	–	1	0,7	5	3,3	4	3,6	7	5,9	16	12,7
13	24,7	74	103,3	105	135,2	64	117,6	75	138,9	107	202,5
20	39,3	21	29,7	31	40,8	41	73,6	58	90,4	111	152,0
33	31,9	95	66,7	136	88,5	105	95,3	133	112,5	218	173,2

(Fortsetzung)

60–65		65–70		70–75		75–80		80 und mehr	
abs.	rel.	abs.	rel.	abs.	rel.	abs.	rel.	abs.	rel.
41	86,4	26	69,6	32	109,5	27	142,6	11	87,6
9	13,2	5	8,9	6	14,8	6	22,8	8	40,8
50	43,2	31	33,2	38	54,5	33	73,0	19	59,1
–	–	1	2,7	–	–	–	–	–	–
–	–	1	1,8	–	–	–	–	1	5,1
–	–	2	2,1	–	–	–	–	1	3,1
1	2,1	1	2,7	1	3,4	–	–	1	8,0
1	1,5	1	1,8	1	2,5	3	11,4	1	5,1
2	1,7	2	2,1	2	2,9	3	6,6	2	6,2
1	2,1	2	5,4	1	3,4	–	–	1	8,0
1	1,5	2	3,6	1	2,5	3	11,4	2	10,2
2	1,7	4	4,3	2	2,9	3	6,6	3	9,3
42	88,5	28	75,0	33	112,9	27	142,6	12	95,6
10	14,7	7	12,5	7	17,3	9	34,2	10	51,0
52	44,9	35	37,4	40	57,3	36	79,6	22	68,4
1282	2700,1	1539	4121,4	1818	6220,1	1754	9263,3	2204	17557,5
843	1235,8	1243	2213,9	1626	4009,6	1848	7031,2	2921	14911,4
2125	1836,7	2782	2975,8	3444	4935,4	3602	7965,9	5125	15944,9

Tabelle XXX. *Allgemeine Sterblichkeit und Sterblichkeit an Tuberkulose in Niedersachsen im Jahre 1959*

Nr. des dtsch. T.U.V. 1950	Todesursachen	G	Insgesamt abs.	Insgesamt rel.	0–1 abs.	0–1 rel.	1–5 abs.	1–5 rel.	5–10 abs.	5–10 rel.
00,01	Tuberkulose der Atmungsorgane	m	605	*19,7*	–	–	–	–	–	–
		w	260	*7,5*	–	–	1	*0,5*	–	–
		zus.	865	*13,3*	–	–	1	*0,2*	–	–
02	Tuberkulose der Hirnhäute und des ZNS	m	18	*0,6*	–	–	2	*1,0*	–	–
		w	16	*0,5*	1	*1,9*	1	*0,5*	4	*1,7*
		zus.	34	*0,5*	1	*0,9*	3	*0,7*	4	*0,8*
03	Tuberkulose anderer Organe	m	24	*0,8*	–	–	–	–	–	–
		w	33	*1,0*	–	–	–	–	1	*0,4*
		zus.	57	*0,9*	–	–	–	–	1	*0,2*
02+03	Tuberkulose der Hirnhäute usw. + Tbk. anderer Organe	m	42	*1,4*	–	–	2	*1,0*	–	–
		w	49	*1,4*	1	*1,9*	1	*0,5*	5	*2,1*
		zus.	91	*1,4*	1	*0,9*	3	*0,7*	5	*1,0*
00–03	Tuberkulose insgesamt	m	647	*21,1*	–	–	2	*1,0*	–	–
		w	309	*8,9*	1	*1,9*	2	*1,0*	5	*2,1*
		zus.	956	*14,6*	1	*0,9*	4	*1,0*	5	*1,0*
0–9	Allgemeine Todesursachen insgesamt	m	37 015	*1 205,0*	1 957	*3 508,0*	348	*168,5*	196	*77,8*
		w	34 073	*986,1*	1 415	*2 707,9*	236	*121,0*	104	*43,8*
		zus.	71 088	*1 089,1*	3 372	*3 121,1*	584	*145,4*	300	*61,3*

Tabelle XXX

Nr. des dtsch. T.U.V. 1950	Todesursachen	G	45–50 abs.	45–50 rel.	50–55 abs.	50–55 rel.	55–60 abs.	55–60 rel.	60–65 abs.	60–65 rel.
00,01	Tuberkulose der Atmungsorgane	m	37	*18,1*	62	*28,7*	98	*47,8*	97	*63,8*
		w	15	*5,5*	8	*3,1*	21	*9,1*	24	*11,9*
		zus.	52	*10,9*	70	*14,8*	119	*27,3*	121	*34,2*
02	Tuberkulose der Hirnhäute und des ZNS	m	2	*1,0*	1	*0,5*	2	*1,0*	2	*1,3*
		w	1	*0,4*	1	*0,4*	–	–	–	–
		zus.	3	*0,6*	2	*0,4*	2	*0,5*	2	*0,6*
03	Tuberkulose anderer Organe	m	4	*2,0*	4	*1,9*	5	*2,4*	2	*1,3*
		w	2	*0,7*	2	*0,8*	3	*1,3*	4	*2,0*
		zus.	6	*1,3*	6	*1,3*	8	*1,8*	6	*1,7*
02+03	Tuberkulose der Hirnhäute usw. + Tbk. anderer Organe	m	6	*2,9*	5	*2,3*	7	*3,4*	4	*2,6*
		w	3	*1,1*	3	*1,2*	3	*1,3*	4	*2,0*
		zus.	9	*1,9*	8	*1,7*	10	*2,3*	8	*2,3*
00–03	Tuberkulose insgesamt	m	43	*21,1*	67	*31,0*	105	*51,2*	101	*66,4*
		w	18	*6,6*	11	*4,3*	24	*10,4*	28	*13,9*
		zus.	61	*12,8*	78	*16,5*	129	*29,6*	129	*36,5*
0–9	Allgemeine Todesursache insgesamt	m	1 071	*524,9*	1 913	*886,3*	2 989	*1 458,3*	3 602	*2 367,7*
		w	958	*353,6*	1 360	*528,1*	1 784	*772,4*	2 610	*1 294,1*
		zus.	2 029	*427,2*	3 273	*691,5*	4 773	*1 094,9*	6 212	*1 755,7*

nach Alter und Geschlecht; absolute und relative Zahlen auf 100 000 Einwohner
(Angaben des Statistischen Landesamtes)

10–15		15–20		20–25		25–30		30–35		35–40		40–45	
abs.	rel.	abs.	rel.	abs.	rel.	abs.	rel.	abs.	rel.	abs.	rel.	abs.	rel.
–	–	–	–	1	*0,4*	8	*4,0*	28	*14,1*	31	*17,4*	27	*21,5*
–	–	–	–	5	*1,9*	9	*4,5*	17	*7,5*	20	*8,0*	11	*6,3*
–	–	–	–	6	*1,1*	17	*4,2*	45	*10,6*	51	*11,9*	38	*12,6*
1	*0,4*	1	*0,4*	3	*1,1*	1	*0,5*	1	*0,5*	1	*0,6*	–	–
1	*0,5*	–	–	1	*0,4*	–	–	1	*0,4*	–	–	–	–
2	*0,5*	1	*0,2*	4	*0,8*	1	*0,2*	2	*0,5*	1	*0,2*	–	–
–	–	–	–	–	–	–	–	2	*1,0*	2	*1,1*	–	–
–	–	1	*0,4*	1	*0,4*	1	*0,5*	–	–	2	*0,8*	1	*0,6*
–	–	1	*0,2*	1	*0,2*	1	*0,2*	2	*0,5*	4	*0,9*	1	*0,3*
1	*0,4*	1	*0,4*	3	*1,1*	1	*0,5*	3	*1,5*	3	*1,7*	–	–
1	*0,5*	1	*0,4*	2	*0,8*	1	*0,5*	1	*0,4*	2	*0,8*	1	*0,6*
2	*0,5*	2	*0,4*	5	*0,9*	2	*0,5*	4	*0,9*	5	*1,2*	1	*0,3*
1	*0,4*	1	*0,4*	4	*1,5*	9	*4,5*	30	*15,2*	34	*19,1*	27	*21,5*
1	*0,5*	1	*0,4*	7	*2,7*	10	*5,0*	18	*8,0*	22	*8,8*	12	*6,8*
2	*0,5*	2	*0,4*	11	*2,1*	19	*4,7*	48	*11,3*	56	*13,0*	39	*12,9*
115	*51,6*	417	*149,8*	584	*214,1*	359	*179,2*	383	*193,5*	465	*260,7*	437	*348,6*
81	*38,3*	125	*47,1*	181	*70,4*	201	*99,8*	262	*115,9*	432	*172,1*	425	*241,5*
196	*45,1*	542	*99,6*	765	*144,4*	560	*139,4*	645	*152,1*	897	*208,9*	862	*286,1*

(Fortsetzung)

65–70		70–75		75–80		80–85		85–90		90 und mehr	
abs.	rel.	abs.	rel.	abs.	rel.	abs.	rel.	abs.	rel.	abs.	rel.
83	*73,3*	60	*69,2*	48	*83,1*	22	*66,1*	3	*26,8*	–	–
28	*17,5*	36	*29,5*	45	*57,4*	10	*23,3*	10	*71,5*	–	–
111	*40,6*	96	*46,0*	93	*68,3*	32	*42,0*	13	*51,6*	–	–
1	*0,9*	1	*1,2*	–	–	–	–	–	–	–	–
1	*0,6*	1	*0,8*	2	*2,6*	–	–	1	*7,2*	–	–
2	*0,7*	2	*1,0*	2	*1,5*	–	–	1	*4,0*	–	–
2	*1,8*	1	*1,2*	1	*1,7*	1	*3,0*	–	–	–	–
1	*0,6*	2	*1,6*	5	*6,4*	4	*9,3*	2	*14,3*	1	*29,2*
3	*1,1*	3	*1,4*	6	*4,4*	5	*6,6*	2	*7,9*	1	*17,6*
3	*2,6*	2	*2,3*	1	*1,7*	1	*3,0*	–	–	–	–
2	*1,2*	3	*2,5*	7	*8,9*	4	*9,3*	3	*21,5*	1	*29,2*
5	*1,8*	5	*2,4*	8	*5,9*	5	*6,6*	3	*11,9*	1	*17,6*
86	*75,9*	62	*71,5*	49	*84,9*	23	*69,1*	3	*26,8*	–	–
30	*18,7*	39	*31,9*	52	*66,4*	14	*32,6*	13	*93,0*	1	*29,2*
116	*42,4*	101	*48,4*	101	*74,2*	37	*48,6*	16	*63,6*	1	*17,6*
4 102	*3 620,3*	4 924	*5 680,2*	5 191	*8 989,1*	4 738	*14 243,0*	2 405	*21 494,3*	819	*36 271,0*
3 644	*2 272,6*	4 890	*4 003,6*	5 885	*7 511,3*	5 375	*12 532,4*	3 006	*21 497,5*	1 099	*32 087,6*
7 746	*2 830,7*	9 814	*4 699,6*	11 076	*8 138,3*	10 113	*13 279,5*	5 411	*21 496,1*	1 918	*33 749,8*

Tabelle XXXI. *Allgemeine Sterblichkeit und Sterblichkeit an Tuberkulose in Bremen im Jahre 1959*

Nr. des dtsch. T.U.V. 1950	Todesursachen	G	Insgesamt		0–1		1–5		5–10	
			abs.	rel.	abs.	rel.	abs.	rel.	abs.	rel.
00,01	Tuberkulose der	m	56	*17,4*	–	–	–	–	–	–
	Atmungsorgane	w	23	*6,3*	–	–	–	–	–	–
		zus.	79	*11,6*	–	–	–	–	–	–
02	Tuberkulose der	m	2	*0,6*	–	–	–	–	–	–
	Hirnhäute und	w	1	*0,3*	–	–	–	–	–	–
	des ZNS	zus.	3	*0,4*	–	–	–	–	–	–
03	Tuberkulose anderer	m	4	*1,2*	–	–	–	–	–	–
	Organe	w	1	*0,3*	–	–	–	–	–	–
		zus.	5	*0,7*	–	–	–	–	–	–
02+03	Tuberkulose der	m	6	*1,9*	–	–	–	–	–	–
	Hirnhäute usw. +	w	2	*0,6*	–	–	–	–	–	–
	Tbk. anderer Organe	zus.	8	*1,2*	–	–	–	–	–	–
00–03	Tuberkulose	m	62	*19,3*	–	–	–	–	–	–
	insgesamt	w	25	*6,9*	–	–	–	–	–	–
		zus.	87	*12,7*	–	–	–	–	–	–
0–9	Allgemeine Todes-	m	4046	*1257,8*	156	*3018,6*	24	*131,1*	11	*52,2*
	ursachen insgesamt	w	3499	*965,8*	104	*2138,2*	17	*97,0*	6	*29,9*
		zus.	7545	*1103,2*	260	*2591,7*	41	*114,4*	17	*41,3*

Tabelle XXXI

Nr. des dtsch. T.U.V. 1950	Todesursachen	G	45–50		50–55		55–60		60–65	
			abs.	rel.	abs.	rel.	abs.	rel.	abs.	rel.
00,01	Tuberkulose der	m	4	*16,8*	7	*28,7*	9	*42,1*	8	*53,3*
	Atmungsorgane	w	1	*3,5*	3	*10,8*	1	*4,1*	1	*4,8*
		zus.	5	*9,5*	10	*19,1*	10	*21,9*	9	*25,1*
02	Tuberkulose der	m	–	–	–	–	–	–	–	–
	Hirnhäute und	w	1	*3,5*	–	–	–	–	–	–
	des ZNS	zus.	1	*1,9*	–	–	–	–	–	–
03	Tuberkulose anderer	m	1	*4,2*	–	–	–	–	–	–
	Organe	w	–	–	1	*3,6*	–	–	–	–
		zus.	1	*1,9*	1	*1,9*	–	–	–	–
02+03	Tuberkulose der	m	1	*4,2*	–	–	–	–	–	–
	Hirnhäute usw. +	w	1	*3,5*	1	*3,6*	–	–	–	–
	Tbk. anderer Organe	zus.	2	*3,8*	1	*1,9*	–	–	–	–
00–03	Tuberkulose	m	5	*21,0*	7	*28,7*	9	*42,1*	8	*53,3*
	insgesamt	w	2	*7,0*	4	*14,3*	1	*4,1*	1	*4,8*
		zus.	7	*13,3*	11	*21,0*	10	*21,9*	9	*25,1*
0–9	Allgemeine Todes-	m	112	*470,3*	237	*971,6*	340	*1590,9*	397	*2642,8*
	ursachen insgesamt	w	99	*344,4*	145	*519,8*	182	*751,9*	280	*1339,7*
		zus.	211	*401,4*	382	*730,5*	522	*1145,3*	677	*1884,7*

nach Alter und Geschlecht; absolute und relative Zahlen auf 100000 Einwohner
(Angaben des Statistischen Landesamtes)

10–15		15–20		20–25		25–30		30–35		35–40		40–45	
abs.	rel.	abs.	rel.	abs.	rel.	abs.	rel.	abs.	rel.	abs.	rel.	abs.	rel.
–	–	1	3,5	–	–	2	8,8	2	9,1	3	14,1	2	13,2
–	–	–	–	1	3,4	2	8,8	–	–	5	17,8	1	5,2
–	–	1	1,8	1	1,7	4	8,8	2	8,1	8	16,2	3	8,7
–	–	1	3,5	–	–	–	–	–	–	–	–	–	–
–	–	–	–	–	–	–	–	–	–	–	–	–	–
–	–	1	1,8	–	–	–	–	–	–	–	–	–	–
–	–	–	–	–	–	1	4,4	–	–	1	4,7	–	–
–	–	–	–	–	–	–	–	–	–	–	–	–	–
–	–	–	–	–	–	1	2,2	–	–	1	2,0	–	–
–	–	1	3,5	–	–	1	4,4	–	–	1	4,7	–	–
–	–	–	–	–	–	–	–	–	–	–	–	–	–
–	–	1	1,8	–	–	1	2,2	–	–	1	2,0	–	–
–	–	2	7,1	–	–	3	13,2	2	9,1	4	18,9	2	13,2
–	–	–	–	1	3,4	2	8,8	–	–	5	17,8	1	5,2
–	–	2	3,6	1	1,7	5	11,0	2	8,1	9	18,2	3	8,7
6	27,9	33	116,4	51	172,3	34	149,9	34	153,4	46	216,9	56	368,3
4	19,0	11	39,7	17	58,3	16	70,6	32	128,9	35	124,4	55	285,9
10	23,5	44	78,5	68	115,7	50	110,3	66	140,5	81	164,1	111	322,3

(Fortsetzung)

65–70		70–75		75–80		80–85		85–90		90 und mehr	
abs.	rel.	abs.	rel.	abs.	rel.	abs.	rel.	abs.	rel.	abs.	rel.
3	25,5	9	95,2	4	63,8	1	31,2	1	103,5	–	–
1	5,7	4	30,7	1	11,7	2	44,8	–	–	–	–
4	13,6	13	57,8	5	33,8	3	39,1	1	43,3	–	–
–	–	–	–	1	16,0	–	–	–	–	–	–
–	–	–	–	–	–	–	–	–	–	–	–
–	–	–	–	1	6,8	–	–	–	–	–	–
1	8,5	–	–	–	–	–	–	–	–	–	–
–	–	–	–	–	–	–	–	–	–	–	–
1	3,4	–	–	–	–	–	–	–	–	–	–
1	8,5	–	–	1	16,0	–	–	–	–	–	–
–	–	–	–	–	–	–	–	–	–	–	–
1	3,4	–	–	1	6,8	–	–	–	–	–	–
4	34,0	9	95,2	5	79,8	1	31,2	1	103,5	–	–
1	5,7	4	30,7	1	11,7	2	44,8	–	–	–	–
5	17,0	13	57,8	6	40,6	3	39,1	1	43,3	–	–
480	4082,3	601	6359,1	607	9682,6	511	15919,0	237	24534,2	73	41714,3
398	2264,7	540	4143,6	585	6875,9	581	13015,2	296	22007,4	96	32214,8
878	2993,3	1141	5074,9	1192	8066,6	1092	14229,9	533	23063,6	169	35729,4

Tabelle XXXII. *Allgemeine Sterblichkeit und Sterblichkeit an Tuberkulose in Nordrhein-Westfalen im Jahre 1959*

Nr. des dtsch. T.U.V. 1950	Todesursachen	G	Insgesamt		0–1		1–5		5–10	
			abs.	rel.	abs.	rel.	abs.	rel.	abs.	rel.
00,01	Tuberkulose der Atmungsorgane	m	1775	*24,0*	3	*2,2*	6	*1,2*	–	–
		w	583	*7,1*	1	*0,8*	5	*1,1*	–	–
		zus.	2358	*15,2*	4	*1,5*	11	*1,1*	–	–
02	Tuberkulose der Hirnhäute und des ZNS	m	30	*0,4*	1	*0,7*	7	*1,4*	2	*0,4*
		w	27	*0,3*	4	*3,2*	6	*1,3*	3	*0,6*
		zus.	57	*0,4*	5	*1,9*	13	*1,3*	5	*0,5*
03	Tuberkulose anderer Organe	m	71	*1,0*	1	*0,7*	–	–	1	*0,2*
		w	70	*0,9*	–	–	1	*0,2*	–	–
		zus.	141	*0,9*	1	*0,4*	1	*0,1*	1	*0,1*
02+03	Tuberkulose der Hirnhäute usw. + Tbk. anderer Organe	m	101	*1,4*	2	*1,5*	7	*1,4*	3	*0,5*
		w	97	*1,2*	4	*3,2*	7	*1,5*	3	*0,6*
		zus.	198	*1,3*	6	*2,3*	14	*1,5*	6	*0,5*
00–03	Tuberkulose insgesamt	m	1876	*25,4*	5	*3,7*	13	*2,6*	3	*0,5*
		w	680	*8,3*	5	*3,9*	12	*2,6*	3	*0,6*
		zus.	2556	*16,4*	10	*3,8*	25	*2,6*	6	*0,5*
0–9	Allgemeine Todesursachen insgesamt	m	87492	*1182,8*	5956	*4459,4*	771	*155,6*	386	*67,7*
		w	77070	*943,7*	4494	*3546,3*	593	*126,0*	225	*41,5*
		zus.	164562	*1057,3*	10450	*4014,8*	1364	*141,2*	611	*54,9*

Tabelle XXXII

Nr. des dtsch. T.U.V. 1950	Todesursachen	G	40–45		45–50		50–55		55–60	
			abs.	rel.	abs.	rel.	abs.	rel.	abs.	rel.
00,01	Tuberkulose der Atmungsorgane	m	51	*15,7*	127	*25,8*	211	*39,8*	307	*63,4*
		w	32	*7,4*	44	*6,9*	48	*7,6*	37	*6,7*
		zus.	83	*11,0*	171	*15,1*	259	*22,3*	344	*33,0*
02	Tuberkulose der Hirnhäute und des ZNS	m	1	*0,3*	3	*0,6*	–	–	1	*0,2*
		w	1	*0,2*	–	–	–	–	–	–
		zus.	2	*0,3*	3	*0,3*	–	–	1	*0,1*
03	Tuberkulose anderer Organe	m	2	*0,6*	4	*0,8*	9	*1,7*	8	*1,6*
		w	3	*0,7*	4	*0,6*	4	*0,6*	8	*1,5*
		zus.	5	*0,7*	8	*0,7*	13	*1,1*	16	*1,5*
02+03	Tuberkulose der Hirnhäute usw. + Tbk. anderer Organe	m	3	*0,9*	7	*1,4*	9	*1,7*	9	*1,8*
		w	4	*0,9*	4	*0,6*	4	*0,6*	8	*1,5*
		zus.	7	*0,9*	11	*1,0*	13	*1,1*	17	*1,6*
00–03	Tuberkulose insgesamt	m	54	*16,6*	134	*27,2*	220	*41,5*	316	*64,2*
		w	36	*8,3*	48	*7,5*	52	*8,3*	45	*8,2*
		zus.	90	*11,9*	182	*16,1*	272	*23,4*	361	*34,7*
0–9	Allgemeine Todesursachen insgesamt	m	1098	*337,8*	2799	*568,2*	5103	*961,7*	8377	*1701,3*
		w	1078	*249,8*	2268	*355,9*	3323	*528,0*	4615	*840,9*
		zus.	2176	*287,6*	5067	*448,5*	8426	*726,4*	12992	*1247,8*

nach Alter und Geschlecht; absolute und relative Zahlen auf 100 000 Einwohner
(Angaben des Statistischen Landesamtes)

10–15		15–20		20–25		25–30		30–35		35–40	
abs.	rel.	abs.	rel.	abs.	rel.	abs.	rel.	abs.	rel.	abs.	rel.
1	*0,2*	4	*0,6*	8	*1,2*	25	*4,4*	61	*11,1*	86	*18,4*
1	*0,2*	3	*0,5*	19	*2,9*	33	*6,2*	43	*7,4*	52	*8,4*
2	*0,2*	7	*0,6*	27	*2,0*	58	*5,3*	104	*9,2*	138	*12,7*
1	*0,2*	2	*0,3*	3	*0,4*	2	*0,3*	2	*0,4*	–	–
1	*0,2*	–	–	1	*0,2*	5	*0,9*	2	*0,4*	–	–
2	*0,2*	2	*0,2*	4	*0,3*	7	*0,6*	4	*0,4*	–	–
–	–	2	*0,3*	3	*0,4*	–	–	3	*0,5*	7	*1,5*
1	*0,2*	2	*0,3*	2	*0,3*	–	–	2	*0,4*	3	*0,5*
1	*0,1*	4	*0,3*	5	*0,4*	–	–	5	*0,5*	10	*0,9*
1	*0,2*	4	*0,6*	6	*0,9*	2	*0,3*	5	*0,9*	7	*1,5*
2	*0,4*	2	*0,3*	3	*0,5*	5	*0,9*	4	*0,7*	3	*0,5*
3	*0,3*	6	*0,5*	9	*0,7*	7	*0,6*	9	*0,8*	10	*0,9*
2	*0,4*	8	*1,3*	14	*2,1*	27	*4,7*	66	*12,0*	93	*19,9*
3	*0,6*	5	*0,8*	22	*3,4*	38	*7,2*	47	*8,1*	55	*8,9*
5	*0,5*	13	*1,1*	36	*2,7*	65	*5,9*	113	*10,0*	148	*13,6*
259	*53,3*	818	*128,7*	1 319	*193,6*	1 003	*174,7*	1 042	*189,8*	1 151	*246,5*
154	*33,0*	319	*53,0*	402	*62,3*	459	*86,6*	643	*110,7*	1 061	*170,7*
413	*43,3*	1 137	*91,9*	1 721	*129,7*	1 462	*132,4*	1 685	*149,1*	2 212	*203,2*

(Fortsetzung)

60–65		65–70		70–75		75–80		80–85		85 und mehr	
abs.	rel.	abs.	rel.	abs.	rel.	abs.	rel.	abs.	rel.	abs.	rel.
314	*92,0*	204	*84,9*	189	*103,0*	112	*95,0*	54	*88,8*	12	*59,7*
46	*10,2*	57	*16,1*	70	*27,2*	51	*32,0*	34	*42,3*	7	*24,1*
360	*45,3*	261	*43,9*	259	*58,7*	163	*58,8*	88	*62,3*	19	*38,7*
2	*0,6*	–	–	2	*1,1*	–	–	–	–	1	*5,0*
2	*0,4*	2	*0,6*	–	–	–	–	–	–	–	–
4	*0,5*	2	*0,3*	2	*0,5*	–	–	–	–	1	*2,0*
9	*2,6*	7	*2,9*	5	*2,7*	6	*5,1*	4	*6,6*	–	–
6	*1,3*	6	*1,7*	8	*3,1*	12	*7,5*	6	*7,5*	2	*6,9*
15	*1,9*	13	*2,2*	13	*2,9*	18	*6,5*	10	*7,1*	2	*4,0*
11	*3,2*	7	*2,9*	7	*3,8*	6	*5,1*	4	*6,6*	1	*5,0*
8	*1,8*	8	*2,3*	8	*3,1*	12	*7,5*	6	*7,5*	2	*6,9*
19	*2,4*	15	*2,5*	15	*3,4*	18	*6,5*	10	*7,1*	3	*6,1*
325	*95,2*	211	*87,8*	196	*106,8*	118	*100,0*	58	*95,4*	13	*64,6*
54	*11,9*	65	*18,4*	78	*30,3*	63	*39,6*	40	*49,8*	9	*31,0*
379	*47,7*	276	*46,5*	274	*62,1*	181	*65,3*	98	*69,4*	22	*44,8*
9217	*2 700,2*	9 977	*4 153,1*	11 677	*6365,7*	11 769	*9978,1*	9 543	*15 696,2*	5223	*25 964,4*
6 347	*1 400,7*	8 825	*2 495,4*	11 560	*4 484,2*	12 813	*4 621,9*	11 082	*13 789,6*	6808	*23 471,0*
15 564	*1959,0*	18 802	*3 166,0*	23 237	*5 266,4*	24 582	*8 867,3*	20 625	*14 610,8*	12 031	*24 492,1*

Tabelle XXXIII. *Allgemeine Sterblichkeit und Sterblichkeit an Tuberkulose in Hessen im Jahre 1959*

Nr. des dtsch. T.U.V. 1950	Todesursachen	G	Insgesamt		0–1		1–5		5–10	
			abs.	rel.	abs.	rel.	abs.	rel.	abs.	rel.
00,01	Tuberkulose der Atmungsorgane	m	375	*17,1*	–	–	–	–	–	–
		w	154	*6,2*	–	–	1	*0,8*	–	–
		zus.	529	*11,3*	–	–	1	*0,4*	–	–
02	Tuberkulose der Hirnhäute und des ZNS	m	15	*0,7*	–	–	1	*0,7*	1	*0,6*
		w	5	*0,2*	1	*2,8*	–	–	–	–
		zus.	20	*0,4*	1	*1,4*	1	*0,4*	1	*0,3*
03	Tuberkulose anderer Organe	m	13	*0,6*	–	–	–	–	1	*0,6*
		w	20	*0,8*	–	–	–	–	–	–
		zus.	33	*0,7*	–	–	–	–	1	*0,3*
02+03	Tuberkulose der Hirnhäute usw. + Tbk. anderer Organe	m	28	*1,3*	–	–	1	*0,7*	2	*1,2*
		w	25	*1,0*	1	*2,8*	–	–	–	–
		zus.	53	*1,1*	1	*1,4*	1	*0,4*	2	*0,6*
00 –03	Tuberkulose insgesamt	m	403	*18,4*	–	–	1	*0,7*	2	*1,2*
		w	179	*7,2*	1	*2,8*	1	*0,8*	–	–
		zus.	582	*12,4*	1	*1,4*	2	*0,8*	2	*0,6*
0–9	Allgemeine Todesursachen insgesamt	m	26389	*1203,9*	1335	*3549,4*	193	*139,7*	86	*51,6*
		w	25428	*1023,1*	982	*2770,8*	138	*105,6*	58	*36,6*
		zus.	51817	*1107,8*	2317	*3171,7*	331	*123,1*	144	*44,3*

Tabelle XXXIII

Nr. des dtsch. T.U.V. 1950	Todesursachen	G	45–50		50–55		55–60		60–65	
			abs.	rel.	abs.	rel.	abs.	rel.	abs.	rel.
00,01	Tuberkulose der Atmungsorgane	m	31	*20,5*	48	*29,6*	66	*44,1*	46	*42,3*
		w	6	*3,0*	9	*4,6*	9	*5,2*	17	*11,4*
		zus.	37	*10,6*	57	*15,9*	75	*23,1*	63	*24,5*
02	Tuberkulose der Hirnhäute und des ZNS	m	–	–	–	–	2	*1,3*	–	–
		w	–	–	1	*0,5*	–	–	1	*0,7*
		zus.	–	–	1	*0,3*	2	*0,6*	1	*0,4*
03	Tuberkulose anderer Organe	m	–	–	–	–	–	–	1	*0,9*
		w	2	*1,0*	2	*1,0*	1	*0,6*	1	*0,7*
		zus.	2	*0,6*	2	*0,6*	1	*0,3*	2	*0,8*
02+03	Tuberkulose der Hirnhäute usw. + Tbk. anderer Organe	m	–	–	–	–	2	*1,3*	1	*0,9*
		w	2	*1,0*	3	*1,5*	1	*0,6*	2	*1,4*
		zus.	2	*0,6*	3	*0,9*	3	*0,9*	3	*1,2*
00–03	Tuberkulose insgesamt	m	31	*20,5*	48	*29,6*	68	*45,4*	47	*43,2*
		w	8	*4,0*	12	*6,1*	10	*5,8*	19	*12,8*
		zus.	39	*11,2*	60	*16,8*	78	*24,0*	66	*25,7*
0–9	Allgemeine Todesursachen insgesamt	m	733	*484,4*	1372	*846,2*	2264	*1511,3*	2502	*2302,1*
		w	675	*342,4*	1034	*527,4*	1432	*820,6*	1953	*1315,9*
		zus.	1408	*404,1*	2406	*671,7*	3696	*1139,7*	4455	*1732,8*

nach Alter und Geschlecht; absolute und relative Zahlen auf 100 000 Einwohner
(Angaben des Statistischen Landesamtes)

10–15		15–20		20–25		25–30		30–35		35–40		40–45	
abs.	rel.	abs.	rel.	abs.	rel.	abs.	rel.	abs.	rel.	abs.	rel.	abs.	rel.
–	–	–	–	3	*1,6*	8	*5,4*	12	*7,8*	15	*10,6*	8	*8,5*
–	–	–	–	1	*0,6*	3	*2,1*	14	*8,3*	14	*7,3*	6	*4,7*
–	–	–	–	4	*1,1*	11	*3,7*	26	*8,0*	29	*8,7*	14	*6,3*
–	–	1	*0,5*	1	*0,5*	–	–	3	*1,9*	1	*0,7*	2	*2,1*
2	*1,4*	–	–	–	–	–	–	–	–	–	–	–	–
2	*0,7*	1	*0,3*	1	*0,3*	–	–	3	*1,0*	1	*0,3*	2	*0,9*
–	–	1	*0,5*	–	–	–	–	1	*0,7*	1	*0,7*	1	*1,1*
–	–	–	–	–	–	–	–	1	*0,6*	1	*0,5*	–	–
–	–	1	*0,3*	–	–	–	–	2	*0,6*	2	*0,6*	1	*0,5*
–	–	2	*1,1*	1	*0,5*	–	–	4	*2,6*	2	*1,4*	3	*3,2*
2	*1,4*	–	–	–	–	–	–	1	–	1	*0,5*	–	–
2	*0,7*	2	*0,6*	1	*0,3*	–	–	5	*1,6*	3	*0,9*	3	*1,4*
–	–	2	*1,1*	4	*2,1*	8	*5,4*	16	*10,4*	17	*12,0*	11	*11,7*
2	*1,4*	–	–	1	*0,6*	3	*2,1*	15	*8,9*	15	*7,8*	6	*4,7*
2	*0,7*	2	*0,6*	5	*1,4*	11	*3,7*	31	*9,6*	32	*9,6*	17	*7,7*
60	*39,6*	246	*133,9*	324	*173,5*	226	*151,3*	254	*164,2*	309	*219,0*	287	*303,7*
44	*30,5*	87	*49,3*	115	*63,3*	129	*88,4*	220	*130,2*	316	*163,5*	299	*234,1*
104	*35,2*	333	*92,5*	439	*119,1*	355	*120,2*	474	*146,5*	625	*187,0*	586	*263,7*

(Fortsetzung)

65–70		70–75		75–80		80–85		85–90		90 und mehr	
abs.	rel.	abs.	rel.	abs.	rel.	abs.	rel.	abs.	rel.	abs.	rel.
52	*64,3*	43	*68,8*	25	*59,7*	15	*66,1*	2	*29,9*	1	*93,6*
28	*23,6*	17	*19,4*	14	*24,1*	11	*35,7*	4	*42,7*	–	–
80	*40,1*	60	*39,9*	39	*39,0*	26	*48,6*	6	*37,4*	1	*33,5*
1	*1,2*	2	*3,2*	–	–	–	–	–	–	–	–
–	–	–	–	–	–	–	–	–	–	–	–
1	*0,5*	2	*1,3*	–	–	–	–	–	–	–	–
1	*1,2*	6	*9,6*	–	–	–	–	–	–	–	–
2	*1,7*	7	*8,0*	1	*1,7*	2	*6,5*	–	–	–	–
3	*1,5*	13	*8,7*	1	*1,0*	2	*3,7*	–	–	–	–
2	*2,4*	8	*12,8*	–	–	–	–	–	–	–	–
2	*1,7*	7	*8,0*	1	*1,7*	2	*6,5*	–	–	–	–
4	*2,0*	15	*10,0*	1	*1,0*	2	*3,7*	–	–	–	–
54	*66,7*	51	*81,6*	25	*59,7*	15	*66,1*	2	*29,9*	1	*93,6*
30	*25,3*	24	*27,4*	15	*25,8*	13	*42,2*	4	*42,7*	–	–
84	*42,1*	75	*49,9*	40	*40,0*	28	*52,3*	6	*37,4*	1	*33,5*
2 999	*3 705,9*	3 651	*5 838,3*	3 904	*9 322,8*	3 547	*15 620,0*	1 651	*24 660,2*	446	*41 760,3*
2 829	*2 385,8*	3 764	*4 292,8*	4 593	*7 903,0*	4 045	*13 144,6*	2 093	*22 361,1*	622	*32 514,4*
5 828	*2 921,3*	7 415	*4 936,2*	8 497	*8 497,6*	7 592	*14 195,7*	3 744	*23 319,8*	1 068	*35 826,9*

Tabelle XXXIV. *Allgemeine Sterblichkeit und Sterblichkeit an Tuberkulose in Rheinland-Pfalz im Jahre 1959*

Nr. des dtsch. T.U.V. 1950	Todesursachen	G	Insgesamt abs.	Insgesamt rel.	0–1 abs.	0–1 rel.	1–5 abs.	1–5 rel.	5–10 abs.	5–10 rel.
00,01	Tuberkulose der Atmungsorgane	m	417	*26,2*	–	–	1	*0,8*	–	–
		w	128	*7,2*	–	–	–	–	–	–
		zus.	545	*16,1*	–	–	1	*0,4*	–	–
02	Tuberkulose der Hirnhäute und des ZNS	m	7	*0,4*	–	–	2	*1,6*	–	–
		w	13	*0,7*	–	–	1	*0,9*	4	*2,9*
		zus.	20	*0,6*	–	–	3	*1,3*	4	*1,4*
03	Tuberkulose anderer Organe	m	18	*1,1*	–	–	–	–	–	–
		w	8	*0,4*	–	–	–	–	–	–
		zus.	26	*0,8*	–	–	–	–	–	–
02+03	Tuberkulose der Hirnhäute usw. + Tbk. anderer Organe	m	25	*1,6*	–	–	2	*1,6*	–	–
		w	21	*1,2*	–	–	1	*0,9*	4	*2,9*
		zus.	46	*1,4*	–	–	3	*1,3*	4	*1,4*
00–03	Tuberkulose insgesamt	m	442	*27,8*	–	–	3	*2,4*	–	–
		w	149	*8,3*	–	–	1	*0,9*	4	*2,9*
		zus.	591	*17,5*	–	–	4	*1,7*	4	*1,4*
0–9	Allgemeine Todesursachen insgesamt	m	19671	*1238,0*	1523	*4782,7*	210	*170,5*	103	*71,3*
		w	17433	*974,7*	1046	*3494,1*	142	*121,9*	64	*46,6*
		zus.	37104	*1098,6*	2569	*4158,3*	352	*146,9*	167	*59,3*

Tabelle XXXIV

Nr. des dtsch. T.U.V. 1950	Todesursachen	G	45–50 abs.	45–50 rel.	50–55 abs.	50–55 rel.	55–60 abs.	55–60 rel.	60–65 abs.	60–65 rel.
00,01	Tuberkulose der Atmungsorgane	m	35	*34,5*	66	*60,8*	60	*58,3*	61	*81,7*
		w	10	*7,5*	11	*8,3*	11	*9,2*	11	*10,9*
		zus.	45	*19,2*	77	*31,8*	71	*31,9*	72	*41,1*
02	Tuberkulose der Hirnhäute und des ZNS	m	–	–	1	*0,9*	1	*1,0*	–	–
		w	–	–	–	–	–	–	1	*1,0*
		zus.	–	–	1	*0,4*	1	*0,4*	1	*0,6*
03	Tuberkulose anderer Organe	m	–	–	2	*1,8*	1	*1,0*	4	*5,4*
		w	–	–	–	–	1	*0,8*	2	*1,7*
		zus.	–	–	2	*0,8*	2	*0,9*	6	*3,4*
02+03	Tuberkulose der Hirnhäute usw. + Tbk. anderer Organe	m	–	–	3	*2,7*	2	*1,9*	4	*5,4*
		w	–	–	–	–	1	*0,8*	3	*3,0*
		zus.	–	–	3	*1,2*	3	*1,3*	7	*4,0*
00–03	Tuberkulose insgesamt	m	35	*34,5*	69	*63,6*	62	*60,3*	65	*87,1*
		w	10	*7,5*	11	*8,3*	12	*10,0*	14	*13,9*
		zus.	45	*19,2*	80	*33,1*	74	*33,3*	79	*45,1*
0–9	Allgemeine Todesursachen insgesamt	m	658	*649,2*	1103	*1016,6*	1674	*1626,9*	1844	*2470,4*
		w	442	*331,1*	748	*561,0*	951	*796,2*	1408	*1223,3*
		zus.	1100	*468,4*	1851	*765,4*	2625	*1180,7*	3252	*1856,7*

nach Alter und Geschlecht; absolute und relative Zahlen auf 100 000 Einwohner
(Angaben des Statistischen Landesamtes)

10–15		15–20		20–25		25–30		30–35		35–40		40–45	
abs.	rel.	abs.	rel.	abs.	rel.	abs.	rel.	abs.	rel.	abs.	rel.	abs.	rel.
–	–	1	*0,8*	7	*5,1*	15	*13,3*	19	*16,5*	16	*16,0*	13	*20,3*
–	–	2	*1,6*	4	*3,0*	6	*5,5*	4	*3,4*	8	*5,8*	6	*6,9*
–	–	3	*1,2*	11	*4,0*	21	*9,5*	23	*9,7*	24	*10,1*	19	*12,6*
–	–	–	–	–	–	–	–	–	–	–	–	–	–
–	–	2	*1,6*	–	–	–	–	1	*0,8*	1	*0,7*	1	*1,2*
–	–	2	*0,8*	–	–	–	–	1	*0,4*	1	*0,4*	1	*0,7*
–	–	–	–	1	*0,7*	–	–	–	–	–	–	–	–
–	–	–	–	–	–	–	–	–	–	2	*1,5*	–	–
–	–	–	–	1	*0,4*	–	–	–	–	2	*0,8*	–	–
–	–	–	–	1	*0,7*	–	–	–	–	–	–	–	–
–	–	2	*1,6*	–	–	–	–	1	*0,8*	3	*2,2*	1	*1,2*
–	–	2	*0,8*	1	*0,4*	–	–	1	*0,4*	3	*1,3*	1	*0,7*
–	–	1	*0,8*	8	*5,8*	15	*13,3*	19	*16,5*	16	*16,0*	13	*20,3*
–	–	4	*3,3*	4	*3,0*	6	*5,5*	5	*4,1*	11	*8,0*	7	*8,1*
	–	5	*2,0*	12	*4,4*	21	*9,5*	24	*10,1*	27	*11,4*	20	*13,2*
65	*59,7*	189	*150,5*	334	*243,7*	248	*220,1*	249	*218,0*	263	*263,1*	235	*366,7*
30	*28,5*	69	*56,5*	110	*81,5*	94	*86,4*	151	*123,1*	222	*162,3*	223	*256,5*
95	*44,4*	258	*104,2*	444	*163,3*	342	*154,5*	400	*168,4*	485	*204,8*	458	*303,3*

(Fortsetzung)

65–70		70–75		75–80		80–85		85–90		90 und mehr	
abs.	rel.	abs.	rel.	abs.	rel.	abs.	rel.	abs.	rel.	abs.	rel.
45	*85,2*	35	*88,1*	25	*91,6*	16	*112,1*	2	*47,9*	–	–
20	*25,5*	15	*25,8*	11	*29,4*	7	*36,1*	2	*33,2*	–	–
65	*49,5*	50	*51,1*	36	*55,7*	23	*68,3*	4	*39,2*	–	–
1	*1,9*	–	–	1	*3,7*	1	*7,0*	–	–	–	–
1	*1,3*	–	–	1	*2,7*	–	–	–	–	–	–
2	*1,5*	–	–	2	*3,1*	1	*3,0*	–	–	–	–
2	*3,8*	1	*2,5*	6	*22,0*	–	–	–	–	1	*170,1*
–	–	–	–	–	–	2	*10,3*	–	–	1	*79,7*
2	*1,5*	1	*1,0*	6	*9,3*	2	*5,9*	–	–	2	*108,5*
3	*5,7*	1	*2,5*	7	*25,7*	1	*7,0*	–	–	1	*170,1*
1	*1,3*	–	–	1	*2,7*	2	*10,3*	–	–	1	*79,7*
4	*3,0*	1	*1,0*	8	*12,4*	3	*8,9*	–	–	2	*108,5*
48	*90,9*	36	*90,6*	32	*117,3*	17	*119,1*	2	*47,9*	1	*170,1*
21	*26,8*	15	*25,8*	12	*32,1*	9	*46,4*	2	*33,2*	1	*79,7*
69	*52,6*	51	*52,1*	44	*68,0*	26	*77,2*	4	*39,2*	2	*108,5*
2 081	*3 941,5*	2 433	*6 123,7*	2 787	*10 213,3*	2 386	*16 720,4*	1 034	*24 754,6*	252	*42 857,1*
1 905	*2 428,5*	2 459	*4 234,1*	2 980	*7 970,4*	2 728	*14 061,9*	1 268	*21 049,1*	393	*31 314,7*
3 986	*3 037,2*	4 892	*5 001,7*	5 767	*8 916,8*	5 114	*15 188,6*	2 302	*22 566,4*	645	*34 997,3*

Tabelle XXXV. *Allgemeine Sterblichkeit und Sterblichkeit an Tuberkulose im Saarland im Jahre 1959*

Nr. des dtsch. T.U.V. 1950	Todesursachen	G	Insgesamt		0–1		1–5		5–10	
			abs.	rel.	abs.	rel.	abs.	rel.	abs.	rel.
00,01	Tuberkulose der	m	153	*31,0*	–	–	–	–	–	–
	Atmungsorgane	w	44	*8,2*	–	–	–	–	–	–
		zus.	197	*19,1*	–	–	–	–	–	–
02	Tuberkulose der	m	1	*0,2*	–	–	–	–	1	*2,3*
	Hirnhäute und	w	2	*0,4*	–	–	–	–	1	*2,3*
	des ZNS	zus.	3	*0,3*	–	–	–	–	2	*2,3*
03	Tuberkulose anderer	m	2	*0,4*	–	–	–	–	–	–
	Organe	w	4	*0,7*	–	–	–	–	–	–
		zus.	6	*0,6*	–	–	–	–	–	–
02+03	Tuberkulose der	m	3	*0,6*	–	–	–	–	1	*2,3*
	Hirnhäute usw.+	w	6	*1,1*	–	–	–	–	1	*2,3*
	Tbk. anderer Organe	zus.	9	*0,9*	–	–	–	–	2	*2,3*
00–03	Tuberkulose	m	156	*31,6*	–	–	–	–	1	*2,3*
	insgesamt	w	60	*11,2*	–	–	–	–	1	*2,3*
		zus.	216	*20,9*	–	–	–	–	2	*2,3*
0–9	Allgemeine Todes-	m	5728	*1160,9*	495	*1056,5*	–	–	29	*65,4*
	ursachen insgesamt	w	4893	*909,6*	381	*849,7*	–	–	17	*39,9*
		zus.	10621	*1029,8*	876	*955,4*	–	–	46	*52,9*

Tabelle XXXV

Nr. des dtsch. T.U.V. 1950	Todesursachen	G	45–50		50–55		55–60		60–65	
			abs.	rel.	abs.	rel.	abs.	rel.	abs.	rel.
00,01	Tuberkulose der	m	6	*18,8*	37	*105,1*	26	*79,8*	27	*122,9*
	Atmungsorgane	w	4	*9,7*	5	*12,2*	3	*8,5*	3	*10,7*
		zus.	10	*13,6*	42	*55,0*	29	*42,7*	30	*60,0*
02	Tuberkulose der	m	–	–	–	–	–	–	–	–
	Hirnhäute und	w	–	–	–	–	1	*2,8*	–	–
	des ZNS	zus.	–	–	–	–	1	*1,5*	–	–
03	Tuberkulose anderer	m	–	–	–	–	–	–	–	–
	Organe	w	–	–	–	–	1	*2,8*	2	*7,1*
		zus.	–	–	–	–	1	*1,5*	2	*4,0*
02+03	Tuberkulose der	m	–	–	–	–	–	–	–	–
	Hirnhäute usw. +	w	–	–	–	–	2	*5,6*	2	*7,1*
	Tbk. anderer Organe	zus.	–	–	–	–	2	*2,9*	2	*4,0*
00–03	Tuberkulose	m	6	*18,8*	37	*105,1*	26	*79,8*	27	*122,9*
	insgesamt	w	4	*9,7*	5	*12,2*	5	*14,1*	5	*17,9*
		zus.	10	*13,6*	42	*55,0*	31	*45,6*	32	*64,0*
0–9	Allgemeine Todes-	m	186	*582,2*	403	*1144,4*	660	*2025,7*	636	*2894,9*
	ursachen insgesamt	w	158	*382,7*	246	*597,8*	318	*898,2*	489	*1744,7*
		zus.	344	*469,7*	649	*849,9*	978	*1438,6*	1125	*2250,1*

nach Alter und Geschlecht; absolute und relative Zahlen auf 100 000 Einwohner
(Angaben des Statistischen Landesamtes)

10–15		15–20		20–25		25–30		30–35		35–40		40–45	
abs.	rel.	abs.	rel.	abs.	rel.	abs.	rel.	abs.	rel.	abs.	rel.	abs.	rel.
–	–	–	–	1	2,3	3	8,1	11	30,5	4	12,4	8	37,3
1	3,2	–	–	1	2,3	3	8,5	3	7,7	–	–	3	10,9
1	1,6	–	–	2	2,3	6	8,3	14	18,7	4	5,4	11	22,4
–	–	–	–	–	–	–	–	–	–	–	–	–	–
–	–	–	–	–	–	–	–	–	–	–	–	–	–
–	–	–	–	–	–	–	–	–	–	–	–	–	–
–	–	–	–	–	–	–	–	–	–	2	6,2	–	–
–	–	–	–	–	–	–	–	–	–	–	–	1	3,6
–	–	–	–	–	–	–	–	–	–	2	2,7	1	2,0
–	–	–	–	–	–	–	–	–	–	2	6,2	–	–
–	–	–	–	–	–	–	–	–	–	–	–	1	3,6
–	–	–	–	–	–	–	–	–	–	2	2,7	1	2,0
–	–	–	–	1	2,3	3	8,1	11	30,5	6	18,6	8	37,3
1	3,2	–	–	1	2,3	3	8,5	3	7,7	–	–	4	14,5
1	1,6	–	–	2	2,3	6	8,3	14	18,7	6	8,1	12	24,5
12	36,8	45	112,6	85	194,8	76	205,7	68	188,5	78	241,5	86	400,9
6	19,1	21	55,5	29	67,6	25	70,9	36	92,8	70	167,3	64	232,2
18	28,1	66	84,8	114	131,7	101	139,5	104	139,0	148	199,6	150	306,0

(Fortsetzung)

65–70		70–75		75–80		80–85		85–90		90 und mehr	
abs.	rel.	abs.	rel.	abs.	rel.	abs.	rel.	abs.	rel.	abs.	rel.
14	95,9	9	81,0	4	54,4	3	86,0	–	–	–	–
5	24,6	7	48,6	4	46,1	2	48,9	–	–	–	–
19	54,3	16	62,7	8	49,9	5	66,0	–	–	–	–
–	–	–	–	–	–	–	–	–	–	–	–
–	–	–	–	–	–	–	–	–	–	–	–
–	–	–	–	–	–	–	–	–	–	–	–
–	–	–	–	–	–	–	–	–	–	–	–
–	–	–	–	–	–	–	–	–	–	–	–
–	–	–	–	–	–	–	–	–	–	–	–
–	–	–	–	–	–	–	–	–	–	–	–
–	–	–	–	–	–	–	–	–	–	–	–
–	–	–	–	–	–	–	–	–	–	–	–
14	95,9	9	81,0	4	54,4	3	86,0	–	–	–	–
5	24,6	7	48,6	4	46,1	2	48,9	–	–	–	–
19	54,3	16	62,7	8	49,9	5	66,0	–	–	–	–
583	3 992,6	680	6 121,7	740	10 069,4	562	16 117,0	238	26 010,9	66	47 826,1
553	2 715,3	763	5 300,1	787	9 071,0	600	14 677,1	244	20 748,3	86	35 684,6
1 136	3 248,7	1 443	5 657,9	1 527	9 528,9	1 162	15 340,0	482	23 051,2	152	40 105,5

Tabelle XXXVI. *Allgemeine Sterblichkeit und Sterblichkeit an Tuberkulose in Baden-Württemberg im Jahre 1959*

Nr. des dtsch. T.U.V. 1950	Todesursachen	G	Insgesamt		0–1		1–5		5–10	
			abs.	rel.	abs.	rel.	abs.	rel.	abs.	rel.
00,01	Tuberkulose der Atmungsorgane	m	726	*20,5*	1	*1,5*	1	*0,3*	–	–
		w	283	*7,1*	1	*1,5*	1	*0,3*	–	–
		zus.	1 009	*13,5*	2	*1,5*	2	*0,3*	–	–
02	Tuberkulose der Hirnhäute und des ZNS	m	24	*0,7*	–	–	1	*0,3*	2	*0,7*
		w	16	*0,4*	–	–	4	*1,3*	1	*0,4*
		zus.	40	*0,5*	–	–	5	*0,8*	3	*0,5*
03	Tuberkulose anderer Organe	m	41	*1,2*	–	–	–	–	–	–
		w	43	*1,1*	–	–	–	–	–	–
		zus.	84	*1,1*	–	–	–	–	–	–
02+03	Tuberkulose der Hirnhäute usw. + Tbk. anderer Organe	m	65	*1,8*	–	–	1	*0,3*	2	*0,7*
		w	59	*1,5*	–	–	4	*1,3*	1	*0,4*
		zus.	124	*1,7*	–	–	5	*0,8*	3	*0,5*
00–03	Tuberkulose insgesamt	m	791	*22,4*	1	*1,5*	2	*0,6*	2	*0,7*
		w	342	*8,6*	1	*1,5*	5	*1,7*	1	*0,4*
		zus.	1 133	*15,1*	2	*1,5*	7	*1,1*	3	*0,5*
0–9	Allgemeine Todesursachen insgesamt	m	39184	*1 108,8*	2 438	*3544,5*	365	*114,6*	177	*63,1*
		w	37456	*944,1*	1 836	*2822,8*	291	*96,3*	105	*39,2*
		zus.	76640	*1 021,7*	4274	*3193,8*	656	*105,7*	282	*51,4*

Tabelle XXXVI

Nr. des dtsch. T.U.V. 1950	Todesursachen	G	45–50		50–55		55–60		60–65	
			abs.	rel.	abs.	rel.	abs.	rel.	abs.	rel.
00,01	Tuberkulose der Atmungsorgane	m	57	*23,8*	84	*34,4*	144	*65,2*	107	*67,9*
		w	25	*8,2*	18	*6,2*	20	*7,9*	20	*9,3*
		zus.	82	*15,1*	102	*19,1*	164	*34,5*	127	*34,1*
02	Tuberkulose der Hirnhäute und des ZNS	m	3	*1,3*	1	*0,4*	5	*2,3*	1	*0,6*
		w	–	–	–	–	–	–	–	–
		zus.	3	*0,6*	1	*0,2*	5	*1,1*	1	*0,3*
03	Tuberkulose anderer Organe	m	3	*1,3*	5	*2,0*	1	*0,5*	8	*5,1*
		w	3	*1,0*	3	*1,0*	6	*2,4*	5	*2,3*
		zus.	6	*1,1*	8	*1,5*	7	*1,5*	13	*3,5*
02+03	Tuberkulose der Hirnhäute usw. + Tbk. anderer Organe	m	6	*2,5*	6	*2,5*	6	*2,7*	9	*5,7*
		w	3	*1,0*	3	*1,0*	6	*2,4*	5	*2,3*
		zus.	9	*1,7*	9	*1,7*	12	*2,5*	14	*3,8*
00–03	Tuberkulose insgesamt	m	63	*26,3*	90	*36,8*	150	*67,9*	116	*73,6*
		w	28	*9,2*	21	*7,2*	26	*10,2*	25	*11,7*
		zus.	91	*16,7*	111	*20,7*	176	*37,1*	141	*37,9*
0–9	Allgemeine Todesursachen insgesamt	m	1 203	*503,1*	2091	*856,0*	3 327	*1 505,4*	3 759	*2385,9*
		w	1 038	*341,1*	1 560	*536,6*	2 111	*831,5*	2 887	*1 345,8*
		zus.	2 241	*412,4*	3651	*682,4*	5 438	*1 145,1*	6646	*1786,3*

nach Alter und Geschlecht; absolute und relative Zahlen auf 100000 Einwohner
(Angaben des Statistischen Landesamtes)

10–15		15–20		20–25		25–30		30–35		35–40		40–45	
abs.	rel.	abs.	rel.	abs.	rel.	abs.	rel.	abs.	rel.	abs.	rel.	abs.	rel.
–	–	2	*0,6*	7	*2,1*	9	*3,4*	40	*15,8*	37	*16,6*	23	*15,6*
–	–	–	–	4	*1,2*	10	*3,8*	24	*8,8*	21	*7,0*	11	*5,5*
–	–	2	*0,3*	11	*1,7*	19	*3,6*	64	*12,1*	58	*11,1*	34	*9,8*
–	–	2	*0,6*	1	*0,3*	3	*1,1*	3	*1,2*	–	–	1	*0,7*
–	–	1	*0,3*	1	*0,3*	3	*1,1*	–	–	2	*0,7*	–	–
–	–	3	*0,5*	2	*0,3*	6	*1,1*	3	*0,6*	2	*0,4*	1	*0,3*
–	–	1	*0,3*	2	*0,6*	1	*0,4*	2	*0,8*	2	*0,9*	–	–
–	–	–	–	1	*0,3*	2	*0,8*	–	–	1	*0,3*	3	*1,5*
–	–	1	*0,2*	3	*0,5*	3	*0,6*	2	*0,4*	3	*0,6*	3	*0,9*
–	–	3	*1,0*	3	*0,9*	4	*1,5*	5	*2,0*	2	*0,9*	1	*0,7*
–	–	1	*0,3*	2	*0,6*	5	*1,9*	–	–	3	*1,0*	3	*1,5*
–	–	4	*0,7*	5	*0,8*	9	*1,7*	5	*1,0*	5	*1,0*	4	*1,2*
–	–	5	*1,6*	10	*3,0*	13	*4,9*	45	*17,7*	39	*17,5*	24	*16,3*
–	–	1	*0,3*	6	*1,8*	15	*5,7*	24	*8,8*	24	*8,0*	14	*7,0*
–	–	6	*1,0*	16	*2,4*	28	*5,3*	69	*13,1*	63	*12,1*	38	*10,9*
100	*41,7*	410	*132,1*	614	*185,3*	414	*155,3*	460	*181,2*	536	*240,5*	447	*302,9*
76	*33,2*	152	*50,2*	223	*67,8*	214	*81,5*	334	*121,9*	494	*165,5*	424	*212,1*
176	*37,5*	562	*91,6*	837	*126,8*	628	*118,7*	794	*150,4*	1030	*197,6*	871	*250,6*

(Fortsetzung)

65–70		70–75		75–80		80–85		85–90		90 und mehr	
abs.	rel.	abs.	rel.	abs.	rel.	abs.	rel.	abs.	rel.	abs.	rel.
83	*73,6*	58	*65,9*	40	*66,7*	29	*96,6*	4	*47,9*	–	–
38	*22,5*	40	*31,3*	33	*39,3*	15	*35,4*	2	*15,7*	–	–
121	*43,0*	98	*45,4*	73	*50,7*	44	*60,8*	6	*28,4*	–	–
–	–	1	*1,1*	–	–	–	–	–	–	–	–
2	*1,2*	1	*0,8*	–	–	1	*2,4*	–	–	–	–
2	*0,7*	2	*0,9*	–	–	1	*1,4*	–	–	–	–
4	*3,5*	6	*6,8*	3	*5,0*	3	*10,0*	–	–	–	–
3	*1,8*	6	*4,7*	6	*7,1*	2	*4,7*	2	*15,7*	–	–
7	*2,5*	12	*5,6*	9	*6,3*	5	*6,9*	2	*9,5*	–	–
4	*3,5*	7	*8,0*	3	*5,0*	3	*10,0*	–	–	–	–
5	*3,0*	7	*5,5*	6	*7,1*	3	*7,1*	2	*15,7*	–	–
9	*3,3*	14	*6,5*	9	*6,3*	6	*8,3*	2	*9,5*	–	–
87	*77,1*	65	*73,8*	43	*71,7*	32	*106,6*	4	*47,9*	–	–
43	*25,5*	47	*36,8*	39	*46,4*	18	*42,5*	4	*31,4*	–	–
130	*46,3*	112	*51,9*	82	*57,0*	50	*69,1*	8	*37,9*	–	–
4221	*3741,3*	5299	*6020,2*	5828	*9723,1*	4774	*15898,5*	2196	*26271,1*	525	*36458,3*
3969	*2351,4*	5602	*4385,1*	6743	*8029,5*	5767	*13606,9*	2762	*21681,5*	868	*32053,2*
8190	*2908,2*	10901	*5052,1*	12571	*8734,8*	10541	*14557,2*	4958	*23499,9*	1393	*33582,4*

Tabelle XXXVII. *Allgemeine Sterblichkeit und Sterblichkeit an Tuberkulose in Bayern im Jahre 1959*

Nr. des dtsch. T.U.V. 1950	Todesursachen	G	Insgesamt		0–1		1–5		5–10	
			abs.	rel.	abs.	rel.	abs.	rel.	abs.	rel.
00,01	Tuberkulose der Atmungsorgane	m	1268	*29,1*	1	*1,2*	3	*1,0*	–	–
		w	476	*9,5*	1	*1,3*	5	*1,7*	–	–
		zus.	1744	*18,6*	2	*1,2*	8	*1,4*	–	–
02	Tuberkulose der Hirnhäute und des ZNS	m	25	*0,6*	1	*1,2*	5	*1,7*	3	*0,9*
		w	25	*0,5*	2	*2,5*	8	*2,8*	–	–
		zus.	50	*0,5*	3	*1,8*	13	*2,2*	3	*0,4*
03	Tuberkulose anderer Organe	m	37	*0,8*	–	–	–	–	–	–
		w	35	*0,7*	1	*1,3*	–	–	–	–
		zus.	72	*0,8*	1	*0,6*	–	–	–	–
02+03	Tuberkulose der Hirnhäute usw.+ Tbk. anderer Organe	m	62	*1,4*	1	*1,2*	5	*1,7*	3	*0,9*
		w	60	*1,2*	3	*3,8*	8	*2,8*	–	–
		zus.	122	*1,3*	4	*2,5*	13	*2,2*	3	*0,4*
00–03	Tuberkulose insgesamt	m	1330	*30,5*	2	*2,4*	8	*2,6*	3	*0,9*
		w	536	*10,7*	4	*5,1*	13	*4,5*	–	–
		zus.	1866	*19,9*	6	*3,7*	21	*3,6*	3	*0,4*
0–9	Allgemeine Todesursachen insgesamt	m	52855	*1213,5*	3435	*4100,1*	517	*170,8*	208	*60,2*
		w	50695	*1010,8*	2678	*3381,9*	397	*138,2*	151	*46,0*
		zus.	103550	*1105,0*	6113	*3751,1*	914	*154,9*	359	*53,2*

Tabelle XXXVII

Nr. des dtsch. T.U.V. 1950	Todesursachen	G	45–50		50–55		55–60		60–65	
			abs.	rel.	abs.	rel.	abs.	rel.	abs.	rel.
00,01	Tuberkulose der Atmungsorgane	m	102	*35,2*	158	*52,9*	200	*70,1*	223	*103,6*
		w	34	*8,8*	40	*10,7*	46	*13,5*	41	*13,8*
		zus.	136	*20,1*	198	*29,4*	246	*39,3*	264	*51,6*
02	Tuberkulose der Hirnhäute und des ZNS	m	1	*0,3*	2	*0,7*	1	*0,4*	2	*0,9*
		w	–	–	–	–	–	–	2	*0,7*
		zus.	1	*0,1*	2	*0,3*	1	*0,2*	4	*0,8*
03	Tuberkulose anderer Organe	m	4	*1,4*	7	*2,3*	–	–	4	*1,9*
		w	3	*0,8*	2	*0,5*	1	*0,3*	8	*2,7*
		zus.	7	*1,0*	9	*1,3*	1	*0,2*	12	*2,3*
02 +03	Tuberkulose der Hirnhäute usw.+ Tbk. anderer Organe	m	5	*1,7*	9	*3,0*	1	*0,4*	6	*2,8*
		w	3	*0,8*	2	*0,5*	1	*0,3*	10	*3,4*
		zus.	8	*1,2*	11	*1,6*	2	*0,3*	16	*3,1*
00–03	Tuberkulose insgesamt	m	107	*36,9*	167	*55,9*	201	*70,5*	229	*106,4*
		w	37	*9,5*	42	*11,2*	47	*13,8*	51	*17,2*
		zus.	144	*21,2*	209	*31,1*	248	*39,6*	280	*54,7*
0–9	Allgemeine Todesursachen insgesamt	m	1631	*562,3*	2924	*978,6*	4537	*1590,3*	5330	*2477,2*
		w	1449	*373,8*	2013	*538,2*	2785	*816,0*	4065	*1371,8*
		zus.	3080	*454,5*	4937	*733,7*	7322	*1168,5*	9395	*1836,8*

nach Alter und Geschlecht; absolute und relative Zahlen auf 100 000 Einwohner
(Angaben des Statistischen Landesamtes)

10–15		15–20		20–25		25–30		30–35		35–40		40–45	
abs.	rel.	abs.	rel.	abs.	rel.	abs.	rel.	abs.	rel.	abs.	rel.	abs.	rel.
2	0,6	5	1,4	5	1,3	19	6,2	41	13,6	62	22,8	35	19,5
–	–	3	0,8	3	0,8	23	7,5	27	8,1	35	9,0	19	7,5
2	0,3	8	1,1	8	1,0	42	6,8	68	10,7	97	14,7	54	12,5
–	–	–	–	1	0,3	–	–	1	0,3	3	1,1	2	1,1
2	0,7	2	0,6	1	0,3	1	0,3	–	–	–	–	1	0,4
2	0,3	2	0,3	2	0,3	1	0,2	1	0,2	3	0,5	3	0,7
1	0,3	–	–	1	0,3	–	–	1	0,3	3	1,1	2	1,1
–	–	–	–	1	0,3	1	0,3	1	0,3	–	–	–	–
1	0,2	–	–	2	0,3	1	0,2	2	0,3	3	0,5	2	0,5
1	0,3	–	–	2	0,5	–	–	2	0,7	6	2,2	4	2,2
2	0,7	2	0,6	2	0,5	2	0,7	1	0,3	–	–	1	0,4
3	0,5	2	0,3	4	0,5	2	0,3	3	0,5	6	0,9	5	1,2
3	1,0	5	1,4	7	1,8	19	6,2	43	14,3	68	25,0	39	21,7
2	0,7	5	1,4	5	1,3	25	8,1	28	8,4	35	9,0	20	7,9
5	0,8	10	1,4	12	1,5	44	7,2	71	11,2	103	15,6	59	13,7
166	52,7	524	143,3	740	189,3	569	184,9	572	190,4	686	251,8	657	366,3
114	37,6	205	57,5	253	65,5	288	93,7	399	119,7	640	165,1	557	221,1
280	45,3	729	100,9	993	127,7	857	139,3	971	153,2	1 326	200,9	1 214	281,5

(Fortsetzung)

65–70		70–75		75–80		80–85		85–90		90 und mehr	
abs.	rel.	abs.	rel.	abs.	rel.	abs.	rel.	abs.	rel.	abs.	rel.
152	98,2	131	113,3	73	95,3	43	105,5	11	90,1	2	94,5
64	27,4	60	34,6	47	42,5	21	37,1	7	41,1	–	–
216	55,6	191	66,1	120	64,1	64	65,8	18	61,6	2	36,7
1	0,6	–	–	2	2,6	–	–	–	–	–	–
2	0,9	3	1,7	1	0,9	–	–	–	–	–	–
3	0,8	3	1,0	3	1,6	–	–	–	–	–	–
4	2,6	4	3,5	2	2,6	3	7,4	1	8,2	–	–
7	3,0	6	3,5	2	1,8	1	1,8	1	5,9	–	–
11	2,8	10	3,5	4	2,1	4	4,1	2	6,8	–	–
5	3,2	4	3,5	4	5,2	3	7,4	1	8,2	–	–
9	3,8	9	5,2	3	2,7	1	1,8	1	5,9	–	–
14	3,6	13	4,5	7	3,7	4	4,1	2	6,8	–	–
157	101,5	135	116,7	77	100,5	46	112,8	12	98,3	2	94,5
73	31,2	69	39,8	50	45,2	22	38,9	8	47,0	–	–
230	59,2	204	70,6	127	67,8	68	69,9	20	68,4	2	36,7
5 978	3 863,1	6 842	5 915,3	7 418	9 681,2	6 494	15 931,1	2 912	23 861,0	715	33 790,2
5 707	2 439,7	7 508	4 332,9	8 862	8 013,8	7 759	13 724,5	3 704	21 739,6	1 161	34 750,1
11 685	3 006,4	14 350	4 966,4	16 280	8 696,3	14 253	14 649,0	6 616	22 625,0	1 876	34 377,9

Tabelle XXXVIII. *Allgemeine Sterblichkeit und Sterblichkeit an Tuberkulose in West-Berlin im Jahre 1959*

Nr. des dtsch. T.U.V. 1950	Todesursachen	G	Insgesamt		0–1		1–5		5–10	
			abs.	rel.	abs.	rel.	abs.	rel.	abs.	rel.
00,01	Tuberkulose der Atmungsorgane	m	370	*39,4*	–	–	–	–	–	–
		w	143	*11,4*	–	–	–	–	–	–
		zus.	513	*23,2*	–	–	–	–	–	–
02	Tuberkulose der Hirnhäute und des ZNS	m	12	*1,3*	–	–	–	–	–	–
		w	8	*0,6*	–	–	–	–	–	–
		zus.	20	*0,9*	–	–	–	–	–	–
03	Tuberkulose anderer Organe	m	9	*1,0*	–	–	–	–	–	–
		w	8	*0,6*	–	–	–	–	–	–
		zus.	17	*0,8*	–	–	–	–	–	–
02+03	Tuberkulose der Hirnhäute usw. + Tbk. anderer Organe	m	21	*2,2*	–	–	–	–	–	–
		w	16	*1,3*	–	–	–	–	–	–
		zus.	37	*1,7*	–	–	–	–	–	–
00–03	Tuberkulose insgesamt	m	391	*41,7*	–	–	–	–	–	–
		w	159	*12,6*	–	–	–	–	–	–
		zus.	550	*24,8*	–	–	–	–	–	–
0–9	Allgemeine Todesursachen insgesamt	m	16341	*1741,2*	404	*4090,7*	38	*110,3*	18	*37,1*
		w	18211	*1447,8*	335	*3549,8*	41	*128,5*	12	*26,2*
		zus.	34552	*1560,4*	739	*3826,4*	79	*119,1*	30	*31,8*

Tabelle XXXVIII

Nr. des dtsch. T.U.V. 1950	Todesursachen	G	45–50		50–55		55–60		60–65	
			abs.	rel.	abs.	rel.	abs.	rel.	abs.	rel.
00,01	Tuberkulose der Atmungsorgane	m	20	*27,8*	43	*49,6*	63	*76,6*	68	*106,2*
		w	9	*7,9*	11	*8,8*	10	*8,7*	14	*12,8*
		zus.	29	*15,6*	54	*25,6*	73	*37,1*	82	*47,3*
02	Tuberkulose der Hirnhäute und des ZNS	m	–	–	3	*3,5*	2	*2,4*	–	–
		w	–	–	2	*1,6*	–	–	–	–
		zus.	–	–	5	*2,4*	2	*1,0*	–	–
03	Tuberkulose anderer Organe	m	–	–	1	*1,2*	1	*1,2*	1	*1,6*
		w	–	–	1	*0,8*	–	–	1	*0,9*
		zus.	–	–	2	*1,0*	1	*0,5*	2	*1,2*
02+03	Tuberkulose der Hirnhäute usw. + Tbk. anderer Organe	m	–	–	4	*4,6*	3	*3,6*	1	*1,6*
		w	–	–	3	*2,4*	–	–	1	*0,9*
		zus.	–	–	7	*3,3*	3	*1,5*	2	*1,2*
00–03	Tuberkulose insgesamt	m	20	*27,8*	47	*54,3*	66	*80,3*	69	*107,8*
		w	9	*7,9*	14	*11,3*	10	*8,7*	15	*13,7*
		zus.	29	*15,6*	61	*28,9*	76	*38,7*	84	*48,5*
0–9	Allgemeine Todesursachen insgesamt	m	430	*597,2*	935	*1079,4*	1595	*1940,6*	1892	*2955,2*
		w	407	*321,6*	743	*597,6*	1021	*892,9*	1599	*1464,2*
		zus.	837	*450,4*	1678	*795,4*	2616	*1331,0*	3491	*2015,3*

nach Alter und Geschlecht; absolute und relative Zahlen auf 100 000 Einwohner
(Angaben des Statistischen Landesamtes)

10–15		15–20		20–25		25–30		30–35		35–40		40–45	
abs.	rel.	abs.	rel.	abs.	rel.	abs.	rel.	abs.	rel.	abs.	rel.	abs.	rel.
–	–	1	1,1	1	1,2	9	17,3	15	30,0	13	28,0	10	25,0
1	2,0	–	–	3	3,8	6	10,9	6	9,1	9	11,4	14	21,1
1	1,0	1	0,6	4	2,5	15	14,0	21	18,2	22	17,5	24	22,6
–	–	1	1,1	1	1,2	–	–	–	–	–	–	–	–
1	2,0	–	–	1	1,3	–	–	–	–	–	–	–	–
1	1,0	1	0,6	2	1,2	–	–	–	–	–	–	–	–
–	–	1	1,1	–	–	–	–	–	–	1	2,2	–	–
–	–	1	1,2	–	–	–	–	–	–	–	–	–	–
–	–	2	1,2	–	–	–	–	–	–	1	0,8	–	–
–	–	2	2,3	1	1,2	–	–	–	–	1	2,2	–	–
1	2,0	1	1,2	1	1,3	–	–			–	–	–	–
1	1,0	3	1,7	2	1,2	–	–	–	–	1	0,8	–	–
–	–	3	3,4	2	2,5	9	17,3	15	30,0	14	30,1	10	25,0
2	4,0	1	1,2	4	5,0	6	10,9	6	9,1	9	11,4	14	21,1
2	2,0	4	2,3	6	3,7	15	14,0	21	18,2	23	18,3	24	22,6
18	34,5	72	84,5	103	128,6	94	180,5	86	171,9	127	273,3	165	413,0
15	30,0	47	55,0	48	60,1	67	121,3	100	152,4	171	216,0	191	287,5
33	32,3	119	69,0	151	94,3	161	150,1	186	160,9	298	237,2	356	334,7

(Fortsetzung)

65–70		70–75		75–80		80–85		85–90		90 und mehr	
abs.	rel.	abs.	rel.	abs.	rel.	abs.	rel.	abs.	rel.	abs.	rel.
56	108,8	38	94,1	24	95,0	8	66,8	1	30,3	–	–
13	13,7	18	24,7	11	24,6	11	47,1	7	92,6	–	–
69	47,1	56	49,4	35	50,1	19	53,8	8	73,7	–	–
–	–	3	7,4	1	4,0	–	–	1	30,3	–	–
1	1,1	2	2,7	–	–	1	4,3	–	–	–	–
1	0,7	5	4,4	1	1,5	1	2,8	1	9,2	–	–
1	1,9	1	2,5	2	7,9	–	–	–	–	–	–
1	1,1	3	4,1	1	2,2	–	–	–	–	–	–
2	1,4	4	3,5	3	4,3	–	–	–	–	–	–
1	1,9	4	9,9	3	11,9	–	–	1	30,3	–	–
2	2,1	5	6,9	1	2,2	1	4,3	–	–	–	–
3	2,0	9	7,9	4	5,7	1	2,8	1	9,2	–	–
57	110,7	42	104,1	27	106,9	8	66,8	2	60,7	–	–
15	15,8	23	31,6	12	26,9	12	51,4	7	92,6	–	–
72	49,2	65	57,4	39	55,8	20	56,6	9	82,9	–	–
2 279	4 427,6	2 736	6 778,1	2 576	10 199,2	1 871	15 617,7	714	21 656,1	188	38 367,3
2 201	2 317,9	3 000	4 115,3	3 327	7 454,7	2 934	12 573,9	1 427	18 873,2	525	30 991,7
4 480	3 059,5	5 736	5 064,3	5 903	8 446,6	4 805	13 606,5	2 141	19 718,2	713	32 646,5

Tabelle XXXIX. *Allgemeine Sterblichkeit und Sterblichkeit an Tuberkulose in der Bundesrepublik Deutschland im Jahre 1959*

Nr. des dtsch. T.U.V. 1950	Todesursachen	G	Insgesamt		0–1		1–5		5–10	
			abs.	rel.	abs.	rel.	abs.	rel.	abs.	rel.
00,01	Tuberkulose der Atmungsorgane	m	5838	*23,5*	6	*1,3*	12	*0,7*	–	–
		w	2129	*7,6*	4	*0,9*	13	*0,8*	–	–
		zus.	7967	*15,1*	10	*1,1*	25	*0,8*	–	–
02	Tuberkulose der Hirnhäute und des ZNS	m	127	*0,5*	3	*0,6*	18	*1,1*	9	*0,5*
		w	113	*0,4*	8	*1,8*	21	*1,3*	13	*0,7*
		zus.	240	*0,5*	11	*1,2*	39	*1,2*	22	*0,6*
03	Tuberkulose anderer Organe	m	228	*0,9*	1	*0,2*	–	–	2	*0,1*
		w	231	*0,8*	1	*0,2*	1	*0,1*	1	*0,1*
		zus.	459	*0,9*	2	*0,2*	1	*0,3*	3	*0,1*
02+03	Tuberkulose der Hirnhäute usw. + Tbk. anderer Organe	m	355	*1,4*	4	*0,8*	18	*1,1*	11	*0,6*
		w	344	*1,2*	9	*2,0*	22	*1,4*	14	*0,8*
		zus.	699	*1,3*	13	*1,4*	40	*1,2*	25	*0,7*
00–03	Tuberkulose insgesamt	m	6193	*24,9*	10	*2,1*	30	*1,8*	11	*0,6*
		w	2473	*8,8*	13	*2,9*	35	*2,2*	14	*0,8*
		zus.	8666	*16,4*	23	*2,5*	65	*2,0*	25	*0,7*
0–9	Allgemeine Todesursachen insgesamt	m	297349	*1197,3*	18233	*3798,7*	2623	*156,9*	1274	*65,3*
		w	273603	*979,1*	13670	*3031,3*	1980	*124,9*	768	*41,4*
		zus.	570952	*1081,2*	31903	*3427,1*	4603	*141,4*	2042	*53,6*

Tabelle XXXIX

Nr. des dtsch. T.U.V. 1950	Todesursachen	G	45–50		50–55		55–60		60–65	
			abs.	rel.	abs.	rel.	abs.	rel.	abs.	rel.
00,01	Tuberkulose der Atmungsorgane	m	425	*25,4*	713	*40,4*	982	*59,8*	954	*80,7*
		w	150	*6,9*	160	*7,6*	158	*8,4*	178	*11,1*
		zus.	575	*14,9*	873	*22,5*	1140	*32,4*	1132	*40,7*
02	Tuberkulose der Hirnhäute und des ZNS	m	9	*0,5*	7	*0,4*	12	*0,7*	7	*0,6*
		w	3	*0,1*	2	*0,1*	1	*0,1*	6	*0,4*
		zus.	12	*0,3*	9	*0,2*	13	*0,4*	13	*0,5*
03	Tuberkulose anderer Organe	m	19	*1,1*	30	*1,7*	16	*1,0*	30	*2,5*
		w	14	*0,6*	14	*0,7*	24	*1,3*	30	*1,9*
		zus.	33	*0,9*	44	*1,1*	40	*1,1*	60	*2,1*
02+03	Tuberkulose der Hirnhäute usw. + Tbk. anderer Organe	m	28	*1,7*	37	*2,1*	28	*1,7*	37	*3,1*
		w	17	*0,8*	16	*0,8*	25	*1,3*	36	*2,2*
		zus.	45	*1,2*	53	*1,4*	53	*1,5*	73	*2,6*
00–03	Tuberkulose insgesamt	m	453	*27,1*	750	*42,5*	1010	*61,5*	991	*83,8*
		w	167	*7,7*	176	*8,3*	183	*9,7*	214	*13,4*
		zus.	620	*16,1*	926	*23,8*	1193	*33,9*	1205	*43,3*
0–9	Allgemeine Todesursachen insgesamt	m	9023	*540,0*	16396	*928,8*	26173	*1594,9*	29774	*2518,8*
		w	7683	*352,9*	11285	*532,5*	15418	*819,6*	21808	*1361,4*
		zus.	16706	*434,2*	27681	*712,6*	41591	*1180,9*	51582	*1852,9*

nach Alter und Geschlecht; absolute und relative Zahlen auf 100 000 Einwohner
(Angaben des Statistischen Bundesamtes)

10–15		15–20		20–25		25–30		30–35		35–40		40–45	
abs.	rel.	abs.	rel.	abs.	rel.	abs.	rel.	abs.	rel.	abs.	rel.	abs.	rel.
5	0,3	13	0,6	36	1,6	99	5,6	227	13,1	273	17,7	180	17,0
2	0,1	10	0,5	43	2,0	93	5,4	146	7,6	171	8,1	100	6,9
7	0,2	23	0,5	79	1,8	192	5,5	373	10,2	444	12,2	280	11,2
3	0,2	7	0,3	9	0,4	6	0,3	9	0,5	5	0,3	6	0,6
6	0,4	5	0,2	4	0,2	10	0,6	5	0,3	4	0,2	3	0,2
9	0,3	12	0,3	13	0,3	16	0,5	14	0,4	9	0,2	9	0,4
1	0,1	4	0,2	8	0,4	2	0,1	9	0,5	18	1,2	6	0,6
1	0,1	3	0,1	5	0,2	4	0,2	5	0,3	9	0,4	8	0,6
2	0,1	7	0,2	13	0,3	6	0,2	14	0,4	27	0,7	14	0,6
4	0,2	11	0,5	17	0,8	8	0,4	18	1,0	23	1,5	12	1,1
7	0,4	8	0,4	9	0,4	14	0,8	10	0,5	13	0,6	11	0,8
11	0,3	19	0,4	26	0,6	22	0,6	28	0,8	36	1,0	23	0,9
9	0,5	24	1,1	53	2,4	107	6,0	245	14,1	296	19,2	192	18,1
9	0,5	18	0,9	52	2,4	107	6,2	156	8,2	184	8,7	111	7,7
18	0,5	42	1,0	105	2,4	214	6,1	401	11,0	480	13,1	303	12,1
836	49,0	2 877	133,2	4 316	192,9	3 099	173,8	3 240	186,9	3 766	244,2	3 553	335,3
556	34,0	1 055	50,8	1 433	66,4	1 525	88,2	2 210	115,7	3 536	167,6	3 380	234,3
1 392	41,6	3 932	92,8	5 749	130,8	4 524	129,1	5 450	149,6	7 302	199,9	6 933	277,1

(Fortsetzung)

65–70		70–75		75–80		80–85		85–90		90 und mehr	
abs.	rel.	abs.	rel.	abs.	rel.	abs.	rel.	abs.	rel.	abs.	rel.
696	80,7	585	88,4	381	86,9	204	88,0	39	56,4	8	64,9
260	20,5	269	28,6	217	36,1	118	37,8	34	35,5	3	14,2
956	44,9	854	53,3	598	57,5	322	59,2	73	44,2	11	32,9
5	0,6	6	0,9	4	0,9	1	0,4	–	–	1	8,1
10	0,8	5	0,5	4	0,7	2	0,6	1	1,0	–	–
15	0,7	11	0,7	8	0,8	3	0,5	1	0,6	1	3,0
23	2,7	26	3,9	19	4,3	12	5,2	1	1,4	1	8,1
20	1,6	33	3,5	29	4,8	20	6,4	6	6,3	3	14,2
43	2,0	59	3,7	48	4,6	32	5,9	7	4,2	4	12,0
28	3,2	32	4,8	23	5,2	13	5,6	1	1,4	2	16,2
30	2,4	38	4,0	33	5,5	22	7,1	7	7,3	3	14,2
58	2,7	70	4,4	56	5,4	35	6,4	8	4,8	5	15,0
724	84,0	617	93,2	404	92,2	217	93,6	40	57,9	10	81,1
290	22,9	307	32,7	250	41,6	140	44,9	41	42,8	6	28,4
1 014	47,7	924	57,7	654	62,9	357	65,6	81	49,1	16	47,9
33 483	3 884,5	39 770	6 008,3	42 012	9 584,4	35 852	15 464,8	16 456	23 807,2	4 593	37 232,5
30 351	2 398,0	40 543	4 316,4	47 246	7 864,1	41 692	13 369,2	20 646	21 543,7	6 818	32 308,2
63 834	3 000,3	80 313	5 015,8	89 258	8 589,9	77 544	14 257,0	37 102	22 486,1	11 411	34 164,7

Tabelle XL. *Die Tuberkulose in verschiedenen Ländern*

Land	Neuerkrankungen			auf 100000			Sterbefälle			auf 100000		
	1957	1958	1959	1957	1958	1959	1957	1958	1959	1957	1958	1959
United States	86861	82266	75108	*51,0*	*47,2*	*42,6*	13324	12361	11730+	7,8	7,1	6,7
Puerto Rico	3120	2800	2487	*136,8*	*120,8*	*106,2*	760	685	691	*33,3*	*29,6*	*29,5*
Canada	7667	7215	6437	*46,3*	*42,4*	*36,9*	1160	1009	948	7,0	5,9	5,4
Chile	–	–	–	–	–	–	4110	3776	4073	*57,7*	*51,7*	*54,6*
Ecuador	4699	5463	4692	*120,3*	*138,0*	*115,7*	1420	1454	1306	*36,3*	*36,7*	*32,2*
England and Wales (a)	34341	31173	30196	*76,4*	*69,1*	*66,4*	4784	4480	3855	*10,7*	9,9	8,4
Scotland	8587	5889	4314	*166,7*	*113,9*	*83,1*	723	687	577	*14,0*	*13,3*	*11,1*
Northern Ireland	1155	1182	976	*82,6*	*84,3*	*69,3*	175	154	145+	*12,5*	*11,0*	*10,3*
Eire	4164	3899+	–	*144,3*	*136,7*	–	696	584	517	*24,1*	*20,4*	*18,2*
Norway (b)	1436	1396	–	*41,1*	*39,6*	–	315	278	–	9,0	7,9	–
Sweden	5071	4651	–	*68,8*	*62,7*	–	580	511	–	7,9	6,9	–
Denmark (c)	1105	1053	–	*24,6*	*23,3*	–	199	207	180	4,4	4,6	4,0
Finland	7089	7236	6978	*163,4*	*165,4*	*158,1*	1649	1430	1263	*38,0*	*32,7*	*28,6*
France (d)	43894	43233	–	*100,2*	*97,6*	–	12085	10829	10302+	*27,6*	*24,4*	*23,0*
Belgium	5922	7150	4440	*65,6*	*78,8*	*48,6*	1882	1706	–	*20,8*	*18,8*	–
Netherland (e)	7490	7198	7370+	*67,9*	*64,3*	*64,9*	515	482	413+	4,7	4,3	3,6
Switzerland (f)	5811	5503	–	*113,6*	*106,1*	–	908	793	809+	*17,7*	*15,3*	*15,4*
German Fed. Rep. (West)	82016	79176	72816	*158,2*	*151,7*	*138,0*	9465	8936	8666	*18,3*	*17,1*	*16,3*
West Berlin (g)	5702	5568	5110	*256,3*	*250,1*	*230,8*	611	513	550	*27,4*	*23,0*	*24,8*
Spain	–	–	–	–	–	–	9524	–	–	*32,4*	–	–
Malta	153	135	–	*48,0*	*41,9*	–	37	27	–	*11,6*	8,4	–
Iraq (Resp. TB)	11800	15180	–	*180,4*	*227,2*	–	997	861	–	*15,2*	*12,9*	–
Australia	4035	3908	3582+	*41,9*	*37,7*	*35,6*	585	538	549	6,1	5,4	5,4
New Zealand: Europeans	1146	1096	925	*54,9*	*51,3*	*42,4*	181	140	98	8,7	6,5	4,4
Maoris	635	602	481	*443,2*	*405,7*	*312,2*	70	62	39	*48,9*	*41,8*	*25,3*
Union of South Africa (h)	52296	58365	59406	*334,0*	*366,9*	*367,6*	4235	4233	–	*27,1*	*26,6*	–
Japan	520899	498779	499873	*571,9*	*542,1*	*537,7*	42718	36274	32914+	*46,9*	*39,4*	*35,4*
State of Singapore	3032	3488	5666	*205,7*	*225,1*	*358,2*	751	624	618	*50,9*	*40,3*	*39,1*
Hong Kong	13665	13485	14302	*529,0*	*490,7*	*500,6*	2675	2302	2178	*103,6*	*83,8*	*76,2*

+ Vorläufige Ergebnisse a) einschließlich Erkrankungen, die erst beim Tod bekannt wurden b) bacilläre Tuberkulose c) pulmonale TB d) Neuerkrankungen, bei der TB-Fürsorge registriert e) Neuerkrankungen und Rückfälle an aktiver TB f) Neuerkrankungen von den Fürsorgestellen registriert g) Neuerkrankungen bei der TB-Fürsorge registriert h) einschließlich Europäer, Asiaten, Farbige und Bantuneger – Zusammengestellt von der New York Tuberculosis und Health Assn.

VII. Anhang

Erfahrungen mit dem Gesetz über die Tuberkulosehilfe

Von Ministerialrat SPAHN

1.

In einem Staat, der wie der unsere über ein altes System sozialer Leistungen verfügt, ist es nicht mehr möglich, die Hilfe für eine bestimmte Gruppe von Kranken, wie sie die Tuberkulosekranken darstellen, in einer einheitlichen Organisation und nach einheitlichen Maßstäben zu regeln. Man kann Ansprüche, die bestimmte Kranke aus bestimmten Gründen in einem bestimmten System und in einer den besonderen Verhältnissen angepaßten Ausprägung erworben haben, nicht einfach beseitigen oder durch Ansprüche nach anderen Maßstäben ersetzen, wenn diese nicht mindestens den bisher höchsten Leistungen entsprechen. Man kann auch nicht ein eingespieltes Tuberkuloseversorgungswerk, das mehr als Zweidritteln der Bevölkerung zugänglich ist und das zudem auf Pionierleistungen und über ein halbes Jahrhundert hinweg auf große Erfolge verweisen kann, auflösen, selbst wenn es nicht rechtlich sanktioniert ist. Man kann endlich in einem auf der Grundlage des Rechts aufgebauten Staat auch die Heilstättenträger nicht enteignen oder in der Verfügung über ihre Einrichtungen zugunsten einer zentralen Stelle beschränken. Die Schaffung eines neuen, einheitlichen, alle Kranken gleichmäßig versorgenden Tuberkulosewerks, wie es in einem Staate möglich ist, der solche Aufgaben erstmalig in Angriff nimmt, war daher von dem Gesetzgeber des Tuberkulosehilfegesetzes nicht zu erwarten. Es mag auch bezweifelt werden, ob ein solches System für unsere Verhältnisse überhaupt wünschenswert wäre.

Das *Tuberkulosehilfegesetz* setzt die *Vielgestaltigkeit der Sozialleistungen* voraus. Es geht davon aus, daß bestimmte Leistungsträger für größere oder kleinere Gruppen von Kranken zuständig sind, daß also die Kranken nach Zuständigkeiten aufgespalten sind. Ja, sogar die Unterschiedlichkeit von Leistungshöhe und -dauer nach den für die jeweilige Gruppe der Kranken geltenden Regeln mußte in Kauf genommen werden. *Aufgabe des Gesetzes war, die sich hieraus ergebenden Schwierigkeiten* nach Möglichkeit *zu überbrücken.* Diesem Ziele dienen Vorschriften, die einerseits das Verhältnis der Leistungsträger zu einander und zu den Kranken regeln, andererseits die Abwicklung des einzelnen Antrages betreffen.

1. Durch die Schaffung neuer Rechtsansprüche wurden die Personenkreise klar voneinander abgetrennt, so daß die Entscheidung des Rentenversicherungsträgers oder des Landesfürsorgeverbandes, ob die grundsätzliche Bereitwilligkeit zur Gewährung von Leistungen besteht, nicht mehr abzuwarten ist. *Zwischen mehreren* in Betracht kommenden *Rechtsansprüchen wurde eine Rangordnung* hergestellt. An erster Stelle rangieren die Ansprüche gegen die nach der Erkrankungsursache zuständigen Stellen:

Kriegsopferversorgung, Unfallversicherung, Wiedergutmachung. Darauf folgen Ansprüche gegen Kranken- und Rentenversicherung, wobei in Doppelversicherungsfällen grundsätzlich die Krankenversicherung für die ambulante und die Rentenversicherung für die stationäre Heilbehandlung zuständig ist. Erst an letzter Stelle folgt der Anspruch auf Tuberkulosehilfe. Während die anderen Ansprüche einander ausschließen oder einen von beiden zum Ruhen bringen, *besteht* der *Anspruch auf Tuberkulosehilfe auch neben den ihm im Range vorgehenden,* wenn nämlich erst durch ergänzende *Leistungen* das nach den Grundsätzen des Tuberkulosehilfegesetzes zu gewährende Maß erreicht wird. So wird nach dem Grundsatz der Subsidiarität der Tuberkulosehilfe zunächst erreicht, daß (bei klaren tatsächlichen Verhältnissen) überschaubar ist, welche Hilfe von welcher Stelle erwartet werden kann. Darüber hinaus wird erreicht, daß der Kranke auf alle Fälle soviel an Leistungen erhält, wie ihm nach den Maßstäben des Tuberkulosehilfegesetzes unter Berücksichtigung seiner besonderen Verhältnisse (Individualisierung) zuzubilligen ist. Wenn aber die tatsächlichen Verhältnisse unklar sind — mag die Kausalität der Erkrankung noch nicht geklärt oder die an sich geringe Zahl der notwendigen Rentenversicherungsbeiträge nicht belegt sein —, in denen also die rechtzeitige Gewährung der Leistungen — bei Heilbehandlung ist nur die umgehende Gewährung rechtzeitig! — nicht gewährleistet ist, so ist der *Landesfürsorgeverband zum vorläufigen Eingreifen verpflichtet.* Stets ist also eine Stelle zur sofortigen Hilfeleistung berufen.

2. Nun ist für den Kranken und auch für den behandelnden Arzt, der seinen Patienten beraten will, die Rechtslage oft nur schwer überschaubar. Um möglichst jeden Zeitverlust als Folge von Zuständigkeitszweifeln zu vermeiden und um das ganze Verfahren für den Kranken annehmbar zu machen, hat der Gesetzgeber zugelassen, daß *jeder Kranke seinen Antrag beim Gesundheitsamt einreicht.* Diesem fällt die Aufgabe zu, den oder die zuständigen Leistungsträger zu ermitteln, wenn nötig, den Landesfürsorgeverband zum vorläufigen Eingreifen zu veranlassen, und in seiner Stellungnahme gegenüber der oder den zuständigen Stellen darzulegen, welche Leistungen erforderlich sind; hierdurch wird gewährleistet, daß in jedem einzelnen Fall die besonderen Verhältnisse und die ganze Auswahl von Leistungen, die das Tuberkulosehilfegesetz enthält, berücksichtigt werden. Hat der Kranke seinen Antrag unmittelbar an den ihm bekannten zuständigen Leistungsträger gerichtet, so ist dieser verpflichtet, sich mit dem Gesundheitsamt ins Benehmen zu setzen, wodurch dieses wiederum die Gelegenheit erhält, für ausreichende Betreuung zu sorgen.

Die Einschaltung in die Abwicklung jedes einzelnen Antrages gibt dem Gesundheitsamt die administrative Handhabe, deren es zur Erfüllung seiner ärztlichen Aufgaben nach § 4 der Ersten und nach § 61 der Dritten Durchführungsverordnung zum Gesetz über die Vereinheitlichung des Gesundheitswesens bedarf. *Auch im Bundessozialhilfegesetz bleibt dem Gesundheitsamt diese Stellung gewahrt,* doch sind dort die in Betracht kommenden Stellen nicht mehr verschlüsselt, sondern offen bezeichnet: Die Träger der gesetzlichen Sozialversicherungen, die Träger der Kriegsopferversorgung usw., die Träger der Leistungen nach dem Unterhaltssicherungsgesetz und die Bundesanstalt für Arbeitsvermittlung und Arbeitslosenversicherung (§ 132 BSHG).

Der Gesetzgeber war sich offenbar bewußt, daß sich die Schwierigkeiten, die sich notwendigerweise aus der komplizierten Zuständigkeitsregelung ergeben, nicht ohne den guten Willen der beteiligten Stellen überwinden lassen. Er regte daher die *Schaffung von Arbeitsgemeinschaften zur Abstimmung von Maßnahmen und Verwaltungsverfahren* an und mahnte die beteiligten Stellen, die gemeinsame Erfüllung der Aufgabe als ihr Ziel zu betrachten. Auch diese Anregung kehrt in § 95 Abs. 2 BSHG wieder. Freilich bedarf es zu ihrer Befolgung nicht der Schaffung von Geschäftsstellen und der Bestellung von Vorständen. Es genügt jede Form der „Abstimmung von Maßnahmen und von Verwaltungsverfahren", durch die das Ineinandergreifen der Leistungen gewährleistet, Verzögerungen insbesondere nach der Feststellung der Behandlungsbedürftigkeit und der Entlassung aus der stationären Behandlung vermieden werden. Auf vielerlei Wegen sind solche Abstimmungen versucht worden; die Lösungsversuche reichen von der Exekutivgemeinschaft bis zur Einschaltung des Landesfürsorgeverbandes als erstgewährende Stelle in jedem Einzelfall. Es scheint, daß sich solche Regelungen im allgemeinen gut bewährt haben. Daß in einer verhältnismäßig geringen Zahl von Fällen Verzögerungen eingetreten sind, spricht nicht gegen diese Annahme, da Anfangsschwierigkeiten nicht vermeidbar sind. Wenn dennoch in manchen Gegenden in größerer Zahl Verzögerungen eingetreten sind, wie dies beim Deutschen Tuberkulosekongreß in Freiburg deutlich wurde, werden die regionalen Regelungen für die Zusammenarbeit verbessert werden müssen. Die Erfahrung zeigt jedenfalls, daß — wie der Leiter des Landesfürsorgeverbandes Schleswig-Holstein bei dem Kongreß sagte — bei richtiger Anwendung des Tuberkulosehilfegesetzes keine Verzögerungen eintreten.

In den Komplex der Zuständigkeitsfragen reichen auch rechtliche Streitfragen hinein, die im Bereich der Krankenversicherung und der Unfallversicherung aufgetreten sind. Ein Teil der Krankenversicherungsträger lehnt unter Berufung auf eine zum Reichsversorgungsgesetz ergangene Entscheidung des Reichsversicherungsamtes die Verpflichtung zur Heilstättenbehandlung ab. Im Unterschied zum Zweiten Buch der Reichsversicherungsordnung unterscheidet das Versorgungsrecht zwischen Heilstätten- und Krankenhausbehandlung. Eine Parallele ist nicht geboten. Wenn auch die höchstrichterliche Entscheidung abzuwarten ist, so ist doch kaum daran zu zweifeln, daß die vom Reichsversicherungsamt für das Krankenversicherungsrecht ausgesprochene Gleichstellung von Krankenhaus- und Heilstättenbehandlung bestätigt werden wird.

Für die Behandlung Unfallversicherter ergeben sich Schwierigkeiten daraus, daß die Anerkennung der Berufskrankheit regelmäßig zeitraubende Untersuchungen voraussetzt und daß in der Zeit vor der Entscheidung über diese Anerkennung fraglich ist, ob ein Anspruch gegen die Unfallversicherungsträger besteht und ob daher ein ansonsten begründeter Anspruch gegen die Rentenversicherungsträger ausgeschlossen ist. Der negative Kompetenzkonflikt, als dessen Folge sich bisher die vorläufige Verpflichtung des Landesfürsorgeverbandes ergab, dürfte in Kürze durch eine Vereinbarung zwischen den beiden Gruppen von Versicherungsträgern ausgeräumt sein.

2.

Die *Aufwendungen der Landesfürsorgeverbände für Tuberkulosehilfe* betrugen in 1000 DM

1957	1958	1959	1960
120489	118291	134588	103626 (138166)

die Zahlen der in der offenen Tuberkulosehilfe betreuten Parteien bzw. Personen

	1957	1958	1959	1960
Parteien:	53540	48390	51481	51978
Personen:	97741	90338	96855	103165

jeweils am letzten Tage des Haushaltjahres.

Die Angaben beziehen sich auf das Bundesgebiet ohne Berlin, für die Jahre 1957 und 1958 auch ohne das Saarland (Jahresaufwand auch 1959 ohne Saarland). Der Aufwandszahl für 1960 ist zu Vergleichszwecken der theoretische 12-Monatsaufwand beigefügt, da das Haushaltsjahr nur 9 Monate hatte.

Im Jahre 1957 wirkte sich die Rentenregelung aus. Sie dürfte erklären, daß Aufwands- und Fallzahlen abnahmen, und zwar die Fallzahlen in stärkerem Maße. Das Anwachsen der Parteien- und Personenzahl zum Ende 1959 (d.h.: 31. März 1960) läßt bereits die Leistungsverbesserungen des Tuberkulosehilfegesetzes erkennen. Nicht im gleichen Maße gilt das von dem Jahresaufwand; doch muß hierbei berücksichtigt werden, daß das Gesetz erst in der Mitte des Haushaltsjahres in Kraft trat. Während des kurzen Haushaltsjahres 1960 stieg die Parteienzahl etwa um 1%, die Personenzahl aber um 6,5%. Dies läßt darauf schließen, daß an der Zunahme vor allem kinderreiche Familien beteiligt sind. Da die Aufwandszahl nur um etwa 2,65% (verglichen mit dem theoretischen 12-Monatsaufwand) anstieg, muß es sich bei dieser Zunahme vor allem um Fälle der ergänzenden Unterstützung handeln. Möglicherweise könnte sich die Zunahme daraus erklären, daß die Rentenversicherung bei der Gewährung von Übergangsgeld nach § 1241 RVO höchstens 80% des bisherigen Einkommens gewähren darf, was bei Tuberkulosekranken mit großer Familie je nach der Höhe des früheren Lohnes nicht ausreicht, so daß der Landesfürsorgeverband ergänzend eingreifen muß.

Der *Bundeszuschuß zur Tuberkulosehilfe* (ohne Berücksichtigung der Zuwanderer aus dem sowjetischen Besatzungsgebiet) wurde 1960 für Aufwendungen in Höhe von 45016260,88 DM mit 22508130,44 DM in Anspruch genommen. Vermehrt wurden u.a. die Aufwendungen für

Ausbau und Schaffung von Einrichtungen	6622000 DM
Eingliederungshilfe	630800 DM
Verbesserung der Wohnverhältnisse	1567300 DM
Ernährungszulagen (usw.)	17051100 DM
Vorbeugende Hilfe	978500 DM

Entsprechend dem Schema der Statistik enthält die für Ernährungszulagen angegebene Zahl zugleich den Aufwand für Ersatzkräfte in Haushalt oder Kleinbetrieb und für Besuchsbeihilfen, doch dürften diese beiden Posten nicht erheblich ins Gewicht fallen. Daß der Aufwand für Ernährungszulagen 16,5% des Gesamtaufwandes erreicht, zeigt, selbst wenn man Abstriche wegen der beiden soeben genannten Posten berücksichtigt, daß die *Ernährungszulagen ihre erhebliche Bedeutung innerhalb der wirtschaftlichen Hilfe* auch nach der Erhöhung der Bedarfssätze behalten haben. Sie bilden das Instrument der Individualisierung; sie geben nicht nur während der Heilbehandlung und der Eingliederungshilfe die notwendige Korrekturmöglichkeit gegenüber der Starre des Bedarfssatzes, sondern sie bieten auch während der Übergangszeit die notwendige Handhabe, Anlernlöhne und Löhne für Teilzeit- und Leichtarbeit angemessen aufzufüllen. Auf den einzelnen Landesfürsorgeverband bezogen waren die Aufwendungen für Ernährungszulagen allerdings unterschiedlich. Umgerechnet auf 1 000 Einwohner bleiben sie bei vier Landesfürsorgeverbänden unter 100 DM, liegen bei 11 Landesfürsorgeverbänden zwischen 200 und 400 DM und übersteigen 3mal 500 DM, davon einmal sogar 1 000 DM.

Auch die *Aufwendungen für Eingliederungshilfe* verteilen sich unterschiedlich auf die Landesfürsorgeverbände. Umgerechnet auf 1 000 Einwohner schwanken sie zwischen 0,47 DM und 36 DM bei einem Bundesdurchschnitt von 9,10 DM. Natürlich liegen diejenigen Landesfürsorgeverbände an der Spitze, die schon nach der Verordnung über Tuberkulosehilfe in größerem Maße Berufsförderung gewährt haben. Bei einzelnen Landesfürsorgeverbänden stieg der Aufwand im letzten Vierteljahr 1960 auf mehr als das 10-fache des Betrages für das vorausgegangene halbe Jahr, vielleicht ein Zeichen dafür, daß eine Entwicklung anläuft, was dem Ziel der Kostenbeteiligung des Bundes entsprechen würde.

Sehr unterschiedlich ist die *Betätigung auf dem Gebiete der vorbeugenden Hilfe.* Während – bezogen auf 1 000 Einwohner – die 3 höchsten Aufwandszahlen 79,50, 171,-- und 310,-- DM betragen, ist die niedrigste Zahl 0,75 DM. Bei 13 Landesfürsorgeverbänden liegt sie unter 10,-- DM. Der Aufwand für Verbesserung der Wohnverhältnisse lag umgerechnet auf 1 000 Einwohner im Bundesdurchschnitt bei 0,19 DM, der höchste Aufwand bei 192.– DM.

Es ist nicht möglich, aus dem Vergleich der Aufwandszahlen allein Rückschlüsse auf die Wirksamkeit der Maßnahmen der Tuberkulosehilfe zu ziehen. Was besagt es z.B., wenn ein Landesfürsorgeverband keinerlei Aufwendungen für Verbesserung der Wohnverhältnisse getätigt, statt dessen aber dafür gesorgt hat, daß im Rahmen des Wiederaufbauprogrammes seines Landes jährlich etwa 1 000 Familien von Tuberkulosekranken in bessere Wohnungen kamen, ein Drittel von diesen in Neubauwohnungen. Das Erforschen der Gründe dieser Abweichungen würde den Rahmen des Berichtes überschreiten. Von vornherein muß festgestellt werden, daß der *Grundsatz der Selbstverwaltung* den Landesfürsorgeverbänden die Freiheit läßt, den Schwerpunkt ihrer Betätigung in diese oder in jene Richtung zu legen. Schon aus diesem Grunde muß das Bild, das die Statistik bietet, unterschiedlich sein. Mancher Landesfürsorgeverband, der besonders hohen Aufwand für bestimmte Zwecke tätigt, wird sich in anderer Hinsicht Zurückhaltung auferlegen müssen. Es kommt hinzu, daß die Landesfürsorgeverbände nicht isoliert in der Verwaltung ihres Landes stehen, und daß daher manche Ziele der Arbeit von anderen Stellen, aus anderen Mitteln und in einem anderen Rahmen erledigt werden. *Der Gesamteindruck der Jahresstatistik 1960 ergibt aber, daß die Anregung, die mit der Kostenbeteiligung des Bundes an verschiedenen neuralgischen Punkten der Tuberkulosebekämpfung beabsichtigt war, von vielen Stellen schon im ersten Jahre aufgenommen worden ist.* Möge durch die bereits in der Vergangenheit vielfach bewährte Arbeit der Landesfürsorgeverbände das besondere Anliegen des Tuberkulosehilfegesetzes in absehbarer Zeit verwirklicht werden: Die weitere Eindämmung der Übertragungsgefahr durch Vorbeugung einerseits und durch fürsorgerische Maßnahmen andererseits, die den Erfolg der Heilbehandlung sichern und festigen, die Gefahr des Rückfalls vermindern und den Kranken begleiten, bis er sich an seinem Platz im Arbeitsleben wieder zu halten vermag!

Richtlinien für die Beschäftigung von Tuberkulösen an geeigneten Arbeitsplätzen[1)]

Teil I

Für Gesundheitsämter (Tuberkulose-Fürsorgestellen) und Werksärzte

A. Allgemeine Gesichtspunkte

1. Die Vermittlung Tuberkulöser in Beruf und Arbeit ist Pflichtaufgabe der Bundesanstalt für Arbeitsvermittlung und Arbeitslosenversicherung.
2. Zur Arbeitsvermittlung gehört die Ermittlung eines Arbeitsplatzes, der den gesundheitlichen Erfordernissen und der Neigung und Eignung des Tuberkulösen entspricht.
   Der Tuberkulöse muß mit der Bekanntgabe seines jeweiligen Gesundheitszustandes an die bei der Arbeitsvermittlung in Betracht kommenden Stellen *einverstanden* und selbst bereit sein, sich hygienisch einwandfrei zu verhalten.
3. Vor der Vermittlung in Arbeit beurteilt das Gesundheitsamt im Benehmen mit den behandelnden Ärzten die Arbeitsfähigkeit sowie die Frage der Ansteckungsmöglichkeit.
4. Voraussetzung der Arbeitsvermittlung eines Tuberkulösen ist, daß sein Gesundheitszustand eine Arbeitsaufnahme ohne Gefährdung durch die Arbeitsbelastung zuläßt.

I. Unbedenklich ist die Beschäftigung eines Tuberkulösen u.a.,
   a) wenn es sich um einen abgelaufenen Tuberkuloseprozeß handelt,
   b) wenn niemals Tuberkulosebakterien nachgewiesen worden sind,
   c) wenn der letzte Nachweis von Tuberkulosebakterien bei mindestens vierteljährlicher Auswurfuntersuchung ein Jahr oder länger zurückliegt,
   d) wenn bei gleicher Häufigkeit der Auswurfuntersuchung der letzte Nachweis von Tuberkulosebakterien im Auswurf weniger als 1 Jahr zurückliegt, aber zur Zeit der Arbeitsvermittlung nach dem klinisch-röntgenologischen Befund anzunehmen ist, daß keine Tuberkulosebakterien ausgeschieden werden.

II. Eine Arbeitsaufnahme ist auch bei einem Tuberkulösen unbedenklich, der zwar gelegentlich Tuberkulosebakterien ausscheidet, bei dem jedoch auf Grund lau-

---

1) Aufgestellt von den Arbeitsausschüssen des Deutschen Zentralkomitees für „Arbeitsfürsorge und Rehabilitation bei Tuberkulose" und „Tuberkulosefürsorge" unter Mitwirkung von Vertretern
des Bundesministeriums für Arbeit,
des Bundesministeriums des Innern,
der Bundesanstalt für Arbeitsvermittlung und Arbeitslosenversicherung,
der Bundesvereinigung der Deutschen Arbeitgeberverbände,
der Wirtschaftsvereinigung Eisen- und Stahlindustrie,
des Deutschen Gewerkschaftsbundes,
des Bundesbahn-Sozialamtes,
der Arbeitsgemeinschaft der Werksärzte,
des Bundesinstitutes für Arbeitsschutz,
der Rentenversicherungsträger.

fender sorgfältiger klinisch-röntgenologischer Beobachtung eine Ansteckung praktisch nicht zu befürchten ist, jedoch mit folgenden Einschränkungen:

Es kommen in der Regel nur berufliche Tätigkeiten in Betracht, die keine engere Berührung mit anderen Personen (z.B. ständiger Publikumsverkehr) mit sich bringen. Der Tuberkulöse eignet sich aber zur Betreuung von Tuberkulösen.

Tuberkulöse Ärzte, Zahnärzte, Zahntechniker, Krankenpflegepersonen usw. sollten in Tuberkulose-Heilstätten, -Laboratorien und dergleichen beschäftigt werden.

Tuberkulöse im Sinne von 4/II eignen sich nicht für berufliche Tätigkeiten, bei denen ein Kontakt mit Kindern und Jugendlichen unumgänglich ist (Erziehung und Pflege von Kindern und Jugendlichen, Erteilung von Unterricht, Beschäftigung in Haushalten mit Kindern und Jugendlichen, in Lehrlingsbetrieben und -werkstätten; auch im Friseur- und kosmetischen Gewerbe).

Nicht gestattet ist die Beschäftigung von Tuberkulosebakterien-Ausscheidern mit Arbeiten bei der Gewinnung, Herstellung und dem Vertrieb von Nahrungs- und Genußmitteln, wie z.B. Lebensmittelhandlungen, Kantinen, Molkereien, Bäckerein, in der Lebensmittelindustrie und in Gast- und Schankwirtschaftsbetrieben, weil die Gefahr besteht, daß Tuberkulosebakterien auf andere Personen oder Lebensmittel übertragen werden (VO betr. die Bekämpfung übertragbarer Krankheiten vom 1.12.38 [RGBL. S. 1721] §§ 12 und 13).

III. Gefahren für den Tuberkulösen am Arbeitsplatz bestehen u.a. bei:
Schwerarbeit,
unzweckmäßiger Akkord- oder Fließbandarbeit,
Überstundenarbeit,
Wechselschicht und Nachtarbeit,
gefährdenden Stoffen (Stäube, Gase, Dämpfe),
starkem Temperaturwechsel,
Naßarbeit (Gefahr der Erkältung),
Außenarbeiten, bei denen der Tuberkulöse körperlicher Überanstrengung und Witterungsunbilden ausgesetzt ist (z.B. Maurer, Gärtner, Straßenarbeiter).

5. Maßnahmen zur Eingliederung oder Wiedereingliederung Tuberkulöser in das Arbeitsleben: Maßnahmen dieser Art beginnen bereits in der Form der Beschäftigungs- und Arbeitstherapie in der Heilstätte und sind Bestandteil der stationären Behandlung.

Sie sollen den genesenden Tuberkulösen unter ärztlicher Betreuung auf die Anforderungen des Berufslebens vorbereiten, sein Selbstvertrauen stärken und seine Belastungsfähigkeit testen. Durch allmähliche Anpassung soll der Tuberkulöse auf die Wiederaufnahme der Arbeit unter betriebsüblichen Bedingungen vorbereitet werden, um Rückfälle und Verschlimmerungen durch unzweckmäßige Arbeitsbelastung zu vermeiden (§ 2 (2) THG [1]). Soweit erforderlich, hat das Arbeitsamt die notwendigen Maßnahmen der Arbeits- und Berufsförderung zu veranlassen (§ 39 Abs. 3 AVAVG). Hierbei hat das Arbeitsamt, soweit notwendig, mit den sonstigen Trägern (§ 1244a RVO, § 21 a AVG, § 43a RKG, § 3 Nr. 2 THG, § 26 BVG) zusammenzuwirken (§ 39 Abs. 4 AVAVG).

[1]) Gesetz über die Tuberkulosehilfe (THG) vom 23. Juli 1959 (BGBl. I, Seite 513).

6. Gemeinschaftsarbeit: Außer mit Einzelarbeiten können Tuberkulöse auch mit Gemeinschaftsarbeit in dafür vorgesehenen Arbeitsstätten beschäftigt werden:
   a) außerhalb des Wohnorts in Form von Werkstättensiedlungen (meist im Anschluß an eine Heilstätte),
   b) am Wohnort in Form von besonderen Betriebsabteilungen oder in Form von selbständigen Sonderwerkstätten (etwa nach dem Muster der in Arbeitsheimstätten geschaffenen, von der Industrie mit regelmäßigen Aufträgen bedachten arbeitstherapeutischen Einrichtungen und Arbeitsgemeinschaften).
7. Gewährung wirtschaftlicher Hilfe und Ausgleich geminderten Arbeitsverdienstes nach Wiederaufnahme der Arbeit: Die Gewährung wirtschaftlicher Hilfe nach Wiederaufnahme der Arbeit richtet sich, sofern die Heilbehandlung und die Berufsförderungsmaßnahmen (A 5) beendet sind, nach den Vorschriften der §§ 4, 17 (3) THG. Für arbeitssuchende Tuberkulöse, deren Gesundheitszustand eine Arbeitsaufnahme ohne Gefährdung durch die Arbeitsbelastung zuläßt, können auch durch das zuständige Arbeitsamt die Leistungen der §§ 130ff AVAVG, insbesondere die Leistungen der §§ 130, 132, 133, 135 und 136 AVAVG, auf Antrag des Berechtigten gewährt werden.
8. Aufklärung innerhalb des Betriebes: Bei der Durchführung der Richtlinien ist zur Förderung der Beschäftigung von Tuberkulösen eine Aufklärung der Arbeitgeber und Arbeitnehmer untentbehrlich. Hierzu dienen vorzugsweise Merkblätter, Filme, Vorträge u. dgl. Diese Aufklärung liegt zweckmäßigerweise in der Hand des Deutschen Zentralkomitees zur Bekämpfung der Tuberkulose.

   Vor allem gilt es, der Umgebung die übersteigerte Furcht vor Ansteckung mit Tuberkulose zu nehmen und auf eine Bereitschaft der Arbeitskollegen zur Zusammenarbeit innerhalb des Betriebes hinzuwirken. Eine sinnvolle Zusammenarbeit zwischen Arbeitgebern und Arbeitnehmern ist besonders wichtig.

B. Die Durchführung der Arbeitsvermittlung Tuberkulöser

9. Bei der Unterbringung Tuberkulöser sollen in den einzelnen Ländern die Dienststellen des öffentlichen Gesundheitsdienstes, der Bundesanstalt für Arbeitsvermittlung und Arbeitslosenversicherung, der Landesfürsorgeverbände, der Rentenversicherungsträger, das Deutsche Zentralkomitee zur Bekämpfung der Tuberkulose oder entsprechende Landesorganisationen in enger Verbindung mit den Gewerkschaften, den Arbeitgeberverbänden, den Landesobleuten der werksärztlichen Arbeitsgemeinschaft und Arbeitsgemeinschaften zur Bekämpfung der Tuberkulose (§ 26 THG) zusammenarbeiten.

   Folgende Stellen sind beteiligt:
   a) Das Arbeitsamt: Seine Aufgabe ist die Durchführung der Berufsberatung und der Arbeitsvermittlung Tuberkulöser in engster Zusammenarbeit mit den Betrieben, einschließlich der Ermittlung der geeigneten Arbeitsplätze. Dabei hat der ärztliche Dienst der Bundesanstalt für Arbeitsvermittlung und Arbeitslosenversicherung gemeinsam mit den behandelnden Ärzten und Tuberkulosefürsorgeärzten mitzuwirken.
   b) Das Gesundheitsamt und die behandelnden Ärzte, die Heilstättenärzte, der ärztliche Dienst der Rentenversicherungsträger, ferner die staatlichen Gewerbeärzte, die Werksärzte und der vertrauensärztliche Dienst der Krankenversicherung.

c) Der Arbeitgeber.
d) Der Betriebs- oder Personalrat.

10.a) Mit seinem *Einverständnis* wird der arbeitsfähige Tuberkulöse durch das Gesundheitsamt dem *zuständigen Arbeitsamtarzt* benannt. Das Arbeitsamt setzt sich mit dem Arbeitgeber wegen der Ermittlung eines geeigneten Arbeitsplatzes in Verbindung. *Der Befundbericht darf mit Einverständnis des Werksangehörigen nur dem Arzt des Arbeitsamtes und dem Werksarzt mitgeteilt werden.* Der Arbeitsvermittler und der Berufsberater werden durch den Arzt des Arbeitsamtes über die Leistungs- und Arbeitsfähigkeit des Tuberkulösen (unter besonderer Berücksichtigung von A 4/I—III) unterrichtet. Bei einem Wechsel des Arbeitsplatzes ist entsprechend zu verfahren.

b) Erfährt das Arbeitsamt, daß ein Arbeitsuchender an einer Tuberkulose leidet oder gelitten hat, so ist mit Einverständnis des Arbeitsuchenden vor der Arbeitsvermittlung durch den Arzt des Arbeitsamtes ein Bericht vom Gesundheitsamt anzufordern. Dasselbe hat zu geschehen, wenn das Arbeitsamt auf andere Weise, z.B. anläßlich einer arbeitsamtärztlichen Untersuchung erfährt, daß jemand an einer Tuberkulose gelitten hat.

c) Die Gesundheitsämter und die Dienststellen der Bundesanstalt arbeiten bei der Arbeitsvermittlung Tuberkulöser im Rahmen gegenseitiger Amtshilfe zusammen.

d) Unbeschadet der Aufstellung eines Eingliederungsplanes und der Gewährung von Hilfe zur Berufsausbildung, -fortbildung und -umschulung durch die gesetzlich vorgesehenen Stellen soll der Berufsberater oder der Arbeitsvermittler des für die Heilstätte zuständigen Arbeitsamtes die Heilstättenkranken in Zusammenarbeit mit dem Heilstättenarzt über ihre zukünftige Berufstätigkeit beraten, und zwar zu einem Zeitpunkt, an dem eine Ansteckung praktisch nicht zu befürchten ist. Die Krankheitserscheinungen sollen so weit abgeklungen sein, daß Maßnahmen zur Eingliederung in einen Beruf eingeleitet werden können. Das Ergebnis der Beratung wird umgehend dem Heimatarbeitsamt des Tuberkulösen zugeleitet, Abschrift erhält das zuständige Gesundheitsamt und der behandelnde Arzt.

11. Der Tuberkulosefürsorgearzt *stellt die Arbeitsfähigkeit des Tuberkulösen fest* und prüft die Frage der Ansteckungsmöglichkeit. Dabei soll er im Benehmen mit dem behandelnden Arzt unter Berücksichtigung aller Unterlagen, insbesondere des Entlassungsberichtes des Heilstättenarztes, ein Urteil über die Belastungsmöglichkeit des Tuberkulösen dem Arbeitsamt mitteilen.

C. Fürsorge am Arbeitsplatz von seiten der Gesundheitsämter (Tuberkulose-Fürsorgestellen)

12.a) Die Betreuung eines Tuberkulösen in bezug auf seine Tuberkulosekrankheit ist gemäß den geltenden gesetzlichen Bestimmungen Aufgabe der Tuberkulose-Fürsorgestelle; das gilt auch für die in Arbeit vermittelten Tuberkulösen. Die Fürsorgestelle steht mit dem behandelnden Arzt in steter Verbindung. Bei den in Arbeit vermittelten Tuberkulösen sollen sich der Werksarzt, der Tuberkulose-Fürsorgearzt und der behandelnde Arzt im Interesse des Tuberkulösen und seiner Arbeitsumgebung laufend unterstützen und gegenseitig ihre Wahrnehmungen austauschen.

b) Der in Arbeit stehende Tuberkulöse ist zu verpflichten, den Aufforderungen zu Kontrolluntersuchungen in der Tuberkulose-Fürsorgestelle stets Folge zu leisten. Falls er eine Verschlimmerung seines Zustandes bemerkt, hat er sich unverzüglich mit dem Werksarzt, mit seinem behandelnden Arzt oder der Tuberkulose-Fürsorgestelle in Verbindung zu setzen.

c) Die Fürsorgestelle muß den Tuberkulösen gemäß Ziffer 12a entsprechend dem jeweiligen Krankheitsbefund termingemäß zur Nachuntersuchung vorladen. Sehr wichtig ist die häufige bakteriologische Untersuchung des Auswurfes; diese Untersuchungen können in der Regel ohne besondere Belastung des Tuberkulösen und ohne dessen Fernbleiben von der Arbeit vorgenommen werden. Die körperlichen Untersuchungen können dann auf das Notwendigste beschränkt werden.

d) Hat sich nach den Untersuchungsergebnissen der Fürsorgestelle der Befund bei dem Tuberkulösen zu seinen Gunsten oder Ungunsten geändert, so kann in für notwenig erachteten Fällen die Fürsorgestelle dies mit Genehmigung des Tuberkulösen dem Werksarzt bzw. dem Arbeitgeber, sofern ein Werksarzt nicht vorhanden ist, mitteilen. Treten wieder Tuberkulosebakterien im Auswurf auf, so ist zu prüfen, ob nicht der Tuberkulöse wieder als arbeitsunfähig-krank im Sinne der RVO zu erklären ist; dies ist Angelegenheit des behandelnden Arztes. Weiterhin ist zu prüfen, ob und in welchem Grade der Tuberkulöse an seinem Arbeitsplatz seine Mitarbeiter durch Ansteckung gefährdet. Auch ohne die Zustimmung des Tuberkulösen kann das Gesundheitsamt in solchen Fällen im Betrieb Umgebungsuntersuchungen vornehmen lassen.

Teil II

Für das Arbeitsamt und den Arbeitgeber

A. Allgemeine Gesichtspunkte

1. Die allgemeinen Beobachtungen und die statistischen Erhebungen in allen Ländern zeigen, daß sich der Tuberkuloseverlauf für die Mehrzahl der Fälle im günstigen Sinne gewandelt hat. Die neuzeitliche Tuberkulosebehandlung führt vielfach zur Genesung und damit zur Wiedergewinnung der Arbeitsfähigkeit. Die Zahl derer, welche nach der Heilstättenkur oder nach der Behandlung eines Krankheitsschubes von Tuberkulose wieder arbeits- und erwerbsfähig werden, nimmt von Jahr zu Jahr zu. Die wieder arbeitsfähig gewordenen Tuberkulösen erwarten mit Recht ihre Wiederverwendung am alten oder an einem anderen Arbeitsplatz. Die Unterbringung in angemessenen Arbeitsstellen, in denen sie Arbeit von wirtschaftlicher Bedeutung ausüben können, ist eine notwendige wirtschafts- und sozialpolitische Aufgabe. Darüber hinaus soll hierdurch eine Verschlimmerung oder ein Rückfall verhütet und eine Ansteckung der Arbeitskollegen weitgehend vermieden werden.
2. Die Vermittlung Tuberkulöser in Beruf und Arbeit ist Pflichtaufgabe der Bundesanstalt für Arbeitsvermittlung und Arbeitslosenversicherung (s. B. 9). Zur Arbeitsvermittlung gehört die Ermittlung eines Arbeitsplatzes, der den gesundheitlichen Erfordernissen und der Neigung und Eignung des Tuberkulösen entspricht.

Der Tuberkulöse muß mit der Bekanntgabe seines jeweiligen Gesundheitszustandes an die bei der Arbeitsvermittlung in Betracht kommenden Stellen (B. 9 u. 10) *einverstanden* und selbst bereit sein, sich hygienisch einwandfrei zu verhalten.

3. Vor der Vermittlung in Arbeit beurteilt das Gesundheitsamt im Benehmen mit den behandelnden Ärzten die Arbeitsfähigkeit sowie die Frage der Ansteckungsmöglichkeit.

4. Voraussetzung der Arbeitsvermittlung eines Tuberkulösen ist, daß sein Gesundheitszustand eine Arbeitsaufnahme ohne Gefährdung durch die Arbeitsbelastung zuläßt.

I. Unbedenklich ist die Beschäftigung eines Tuberkulösen u.a.

a) wenn es sich um einen abgelaufenen Tuberkuloseprozeß handelt,

b) wenn niemals Tuberkulosebakterien nachgewiesen worden sind,

c) wenn der letzte Nachweis von Tuberkulosebakterien bei mindestens vierteljährlicher Auswurfuntersuchung ein Jahr oder länger zurückliegt,

d) wenn bei gleicher Häufigkeit der Auswurfuntersuchung der letzte Nachweis von Tuberkulosebakterien im Auswurf weniger als 1 Jahr zurückliegt, aber zur Zeit der Arbeitsvermittlung nach dem klinisch-röntgenologischen Befund anzunehmen ist, daß keine Tuberkulosebakterien ausgeschieden werden.

II. Eine Arbeitsaufnahme ist auch bei einem Tuberkulösen unbedenklich, der zwar gelegentlich Tuberkulosebakterien ausscheidet, bei dem jedoch auf Grund laufender sorgfältiger klinisch-röntgenologischer Beobachtung eine Ansteckung praktisch nicht zu befürchten ist, jedoch mit folgenden Einschränkungen:

Es kommen in der Regel nur berufliche Tätigkeiten in Betracht, die keine engere Berührung mit anderen Personen (ständiger Publikumsverkehr) mit sich bringen. Der Tuberkulöse eignet sich aber zur Betreuung von Tuberkulösen.

Tuberkulöse Ärzte, Zahnärzte, Zahntechniker, Krankenpflegepersonen usw. (4/II) sollten in Tuberkulose-Heilstätten, -Laboratorien und dergleichen beschäftigt werden.

Tuberkulöse im Sinne von 4/II eignen sich nicht für berufliche Tätigkeiten, bei denen ein Kontakt mit Kindern und Jugendlichen unumgänglich ist (Erziehung und Pflege von Kindern und Jugendlichen, Erteilung von Unterricht, Beschäftigung in Haushalten mit Kindern und Jugendlichen, in Lehrlingsbetrieben und -werkstätten; auch im Friseur- und kosmetischen Gewerbe).

Nicht gestattet ist die Beschäftigung von Tuberkulosebakterien-Ausscheidern mit Arbeiten bei der Gewinnung, Herstellung und dem Vertrieb von Nahrungs- und Genußmitteln, wie z.B. in Lebensmittelhandlungen, Kantinen, Molkereien Bäckereien, in der Lebensmittelindustrie und in Gast- und Schankwirtschaftsbetrieben, weil die Gefahr besteht, daß Tuberkulosebakterien auf andere Personen oder Lebensmittel übertragen werden (VO betr. die Bekämpfung übertragbarer Krankheiten vom 1.12.38 [RGBl. S. 1721] §§ 12 und 13).

III. Gefahren für den Tuberkulösen am Arbeitsplatz bestehen u.a. bei:

Schwerarbeit,
unzweckmäßiger Akkord- oder Fließbandarbeit,
Überstundenarbeit,
Wechselschicht und Nachtarbeit,
gefährdenden Stoffen (Stäube, Gase, Dämpfe),

starkem Temperaturwechsel,
Naßarbeit (Gefahr der Erkältung),
Außenarbeiten, bei denen der Tuberkulöse körperlicher Überanstrengung und Witterungsumbilden ausgesetzt ist (z.B. Maurer, Gärtner, Straßenarbeiter).

5. Maßnahmen zur Eingliederung oder Wiedereingliederung Tuberkulöser in das Arbeitsleben: Maßnahmen dieser Art beginnen bereits in der Form der Beschäftigungs- und Arbeitstherapie in der Heilstätte und sind Bestandteil der stationären Behandlung.

   Sie sollen den genesenden Tuberkulösen unter ärztlicher Betreuung auf die Anforderungen des Berufslebens vorbereiten, sein Selbstvertauen stärken und seine Belastungsfähigkeit testen. Durch allmähliche Anpassung soll der Tuberkulöse auf die Wiederaufnahme der Arbeit unter betriebsüblichen Bedingungen vorbereitet werden, um Rückfälle und Verschlimmerungen durch unzweckmäßige Arbeitsbelastung zu vermeiden (§ 2 (2) THG[1]). Soweit erforderlich, hat das Arbeitsamt die notwendigen Maßnahmen der Arbeits- und Berufsförderung zu veranlassen (§ 39 Abs. 3 AVAVG). Hierbei hat das Arbeitsamt, soweit notwendig, mit den sonstigen Trägern (§ 1244a RVO, § 21a AVG, § 43a RKG, § 3 Nr. 2 THG, § 26 BVG) zusammenzuwirken (§ 39 Abs. 4 AVAVG).

6. Gemeinschaftsarbeit: Außer mit Einzelarbeiten können Tuberkulöse auch mit Gemeinschaftsarbeiten in dafür vorgesehenen Arbeitsstätten beschäftigt werden:
   a) außerhalb des Wohnorts in Form von Werkstättensiedlungen (meist im Anschluß an eine Heilstätte),
   b) am Wohnort in Form von besonderen Betriebsabteilungen oder in Form von selbständigen Sonderwerkstätten (etwa nach dem Muster der in Arbeitsheimstätten geschaffenen, von der Industrie mit regelmäßigen Aufträgen bedachten arbeitstherapeutischen Einrichtungen und Arbeitsgemeinschaften).

7. Gewährung wirtschaftlicher Hilfe und Ausgleich geminderten Arbeitsverdienstes nach Wiederaufnahme der Arbeit: Die Gewährung wirtschaftlicher Hilfe nach Wiederaufnahme der Arbeit richtet sich, sofern die Heilbehandlung und die Berufsförderungsmaßnahmen beendet sind, nach den Vorschriften der §§ 4, 17 (3) THG.

   Für arbeitsuchende Tuberkulöse, deren Gesundheitszustand eine Arbeitsaufnahme ohne Gefährdung durch die Arbeitsbelastung zuläßt, können auch durch das zuständige Arbeitsamt die Leistungen der §§ 130 ff AVAVG, insbesondere die Leistungen der §§ 130, 132, 133, 135 und 136 AVAVG, auf Antrag des Berechtigten gewährt werden.

8. Aufklärung innerhalb des Betriebes: Bei der Durchführung der Richtlinien ist zur Förderung der Beschäftigung von Tuberkulösen eine Aufklärung der Arbeitgeber und Arbeitnehmer unentbehrlich. Hierzu dienen vorzugsweise Merkblätter, Filme, Vorträge u. dgl. Diese Aufklärung liegt zweckmäßigerweise in der Hand des Deutschen Zentralkomitees zur Bekämpfung der Tuberkulose.

   Vor allem gilt es, der Umgebung die übersteigerte Furcht vor Ansteckung mit Tuberkulose zu nehmen und auf eine Bereitschaft der Arbeitskollegen zur Zusammenarbeit innerhalb des Betriebes hinzuwirken. Eine sinnvolle Zusammenarbeit zwischen Arbeitgebern und Arbeitnehmern ist besonders wichtig.

---

[1]) Gesetz über die Tuberkulosehilfe (THG) vom 23. Juli 1959 (BGBl. I, Seite 513).

B. Die Durchführung der Arbeitsvermittlung Tuberkulöser

9. Bei der Unterbringung Tuberkulöser im Arbeitsleben sollen in den einzelnen Ländern die Dienststellen des öffentlichen Gesundheitsdienstes, der Bundesanstalt für Arbeitsvermittlung und Arbeitslosenversicherung, der Landesfürsorgeverbände, der Rentenversicherungsträger, das Deutsche Zentralkomitee zur Bekämpfung der Tuberkulose oder entsprechende Landesorganisationen in enger Verbindung mit den Gewerkschaften, den Arbeitgeberverbänden, den Landesobleuten der werksärztlichen Arbeitsgemeinschaft und Arbeitsgemeinschaften zur Bekämpfung der Tuberkulose (§ 26 THG) zusammenarbeiten.
Folgende Stellen sind beteiligt:
a) Das Arbeitsamt: Seine Aufgabe ist die Durchführung der Berufsberatung und der Arbeitsvermittlung Tuberkulöser in engster Zusammenarbeit mit den Betrieben, einschließlich der Ermittlung der geeigneten Arbeitsplätze. Dabei hat der ärztliche Dienst der Bundesanstalt für Arbeitsvermittlung und Arbeitslosenversicherung gemeinsam mit den behandelnden Ärzten und Tuberkulosefürsorgeärzten mitzuwirken.
b) Das Gesundheitsamt und die behandelnden Ärzte, die Heilstättenärzte, der ärztliche Dienst der Rentenversicherungsträger, ferner die staatlichen Gewerbeärzte, die Werksärzte und der vertrauensärztliche Dienst der Krankenversicherung.
c) Der Arbeitsgeber,
d) Der Betriebs- oder Personalrat

10. a) Mit seinem *Einverständnis* wird der arbeitsfähige Tuberkulöse durch das Gesundheitsamt dem *zuständigen Arbeitsamtarzt* benannt. Das Arbeitsamt setzt sich mit dem Arbeitgeber wegen der Ermittlung eines geeigneten Arbeitsplatzes in Verbindung. *Der Befundbericht darf mit Einverständnis des Werksangehörigen nur dem Arzt des Arbeitsamtes und dem Werksarzt mitgeteilt werden.* Der Arbeitsvermittler und der Berufsberater werden durch den Arzt des Arbeitsamtes über die Leistungs- und Arbeitsfähigkeit des Tuberkulösen (unter besonderer Berücksichtigung von A 4/I-III) unterrichtet. Bei einem Wechsel des Arbeitsplatzes ist entsprechend zu verfahren.
b) Erfährt das Arbeitsamt, daß ein Arbeitsuchender an einer Tuberkulose leidet oder gelitten hat, so ist mit Einverständnis des Arbeitsuchenden vor der Arbeitsvermittlung durch den Arzt des Arbeitsamtes ein Bericht vom Gesundheitsamt anzufordern. Dasselbe hat zu geschehen, wenn das Arbeitsamt auf andere Weise, z. B. anläßlich einer arbeitsamtärztlichen Untersuchung, erfährt, daß jemand an einer Tuberkulose gelitten hat.
c) Die Gesundheitsämter und die Dienststellen der Bundesanstalt arbeiten bei der Arbeitsvermittlung Tuberkulöser im Rahmen gegenseitiger Amtshilfe zusammen.
d) Unbeschadet der Aufstellung eines Eingliederungsplanes und der Gewährung von Hilfe zur Berufsausbildung, -fortbildung und -umschulung durch die gesetzlich vorgesehenen Stellen soll der Berufsberater oder der Arbeitsvermittler des für die Heilstätte zuständigen Arbeitsamtes die Heilstättenkranken in Zusammenarbeit mit dem Heilstättenarzt über ihre zukünftige Berufstätigkeit beraten, und zwar zu einem Zeitpunkt, an dem eine Ansteckung praktisch nicht zu be-

fürchten ist. Die Krankheitserscheinungen sollen so weit abgeklungen sein, daß Maßnahmen zur Eingliederung in einen Beruf eingeleitet werden können. Das Ergebnis der Beratung wird umgehend dem Heimatarbeitsamt des Tuberkulösen zugeleitet, Abschrift erhält das zuständige Gesundheitsamt und der behandelnde Arzt.

11. Der Tuberkulosefürsorgearzt *stellt die Arbeitsfähigkeit des Tuberkulösen fest* und prüft die Frage der Ansteckungsmöglichkeit. Dabei soll er im Benehmen mit dem behandelnden Arzt unter Berücksichtigung aller Unterlagen, insbesondere des Entlassungsberichtes des Heilstättenarztes, ein Urteil über die Belastungsmöglichkeit des Tuberkulösen dem Arbeitsamt mitteilen.

12. Der *Arbeitsvermittler des Arbeitsamtes ermittelt* im Einvernehmen mit dem Arzt des Arbeitsamtes einen geeigneten Arbeitsplatz. Hierbei sind – soweit erforderlich – das Gesundheitsamt, der Werksarzt und u.a. auch der Gewerbearzt zu beteiligen.

13. Die Tuberkulösen nach A 4/Ia-c können entsprechend ihren Fähigkeiten und ihrem erlernten Beruf jede berufliche Tätigkeit ausüben, die ihnen ohne Gefahr einer Verschlimmerung durch unzweckmäßige Arbeitsbelastung zumutbar ist; auch eine mit Publikumsverkehr verbundene Arbeit ist möglich.

C. Die Fürsorge am Arbeitsplatz

14. Die Fürsorge am Arbeitsplatz ist Aufgabe des Arbeitgebers. Dazu gehört auch die Durchführung der vom Gesundheitsamt als notwendig angesehenen Vorsichts- und Schutzmaßnahmen (s. Ziffer A 4/II u. III). Hierbei haben der Werksarzt und das Gesundheitsamt den Arbeitsgeber zu beraten, insbesondere, wenn der Gesundheitszustand des in Arbeit stehenden Tuberkulösen eine Änderung seiner Arbeitsverwendung angezeigt erscheinen läßt.

D. Schutz des Arbeitgebers vor der Haftung

15. Stellt der Arbeitgeber einen Tuberkulösen auf einem vom Arbeitsamt ermittelten Arbeitsplatz ein, und führt er die vom Gesundheitsamt als notwendig erachteten Schutz- und Vorsichtsmaßnahmen in enger Zusammenarbeit mit dem Werksarzt und der Tuberkulosefürsorgestelle durch, so ist nach ärztlicher und praktischer Erfahrung eine tuberkulöse Erkrankung gesunder Mitarbeiter als Folge einer Ansteckung im Betrieb und damit auch die erfolgreiche Geltendmachung eines Haftpflichtanspruches nicht zu erwarten.
Das Deutsche Zentralkomitee zur Bekämpfung der Tuberkulose ist bereit, für die Beurteilung von Zweifelsfällen geeignete ärztliche Sachverständige als Gutachter vorzuschlagen.

Entschließung des Arbeitsausschusses für BCG-Schutzimpfung

Der Arbeitsausschuß für BCG-Schutzimpfung im Deutschen Zentralkomitee zur Bekämpfung der Tuberkulose hat auf seiner Sitzung am 16. Juni 1961 nach eingehender Erörterung einstimmig beschlossen, auf Grund der in der Bundesrepublik gegebenen epidemiologischen Situation auf dem Gebiet der Tuberkulose einerseits und der die Wirksamkeit der BCG-Impfung statistisch einwandfrei stützenden Tatsachen andererseits die BCG-Schutzimpfung der Neugeborenen, Schulanfänger, Schulabgänger, Adoleszenten und Wehrpflichtigen nachdrücklich zu empfehlen.

Entschließung des Arbeitsausschusses für Milch und Tiertuberkulose im Deutschen Zentralkomitee zur Bekämpfung der Tuberkulose

(Sitzung am 17.3.61 in Augsburg)

1. Eingehende und umfangreiche bakteriologische Untersuchungen haben gezeigt, daß in jeder Ablaufs-Phase und bei jeder Form der durch Tuberkulosebakterien der menschlichen, der Rinder- und Geflügeltuberkulose und andere virulente Mykobakterien verursachten Tuberkulose der Schlachttiere mit dem Vorkommen dieser Keime im Fleisch gerechnet werden muß.
2. Da an der Gefährlichkeit der Tuberkulosebakterien und anderer virulenter Mykobakterien für den Menschen nicht gezweifelt werden kann, stellt somit das Fleisch tuberkulöser Schlachttiere eine potentielle Ansteckungsgefahr für den Konsumenten dar.
3. Die am 25. März 1961 in Kraft getretenen neuen Ausführungsbestimmungen [1]) zum Fleischbeschaugesetz tragen diesen Tatsachen mit der Vorschrift Rechnung, daß das Fleisch aller tuberkulösen Schlachttiere nur nach ausreichender Erhitzung zum menschlichen Genuß freigegeben werden darf.

   Nach eingehender Prüfung unter Zugrundelegung der neuesten wissenschaftlichen Erkenntnisse sowie praktischer Erfahrungen und nach Anhören namhafter Wissenschaftler unterstreicht das Deutsche Zentralkomitee zur Bekämpfung der Tuberkulose die Bedeutung und Notwendigkeit dieser Maßnahme für die menschliche Gesundheit und wendet sich entschieden gegen jede weitere Verzögerung ihrer Durchführung.

Richtlinien für die Durchführung der Kollaps-Behandlung der Lungentuberkulose

Als Folge der tuberkulostatischen Therapie und der Resektionsbehandlung wurde die Indikation zur Kollapstherapie in der ganzen Welt eingeschränkt. Es ergeben sich in den einzelnen Ländern aber Unterschiede. Während die reversible Kollapstherapie in den anglo-amerikanischen Ländern und den Niederlanden praktisch aufgegeben wurde, wird der Pneumothorax besonders in den romanischen Ländern noch häufig angewandt. Der extrapleurale Pneumothorax hat vorwiegend in Deutschland seine Anhänger.

Der Dauerkollaps in Form der Thoraplastik – in ihren verschiedenen Methoden zeitweise stark kritisiert und abgelehnt – findet heute wieder zunehmend Anerkennung, unter gewissen Voraussetzungen auch der reversible Kollaps. Aus diesen Gründen

[1]) Verordnung zur Änderung der Ausführungsbestimmungen A über die Untersuchung und gesundheitspolizeiliche Behandlung der Schlachttiere und des Fleisches bei Schlachtungen im Inland – AB. A – vom 1. August 1960 (BGBl. I S. 625).

hat sich der Ausschuß für stationäre Behandlung des Deutschen Zentralkomitees zur Bekämpfung der Tuberkulose mit dem heutigen Stand der Kollapstherapie befaßt und ist — ohne einer Schematisierung das Wort reden zu wollen — von folgenden Gesichtspunkten ausgegangen:

Maßgeblich für die Indikation zur aktiven Behandlung sind:

1. Art, Sitz und Ausdehnung des Prozesses, die kardiopulmonale Funktion und das Lebensalter des Kranken
2. Die Sensibilitätsminderung der Tuberkulosebakterien gegenüber den „großen" Tuberkulostatika

a) *Bei frischen Tuberkulosen* ist erst nach einer 3—6monat. tuberkulostatischen und möglichst stationären Ruhebehandlung eine Überprüfung der Notwendigkeit aktiven Vorgehens gegenüber der Möglichkeit tuberkulostatischer Langzeitbehandlung angezeigt. Die Abgrenzung der Indikation richtet sich nach Sitz, Ausdehnung, Art des Befundes sowie dem Ergebnis einer Resistenzprüfung. Es ist bei persistierender Kaverne bzw. Bakterienausscheidung zwischen einer Resektion oder der reversiblen abortiven Kollapstherapie zu entscheiden. Ein irreversibler Kollaps kommt bei den Frischfällen nicht infrage, speziell nicht bei einseitigen Fällen. Vor jeder aktiven Therapie ist eine Bronchoskopie angebracht.

Von einem *Pneumothorax* sollte man absehen beim Tuberkulom, bei dickwandigen oder randständigen Kavernen und stark schrumpfenden Tuberkulosen. Es empfiehlt sich, den intrapleuralen Pneumothorax abzubrechen, wenn sich ein Exsudat entwickelt, sich eine irreversible Atelektase oder eine Blähkaverne bildet, und wenn umfangreiche Verwachsungen vorliegen. Ausgedehnte *Thorakokaustiken*, die meist nicht ohne Komplikationsrisiko sind, können nicht empfohlen werden. Die früher übliche zeitliche Verlängerung der Pneumothoraxbehandlung über zwei Jahre hinaus hat nicht die gewünschten Erfolge gebracht, so daß unter Berücksichtigung einer modernen tuberkulostatischen Therapie eine wesentlich kürzere Führung der Pneumothoraxbehandlung zu überlegen ist. Der *extrapleurale Pneumothorax* kommt unter ähnlicher Indikation bei pleuralen Verwachsungen und beidseitigen Prozessen zur Anwendung.

Die operative *Phrenicusausschaltung* hat in der Therapie der Tuberkulose kaum noch Bedeutung.

Der Versuch einer zeitlich begrenzten Behandlung mittels des *Pneumoperitoneums* ist bei beidseitigen, vorwiegend im Unterlappen lokalisierten Prozessen und beim Persistieren der Kaverne im 6. Segment gerechtfertigt.

b) *Bei den chronisch-rezidivierenden Tuberkulosen* ist die *tuberkulostatische Therapie* meistens schon ausgeschöpft. Der Versuch einer weiteren tuberkulostatischen Therapie kann aber mit bisher noch nicht verordneten Medikamenten gemacht werden, um nach Möglichkeit einen akuten Schub aufzufangen. Falls die Möglichkeit nicht besteht, auf ein anderes Chemotherapeutikum auszuweichen, ist die *Indikation* zu *aktivem Vorgehen* sofort zu überprüfen. Bei ungenügendem Erfolg, insbesondere beim Verbleiben von größeren Restherden oder sich anbahnender Verschlechterung ist die *absolute Indikation zu aktivem Vorgehen* gegeben. Die *Resektionstherapie* ist hier die Methode der Wahl. Ihre Indikation ist bekannt. Wenn Alter, Funktion, Sitz und Ausdehnung des Prozesses sowie herabgesetzte Sensibilität gegenüber den großen Tuberkulostatika eine Einschränkung der Indikation zur

Resektion bedingen, wird bei diesen Tuberkulosen meist der *irreversible Kollaps* in Form der Thorakoplastik infrage kommen, da diese wegen ihrer Unterteilbarkeit in mehrere Sitzungen relativ gefahrlos ist.

Bei eingeschränkter Operationsmöglichkeit sind auch der reversible Kollaps oder andere Behelfsindikationen zu überprüfen. Gegenüber der *beiderseitigen Resektion* besitzt die *ein- oder beidseitige Pneumolyse,* speziell bei Ausdehnung des Prozesses über die Lappengrenze hinaus auch heute ihre Indikation als gut verträglicher, funktionsschonender Eingriff, insbesondere auch bei Doppelresistenz gegenüber den Tuberkulostatika. Die Pneumolyse macht spätere Eingriffe nicht unmöglich, sie kann – falls notwendig – auch in den Dauerkollaps übergeführt werden. Eine Pneumothoraxbehandlung wird bei den chronisch-rezidivierenden Tuberkulosen kaum angezeigt sein.

Als Behelfsmaßnahmen kommen das Pneumoperitoneum bei Untergeschoß – die Plombierung bei Spitzenprozessen oder auch die direkte Kavernenbehandlung infrage.

c) *Bei Asylierungsfällen* sind alle möglichen und noch verträglichen Maßnahmen zu überprüfen, um wenigstens eine Entseuchung zu erreichen.

d) *Bei Kindern und Jugendlichen* gelten die gleichen Indikationen, von plastischen Operationen ist im Wachstumsalter abzusehen.